杏林传习十三经

古今医案按

刘永辉 周鸿飞 点校

·郑州·
河南科学技术出版社

图书在版编目（CIP）数据

古今医案按／刘永辉，周鸿飞点校．—郑州：河南科学技术出版社，2017.4（2024.7重印）
（杏林传习十三经）
ISBN 978－7－5349－8562－1

Ⅰ．①古…　Ⅱ．①刘…　②周…　Ⅲ．①医案－汇编－中国－古代　Ⅳ．①R249.1

中国版本图书馆 CIP 数据核字（2017）第 018216 号

出版发行：河南科学技术出版社
　　地址：郑州市郑东新区祥盛街27号　　邮编：450016
　　电话：（0371）65788613　65788629
　　网址：www.hnstp.cn
策划编辑：邓　为
责任编辑：邓　为　曹雅坤
责任校对：柯　姣
封面设计：博文斯创
责任印制：朱　飞
印　　刷：北京一鑫印务有限责任公司
经　　销：北京博文斯创图书发行有限公司
幅面尺寸：170 mm×240 mm　　印张：24　　字数：369 千字
版　　次：2024 年 7 月第 2 版　　2024 年 7 月第 3 次印刷
定　　价：59.80 元

大道甚夷

——杏林传习十三经·序

进入21世纪以来的十多年时间里，中医中药成为持续热门话题之一。没有其他任何一个专业性极强的学术领域，能像中医中药这样吸引普罗大众的热切关注，其中以下几个映像片段，尤其让人记忆深刻。

其一，刘力红，《思考中医》。一部副标题为“伤寒论导论”的学术著作，意外地卖成了畅销书，引爆了国人的潜在热情，以“××中医”为题名的图书出版市场一时风起。关注中医由此成为大众潮流，不少青年才俊由于《思考中医》的因缘而入岐黄之门。

其二，张功耀，“告别中医中药”。千人诺诺的舆论氛围里，突现一人谔谔，自然地就成了焦点事件。这一场兆启于互联网新媒体的“中医存废之争”，虽然学术内涵无多，更像是一场口水战，但影响所及，甚为可观，终以国家行政权力干预而收场。

其三，张悟本，中医养生乱象。对于普通民众来说，热切关心自身健康的表象背后，是对医疗消费沉重负担的隐忧，由此形成一个追求“简、便、廉、验”保健养生之道的巨大诉求空间，于是绿豆、茄子、泥鳅、拍打、拉筋、刮痧等纷然亮相，大都假以中医之名。

其四，屠呦呦，诺贝尔奖。四十多年前的一项重大科研成果，终于获得国际学术大奖，一慰国人多年的“诺贝尔情结”。受一部中医古籍文献的启示，才有此项科研成果的关键性技术突破，由此更加强化了“中国医药学是一个伟大的宝库”的著名论断。《中华人民共和国中医药法》立法程序进展顺利，中医中药发展契机甚好。

身处这样的社会人文气交之中，对于中医中药学术发展，中医学人自有切身感触与深入思考。现代著名中医教育家任应秋先生名言：“乏人乏术难后继，中医中药总先忧。传承未解穷薪火，侈口创新缘木求。”自从西学东渐，中医学术遭遇生存危机，近一百多年来，如何传承中医学术，始终是萦绕不去、无可回避的大问题。就像一种沉疴痼疾，迄今没有理想的诊疗之道；然而，保一分胃气，便留得一分生机。《山东中医学院学报》自1980年第3期起开辟专栏“名老中医之路”，曾经陆续发表97名当时全国著名中医学者和名老中医的回忆文章，着重介绍他们走过的治学道路和积累有年的治学经验。从中可见一个学术共识：深入学习中医经典，才能打下良好的学术根基。

近现代大凡取得一定学术成就，拥有较高临床造诣的名老中医，无不强调经典古籍的重要性。如李克绍先生说：“中医学的根柢是什么呢？就是《内经》《难经》《本草经》《伤寒论》《金匮要略》等。这些经典著作，对于生理、病理、药理、诊断、治则等，都有重要的指导意义，不掌握这些，就会像无源之水、无根之木，要把中医学得根深蒂固，是不可能的。”中医现代教育模式实施已近百年，与之配套的新编教材体系渐趋丰富。然而，莘莘学子被新编教材引入中医门墙之后，欲求熟练掌握中医基础理论，并在临床工作中游刃有余，能在中医学术研究方面有所造诣，则仍须深入研读经典古籍。

所谓经典，是指具有权威性的、历来被尊奉为典范的学术著作。自汉武帝采纳董仲舒建言“独尊儒术”之后，儒家文化一直在中国文化史上居于主导地位，其核心典籍由最初的“五经”（《易》《书》《诗》《礼》《春秋》），逐渐发展衍化，至南宋时定型为“十三经”（《易》《书》《诗》，《周礼》《仪礼》《礼记》，《左传》《公羊传》《谷梁传》，《尔雅》《孝经》《论语》《孟子》），由此构成儒家问学必读经典，为儒家文化最为核心的学术构架基础。

相较之下，中医学术体系中亦有类似“十三经”的经典著作，在中医学术界，其地位之尊崇，影响之深广，是其他医学典籍所无法比拟的。

唐代太医署教学及考试基本书目为《明堂》《素问》《黄帝针经》《本草》《甲乙经》《脉经》。这些科目基本囊括了中医学的基础理论、药物学、针灸学及脉学方面的知识。宋代在以上科考书目基础上，将《伤寒论》列为方脉科必学书目，因其深远影响所及，形成了中医学术研究的基本书目。清代吴鞠通明确主张：“儒书有经子史集，医书亦有经子史集。《灵枢》《素问》《神农本经》《难经》《伤寒论》《金匮玉函经》，为医门之经；而诸家注论、治验、类案、本草、方书等，则医之子史集也。”（《温病条辨·卷四·杂说》“医书亦有经子史集论”）

1960年人民卫生出版社出版“中医学院试用教材”系列图书时，明确提出“本教材取材于四部古典医籍——《黄帝内经》《神农本草经》《伤寒论》《金匮要略》和历代名著的基本内容”，可算是当时中医教育界的共识。另有一说，将《黄帝内经》《难经》《伤寒杂病论》《温病条辨》列为“四大经典”，其要点在于将明清时期渐兴的温病学说纳入了经典考评体系。

任应秋先生认为，虽然祖国医学丰富多彩，文献记载气象万千，“但它总有一个系统，这个系统就是《灵枢》《素问》《伤寒》《金匮》等几部经典，把这几部经典弄通了，在祖国医学领域中，确是放之四海而皆准的”。任应秋先生并曾于1963—1966年间，身体力行类分整理10部经典著作，包括《素问》《灵枢》《神农本草经》《难经》《伤寒论》《金匮要略方论》《脉经》《中藏经》《甲乙经》《太素》。在此工作基础上，2001年5月学苑出版社正式出版“十部医经类编”，所收书目列《诸病源候论》，未收《太素》。根据1982年国家卫生部制定的《中医古籍整理出版规划》，人民卫生出版社曾组织全国中医专家学者进行中医古籍整理工作，并陆续出版“中医古籍整理丛书”140余种，其中作为重点研究整理对象的，即任应秋先生所主张的10部经典著作，加上《诸病源候论》，共计11部。

权衡古今先贤以上各种观点，详细考察历代中医学人成才之路，综其学术大要，分析中医学术体系架构组成，切合中医研究及临床实践的指导价值，将那些构成中医学术根基、欲窥中医学术门墙而必读不可的经典著作，从浩瀚的中医学术文献典籍中遴选出来，作为了解中医、学习中医、实践中医、传承中医的奠基之作。仿儒学“十三经”之例，鄙人以为可将《黄帝内经素问》《灵枢经》《黄帝八十一难经》《华佗中藏经》《脉经》《针灸甲乙经》《伤寒论》《金匮要略方论》《温病条辨》《神农本草经》《本草从新》《医方集解》《古今医案按》等13部著作，列为中医学术理论体系的核心经典，佥拟名曰“杏林传习十三经”。

1. 《黄帝内经素问》

《素问》，成书于春秋战国时期，原书分9卷，后经唐·王冰订补，改编为24卷，计81篇，定名为《黄帝内经素问》，论述摄生、脏腑、经络、病因、病机、治则、药物以及养生防病等各方面，强调人体内外统一的整体观念，为现存最早、最重要的一部医学著作，是中医学理论体系的奠基之作。

2. 《灵枢经》

《灵枢经》，原书分9卷，计81篇，经南宋·史崧改编为24卷，论述了脏腑、经络、病因、病机、病证、诊法等内容，重点阐述了经络腧穴、针具、刺法及治疗原则等，为中医经络学、针灸学及其临床实践的理论渊源。

《灵枢经》与《素问》合称《黄帝内经》，历代名医，未有不遵《内经》经旨，不精研《内经》者。

3.《黄帝八十一难经》（附：《难经本义》）

《黄帝八十一难经》，以问答解释疑难的形式编撰而成，共讨论了81个问题，包括脉诊、脏腑、阴阳、五行、病能、营卫、腧穴、针灸，以及三焦、命门、奇经八脉等，在阐发中医学基本理论方面占有重要的地位。

《难经本义》，元·滑寿撰，2卷，刊于公元1366年。本书参考元代之前《难经》注本及有关医籍而诠注，对其中部分内容予以考订辩论，博采诸家之长，结合个人见解予以发挥，被誉为注解《难经》的范本，故附于此。

4.《华佗中藏经》

《中藏经》，旧署华佗所作，具体成书年代不详。全书前半部属基础理论范畴，其学说禀承《内经》天人相应、以阴阳为纲的思想，发展了阴阳学说，较早地将脏腑学说的理论系统化，提出了以形色脉证相结合、以脉证为中心分述五脏六腑寒热虚实的辨证方法。后半部为临床证治内容，以内科杂病为主，包括阴厥、劳伤、中风偏枯、脚弱、水肿、痹证、痞证、症瘕积聚等内容，兼论外科疔疮、痈疽等病证，所列诸方大多配伍严密，方论亦有精义，为后世临床医家所珍视。

5.《脉经》

《脉经》，西晋·王叔和撰于公元3世纪，共分10卷，计98篇。本书是中国现存最早的脉学专著，集汉以前脉学之大成，取《内经》《难经》以及张仲景、华佗等有关论述分门别类，在阐明脉理的基础上联系临床实际。本书首次将脉象归纳为浮、芤、洪、滑、数、促、弦、紧、沉、伏、革、实、微、涩、细、软、弱、虚、散、缓、迟、结、代、动等24种，并对每种脉象均做了具体描述。后世的脉学著作，可以说都是在《脉经》基础上的发展。

6.《针灸甲乙经》

《针灸甲乙经》，晋·皇甫谧编撰于魏甘露四年（公元259年），共10卷，南北朝时期改为12卷本，计128篇。本书集《素问》《灵枢经》与《明堂孔穴针灸治要》三书中之有关针灸学内容等分类合编而成，对人体生理、病理，经脉循行，腧穴总数、部位、取穴，针法、适应证、禁忌证等，都进行了系统的论述，为中国现存最早的一部针灸学专著，为历代医学家、针灸学家所重视。

7.《伤寒论》（附：《注解伤寒论》）

东汉·张仲景于公元3世纪初撰著《伤寒杂病论》，集汉代以前医学之大成，系统地阐述了多种外感疾病及杂病的辨证论治，理法方药俱全，在中医发展史上具有划时代的意义和承前启后的作用。原书在流传过程中历经波折，逐渐形成《伤寒论》与《金匮要略方论》两部书。

《伤寒论》突出成就之一是确立了六经辨证体系，为诊治外感疾病提出了辨证纲领和治疗方法，也为中医临床各科提供了辨证论治的规范，从而奠定了辨证论治的基础；记载113方，精于选药，讲究配伍，主治明确，切合临床实际，千年来反复应用，屡试有效，被后世誉为“众方之祖”。

《注解伤寒论》，金·成无己注，10卷，书成于公元1144年，是现存最早的《伤寒论》全注本。全书贯以《内经》之旨，注解比较详明，能够阐析仲景辨证论治之理、立法处方之趣，对后世伤寒学派产生了巨大影响。

8.《金匮要略方论》（附：《金匮要略心典》）

《伤寒杂病论》古传本之一名《金匮玉函要略方》，被北宋翰林学士王洙发现于翰林院书库，书简共3卷，上卷辨伤寒，中卷则论杂病，下卷记载药方。后北宋校正医书局林亿等人重予编校，取其中以杂病为主的内容，仍厘订为3卷，改名《金匮要略方论》，习称《金匮要略》。

《金匮要略方论》，全书共25篇，方剂262首，列举病证六十余种，以内科杂病为主，兼有部分外科、妇产科等病证，是中国现存最早的一部诊治杂病的专著。古今医家对此书推崇备至，称之为“方书之祖”

《金匮要略心典》，清·尤怡著，3卷，成书于公元1729年。本书是尤氏集十年寒暑的心得之作，文笔简练，注释明晰，条理贯通，据理确凿，对仲景遗方用药，给予精当贴切的解释。由于《金匮要略心典》一书能够较好地阐发仲景奥义，而成为注本中的范本，后来学者阐发《金匮要略》多宗此书。

9.《温病条辨》（附：《温热论》《湿热病篇》《外感温病篇》）

《温病条辨》，清·吴瑭撰，嘉庆三年（公元1798年）完成，6卷，全书以三焦辨证为主干，释解温病全过程辨治，同时参以仲景六经辨证、刘河间温热病机、叶天士卫气营血辨证及吴又可温疫论等诸说，析理至微，病机甚明，而治之有方。本书在清代众多温病学家成就的基础上，建立了温病学说体系，创立了三焦辨证纲领，为清代温病学说标志性著作。

《温热论》，清·叶桂述，叶氏门人顾景文记录整理而成，1卷，创立了温病卫气营血辨证体系，为温病学说的奠基之作。

《湿热病篇》是一部系统论述外感湿热病辨证治疗的专著，相传为清代著名医家薛雪所撰，全篇内容以湿温、暑湿等夏秋季节的常见病证为主，也包括了痢疾、夏日感冒、伤于寒湿等病证。

《外感温病篇》相传为清代温病学家陈平伯所撰，书中所述对风温的治疗，紧扣病机，治在肺胃，清热生津是最基本治则，清热强调轻提外透，养阴以甘寒生津之品。风温传变迅速，要严密观察，及时投药，严防动风内陷之变。这一观点具有极高的临床实用价值。

后三部书皆短小精悍，字字珠玑，各有学术特色，是深入研究温病学术的重要参考，故附于此。

10.《神农本草经》（附：《本草三家合注》）

《神农本草经》作为现存最早的中药学著作，于东汉时期集结整理成书，分3卷，载药365种，分上中下三品，文字简练古朴，将东汉之前零散的药学知识进行了系统总结，其中阐述的大部分中药学理论和配伍规则，以及提出的“七情和合”原则，是中医药药物学理论发展的源头。中国医学史上具有代表性的几部本草类著作，如《本草经集注》《新修本草》《证类本草》《本草纲目》等，都是基于《本草经》发展起来的。

《本草三家合注》，清·郭汝聪辑，6卷，刊于公元1803年。本书系将张志聪《本草崇原》、叶桂《本草经辑要》及陈念祖《本草经读》三书注释予以合编，对深入学习研究《本草经》具有重要参考价值。

11.《本草从新》

《本草从新》，清·吴仪洛撰，18卷，刊于公元1757年。本书是在明末清初·汪昂所撰《本草备要》基础上重订而成，取其“卷帙不繁，而采辑甚广”之长，补其“杂采诸说，无所折衷，未免有承误之失”。全书载药721种，对药物真伪和同名药物性味、功用的不同，以及药物的修治等，都一一述及。本书分类仿《本草纲目》，较为简明实用，在近代本草学著作中流传较广，有很高的学习和临床参考价值。

12.《医方集解》

《医方集解》，明末清初·汪昂撰，刊行于公元1682年，共3卷。本书搜集切合实用方剂800余首，分列21门，以《黄帝内经》理论学说为指导，以仲景学说为基础，裒合数十医家硕论名言，对所采集方剂予以诠释，每方论述包括适应证、药物组成、方义、服法及加减等，是一部影响深远的方剂专著。

13.《古今医案按》

《古今医案按》，清·俞震著，成书于公元1778年，共10卷。本书按证列目，选辑历代名医医案，上至仓公，下至叶天士，共60余家，1060余案，通过按语分析各家医案，对各家的学术思想择善而从；并结合自己的临床经验，析疑解惑，明确指出辨证与施治的关键所在，为研究前人医案难得佳著。章太炎先生曾说："中医之成绩，医案最著。欲求前人之经验心得，医案最有线索可寻。循此专研，事半功倍。"欲由中医理论学习而入临床实践，本书可为首选。

综上，"杏林传习十三经"丛书体量不大，而"理、法、方、药、针、案"齐备，且具有内在的学术逻辑关联性，而不是简单的图书拼盘，较为完整地涵盖了中医学术体系的核心内容。诸多中医前辈主张：经典学习，宜先读白文本，然后参阅各家注释，以免被各自一家之说纷扰而无所适从。无论中医从业者，还是中医爱好者；无论初涉杏林者，还是沉潜已久者；无论关注理论研讨，还是注重临床实用；无论深入学术研究，还是一时文化涉猎，都能从中获益良多。至于注释参阅之用，市面上多有各种注本，方便易得，尤其是电子文献检索极为快捷。至于深文大义，对于一部经典著作而言，可以是仁者见仁，智者见智，不宜以某家臆见为框囿。

中医学术现状，异彩纷呈，各有主张。现代中医学院教育体制，能够提供一种基础性学术训练，作为中医学术健康发展与有效沟通交流的基本共识，不可或缺。其不尽如人意处，近十多年来颇受诟病。尤其是在强调民间中医特长、传统师承优势的时候，学院教育就成了众矢之的。然而，取消学院教育，行吗？子曰："夷狄之有君，不若诸夏之亡也。"（《论语·八佾》）

想要主张一种学说，必要立起一面旗帜，为了吸引他人注意，就免不了言辞偏激。若是认定这些偏激言辞，则必然形成一种"刻板印象"，诸如"李东垣——补土"，"张从正——攻邪"，"朱丹溪——滋阴降火"，"吉益东洞——万病一毒"，"郑钦安——火神派——附子"，类似这种简化版的旗帜标榜，果然是其学术主张的本来面目吗？诚如清·郭云台所言："若夫医为司命，一己之得失工拙，而千百人之安危死生系之，是故病万变，药亦万变，活法非可言传，至当惟存恰好。倘惟沾沾焉执一人之说，守一家之学，传者偏而不举，习者复胶而不化，尚凉泻则虚寒者蒙祸，惯温补则实热者罹殃。”（《证治歌诀·序》）即便被尊崇为“火神派鼻祖”的郑钦安先生，也曾言辞无奈：“人咸目余为‘姜附先生’，……余非爱姜附，恶归地，功夫全在阴阳上打算耳！”

值得关注的是，近百年来，中医学术朝野颇有一种风气，对于中医自身理论阐述，显得有些底气不足，有意援引其他领域理论言辞以壮胆，或借现代科学，或借佛道性理。

借助现代科学，固然可以助力我国科技进步，如屠呦呦关于青蒿素的研究，毕竟现代科技已经深入各个角落、各个层面；若是意在借现代科学来支撑中医学术自信，则这般短暂而脆弱的学术自信，终究不能为中医学术进步提供坚实基础。

若是借助佛道性理，以图引领中医学术发展，这一条路决然行不通，或者引向虚玄空谈，并非中医学术发展的吉兆。毕竟这是一门应用技艺，宏观上关乎国计民生，微观上兼及实用、义理两端。正是由于中医具有的许多切于实用的理论和技术，才得以代代相传，绵延不绝；在义理受到本质性冲击与质疑时，借助其广泛的实用性，中医才能坚守自己的生存空间。

举例而言，受鉴真大和尚的深远影响，日本社会文化，尤其是主流精英阶层，受佛教思想浸染近千年。当然，医学也曾沉浸其中，直至18世纪初期，“时医皆剃发，着僧衣，拜僧官”；援引佛理以阐述医理，也曾是真实存在的历史事实。然而，“古方派”草创者之一后藤艮山“深非之，首植发”，影响所及，“门人及世医多幕达风，渐向正俗”（浅田宗伯著《皇国名医传》）。医学逐渐摈弃了玄言空论，转以临床实证为主流。

老子曰：“大道甚夷，而人好径。”（《道德经·第五十三章》）中医学术理论体系，有其自身的学术理路，有其自洽的发展动机。解决学术传承问题，正如前文所述，经典学习是最基础性的入门路径，而临床实证是学术理论发展的不竭源泉。根基在此，坦途在此，何必他求？

行文已尽，窗外瑞雪飘飞，天地间苍茫一片，时值大寒交节第三天。再过十二天，节交立春，万物复苏。中医学术，亦如这般，阴阳更替，生生不息。

周鸿飞

2016年1月22日，于郑州市第一人民医院

简论医案学习方法

按：本文摘录陈大舜主编《历代名医医案选讲》（上海中医药大学出版社，1994年12月）之"医案概要"，与苏礼等点校《古今医案按》（人民卫生出版社，2007年7月）之"导读"等相关论述，缀合成文，以期帮助读者掌握医案学习的方法技巧，有效利用《古今医案按》及其他医案类典籍，深化中医理论认知，提高临床诊疗能力。

医案为中医临证实录，是中医诊治疾病临床记录所形成的文字资料，即医生按照辨证论治的原则，对患者的症状、病因、病机、脉象、舌象、诊断、治法、方药、剂量等做简要的分析、记述。有的医案还记载药物炮制、煎服方法和注意事项等。故此，医案能够全面反映医家对理、法、方、药等各方面知识的融会贯通，体现其综合运用中医药知识的临床思维过程。不仅具有历史文献价值，更具有临床实用价值。不仅对初习中医者很有必要，而且对中医从业者提高临床水平亦有较大帮助。

一、学习医案的必要性

医案保存了大量的第一手临床实践资料，体现了前人成功的经验和失败的教训，都对临床治疗和理论水平的提高有很大帮助。如《名医类案》和《续名医类案》二书，收集了清代以前八百余人的医案，为我们继承、研究中医各名家的学术思想及临床辨证论治特色提供了宝贵的资料。正如恽铁樵在《清代名医大全·序》中所指出的那样："我国汗牛充栋之医书，其真实价值，不在议论，而在方药。议论多空谈，药效乃事实。"可谓真知灼见。

作为一个中医临床工作者，在为人治病的过程中，既要有坚实的中医基础理论为指导，又要注意积累自己的临床经验，还要吸取前人的成功经验，才能有效地解决病人的痛苦。因此，学习医案就是间接地向众多的历代名医学习其临床经验，无疑对提高我们的临床工作大有裨益。如姜春华先生在回顾其治学之道时曾经说过："我学习每家医案，都能收到或多或少的养料。如王孟英的养阴疗法、薛立斋的平淡疗法、吴鞠通的用药剧重，在临床上各有用处。”

二、学习医案的要点所在

首先要弄清的是中医治病的精髓或特点是辨证论治，贯穿在辨证与论治两大方面的是中医的理法方药。若离开了辨证论治，也就失去了中医诊治疾病的特色；没有中医的理法方药贯透其间，便没有辨证论治可言。因此学习医案的重点应是辨证与论治。提高了辨证论治水平，也即是提高了中医学理法方药的理论与实践水平。辨证就是如何去认识、诊断疾病；论治是如何治疗疾病。辨证是为论治服务的，论治必须以辨证作为依据，二者是一个有机联系的整体。正如华岫云在《临证指南医案·凡例》中说的：“医道在乎识证、立法、用方，此为三大关键，……若识证不明，开口动手便错矣。”

临床实践中，若“有证既识矣，却立不出好法者；或法既出矣，却用不出至当不易好方者”，也是治不好病的。中医学的原则性主要体现在辨证上，阳证就是阳证，不可以识为阴证；气虚不能辨为血虚。但在论治选方上就反映出较大的灵活性，尤其是在药物数量上的多少，剂量的轻重等方面。有些慢性病经几位大夫诊治过，在辨证上基本一致，各人选用的方药又大同小异，有的往往仅一二味药的差异，或者药量的增减，而疗效就大不一样。这就说明辨证是对头的，还要看论治是否与病情相符，用药是否贴切。

总之，“证”不可不辨；“治”不可不论，理法方药贯而通之，密而合之，不可偏弃也。正如徐大椿在《临证指南医案·咳嗽门》的批语所论：“凡述医案，必择大症及疑难症，人所不能治者数则，以立法度，以启心思，为后学之所法。”此语亦从另一角度提示我们学习医案方法和阅读医案之要点。

学习前人医案，凡用药精当之处，亦应细心揣摩，取其所长，以资临证借鉴。前人医案，尤其是古代医家治病多用经方，如何灵活运用，充分发挥经方的作用，确是中医学术探讨的一大课题。在医案中保存了名医运用经方的宝贵经验，其要点有二：一是用方的指征，即证；二是根据病证复杂多变的临床实际情况，如何加减变化。也就是掌握经方运用的原则性与灵活性。

医案中治疗疾病所用的剂型、剂量和煎药、服药的方法，亦是我们学习医案的一个重要方面。因为只有适合病情需要的剂型、剂量，才能更好地符合治疗要求和发挥药效。随着医药技术的发展，历代医家在长期临床实践中创造了多种适合疾病治疗的剂型，在医案中有丰富的记载与运用经验，如汤、丸、散、膏、酒、丹、露等。在药物炮制加工方面亦是多种多样，如炒制中又分为土炒、酒炒、醋炒、水炒、蜜炒等。在煎法方面又有文火、武火不同。药有先煎、后下之异。在服法方面分为二服、三服、顿服，尚有温服、冷服、少少咽之。在服药的同时有啜粥、覆被等。这些内容和要求都是中医治疗学中不可缺少的组成部分，值得读者注意。

三、《古今医案按》读法

《古今医案按》中所收载的医案，时间跨度很长，来源十分广泛，再加上俞氏的精心遴选，基本上汇集了古今医家的主要临床经验精华，对于当代中医学术理论的发展以及临床诊疗水平的提高，具有相当重要的参考价值和指导意义。

学习和应用《古今医案按》，首先要全面浏览全书有关医案的内容，对我们从整体上把握古今医家的临床经验，具有积极的意义。俞氏尝谓“多读医案能予医者治法之巧”，这是很有道理的。《古今医案按》中所收载的医案众多，其中古代名医的医案又是需要着重把握的重点。诸如宋金元之朱丹溪、李东垣，明之汪石山、张石顽、张景岳、李士材，清之喻嘉言、周慎斋、叶天士等的医案，均值得反复研读，潜心体悟。

《古今医案按》中的按语，大多辨析切当，议论中肯，见解精辟，是俞氏研究古今医案的心得之作，对提高临床诊疗水平和学术理论水平很有帮助，需要仔细研读，撷取其精华。诸如对缪仲淳“吐血三要诀”的批判，对权衡标本先后、轻重缓急的见解，对历代《伤寒论》注家的评介，对汗法的变通使用，对古人有关疟疾成说不可拘泥的议论，对“治病所凭在脉”的感悟等，均属经验有得之谈，画龙点睛之笔，值得深入研究，仔细品味。

要真正掌握古今医案的精髓，指导临床，提高疗效，就必须结合当代的临床实际，总结规律，探其要旨。在这一方面，俞氏的治学经验给我们提供了很好的范例。俞氏曾在研究叶天士治疗湿病医案的基础上，总结出叶氏治湿十九法，凡十九条，使叶氏治湿的证治方药，条理分明，昭然若揭，颇便掌握应用。有人对《古今医案按》中的汗法进行研究，概括出益气发汗法、温阳发汗法、养阴发汗法、涌吐发汗法、熏蒸发汗法、激怒发汗法等，丰富了中医治法的内容。

自 叙

孟子言：梓匠轮舆，能与人规矩，不能与人巧。巧者何？变通之谓也。巧固不能使人，其实不出规矩，人可即规矩以求巧，而巧自无方，是亦不啻使之矣。医之道，将毋同？自古迄今，医书多不胜纪，一病必立一门，一门必立数法。究之，法有尽，病无尽。一病之变已无尽，或萃数病于一人之身，其变更无尽。医之法，于是乎几穷。盖以法也者，不过梓匠轮舆之规矩。病不依规矩以为患，医第循规矩以为治，常者生焉，变者死焉，转恨医之法未备也。不知法岂能备？要在乎用法者之巧耳。闻之名医能审一病之变，与数病之变，而曲折以赴之，操纵于规矩之中，神明于规矩之外，靡不随手而应，始信法有尽而用法者之巧无尽也。

成案甚夥，医之法在是，法之巧亦在是，尽可揣摩。惜向来刊行医案，醇疵互收，一为去取，而巧者愈见，此予所以复有古今医案之选也。惟是彼之所谓巧者，自今视之，犹规矩也。倘执巧以为巧，而不更加变通，则巧反成拙。故予于每条下，妄据鄙见以按之，辨其真伪，别其是非，晰其同中之异，表其青出于蓝。或综数事为数语，以括其大略；或纂述旧说、新说，补诸案之未逮。随选随录，随录随按，不惮烦词，窃附举隅之意。第恐载籍极博，见闻有限，譬诸审曲面势者，能免斫而小之之讥乎？然欲求巧于规矩，敢不择材以削锯？爰自甲午冬月为捉笔之始，至戊戌春月乃得蒇事。时年已七十，阅历既多，或片词之可取，爰付剞劂，质之海内诸同志。

乾隆四十三年岁在著雍奄茂之月既望，惺斋俞震书于酉古堂

李叙

医之有方案，犹刑名家之例案也。医之书，自《灵枢》《素问》、仲景，以及宋、元、明各家，所述备矣。理与法灿然大著，顾人所以体验之者何如耳。同一病也，随人而异治；同一病，同一人也，随时而异治。是岂书之所可尽乎？执律以绳人罪，其轻重出入，必有例案。医之治病，亦犹是也。昔之人以所治者笔之于书，后之人以其笔于书者，萃而聚之，精而择之，亦医事得失之林焉。

辑医案为成书，明·江氏有《名医类案》，国朝·魏氏有《续名医类案》。魏氏之书，卷帙倍于江氏，而未有刊行，学者憾焉。嘉善俞先生震，生乾隆间，以儒言医，与同邑沈氏尧封齐名。吾乡姚君镜候为余言，俞氏有《古今医案按》一书，刊后版即毁于火，流传无多，几如《广陵散》矣！余物色之有年，前年始得其书而读之，视江氏书抉择尤精，搜采至国朝叶氏而止，可谓备矣。而案每有发明，其圈点处尤启发人意，足以驾江氏书而上之无疑焉。魏氏之《续类案》，闻仅有抄本，余未之见。海昌王梦隐以为体例未定，盖未成之书也。余惧是书之不传于世，因付手民。世之读是书者，必知是书之善。

而沈氏尧封有《医经读》《伤寒论读》二书，今亦鲜流传；唯《女科辑要》二卷，海昌王梦隐叙而刻之。吾吴医名最盛者，莫如叶氏，其医案之刻，世所传《临证指南》一书，编辑无法，余欲汰其繁冗，加区别而稍发明焉，是有待于后日云。

光绪九年癸未夏，吴江李陵寿

凡　例

一是编汇选名医成案，所选必择精当。如江氏《类案》入选颇多，亦不过十之三四，其余仅选十之一二而已。此外见诸史传及说部杂书，或有新意，或立奇法者，间采一二条，俾广见闻。

一所选皆有议论，有发明之案。庸浅及怪诞不经者，概删去。其有病同而治同，虽出两人，止录一家；同之中，必取前辈；或后辈之阐发胜于前辈，则取后舍前，亦无拘也。

一治病所凭在脉，故叙证而兼叙脉者始选之。若不载脉象，但侈治验，入选奚益？盖治病之难，难于识病；识病之难，难于识脉也。然集中间收不载脉者，必辨证详明，或治法新奇，或立论高超，不得以不载脉象而弃之，略备数条，以扩识见。

一前人案中或涉鄙俚矜夸之语，概削去，只存其脉证方论，以为后人认病之法；偶有文繁及词晦者，僭为修饰之，不敢窜改其意，亦仅条达其辞，以便观览而已。知我者，谅不我罪。

一近日名医，有年长于我者，有年少于我者，其治奇病，著奇验，必录之，今并附入。此皆生平目击，并非得之传闻。若得之传闻者，姑为阙疑，不敢以误传误。

一成案以年代先后为编次。间有颠倒者，因病情相似，连类以便览，年代所不计也。至于称谓前人，或名，或字，或别号及乡里，就人所易晓者称之，不拘一律。

一是编列为十卷，各分门类，以便查阅。至门类十三科实未能全，只就昔人有成案者选之，每门多寡不拘。会心者闻一知十，可推展得其旨矣。

一各案引用之方，不能备录。间有附于案中及案后者，恐卷帙繁冗，录亦不详，嗣有《古今经验方按》续出问世。

一诸案所载有妙义者，议论精详，方药切当者，以及叙脉病因证候紧要关键处，均加密点。若震自为按断之语，概不敢置密点，以俟高贤之教正。

目录

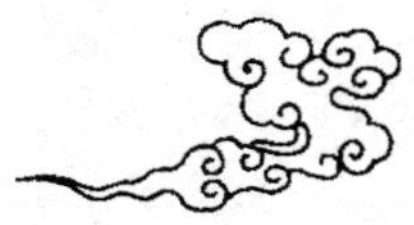

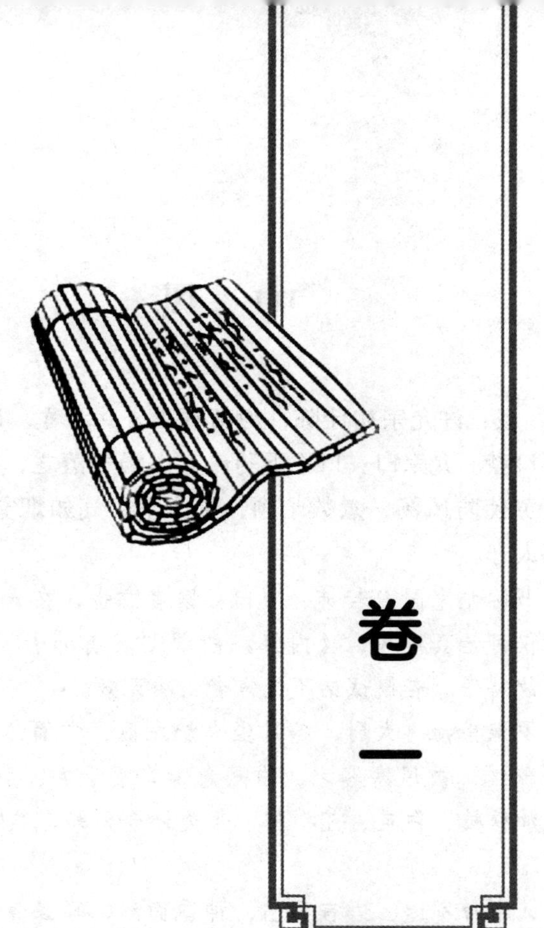

卷一

中　风

《唐书》载：许允宗初仕陈，为新蔡王外兵参军。时柳太后感风不能言，脉沉而口噤。允宗曰：口不下药，宜以汤气蒸之，令药入腠理，周时可瘥。遂造黄芪防风汤，煮数十斛，置床下，气如烟雾，熏蒸之而得语。遂超拜义兴太守。

震按：书称允宗医术若神，曾曰：医者意也，在人思虑。即此条，思虑巧矣。然仅可治真中风，《内经》所谓“其有邪者，渍形以为汗”也。邪从汗解，故得语。若概试诸不能言者，决无效。

又按：罗谦甫治史太尉，冬月坐火炉左侧，觉面热，左颊微汗，旋出外，因左颊疏缓，被风寒客之，右颊急，口㖞于右，脉浮紧，按之洪缓。罗用升麻汤加桂枝、白芷、芄、防，兼灸地仓、颊车穴。此治风中阳明经之表证也。

赵僧判，半身不遂，语言不出，神昏面红，耳聋鼻塞，六脉弦数。罗谓中脏者多滞九窍，中腑者多著四肢，今脏腑俱受邪，先用三化汤行之，通其壅滞，使清气上升，充实四肢；次与至宝丹，安心养神，通利九窍；五日，音声出，语言稍利，惟行步艰难，又刺十二经之井穴，以接经络；随四时脉症加减用药，百日方愈。此治中腑兼中脏之里证也，皆风邪实证也。

张安抚，半身不遂，语言謇涩，自汗恶风，痰嗽不寐。罗谓风寒伤形，忧恐忿怒伤气。经云：形乐志苦，病生于脉，神先病也。邪风加之，动无常处，治病必求其本，邪气乃服。用加减冲和汤，汗加黄芪，嗽加五味。其昼夜不睡，因心事烦冗，心火上乘阳分，卫气不得入于阴，用朱砂安神丸，遂得寐，诸证渐减，惟右肩臂痛。经云：虚与实邻，决而通之。又云：下陷者，灸之。为阳气下陷入阴中，故肩膊痛不能动，宜以火导之补之。乃于右肩臂上肩井穴，先针后灸，隔一月再灸肩井，次于尺泽穴，各灸二十八壮，引气下行，与正气相接，遂能运动。仲夏用清肺饮子，秋分用益气调营汤，全愈。此治中经兼中腑，本虚标实之症也。

许允宗所治，亦系本虚标实者，但病起于暴，故用蒸法。亦如通关散之取嚏，稀涎散之探痰也。

丹溪治浦江郑君，年近六旬，奉养膏粱，仲夏久患滞下，又犯房劳，一夕如厕，忽然昏仆，撒手遗尿，目上视，汗大出，喉如拽锯，呼吸甚微，其脉大而无伦次部位，可畏之甚。此阴虚而阳暴绝也。急令煎人参膏，且与灸气海穴。艾壮如小指，至十八壮，右手能动；又三壮，唇微动；参膏成，与一盏；至半夜后，尽三盏，眼能动；尽二斤，方能言而索粥；尽五斤，而利止；十数斤，全安。

震按：此种病，今常有之，医所用参不过一二钱，至一二两而止；亦并不知有灸法，无效则诿之天命。岂能于数日间用参膏至十余斤者乎？然参膏至十余斤，办之亦难矣。惟能办者，不可不知有此法。

赵以德云：余尝治陈学士敬初，因醮事，跪拜间，就倒仆，汗如雨，诊之脉大而空虚。年当五十，新娶少妇，今又从跪拜之劳役，故阳气暴散，正若丹溪治郑义士之病同。急煎独参浓汤，连饮半日，汗止，神气稍定，手足俱纵，喑而无声；遂于独参汤中加竹沥，开上涌之痰，次早悲哭，一日不已；以言慰之，遂笑；复笑五七日，无已时。此哭笑者，为阴虚而劳，火动其精神魂魄之脏，气相并故耳。正《内经》所谓“五精相并者，心火并于肺则喜，肺火并于肝则悲”是也。加连、柏之属泻其火，更增荆沥开其闭，八日笑止手动，一月能步矣。

震按：此条与前条大同小异，而所以治其小异处，立言用药，绰有精义。可见古人善能模仿成法，又不蹈袭成法也。

以上所选，实症、虚症，分途异治，误用则死，李士材所谓“治中风者，必须分别闭与脱，二症明白，此下手第一要着”。

丹溪治一妇人，年六十余，手足左瘫，不言而健，有痰。以麻黄、羌活、荆、防、南星、全蝎、乳香、没药、木通、茯苓、桔、朴、甘草、红花，为末，酒下。未效。时春，脉伏而微。又以淡盐汤，入韭汁，每早一碗，吐之；至五日，仍以茯苓、白术、陈皮、甘草、厚朴、菖蒲，日进二服；又以川芎、豆豉、山栀、瓜蒂、韭汁、盐汤，吐甚快；后以四君子汤服之，另以川归、酒芩、红花、木通、厚朴、粘子、苍术、南星、牛膝、茯苓，为末，酒糊丸服；十日后，微汗，手足微动而言。

震按：前条脱症，脉大无伦；此条闭症，脉伏而微。非有确见，敢用此两路重药乎？须知症与脉宜合参，如此条左瘫不言矣，而健又有痰，其得间在此。与浦江洪宅妇病疟无脉条相似。

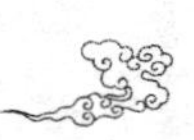

又按：丹溪治肥人中风口㖞，手足麻废，左右俱作痰治，以蒌、贝、南星、橘、夏、二术、芩、连、柏、荆、防、羌活、桂枝、威灵仙、甘草、花粉等；好吃面，加附子煎，入竹沥、姜汁，更加少酒行经，此大法也。故治中风二十六案，用此加减者甚多。其余以四君、六君，或合四物，或再加连、柏、芪、防、天麻、僵蚕、竹沥等，或合风药，更有加全蝎、地龙者，又有用小续命汤、搜风汤、羌活愈风汤、乌药顺气散、苏合香丸者，皆不载脉象若何，何以效法，故不并录。

虞恒德治一妇，年五十七，身肥白，春初得中风，暴仆不知人事，身僵直，口噤不语，喉如拽锯，水饮不能入，六脉浮大弦滑，右甚于左。以藜芦末一钱，加麝香少许，灌入鼻窍，吐痰升许，始知人事，身体略能举动；急煎小续命汤倍麻黄，连进二服，覆以衣被，得汗，渐苏醒，能转侧；但右手足不遂，语言謇涩，复以二陈汤加芎、归、芍药、羌、防等，合竹沥、姜汁，日进二三服；若三四日大便不利，则不能言语，即以东垣导滞丸或润肠丸微利之，则言语复正。如此调理至六十余，得他病而卒。

震按：此条与上丹溪案，俱以实邪治而效，可见辨证宜真，不得专守景岳非风之论，先有成见在胸也。如薛立斋善于用补，而治艾郭武牙关紧，不能言，左体瘫，口眼牵动，神昏欲绝，六脉沉细而涩，谓"此中寒湿，非中风也"，亦用吐痰药及至宝丹，继以五积散加木香、南星、附子而人苏，后大便洞利痰积而全愈。临斯证者，治虚寒，治风痰，固宜对勘。

薛立斋治一人，年六十余，素善饮酒，两臂作痛，服祛风治痿之药，更加麻木发热，体软痰涌，腿膝拘痛，口噤语涩，头目晕重，口角流涎，身如虫行，痒起白屑。立斋曰：臂麻体软，脾无用也；痰涎自出，脾不能摄也；口斜语涩，脾气伤也；头目晕重，脾气不能升也；痒起白屑，脾气不能荣也。遂用补中益气汤，加神曲、半夏、茯苓，三十余剂，诸症悉退，又用参术膏而愈。

一妇人，怀抱郁结，筋挛骨痛，喉间似有一核，服乌药顺气散等药，口眼㖞斜，臂难伸举，痰涎愈甚，内热晡热，食少体倦。立斋云：郁火伤脾，血燥生风所致。用加味归脾汤二十余剂，形体渐健，饮食渐加；又服加味逍遥散十余剂，痰热少退，喉核少利；更用升阳益胃汤数剂，诸证渐愈；但臂不能伸，此肝经血少，用地黄丸而愈。

秀才刘允功，形体魁伟，不慎酒色，因劳怒，头晕仆地，痰涎上涌，手足麻痹，口干引饮，六脉洪数而虚。薛以为肾经亏损，不能纳气归源而头晕，不能摄水归源而为痰，阳气虚热而麻痹，虚火上炎而作渴，用补中益气合六味丸治之而愈。其后或劳役，或入房，其病即作，用前药随愈。

宪幕顾斐斋，左半身并手不遂，汗出神昏，痰涎上涌。王竹西用参芪大补之剂，汗止而神思渐清，颇能步履；后不守禁，左腿自膝至足肿胀甚大，重坠如石，痛不能忍，其痰甚多，肝脾肾脉洪大而数，重按则软涩。立斋朝用补中益气汤，加黄柏、知母、麦冬、五味，煎送地黄丸；晚用地黄丸料，加知、柏，数剂，诸证悉退。但自弛禁，不能全愈耳。

震按：此四案，理精法密，学人所当熟玩。

车驾王用之，卒中昏愦，口眼㖞斜，痰气上涌，咽喉有声，六脉沉伏。此真气虚而风邪所乘，以三生饮一两，加人参一两，煎服即苏。立斋曰：若遗尿撒手，口开鼾睡，为不治，用前药亦有得生者。夫前饮乃行经络，治寒痰之药，有斩关夺旗之功，每服必用人参两许，驾驭其邪而补助真气，否则不惟无益，适足以取败矣。

震按：此治中寒寒痰壅塞气道之药。肥人脉沉伏，无火象者，可用之；若脉微细者，必加人参。实非中风药也。《折肱漫录》云：三生饮，施于中风之寒症，妙矣；或有虚火冲逆，热痰壅塞，以致昏愦颠仆者，状类中风，恐乌、附非所宜服。立斋治王进士，失于调养，忽然昏愦，谓是元气虚，火妄发，挟痰而作。急灌童便，神思渐爽；更用参、芪各五钱，芎、归各三钱，元参、柴胡、山栀、炙草各一钱，服之少定；察其形倦甚，又以十全大补汤，加麦冬、五味治之而安。予从弟履中，年方强壮，以劳心忧郁而得斯证，痰升遗溺，眼斜视，逾时不醒，竟类中风，亦灌以童便而苏。此等证候，皆火挟痰而作，断非三生饮所可治者，并姜汤亦不相宜也。同一卒然昏愦，而所因不同，须细审之。

《太平广记》载：唐·梁新见一朝士，诊之曰：风疾已深，请速归去。其朝士复见鄜州高医赵鄂，诊之，言疾危，与梁说同，惟云：只有一法，请吃消梨，不限多少，咀啮不及，绞汁而饮。到家旬日，依法治之而愈。此亦降火消痰之验也。

孙东宿治程晓山，年四十，诞辰庆贺，宴乐月余，忽谓孙曰：近觉两手小指及无名指掉硬不舒，亦不为用，口角一边常牵扯引动，幸为诊之。六脉皆滑大而数，浮而不敛；其体肥，其面色苍紫。乃曰：据脉，滑大为痰，数为热，浮为风，盖湿生痰，痰生热，热生风也；君善饮，故多湿；

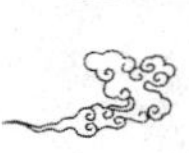

近又荒于色，故真阴竭而脉浮；此手指不舒，口角牵扯，中风之兆也。所喜面色苍紫，其神藏，虽病，犹可治。切宜戒酒色，以自保爱。立方，用二陈汤加滑石为君，芩、连为臣，健脾消痰撤湿，使从小便出；加胆星、天麻以定其风，将竹沥、姜汁三拌三晒，仍以竹沥糊丸，取竹沥引诸药入经络化痰；外又以天麻丸滋补其筋骨。标本两治，服二料，几半年，不惟病痊，且至十年无恙。迨五十岁，贺寿如旧，召妓宴乐亦如旧，甘酒嗜饮，荒淫而忘其旧之致疾也。手指掉硬，口角牵引尤甚，月余中风，右体瘫痪矣。再邀孙诊之，脉皆洪大不敛，汗多不收，呼吸迫促。孙曰：此下虚上竭之候，盖肾虚不能纳气归元，故汗出如油，喘而不休，虽和缓，无能为矣。阅二十日而卒。

震按：医书谓凡人大指次指麻木不仁者，三年内须防中风，当远房帏，绝嗜欲，戒酒，戒厚味，以杜其患。观此案，可为养生者之金鉴矣。

东宿曰：潘见所，年四十七，微觉阳痿，其脉上盛下虚，上盛为痰与火，下虚为精元弱，宜戒色慎怒，恐痰生热而热生风，将有中风之患。次年中秋，连宵酒色。渠于色后惯用鹿角胶三钱、人参一钱，酒送下，至是，加倍服之；十七日，左手陡然颤动，重不能举；十八日，左边半体手足皆不用矣。予始观面色赤，口微㖞向右，唇麻，左瘫；诊之，左弦大，右滑大。先用乌药顺气散一帖，服后昏睡半日，醒觉面更加赤，㖞亦稍加。知痰盛使然，即以二陈汤加全蝎、僵蚕、天麻、黄芩、石菖蒲、红花、秦艽，煎冲竹沥、姜汁，一日两进，晚更与活络丹。服至第六日，手指稍能运动，足可依棹而立。予喜曰：机动矣。改用归芍六君子汤，加红花、钩藤、天麻、竹沥、姜汁，服二十帖，行可二十步矣。手指先麻木不知痛痒，至是能执物。继用天麻丸、五子全鹿丸调理，幸其断酒绝欲，百日全愈。此证予历治历效者，良由先为疏通经络，活血调气，然后以补剂收功。惟经络疏通，宿痰磨去，补之必效。此治类中风之法也。

震按：此条先散后补，亦缘病初无卒仆昏愦之症，且脉滑大，故可从容施治耳。若云必先疏通经络，磨去宿痰，然后补之得效，又属呆板方法矣。

杨季衡，禀丰躯伟，年近七旬，得半身不遂证二年矣，病发左半，口往右㖞，昏厥遗溺。云间施笠泽以参附疗之，稍安。喻嘉言曰：其脉软滑中时带劲疾，是痰与风杂合之症，又内热与外寒杂合之症，房帏不节，精气内虚，膏粱蕴热，久蒸脾湿为痰，痰阻窍隧，而卫气不周，外风易入，是以杂合而成是症。及今大理右半脾胃之气，以运出左半之热痰虚风，此其间有微细曲折，非只温补一端所能尽也。或曰：痰热先宜中右，何以反中左？既已中左，何以反治右耶？喻曰：此正病机之最要者，向为丹溪等说“病在左，血多；病在右，气多”，教人如此认症，不知《内经》但言“左右者，阴阳之道路”，夫左右既为阴阳往还之道路，何尝可偏执哉？左半虽血为主，非气以统之则不流；右半虽气为主，非血以丽之则易散。故病在一偏者，治宜从阴引阳，从阳引阴，从左引右，从右引左。譬之树木有偏枯者，将溉其枯者乎？抑溉其未枯者使荣茂，而因以条畅其枯者乎？此证之脉，软为虚，滑为痰，劲疾为风，病因杂合，必须用杂合之药，而随时令以尽无穷之变。参、术是主药，冬月佐干姜、附子，以暂撤外寒，而内热反得宣泄；春夏秋则佐以羚羊角、柴胡、知母、石膏，使内蕴之热不与时令之热相蒸灼。再刺手足四末，以泄荣血而通气，恐热痰虚风，久而成痨也。

震按：偏枯，昔人多谓“左属血虚，右属气虚”，自得嘉言之论，其理始明；而随时换药，及刺四末，尤见巧妙。因思幼读《内经》，至“九宫八风篇”曰：风从太乙所居之乡来，为实风，主生长万物；从其冲后来，为虚风，伤人者也。圣人避虚风，如避矢石，岂非确指外风乎？又云：其有三虚，而偏中于邪风，则为击仆偏枯。击仆者，如人被击而仆，即今之卒倒者是。击仆以偏枯连举，则猝倒而不偏枯者，非中风矣。但所谓三虚者，乘年之衰，逢月之空，失时之和，是运气时令之虚，而非人身之虚也。何以中风皆作人虚治乎？及读“生气通天论”曰：风者百病之始也，清静则肉腠闭拒，虽有大风苛毒，弗之能害。又云：风雨寒热，不得虚，邪不能独伤人。又曰：虚邪之风，与其身形，两虚相得，乃客其形。是确指虚人而后中于虚风也。然犹因虚受风，故《灵枢》又有“真气去，邪气独留，发为偏枯”之说。偏枯难疗，二语尽之。再读“通评虚实论”曰：凡治消瘅仆击，偏枯痿厥，气满发逆，肥贵人，则膏粱之疾也。此条暗包痰饮、湿热、阴虚、阳虚诸候，并未尝偏中于邪风矣。盖肥贵人自然慎避邪风，而膏粱之变，风从内生。刘、李、朱三家从此悟入，大凡治病，必求于本，击仆偏枯，以虚为本也。

刘宗厚《玉机微义》曰：予尝居凉州，即汉之武威郡也。其地高阜，四时多风少雨，土艺黍粟，引泉灌溉，天气常寒，人之气实腠密。每见中风暴死者有之，盖折风燥烈之甚也。时洪武乙亥秋八月，大风起自西北甘州城外，路死者甚众。予始悟经谓“西北之折风伤人，至病暴死”之旨不诬，人未经其所，虽读经文，莫不有疑者也。医可易言哉？

又，王肯堂《灵兰要览》曰：里中一老医，右手足废而不起床者，二年矣。人皆传其必不起。过数月，遇诸途，讯之，曰：吾之病几危矣，始服顺气行痰之药，了无应验，薄暮神志辄昏，度不可服；命家人煎进十全大补汤，即觉清明，遂服之；浃数日，能扶策而起；无何，则又能舍策而步矣。经云：邪之所凑，其气必虚。吾治其虚，不理其邪，而邪自去，吾所以获全也。余曰：有是哉。使服顺气疏风之散不辍者，墓木拱矣。然此犹拘于成法，不能因病而变通，随时而消息，故奏功稍迟。使吾早为之，当不至是也。姑书之，以俟明者采焉。

读此二则，益信塞外多真中，江南多类中。刘、李、朱三家之说，张景岳非风之论，洵为轩岐功臣。至明季·缪仲淳立论，谓真阴亏而内热甚者，煎熬津液，凝结为痰，壅塞气道，不得通利，热极生风，亦致猝然僵仆，类中风症，此即内虚暗风。初用清热顺气开痰，次用治本，或益阴，或补阳，其药以二冬、二地、菊花、枸杞、胡麻、桑叶、首乌、柏仁、蒺藜、花粉、参、芪、归、芍、鹿茸、虎骨胶、霞天膏、梨膏、竹沥、桑沥、人乳、童便等出入互换，另制机杼。今《临证指南》中风一门，大半宗此，又可补刘、李、朱、张所未备矣。至喻西昌论侯氏黑散，谓“用矾石以填空窍，堵截风路”，此好奇之谈，最足误人。夫药之入胃，不过气味传布脏腑经络耳，岂能以矾嵌制之耶？冷食四十日，药积腹中不下，肠胃诚填塞矣。谷不纳而粪不出，将如之何？学医者慎勿妄试。

类 中

王节斋治一壮年，忽得暴病如中风，口不能言，目不识人，四肢不举。急投苏合香丸，不效。王偶遇闻之，询其由，曰：适方陪客，饮食后忽得此证。遂教以煎生姜淡盐汤，多饮探吐之，吐出饮食数碗而愈。

郑显夫，年六十余，因大怒，遂昏仆，四肢不用。丹溪曰：怒则火起于肝，手足厥阴二经之气闭而不行，故神无知；怒甚则伤于筋，纵其若不容，故手足不用。乃以连、柏泻其上逆之火，香附降其肝气，一二日，神智渐回；再调其气血，全愈。

有一妇人，先胸胁胀痛，后四肢不收，自汗如雨，小便自遗，大便不实，口紧目瞤。或以为中脏，甚忧，请薛立斋视之，曰：非也。若风既中脏，真气既脱，恶证既见，祸在反掌，安能延至十日？乃候其色，面目俱赤而或青；诊其脉，左三部洪数，惟关尤甚。乃知胸乳胀痛，肝经血虚，肝气痞塞也；四肢不收，肝经血虚，不能养筋也；自汗不止，肝经血热，津液妄泄也；小便自遗，肝经热甚，阴挺失职也；大便不实，肝木炽盛，克脾土也。遂用犀角散四剂，诸证顿减；又用加味逍遥散调理而安。

太史杨方壶夫人，忽然晕倒。医以中风之药治之，不效。迎李士材诊之，左关弦急，右关滑大而软。本因元气不足，又因怒后食停。乃进理气消食药，得解黑屎数枚；急改用六君子加姜汁，服四剂而后晕止；更以人参五钱，芪、术、半夏各三钱，茯苓、归身各二钱，加减调理两月即愈。此名虚中，亦兼食中。

给谏晏怀泉夫人，先患胸腹痛，次日卒然晕倒，手足厥逆。时有医者，以牛黄丸磨就，将服矣。士材诊之，六脉皆伏，惟气口稍动。此食满胸中，阴阳痞隔，升降不通，故脉伏而气口独见也。取陈皮、砂仁各一两，姜八钱，盐三钱，煎汤灌之，以指探吐，得宿食五六碗，六脉尽见矣；左关弦大，胸腹痛甚，知为大怒所伤也，以木香、青皮、橘红、香附、白术煎服，两剂痛止；更以四君子加木香、乌药，调理十余日方瘥。此是食中，兼气中。

震按：此二条，与节斋、丹溪所治，同中有异。是善学古人者，故并录之。

章仲舆令爱在阁时，昏晕不知人，苏合香丸灌醒后，狂言妄语，喃喃不休。士材诊之，左脉七至，大而无伦；右脉三至，微而难见。正所谓两手脉如出两人，此祟凭之脉也。线带系定二大拇指，以艾炷灸两介甲，至七壮，鬼即哀词求去；服调气平胃散加桃奴，数日而祟绝。此即恶中也。

易思兰治瑞昌王孙毅斋，年五十二，素乐酒色，九月初，夜起小解，忽倒地，昏不知人，目闭气粗，手足厥冷，身体强硬，牙关紧闭。诸医有以为中风者，有以为中气、中痰者，用乌药顺气散等药，俱不效；又有用附子理中汤者，愈加痰响。五日后，易诊之，六脉沉细紧滑，愈按愈有力。乃曰：此寒湿相搏，痓症也，属膀胱，当用羌活胜湿汤。其兄宏道问曰：病无掉眩，知非中风，然与中气、中痰、夹阴三者相似，先生独云痓病。但吾宗室之家，过于厚暖者有之，何由得寒湿而成病耶？易曰：运气所为，体虚者得之。本年癸酉，岁火不及，寒水侮之；季夏土旺，土为火子，即能制水；七月八月，主气是湿，客气是水，寒水得令，不伏土制，是以寒湿相搏，太阳气郁而不行。其证主项背强直，卒难回顾，腰似折，项似拔，乃膀胱经病也；其脉沉细紧滑，沉为病在里，细为湿，紧为寒，中又有力而滑，此寒湿有余而相搏也。若虚证之脉，但紧细而不滑。若风脉，当浮；今脉不浮而沉，且无掉眩等证，何为中风？若痰气之脉，不紧；今脉紧而体强直，何言中气、中痰？痉病诗云：强直反如弓，神昏似中风，痰流唇口动，瘛疭与痫同。乃先以稀涎散，吐痰一二碗，昏愦即醒；随进胜湿汤，六剂全愈；以八味丸调理一月，精气复常。

震按：类中有十种，曰：中气，中食，中寒，中暑，中湿，中恶，中痧，中瘴，痰中，虚中。散见诸书，当荟萃而详辨之。其异于中风者，虽卒倒昏愦，而无偏枯㖞斜也。其治之异于中风者，惟虚中宜补，而余皆不宜补也。只在临证时，审其轻重浅深耳。至如《名医类案》有虚风一门，《临证指南》有肝风一门，总不出缪氏“内虚暗风”四字。《类案》谓“阴虚者凉肝补肾，阳虚者温肺健脾”，诚为要言。然其法已备于中风门中，似不必另立名色。至《指南》所载“泄木安胃，镇阳熄风，浊药轻投，辛甘化风”，种种妙义，直驾古人而上之，又洗缪氏之髓者矣。特是议论虽精，仍属景岳所谓非风之治法耳。集书者以一类而分二门，未免头上安头之病。

伤风

江少微治黄三辅，年逾四旬，醉饮青楼，夜卧当风，患头痛发热，自汗盗汗，饮食不进。医治十余日，罔效。诊得六脉浮洪，重按豁然，此饮酒当风，名曰漏风。投以白术、泽泻，酒煎服而热退；汗仍不止，心口如水，此思虑所致，与归脾汤加麻黄根、桂枝，十服而愈；头痛不已，用白萝卜汁吹入鼻中，立止。

张路玉治沈懋甫仲子，年十七，每伤风，即吐血梦泄。此肝脏有伏火，火动则招风也。盖肝为藏血藏魂之地，肝不藏则血随火炎，魂不宁则精随梦泄。遂与桂枝汤加龙骨、牡蛎，四剂而表解血止。桂枝汤主和营散邪，加龙、牡以镇肝安魂，封藏固则风不易入，魂梦安则精不妄动矣。若以其火盛而用知、柏之属，鲜有不成虚损者。

震按：伤风是轻病，然有"伤风不醒即成痨"之说，今人犯此者甚多，大约喜于色欲及常多梦泄之辈。《内经》谓"劳风，法在肺下，太阳引精者三日，中年者五日，不精者七日，咳出青黄涕如脓，不出则伤肺死"，盖引精者肾脏充固，太阳引少阴以内守而自为外拒，邪从痰出，不致内留伤肺也。不精即"冬不藏精"之义，肾脏亏乏，太阳馁而无援，邪留难去，伤风所由不醒也。昧者峻用发散，不知人愈虚，邪更易入也；或竟用滋补，不知邪未清，补之适以助长也。此中之权衡，在于医者；此际之调理，在于本人耳。

〔附：伤风戴阳症〕石开晓，病伤风咳嗽，未尝发热，自觉急迫欲死，呼吸不能相续。西昌诊之，见其头面赤红，躁扰不歇，脉亦豁大而空。谓曰：此证颇奇，全似伤寒戴阳症，何以伤风小恙亦有之？急宜用人参、附子等药，温补下元，收回阳气；不然，子丑时一身大汗，脱阳而死矣。渠不信，及日落，阳不用事，愈慌乱不能少支。忙服前药，服后稍宁片刻，又为床侧添同寝一人，逼出其汗如雨；再用一剂，汗止身安，咳嗽俱不作。询其所由，云连服麻黄药四剂，遂尔躁急欲死。然后知伤风亦有戴阳证，与伤寒无别，总因其人平素下虚，是以真阳易于上越耳。

中　寒

吴球治一人，暑月远行，渴饮泉水，至晚以单席阴地上睡，顷间，寒热，吐泻不得，身痛如刀刮。医曰：此中暑也。进黄连香薷饮及六和汤，随服随厥。吴诊其脉，细紧而伏。曰：此中寒也。众皆笑曰：六月中寒，有是事乎？吴曰：人肥白，素畏热，好服黄连及益元散等凉剂，况途中饮水既多，又单席卧地，寒邪深入，当以附子理中汤大服乃济。用之，果效。

震按：中寒一门，喻嘉言论之最精，然此证易辨，无甚诡幻。惟内寒外热，格阳、戴阳者，不可认错，此又当于伤寒门细研之，盖中寒与伤寒

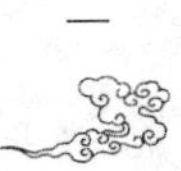

不同也。《类案》载：一木商，久立风雨湿地，衣服尽濡，患寒热交作，遍身胀痛，欲人击打。莫知为何病，服药罔效。忽思烧酒，热饮数杯觉快，数饮至醉而愈。可见中寒之易治矣。又载：吴御医治富翁中寒，用生附子三枚，重三两，作一剂，他医减半进之，病遂已。吴复诊，已知之，曰：何减吾成药也？吾投三枚，将使活三年，今止活年半耳。后年余，复发而卒。此等邪说，殊不可信。夫药以治病，中病即止，太过则变生他病矣。是人服附子枚半，病已愈，则不宜多至三枚也；若必须三枚，则枚半未能愈其病也。乃云"吾投三枚，使活三年"，是以之延年，非以之治病，何不投三十枚，俾活三十年乎？

伤　寒

许学士治乡人邱生者，病伤寒发热，头痛烦渴，脉虽浮数而无力，尺以下迟而弱。许曰：虽麻黄证，而尺迟弱，仲景曰：尺中迟者，营气不足，未可发汗。用建中汤加当归、黄芪。翌日，脉尚尔。其家索发汗药，言几不逊。许忍之，只用建中调营而已。至五日，尺部方应，遂投麻黄汤二服，发狂，须臾稍定，略睡，已得汗矣。信乎，医者当察其表里虚实，待其时日；若不循次第，取效临时，亏损五脏，以促寿限，何足贵也？

〔附：《南史》〕范云初为梁武帝属官，时武帝有九锡之命，云忽感伤寒，恐不得预庆事，召徐文伯诊视，问曰：可便得愈乎？文伯曰：便瘥甚易，正恐二年后不起耳。云曰：朝闻道，夕死可矣，况二年乎？文伯于是先以火煅地，布桃叶，铺席，置云其上，顷刻汗出，以温粉扑之，翌日遂愈。云甚喜。文伯曰：不足喜也。后二年，果卒。夫取汗先期，尚促寿限，况不顾表里，不待时日，欲速愈者耶？故书此为戒。

一人病伤寒，大便不利，日晡潮热，两手撮空，直视喘急，更数医矣。许曰：此诚恶候，见之者，九死一生。仲景虽有证而无治法，况已经吐下，难于用药，勉强救之，若大便得通而脉弦，则可生。乃与小承气一服，大便利，诸疾渐退，脉且微弦，半月愈。或问曰：下之而脉弦者生，此何谓也？许曰：仲景云：循衣妄撮，怵惕不安，微喘直视，脉弦者生，涩者死。微者，但发热谵语者，承气汤主之。予观钱氏《直诀》云：手循衣领及捻物者，肝热也。此症在仲景列于阳明部，盖阳明者，胃也。肝有热邪，淫于胃经，故以承气汤泻之。且得弦脉则肝平，而胃不受克，所以有生之理也。

〔附〕楼全善曰：尝治寻衣撮空，得愈者数人，皆用大补气血之剂；唯一人，兼瞤振，脉代，遂于补剂中加桂二分，亦振瞤止，脉和而愈。

一人病伤寒，初呕吐，俄为医下之，已八九日，而内外发热。许诊之，曰：当用白虎加人参汤。或曰：既吐复下，宜重虚矣，白虎可用乎？许曰：仲景云：若吐下后，七八日不解，热结在里，表里俱热者，白虎加人参汤。盖始吐者，热在胃脘；今脉洪滑，口大渴，欲饮水，舌干燥而烦，非人参白虎不可也。

一人病伤寒，心烦喜呕，往来寒热。医以小柴胡与之，不除。许曰：脉洪大而实，热结在里，小柴胡安能去之？仲景云：伤寒十余日，热结在里，复往来寒热者，与大柴胡汤。三服而病除。

一人太阳症，因发汗不止，恶风，小便数，足挛急，屈而不伸，脉浮而大。许曰：此证在仲景方中有两条，大同小异：一则太阳病，发汗，遂漏不止，恶风，小便难，四肢微急，难以屈伸；一则伤寒脉浮，自汗出，小便数，心烦，微恶寒，脚挛急。一属漏风，小便难；一属有汗，小便数。不可混治。此当用桂枝加附子汤，三啜而汗止；佐以芍药甘草汤，足便得伸。

一舟子，伤寒发黄，鼻内酸痛，身与目如金，小便赤而数，大便如常。或欲用茵陈五苓。许曰：非其治也。小便和，大便如常，则知病不在脏腑；今眼睛疼，鼻酸痛，是病在清道中。若下大黄，必腹胀为逆。宜用瓜蒂散，先含水，次搐之，鼻中黄水尽，乃愈。

一武官，为寇执，置舟中艎板数日，得脱，乘饥恣食，良久，解衣扪虱，次日遂伤寒，自汗而膈不利。一医作伤食而下之，一医作解衣中邪而汗之，杂治数日，渐觉昏困，上喘息高。许诊之，曰：太阳下之，表未解，微喘者，桂枝加厚朴杏仁汤，此仲景法也。指令医者治此药，一啜喘定，再啜热缓微汗，至晚身凉而脉已和矣。医曰：某平生未尝用仲景方，不知其神捷如此。

一妇人，患热入血室证。医者不识，用补血调气药，延滞数日，遂成血结胸。或劝用小柴胡汤。许曰：小柴胡已迟，不可行也；惟刺期门穴，斯可矣。予不能针，请善针者治之。如言而愈。或问曰：热入血室，何为而成结胸也？许曰：邪气传入经络，与正气相搏，上下流行，遇经水适来适断，邪气乘虚而入血室，血为邪迫，上入肝经，肝受邪则谵语而见鬼，复入膻中，则血结于胸也。何以言之？妇人平居，血藏于肝，未受孕则下行为月水，既妊则中蓄以养胎，已产则上壅以为乳，皆此血也。今邪气蓄血，并归肝经，聚于膻中，结于乳下，故手触之则痛，非汤剂可及，故当刺期门也。

震按：仲景《伤寒论》，犹儒书之《大学》《中庸》也，文词古奥，理法精深。自晋迄今，善用其书者，惟许学士叔微一人而已。所存医案数十条，皆有发明，可为后学楷模。惜限于卷帙，不能全录，留此数则，以窥一斑。

项彦章治一人，病发热，恶风自汗，气奄奄勿属。医作伤寒治，发表退热而益剧。项诊其脉，阴阳俱沉细且微数，以补中益气进之。医曰：表有邪而以参、芪补之，邪得补而愈甚，必死此药矣。项曰：脉沉，里病也；微数者，五性之火内煽也；气不属者，中气虚也，是名内伤。经云：劳者温之，损者益之。饮以前药而验。

震按：《名医类案》有内伤一门，此条亦在其内。但予细观诸案所叙病证，皆与伤寒仿佛，则其病之为伤寒、为内伤，惟在医者之能辨耳，非另有一种情形也。东垣《内外伤辨》，殊不足凭。诸案皆以脉为辨。大抵内伤之脉，皆虚大无力，或微数无力，其药不外补中益气汤，甘温为主，有风寒加入表药，有停滞加入消导，有火亦加一二味凉药，无他奇巧。故今采取数条，编入伤寒、温暑各门，删去内伤，免滋眩惑。外感风寒者，伤其形，故曰伤寒；劳役过度，饮食失节者，伤其气，故曰内伤。此言受病之原也。及其为病，一般发热头疼、恶风恶寒，甚则痞闷谵妄，岂可就其述病原而作凭据？医者见得真，乃能分晰之，曰“彼是伤寒，此是内伤”。亦如伤寒一门，为虚为实，为热为寒，头绪纷纭，听人审辨。故区而别之，不若汇而参之之有所得也。

李东垣治西台掾葛君瑞，二月中，病伤寒发热。医以白虎汤投之，病者面黑如墨，本证遂不复见，脉沉细，小便不禁。东垣初不知也，及诊之，曰：此立夏前误用白虎之故。白虎大寒，非行经之药，不善用之，则伤寒本病曲隐于经络之间。或更以大热之药，求以去阴邪，则他证必起，非所以救白虎也。宜用温药之升阳行经者。或难曰：误用大寒，若非大热，何以救乎？李曰：本病隐于经络间，阳不升则经不行，经行而本证见矣。果如其言而愈。

震按：东垣所谓温药之升阳者，想即桂枝、干姜、细辛、川芎、羌、防、升、柴之类耳。误于寒药，而不急救以热药，有此一法。

冯内翰之侄栎，年十六，病伤寒，目赤而烦渴，脉七八至。医欲以承气下之。东垣诊之，脉虽七八至，按之不鼓击，《内经》所谓"脉至而从，按之不鼓，诸阳皆然"，此阴盛格阳于外，非热也。与姜附之剂，汗出而愈。

〔附〕刘宗厚曰：此与王海藏治"狂言，发斑，身热，脉沉细"阴症例同。东垣又有治"脚膝痿弱，下尻臀皆冷，阴汗臊臭，精滑不固，脉沉数有力"，为火郁于内，逼阴向外，名阳盛拒阴，用苦寒下之者。此水火征兆之微，脉证治例之妙也。

王海藏治侯辅之病，脉极沉细，内寒外热，肩背胸胁斑出十数点，语言狂乱。或曰：发斑谵语，非热乎？王曰：非也。阳为阴逼，上入于肺，传之皮毛，故斑出；神不守舍，故错语如狂，非谵语也。肌表虽热，以手按执须臾，冷透如冰。与姜附等药二十余两，乃大汗而愈。后因再发，脉又沉迟，三四日不大便，与理中丸，三日内约半斤，其疾全愈。侯公之狂，非阳狂之狂，乃失神之狂，即阴也。

〔附〕《准绳》载：一人伤寒七八日，服凉药太过，遂变身凉，手足厥冷，通身黑斑，惟心头温暖。诊其六脉沉细，昏沉不知人事，亦不能语言，状似尸厥。遂用人参三白汤，加熟附子半枚、干姜二钱，服下一时许，斑色渐红，手足渐暖而苏醒；然黑斑有因余热不清者，又当以黄连解毒、竹叶石膏汤调之而愈。

罗谦甫治南省参议官常德甫，至元甲戌三月间，赴大都，路感伤寒证。邀罗治之，两手脉皆沉数，外证却身凉，四肢厥逆，发斑微紫见于皮肤，唇及齿龈破裂无色，咽干声哑，默默欲眠，目不能闭，反侧不安，大便闭结。此证乃"热深，厥亦深"，变成狐惑，其证最急。询之从者，曰：自初病感冒至今，服发汗药，汗出极多，渐至于此。罗曰：平昔膏粱积热于内，已燥津液，又兼发汗过多，津液重竭，因转属阳明，故大便难也。急以大承气下之，得更衣；再用黄连解毒汤，病减大半；复与黄连犀角汤，数日而愈。

〔附〕《准绳》载：一妇人，狐惑，声哑，多眠，目不闭，恶闻食臭，不省人事；半月后，又手足拘强，脉数而微细。先与竹沥、姜汁一盏服之，忽胸中有汗，肠鸣，即目闭，省人事；遂用参、术、归、陈，入竹沥、姜汁饮之，五六帖而愈。

震按：同是狐惑证，虚实不同如此，故并录以便参考。

浙东宪使曲公病，召沧洲翁吕元膺往视。翁察色切脉，则面带阳气，寸口皆长而弦，盖伤寒三阳合病也。以方涉海，为风涛所惊，遂血菀而神慑，血为热所搏，吐血一升许，且胁痛，烦渴，谵语；适是年岁运，左尺当不应。其辅行京医泣告其左右曰：监司脉病皆逆，不禄在旦夕。家人皆惶惑无措。翁曰：此天和脉，无忧也。为投小柴胡汤，减参，加生地黄；俟其胃实，以承气汤下之愈。

震按：许学士以尺脉迟弱为营气不足，吕沧洲以左尺不应为天和脉，二义亦皆古书所载，非二公新得，而引证恰当，各奏功效，由于诊候熟而心思灵也。

赵氏子，病伤寒十余日，身热而人静，六脉尽伏。俚医以为死人也，弗与药。吕元膺诊之，三部举按皆无，其舌苔滑，而两颧赤如火，语言不乱。因告之曰：此子必大发赤斑周身如锦纹。夫脉，血之波澜也。今血为热邪所搏，淖而为斑，外见于皮肤；呼吸之气，无形可依。犹沟渎之水，虽有风，不能成波澜。斑消则脉出矣。及揭其衾，而赤斑烂然。即用白虎加人参汤化其斑，脉乃复常；继投承气下之愈。发斑无脉，长沙所未论，元膺盖以意消息耳。

全本然，伤寒旬日，邪入于阳明。俚医以津液外出，脉虚自汗，进真武汤实之，遂致神昏如熟睡。其家邀元膺问死期。切其脉，皆伏不见，而肌热灼指。告其家曰：此必荣热致斑而脉伏，非阳病见阴脉比也。见斑则应候，否则蓄血耳。乃视其隐处及小腹，果见赤斑，脐下石坚，且痛拒按。为进化斑汤半剂，即斑消脉出；复用韩氏生地黄汤逐其血，是夕下黑血；后三日，腹又痛，遂用桃仁承气以攻之，所下如前，乃愈。

震阅二案，而知发斑、蓄血有脉伏之一候。然窃思斑未出而脉伏，理或有之；斑既透矣，何以必待化斑，脉始复耶？吴又可有脉厥之说，用承气微下则脉出，与此用白虎仿佛。但发斑脉伏，势亦可畏。上条妙在语言不乱，次条虽神昏如睡，由于误服真武，故皆凭证以医之。翁云“见斑则应候”，思及蓄血，已勉强矣。发斑情形，种种不同，再附数条以备览。

云间怀抱奇治一妇，夏月饮火酒，烦热面赤发斑，诊其脉绝无。怀曰：此火郁而热极。用栀豉汤加葛根、厚朴、黄连清之，斑大出而脉遂见。恰与此条大同小异。又一人伤寒，过经不解，遍体黑斑，唇口焦枯，脉大便结。以三黄石膏汤饮之痊。此可与《准绳》所载黑斑一条合观之。又一妇，热入血室后，发斑点，以小柴胡汤加生地、丹皮获愈。又一人，身热发斑，胃有停滞，胀闷不堪。用枳朴消导药，而斑出热退。因信朱奉议所谓“凡见斑，不可专以斑治，须察脉之浮沉，病之虚实，而分别用药”，真至言也。

忆昔年娄县小港叶念劬兄，身热发斑不透，群用提斑药无效。予见其吐涎不止，手足软不能动，脉大无力，正合内伤发斑例，用补中益气汤而愈。故友孝廉张素安兄尊壶，身热足冷，目肿溏泄，发斑不透，其脉沉细无力，正合阴症发斑例，用真武汤加人参而愈。此实效法海藏及《准绳》之治法也。然舌不燥，神不昏，故可用温补耳。若夏秋时行疫病，又多有以大黄、黄连下之而斑出者。盖内邪之壅塞得通而斑出，与虚寒之得温补以鼓舞而斑出，同一理也。

又，生平见蓝斑二人：一则脉细神昏，辞不治，其蓝斑之大者如棋子，发烂而死；一女人蓝斑，色如翠羽，咯血齿衄，舌红不干，神不昏，犹可扶行登圊，用犀角地黄汤，间以大黄微下之，后竟愈。

又按：龚云林治一人，夏月因劳倦、饮食不节，又伤冷饮得疾，医以时证治之不愈，至十日，苦身体沉重，四肢逆冷，自利清谷，引衣自盖，气难布息，懒言语。此脾受寒湿，中气不足之病也。口干但欲水不欲咽，早晨身凉而生粟，午后烦躁，不欲去衣，昏昏睡而面赤，隐隐红斑见于皮肤。此表实里虚，故内虚则外证随时而变。遂用钱氏白术散加升麻，合本方之干葛、甘草以解其斑，少加白术、茯苓以除湿而利小便，人参、藿香、木香以安脾胃，进饮食，两服而斑退身温利止；次服五味异功散、治中汤一二服，五日得平。此仿完颜小将军暑月内伤发斑治法也。

副枢张息轩，伤寒逾月，既下而内热不已，胁及小腹偏左满，肌肉色不变。俚医以为风所中，膏其手摩之。浃旬，其毒循宗筋流入于睾丸，赤肿若匏，刺溃之，而左胁肿痛如故。召吕诊，吕以关及尺中皆滑数而且芤，因告之曰：脉数不时，则生恶疮；关内逢芤，则内痈作。胁之肿，痈作脓也，下之勿晚。乃用保生膏作丸，衣之以乳香，而用硝、黄作汤下之，下脓五升许，明日再圊下余脓，立痊。

震按：此条以伤寒而变肠痈，虽不多见，亦不可不知。观其所告之言，两句出仲景《伤寒论》，两句出高阳生《脉诀》，因思自明以前皆用此

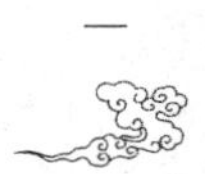

诀，何近贤之痛诋不堪耶？

芮子玉，病伤寒，乃阴隔阳证，面赤足蜷，躁扰不得眠，而下利。论者有主寒、主温之不一，愈不能决。吕元膺以紫雪匮理中丸进，徐以冰渍甘草干姜汤饮之愈。且告之曰：下利足蜷，四逆证也。苟用常法，则上焦之热弥甚；今以紫雪折之，徐引辛甘以温里，此热因寒用也。闻者皆叹服。

震按：此为阴盛隔阳，亦曰下寒上热，沧州翁以寒药裹热药，与热药冷服义同，其理精矣。然阅各家医案，能识此证者亦不少。至如阴中伏阳，则惟有许学士一案。其治乡人李信道，头疼身温烦躁，指末皆冷，胸中满，恶心，六脉沉伏不见，深按至骨则若有力。更两医矣，皆不识，止用调气药。许诊之，曰：此阴中伏阳也。仲景法中无此证，世人患此者多。若用热药以助之，则为阴所隔绝，不能导引真阳，反生客热；用冷药，则所伏真火愈见澌灭，非其治也。须用破散阴气，导达真火之药，使水升火降，然后得汗而解矣。乃授破阴丹二百粒，作一服，冷盐汤下，不时，烦躁狂热，手足躁扰。其家大惊。许曰：俗所谓换阳也。须臾稍定，略睡，身已得汗，自昏达旦，方止，热退而病除矣。今考破阴丹方，乃硫黄、水银等分，熔结成砂，加陈皮、青皮，分两减半，各为细末，面糊丸如桐子大。而用至二百丸，非许学士，其谁能之？此与阴隔阳用参附者似是而非，从古无人论及，可不谓发仲景之所未发哉？

孙兆治一人，伤寒五六日，头汗出，自颈以下无汗，手足冷，心下痞闷，大便秘，脉沉紧。或者以为阴结。孙曰：此即仲景所谓“半在表，半在里，脉虽沉紧，不得为少阴病”也。投以小柴胡汤而愈。盖四肢冷，脉沉紧，似乎少阴；然少阴多自利，不当大便硬。况头者三阳同聚，若三阴经则至胸而还。今有头汗出，似乎阳虚，故曰“汗出为阳微”；然少阴额上冷汗，同为阴毒矣，故曰“阴不得有汗”。今头汗出，知非少阴也。与小柴胡汤，设不了了者，得屎而解。仲景虽不立方，可知其为大柴胡汤矣。此亦阳症似阴之一种也。

一道者，患伤寒，发热，汗出多，惊悸目眩，身战掉。众医有欲发汗者，有作风治者，有欲以冷药解者。延孙兆至，兆曰：太阳经病，得汗而不解，若欲解，必复作汗。肾气不足，汗不来，所以心悸目眩身战。遂与真武汤，三服，微汗自出，即解。盖真武汤，附子、白术和其肾气，肾气得行，故汗得来。仲景云：尺脉弱者，营气不足，不可发汗。以此知肾气怯则难汗。

震按：此二条深得力于仲景，可与许学士媲美。

滑伯仁治一人，病伤寒，已经汗下，病去而背独恶寒，脉细如线，汤熨不应。伯仁以理中汤加姜、桂、附子大作服，外以荜茇、良姜、吴茱、桂、椒诸品大辛热药为末，姜汁调敷满背，以纸覆之，稍干即易，如是半月，竟平复不寒矣。此治法之变者也。

震按：此以热药外敷，又开一法。

一人七月内病发热，多服小柴胡汤，恶寒甚，肉瞤筋惕。滑伯仁诊之，脉细欲绝，曰：此升发太过，多汗亡阳，表虚极而恶寒甚也。肉瞤筋惕者，里虚极而阳不复也。以真武汤进七八服而愈。

吴绶治一人伤寒，未经发汗，七八日，经脉动惕，潮热来尤甚，其肉不瞤，大便秘结不行，小便赤涩，以手按脐旁硬痛，此有燥屎也。用加味大柴胡汤下之而愈。

又一人，伤寒十余日，曾三四次发汗过多，遂变肉瞤，身振摇，筋脉动惕。此汗多，气血俱虚故也。用加味人参养营汤，二剂而愈。

又一人，汗后虚烦不得眠，筋惕肉瞤，内有热，用加味温胆汤而愈。

可见虚实不同，岂容执一说以施治？

震按：肉瞤筋惕，四条治法不同。首条载脉，三条不载脉，须看其病因、病形之不同，分别得清，故用药恰当。

朱丹溪治一人，素嗜酒，因暴风寒，衣薄，遂觉倦怠，不思饮食，至夜大发热，遍身疼痛如被杖，微恶寒。天明诊之，六脉浮大，按之豁然，左为甚。因作极虚受风寒治之，人参为君，黄芪、白术、归身为臣，苍术、甘草、木通、干葛为佐，使大剂与之，至五帖后，通身汗如雨，凡三易被，得睡，觉来诸证悉除。

卢兄，年四十九岁，自来大便下血，脉沉迟涩，面黄神倦者，二年矣。九月间，因劳倦发热，自服参苏饮二帖，热退，早起小劳遇寒，两手背与面紫黑，昏仆，少时却醒，身大热，妄语口干，身痛至不可眠。丹溪脉之，三部不调，微带数，重取虚豁，左手大于右手。以人参二钱半，带节麻黄、黄芪各一钱，白术二钱，当归五分，与三五帖，得睡，醒来大汗如雨，即安。两日后，再发胁痛咳嗽，若睡时嗽不作而妄语，且微恶寒。诊其脉似前，而左略带紧。丹溪曰：此体虚再感寒也。仍以前药加半夏、茯苓，至十余帖，再得大汗而安。后身倦不可久坐，不思饮食，用补中益气去凉药，加神曲、半夏、砂仁，五七十帖而安。

一人五月内大发热而谵语，肢体不能举，喜冷饮。丹溪诊其脉洪大而数，用黄芪、茯苓浓煎如膏，却用凉水调与之，三四服后，病者昏愦如死状，但颜色不改，气息如常，至次早方醒，诸证悉退而安。

又治一老人，饥寒作劳，患头疼恶寒发热，骨节疼，无汗，妄语时作时止。自服参苏饮取汗，汗大出而热不退。至第四日，诊其脉洪数而左甚。朱曰：此内伤证，因饥而胃虚，加以作劳，阳明虽受寒气，不可攻击；当大补其虚，俟胃气充实，必自汗而解。遂以参、芪、归、术、陈皮、甘草，加附子二片，一昼夜尽五帖；至三日，口稍干，言有次序，诸证虽解，热尚未退，乃去附，加芍药；又两日，渐思食，颇清爽，间与肉羹；又三日，汗自出，热退，脉虽不散，洪数尚存。朱谓：此脉洪当作大论，年高而误汗，以后必有虚证见。又与前药。至次日，自言病以来不更衣十三日矣，今谷道虚坐努责，迸痛如痢状不堪，自欲用大黄等物。朱曰：大便非实闭，乃气因误汗而虚，不得充腹，无力可努。仍用前药，间以肉汁粥及苁蓉粥与之。翌日，浓煎椒葱汤，浸下体，方大便。诊其脉，仍未敛，此气血仍未复，又与前药，两日，小便不通，小腹满闷，但仰卧则点滴而出。朱曰：补药未至。与前方，倍加参、芪，两日，小便方利；又服补药半月而安。

震按：此四案，向列于内伤门，以其皆作虚证治也。然外证与伤寒一般，且前二条原因受寒而起，自非明眼，岂敢用参芪大补，少加表药乎？盖所凭者，在脉虚豁耳。后二条脉洪数，不虚而亦用补者，一凭于肢体不能举，一凭于老年饥寒作劳致病。其审证精细，非粗人所能及。而一用芪、苓煎膏，凉水调服；一用参、芪、归、术佐附子，一周时进五帖。轻重缓急，各臻其妙。至谓“脉洪当作大论”，可见洪与大原有分别，非通用字义。

丹溪治一人，年二十，于四月病发热，脉浮沉皆有不足意，其间得洪数一种，随热进退不时，知非伤寒也。因问：必是过饮，酒毒在内，今为房劳，气血虚乏，而病作耶？曰：饮烧酒，吃犬肉，近一月矣。遂用补气血药，加干葛以解酒毒，服一帖，微汗，反懈怠，热如故；因思是病气血皆虚，不禁葛根之散，乃换枳椇子入前药内，一帖而愈。

震按：脉浮沉皆有不足意，大象是虚矣。间见洪数，随热进退不时，此非片刻所能得。故遇疑难证，必须久诊，及一日二三次诊之，斯病无遁情。下条又是问而知之，知其素有下疳疮，则脉之弦数为疮毒矣。诚哉，四诊不可缺一也。

一人素有下疳疮，忽头痛发热自汗，众作伤寒治，反剧，脉弦甚，七至，重取则涩。丹溪曰：此病在厥阴，而与证不对。以小柴胡加龙胆草、黄连，热服，四帖而安。

陶节庵治一人，伤寒四五日，吐血不止，医以犀角地黄汤、茅花汤治而反剧。陶切其脉，浮紧而数，曰：若不汗出，邪何由解？进麻黄汤一服，汗出而愈。或曰：仲景言“衄家不可汗，亡血家不可汗”，而此用麻黄，何也？曰：久衄之家，亡血已多，故不可汗；今缘当汗不汗，热毒蕴结而成吐血，当分其津液乃愈。故仲景又曰：伤寒脉浮紧，不发汗，因致衄者，麻黄汤主之。盖发其汗，则热越而出，血自止也。

震按：吐血而用麻黄汤，复引经文以申明其故，节庵可为仲景之功臣矣。经文“衄”字，向来只作鼻衄解，不知吐血为内衄，仲景原不凿定鼻衄也。自非节庵，活书都作死书读耳。但麻黄汤虽为太阳经正药，然非其时，非其经，非其人之质足以当之，鲜不为害，请勿轻试。怀抱奇述：一医者素自矜负，秋月感寒，自以麻黄汤二剂饮之，目赤唇焦，裸体罔顾，遂成坏证；一药客感冒风寒，用麻黄五钱服之，吐血不止而毙。此二证亦进黄连解毒、犀角地黄汤解救之，终不挽回，大可骇也。

〔附〕抱奇一友，积劳后感寒发热，医者好用古方，竟以麻黄汤进，目赤血衄，痰中带血；继以小柴胡汤，舌干乏津。怀诊之，脉来虚数无力，乃劳倦而兼阴虚候也。误投热药，能不动血而竭其液耶？连进地黄汤三剂，血止；神尚未清，用生脉散加当归、枣仁、茯神、远志，神虽安，舌仍不生津。乃曰：肾主五液，而肺为生化之源，滋阴益气，两不见效，何也？细思之，因悟麻黄性不内守，服之而竟无汗，徒伤其阴，口鼻虽见血，药性终未发泄，故津液不行。仍以生脉散加葛根、陈皮引之，遂得微汗，舌果津生。后以归脾汤、六味丸而痊。

震按：天地人为三才，医者咸知讲究。天道幽微，而司天运气，逐岁变迁，人病应之，推测殊难。然夏宜于凉，冬宜于热，到处皆然，人亦共晓。惟地之水土不同，怀氏只就松江地方所见而言，推之嘉苏，亦复如是；若南京人患伤寒，用麻黄者十有二三；若江北人，不用麻黄，全然无效，况直隶、陕西乎？所以《内经》有“散而寒之，收而温之，同病异治”之论也。赵养葵曰：太阳之人，虽冬月，身不须绵，口常饮水，色欲无度，大便数日一行，芩、连、栀、柏、硝、黄，恬不知怪；太阴之人，虽暑月，不离复衣，饮食稍凉，便觉腹痛泄泻，参、术、姜、桂，时不绝口。此两等人者，各禀阴阳之一偏，又天令、地气所不能拘。故立方用药，总贵变通，不独麻黄一味令人推敲也。

节庵治一壮年，夏间劳役后食冷物，夜卧遗精，遂发热痞闷，至晚，头额时痛，两足不温。医不知头痛为火热上乘，足冷为脾气不下，误认外感夹阴，而与五积散汗之，则烦躁口干，目赤便秘；明日，便与承气下之，但有黄水，身强如痉，烦躁转剧，腹胀喘急，舌苔黄黑，已六七日矣。诊其脉，六七至而弦劲，急以黄龙汤下黑物甚多，下后腹胀顿宽，躁热顿减；但夜间仍热，舌苔未尽，更与解毒汤合生脉散加生地，二剂热除，平调月余而安。

震按：此案可使因遗精而认阴证者释其疑，“火热上乘，脾气不下”二语，亦辨疑证之金针。

虞天民治一人，四月间得伤寒证，恶寒，发大热而渴，舌上白苔，前三日，身脊百节俱痛；至第四日，惟胁痛而呕，自利；至第六日，虞诊之，左右手皆弦长而沉实，俱数甚。虞曰：此本三阳合病，今太阳已罢，而少阳与阳明仍在。与小柴胡合黄连解毒，服三服，胁痛、呕逆皆除，惟热犹甚。九日后，渐加气筑痰响，声如拽锯，出大汗，汗退后身热愈甚，法当死。视其面上有红色洁净，而无贼邪之气，言语清亮，间有谵语而不甚含糊，虞故不辞而复与治。用凉膈散，倍大黄，服二服，视其所下复如前，自利清水，其痰气亦不息；与大承气汤合黄连解毒汤，二服，其所下亦如前，此盖结热不开，而燥屎不来耳；复以二方相间，日三四服，至五帖，始得结屎十数块，痰气渐平，热渐减；至十五日，热退气和而愈。

震按：吴又可《温疫论》以承气合白虎，于数日内连服连下，今人多有宗其法以救危病者。观花溪此案，先开其端。然愚者奉为捷径，卤莽灭裂，亦不少矣。试读仲景“阳明”“少阴”篇中，“急下”“可下”“微和”“更与”等义，缓急轻重，法详且密。吴又可连下之法，亦不过仲景法中之一法耳，未可以一法废诸法也。即如许学士治一家而病两人，皆旬日矣，一则身热无汗，大便不通，小便短涩，神昏而睡，诊其脉长大而实，用承气下之而愈；一则阳明自汗，大便不通，小便利，津液少，口干燥，其脉大而虚，作蜜煎导之，下燥粪得溏利而解。其家曰：皆阳明不通，何以治之异？许曰：二证虽相似，然自汗小便利者，不可荡涤五脏，为无津液也。然则伤寒脉证大同小异之间，即宜分别斟酌，奈何以《温疫论》为捷径哉？

一人年四十五，正月间路途跋涉，劳倦发热，身体略痛，而头不痛。自以为外感，而用九味羌活汤三帖，汗出，热不退；前后又服小柴胡汤五六帖，热愈甚。经八日，延虞诊视，至卧榻前，见煎成汤饮一盏在案，问之，乃大承气汤，将欲饮。切其脉，右三部浮洪，略弦而无力；左三部略小，亦浮软不足。虞曰：汝几自杀，此内伤虚证，服此药大下必死。伊曰：我平生元气颇实，素无虚损证，明是外感无疑也。虞曰：将欲作阳明内实治而下之欤？脉既不沉实，又无舌干、潮热、谵语等证。将欲作太阳表实治而汗之欤？脉虽浮洪而且虚，又无头痛、脊强等证。今经八日，非表非里，汝欲作何经治之乎？伊无以答。乃用补中益气汤加附子大剂与之，是夜连进二服，天明往诊，脉略平和。伊犹疑属前效，欲易外感退热之药。虞曰：前药再饮二服，不效当罪我。又如前二服，脉证俱减半。伊始曰：我几误矣。去附子，再煎二帖与之，热退气和而愈；但体犹困倦如前，服前药二十余帖，始得强健。

震按：此案与前案迥然不同，同一汗后热愈甚，同一凉解热不退，彼则连用寒下，此则连用温补，合观之自益人神智。而此案非表非里之论，尤足为辨证之准绳。

郭雍治一人，盛年恃健，不善养，过饮冷酒，食肉，兼感冒，初病即身凉自利，手足厥逆，额上冷汗不止，遍身痛，呻吟不绝，偃卧不能转侧，却不昏愦，亦不恍惚。郭曰：病人甚静，并不昏妄，其自汗自利，四肢逆冷，身重不能起，身痛如被杖，皆为阴证无疑。令服四逆汤，灸关元及三阴交，未应；加服九炼金液丹，利、厥、汗皆少止；若药艾稍缓，则诸证复出。如此进退者，凡三日夜，阳气虽复，证复如太阳病，未敢服药，静以待汗。二三日复大烦躁，饮水，次则谵语斑出，热甚无可奈何。乃与调胃承气汤，得利，大汗而解。阴阳反复，有如此者。

震按：此案与前二案又复不同，阴阳反复如此，诚不可一途而取。

薛院使己治一人，年七十九，仲冬将出行，少妾入房，致头痛发热，眩晕喘急，痰涎壅盛，小便烦数，口干引饮，遍舌生刺，缩敛如荔枝然，下唇黑裂，面目俱赤，烦躁不寝，或时喉间如烟火上冲。急饮凉茶少解，已濒于死，脉洪大而无伦且有力，扪其身烙手。此肾经虚火游行于外，投以十全大补合六味地黄汤、生脉散，再加附子，服一剂，熟寝良久，脉证

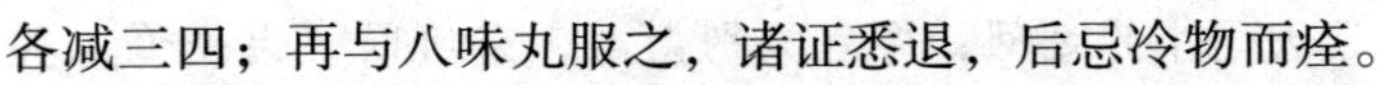
各减三四；再与八味丸服之，诸证悉退，后忌冷物而痊。

震按：少妾入房，病者之隐事；头痛发热，必自疑感冒外邪；观其口渴、舌刺等证，及脉洪大有力，医者必以《温疫论》《伤寒直格》一致思矣，白虎、泻心，死复何疑？此惟张景岳可与谈心。

张景岳曰：余在燕都，治一王生，患阴虚伤寒，年出三旬，而舌黑之甚，其芒刺干裂，焦黑如炭，身热便结，大渴喜冷，而脉则无力，神则昏沉。群医谓：阳证阴脉，必死无疑。余察其形气未脱，遂以甘温壮水等药大剂进之，以救其本；仍间用凉水，以滋其标。盖水为天一之精，凉能解热，甘可助阴，非若苦寒伤气者之比，故于津液干燥，阴虚便结，而热渴火盛之证，亦所不忌。由是水药并进，前后凡用人参、熟地辈各一二斤，附子、肉桂各数两，冷水亦一二斗，然后诸证渐退，饮食渐进，神气俱复矣。但察其舌黑则分毫不减，余甚疑之，莫得其解。再后数日，忽舌上脱一黑壳，而内则新肉灿然。始知其肤腠焦枯，死而复活，使非大为滋补，安望再生？若此一证，特举其甚者纪之。此外凡舌黑，用补而得以保全者，盖不可枚举矣。所以凡诊伤寒者，当以舌色辨表里，以舌色辨寒热，皆不可不知也。若以舌色辨虚实，则不能无误。盖实固能黑，以火盛而焦也；虚亦能黑，以水亏而枯也。若以舌黄、舌黑悉认为实热，则阴虚之证万无一生矣。

杨乘六治吴长人，于三月初身大热，口大渴，唇焦裂，目赤色，两颧娇红，语妄神昏，手冷过肘，足冷过膝，其舌黑滑而胖，其脉洪大而空。一医欲用白虎。杨曰：身虽壮热如烙，而不离覆盖；口虽大渴引饮，而不耐寒凉；面色虽红，却娇嫩而游移不定；舌苔虽黑，却浮胖而滋润不枯。如果属白虎，则更未有四肢厥冷，而上过乎肘，下过乎膝；六脉洪大，而浮取无伦，沉取无根者也。此为格阳、戴阳，若用白虎，必立毙矣。遂以大剂八味加人参，浓煎数碗，冷饮，诸证乃退；继以理中加附子、六君加归芍各数剂调理而愈。

又治归安医者张学海，疲于临证，微寒壮热，头痛昏沉，服发散药数剂，目直耳聋，口渴便闭；改用泻火解毒等剂，热势尤炽，油汗如珠，谵语撮空，恶候悉具。云峰观之，其脉洪大躁疾而空，其舌干燥焦黄而胖。杨曰：证有真假凭诸脉，脉有真假凭诸舌。果系实证，则脉必洪大躁疾，而重按愈有力者也；果系实火，则舌必干燥焦黄，而敛束且坚卓者也。岂有重按全无脉者而尚得谓之实证，满舌俱胖壮者而尚得谓之实火哉？用养营汤，参、附各三钱，服后得睡，热退，舌变红润而愈。

震按：杨氏谓：阴亏而干燥，其舌必坚敛；火旺而焦黑，其舌必苍老。万无干燥焦黑，属阴虚火旺，而舌见胖嫩者。说亦奇矣。实未曾试，不敢轻信。

李士材治韩茂远，伤寒九日以来，口不能言，目不能视，体不能动，四肢俱冷，皆曰阴证。士材诊之，六脉皆无；以手按腹，两手护之，眉皱作楚；按其趺阳，大而有力，乃知有燥屎也。与大承气汤，得燥屎六七枚，口能言，体能动矣。故按手不及足者，何以救此垂绝之证耶？

震按：六脉无而诊趺阳，鉴于仲景之自叙，读书诚有用也。

王月怀，伤寒至五日，下利不止，懊侬腹胀，诸药不效。有以山药、茯苓与之，虑其泻脱也。士材诊之，六脉沉数，按其脐则痛，此协热自利，中有结粪。小承气倍大黄服之，果得结粪数枚，利遂止，懊侬遂安。

儒者吴君明，伤寒六日，谵语狂笑，头痛有汗，大便不通，小便自利。众议承气汤下之。士材诊其脉浮而大，因思仲景曰：伤寒不大便六七日，头痛有热，小便清者，知不在里，仍在表也。方今仲冬，宜与桂枝汤。众皆咋舌，以谵狂为阳盛，桂枝入口必毙矣。李曰：汗多神昏，故发谵妄；虽不大便，腹无所苦；和其荣卫，必自愈耳。遂违众用之，及夜而笑语皆止，明日大便自通。故病变多端，不可胶执，向使狐疑而用下药，其可活乎？

震按：自利而用承气汤，谵语而用桂枝汤，仲景集中原有此法，只要认得真耳。

卢子由治梁秀才，于三月间作文受寒，服发散药十余帖，热盛汗多，蒸蒸如云雾，高一二尺，湿透衣被，日易十数番，十四日昏不识人，舌短眼瞀，脉浮大无伦。乃先以温粉扑周身，使汗孔收敛；次用人参五钱、生附三钱煎服，便能识人；惟言语谵妄，七日始苏。有客问曰：浮，表脉也；热盛神昏，舌短眼瞀，邪盛也。何竟以温补收功？子由曰：凡治病先求其本，不可泥其形证。如寒水为邪，必然心火受病。此病原从思虑受寒，证为心火不及而受水侮，是谓之本。况多行发散，重虚其心，心液既已散漫，精神便无主宰。故用黑附顺从水色，而横助火力；人参转回阳气，而保定精神。然非先固其外，则内无旋理。此予治法先后之旨也。

震按：思虑受寒，为心火不及而寒水侮之，议论颇新奇，治法却平正。至谓黑附形从水而性助火，说反陈腐矣。

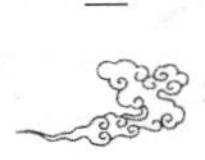

缪仲淳治铨部章衡阳，患热病，头痛壮热，渴甚且呕，鼻干燥，不得眠，其脉洪大而实。一医曰：阳明症也，当用葛根汤。仲淳曰：阳明之药，表剂有二：一为葛根汤，一为白虎汤。不呕吐而解表，用葛根汤。今吐甚，是阳明之气逆升也。葛根升散，用之非宜。乃与大剂白虎汤加麦冬、竹叶。医骇药太重。仲淳曰：虏荆非六十万人不可，李信二十万则奔还矣。别后进药，天明遂瘥。

一仆受寒发热，头痛如裂，两目俱痛，浑身骨节痛，下部尤甚，状如刀割，不可忍，口渴甚，大便日去一次，胸膈饱胀，不得眠，已待毙矣。仲淳曰：此太阳阳明病也。贫人素多作劳，故下体疼痛尤甚，以石膏一两五钱、麦冬八钱、知母三钱、干葛三钱、竹叶一百片，解阳明之热；羌活二钱五分，去太阳之邪；大栝蒌实半个，枳、桔各一钱，疏利胸膈之留邪。

王肯堂治太史余云衢，向来形气充壮，饮啖兼人，忽于六月患热病，肢体不甚热，而间扬掷手足，如躁扰状；昏愦不知人事，时发一二语不可了，而非谵也；脉微细欲绝。有谓是阴证宜温者，有谓当下者，皆取决于王。王曰：若阳病见阴脉，在法为不治。然素禀如此，又值酷暑外烁，酒炙内炎，宜狂热如焚，脉洪数有力，而此何为者，岂热气怫郁不得伸而然耶？且不大便七日矣，姑以大柴胡汤下之。时大黄止用二钱，又熟煎。而太医王雷庵力争，以为太少。金坛曰：如此脉证，岂宜峻下？待其不应，加重可也。及服药，大便即行，脉已出，手足温矣。继以黄连解毒汤，数服而平。此即刘河间《伤寒直格》所谓"蓄热内甚，而脉道不利，反致脉沉细欲绝者，通宜解毒合承气下之。俗医不知，认为阴寒，多致危殆者"是也。

震按：以上三条，治法渐与今人相近，盖世运风气使然，原不必过为好奇也。

喻嘉言治徐国珍，伤寒六七日，身寒目赤，索水到前，复置不饮，异常大躁，门牖洞启，身卧地上，展转不快，更求入井。一医急治承气，将服。喻诊其脉，洪大无伦，重按无力。乃曰：是为阳虚欲脱，外显假热，内有真寒，观其得水不欲咽，而尚可咽大黄、芒硝乎？天气燠蒸，必有大雨。此证顷刻一身大汗，不可救矣。即以附子、干姜各五钱，人参三钱，甘草二钱，煎成冷服，服后寒战，戛齿有声，以重绵和头覆之，缩手不肯与诊，阳微之状始著；再与前药一剂，微汗，热退而安。

震按：此条“脉大无伦，重按无力”，与李士材治吴文哉案同，较之金坛之案，何以别之？须看王案脉微细欲绝，喻、李二案脉浮大沉小也。喻案有漱水不欲咽一证可据。王案则壮盛人病于暑月醉饱之后可疑也。若薛院使案，脉大无伦且有力，舌刺唇黑，频饮凉茶，全似阳证、阳脉；其可据者，高年御女，气喘溺频也。

〔附〕葛可久治一士人，得伤寒病，不得汗，比葛往视，则发狂，循河而走。葛就捽置水中，良久乃出之，裹以重绵，得汗解。

又，《类编》载：婺源程元章夫妇皆嗜鳖，一婢奉命屠一大者，睹其伸缩颤悸，为之不忍，解缚纵入后池，池广且深。夫妇怒甚，杖婢数十。经二年，婢患热病，发狂奔躁，不纳粥饮，体倦昏愦。家人谓不可疗，舁置池上茅亭。半夜后，忽觉心下开豁，四肢清快，惟身上皆是湿泥草；复静伺之，见巨鳖自池出，衔水藻、浮萍，遍覆其体，因得外凉内爽也。天明霍然，入室详述其事，程夫妇感动，不复食鳖。洪作霖梦弼言：热证之极，猝未可解者，汲新井水，浸青布互熨之为妙。不谓水族细微，亦能知此。此放生之报。

震按：此二则全似小说，然亦可以增益见识，使知道理无穷，切勿执泥也。但置水中，终属荒唐，设遇欲求入井之徐国珍，不竟杀之乎？

喻嘉言治陆平叔，平素体虚气怯，面色痿黄，药宜温补，不宜寒凉。秋月偶患三疟，孟冬复受外寒，遂寒热频作。医者以为疟后虚邪，不知其为新受实邪也，投以参术补剂，转致奄奄一息，迁延两月，昏昏嘿嘿。家已治木，漫延西昌诊之，脉弦浮大而短气，鼻干不得汗，嗜卧，一身及面目悉黄。与阳明中风条“过经二十余日不解”悉同此例，但未至于“不尿，腹满加哕”耳。西昌以为脉未大坏，九分可治；但筋脉牵掣不停，只恐手足痿废。吾今用法，治则兼治。然仲景止有大柴胡汤两解表里之法，而无治痿之法，因以防风通圣散成方，减白术，取荆、防、麻、薄、桔梗为表药，硝、黄、芩、翘、栀、膏、滑石为里药。原与大柴胡之制相仿，内有芎、归、芍药，正可领诸药深入血分而通经脉；减白术者，以前既用之贻误，不可再误耳。当晚连服二剂，第一剂即觉相安，第二剂大便始通，少顷睡去，体间津津有汗；次早再诊，筋脉不为牵掣，但阳明胃脉洪大反加，随用大剂白虎汤，加柴胡、花粉、芩、柏、连翘、栀子一派苦寒，连进十余剂，其舌始不向唇外吮咂，神识始渐清，粥饮始渐加；经半月，始起坐于床；经一月，始散步于地，略一过啖，即腹痛便泄，俨似虚证。西昌全不反顾，但于行滞药中加用柴胡、桂枝升散余邪，不使下溜而变痢以取惫；然后改用葳蕤、二冬略和胃气，间用人参，不过五分。缘此证所受外邪，不在太阳而在阳明，故不但不恶寒，且并无传经之壮热；有时略显潮热，又与内伤发热相仿。误用参术补之，邪无出路，久久遂与元气混合为一，所以神识昏嘿。又，阳明者十二经脉之长，能束筋骨而利机关。阳明不治，故筋脉失养，而动惕不宁耳。外邪锢于阳明，则其土为火燔之焦土、灰砂之燥土矣，非藉北方之水，何以润泽枯槁？故初用苦寒，继用甘寒，正如灵雨霡霂，方得复其稼穑之恒也。

震按：此案，其审察病机，如武侯用兵，纶巾挥扇；其发明道理，如深公说法，顽石点头，真名医佳案也。原文甚长，僭为节录。

〔附：外感过汗禁食变证〕喻嘉言告门人曰：尝治一孕妇伤寒，表汗过后，忽唤婢，作伸冤之声，知其扰动阳气，急迫无奈。令进参汤，不可捷得，遂以白术三两，熬浓汁一碗与服，即时安妥。况人参之力，百倍白术耶？

崇明蒋中尊，病伤寒，临危，求肉汁淘饭半碗，食毕，大叫一声而逝。人以问西昌，答曰：向见其满面油光，知其神采外扬，非永寿之人也。且以比顽体虚，宵征海面，其病纯是内伤，而外感不过受雾露之气耳。雾露之邪，其中人也，但入气分清道，原不传经，故非发表、攻里所能驱；惟倍元气，厚谷气，则邪不驱而自出。设以其头晕发热，认为太阳证，误表其汗，则内伤转增，而危殆必至矣。且内伤之人，一饱一饥，早已生患；又误认伤寒，而绝其食，已虚益虚，致腹中馁惫，求救于食。食入，大叫一声者，肠断而死也。如饥民仆地即死，气从中断，不相续耳。设果邪重，外邪与正交争，当先昏惑不省矣。故临危索饭之时，不以饭进，而以独参汤，尚可救之。

震按：今人一有寒热，辄吃山楂麦芽汤，甚至服内消丸（即备急丸也），攻伤其胃，外邪乘虚内入，致病变剧。不知食不为害，以邪为害；不解其邪，专消其食，谬矣。盲师治发热，不问外感、内伤，一概禁绝饮食，尤为大谬。外感，未传阳明，仍宜进食，如桂枝汤啜热稀粥以助汗是也；已传阳明，自不欲食，然少进热稀粥亦无碍。若内伤证，始终不可禁食；禁食而又加克伐，无不殆矣。蒋中尊，其前车之鉴欤？

慎柔和尚治薛理还仆，远行忍饥，又相殴脱力，时五月初，遂发热谵语，服过补中益气及五苓数剂，不效。慎柔诊之，六脉俱无，乍有则甚细；其外证则面赤，谵语，口碎。一医曰：阳病见阴脉，证在死例。慎柔曰：当以阳虚，从脉舍证治之。用附子理中汤，冷服二帖，脉稍见；四帖，则脉有神，而口碎愈矣；六帖，则脉如常，但谵语亦已。慎柔曰：脉气已完复，而谵语不休者，胃有燥粪。以猪胆汁导之，果下燥结，谵语遂平。

张路玉治范求先，患伤寒恶寒，三日不止，已服过发散药二剂，至第七日，躁扰不宁，六脉不至，手足厥逆。张诊之，独左寸厥厥动摇，知是欲作战汗之候，令勿服药，但与热姜汤，助其作汗。若误服药，必热不止。果如其言而愈。

震按：慎柔案与海藏治侯辅之同一例，与金坛治余云衢大相反，必须细玩体贴。因忆《准绳》叙丹溪诸案，而志之曰：卢兄汗后，再发热妄言；吕仲修汗后，热不退，亦妄言；陶明节热退后，不识人，言谬妄，皆用参、芪、术、归、附子等补剂而愈。信哉，谵语属虚者十居八九。今观此案以温补得口碎愈，脉如常而谵语不休，仍责之胃有燥矢，与《伤寒论》中"证象阳旦"篇末云"以承气汤微溏，则止其谵语"大旨相同。是虚寒证之谵语，与不因虚寒而谵语，其辨诚难矣。汇而计之，盖有三路焉：一系邪传阳明，热邪与燥矢抟结而谵语，三承气、承气合白虎之一路也；一系内是虚寒，外象实热而谵语，丹溪所治、金坛所述之一路也；一系病本虚寒，恰挟宿食，因身热为燥矢而谵语，此案及阳旦证之一路也。

医者孰有燃犀之照乎？投药一差，死生反掌。故伤寒及温热病均为大病，有今日许以无害，明日忽然溘逝者；有操券断其必死，淹延竟得全生者。不比风痨臌膈，病虽危笃，尚可从容商其缓急。所以仲景自序云"若能寻予所集，思过半矣"，明示天下后世以伤寒难治，《伤寒论》难读也。苟非难读，何待寻乎？张案亦六脉不至，病情又别，难乎？难乎，可不寻乎？

又按：伤寒为大病，治法为最繁，言之不胜言也。必熟读仲景书，再遍读后贤诸书，临证方有把握。仲景书为叔和编次，或有差误。而聊摄注解，殊觉稳当，续注者张卿子、王三阳、唐不岩、沈亮宸、张兼善、张隐庵、林北海诸人，总不越其范围。自方、程、喻三家各以己意布置，而仲景原文从此遂无定局，三注互有短长，大约程不及方，方不及喻。然喻注太阳经分三大纲，以误汗、误下、结胸、蓄血、发黄等证分隶两门，似乎界限井然，谁知以之治病，全用不着。盖病初起时，必将营卫分别；过半月后，殊难追溯，何以指其此由中风传变，此由伤寒传变，此由风寒两伤传变哉？传变之证，虚实寒热，犹恐模糊，又要恰合三纲，此能言而不能行者也。魏柏乡、周禹载、沈目南等俱宗之，亦徒悦服于空言，而未尝以之试验耳。卢子由《疏钞金錍》，不派三纲，添出气化、形层、标本、四大等说，愈觉支离，愈入迷网。其脏结诸案，几如牛鬼蛇神。柯韵伯将两家并讥，不亦宜乎？韵伯《伤寒论翼》，固属出奇高论，所谓读书具只眼，不蹈前人窠臼者；微嫌其论六经尽翻前案，欲立异以惊人，究属纸上谈兵也。

从来注《伤寒论》者，俱是顺文注释，若遇不可通处，或敷衍混过，或穿凿文饰。既不明道理之是非，何以为临证之运用？惟程扶生《经注》，颇明白易晓，然亦不敢直指原文之差误。至柯氏《来苏集》，始放胆删改，虽觉僭妄，颇堪嘉惠后学；而以方名编次，又是一局。徐灵胎《伤寒类方》，实宗其式，简洁明净，以少许胜人多许，较之程郊倩之繁词，一可当百。沈尧封《伤寒论读》，亦以少胜多者，用六气为提纲，将平脉、辨脉编入其中，别开生面。其论大青龙汤，发前人所未发，一洗风寒两伤营卫之陋说。《左传》云“拔戟自成一队”，此书似之；而删改本文，非其志也。予细绎柯氏删改处，万不及《钦定医宗金鉴·伤寒论》之精当，先刊仲景原文，另立“正误”“存疑”二篇，应改者注小字于旁，可删者摘诸条于后，是非判然，智愚皆晓，真苦海之慈航，昏衢之巨烛也。

江西舒诏《伤寒集注》，大半斥为伪撰，并取数方痛加诋毁，别拟方以换之，此亦救世婆心，特未免于狂妄以视。汪琥将阴阳二候分为二编，各补后贤之方。其意均欲使初学人不泥古方以害人，而汪犹拘谨，舒则放纵矣。此外注家尚多，如钱氏《溯源集》、陈明伯《集注》，尚有发明处；其余碌碌因人，殊不足道。兹举夫各立格局，各竖议论者，叙述于上，以便同志之诵习焉。

要之，读书与治病，时合时离；古法与今方，有因有革。善读书斯善治病，非读死书之谓也；用古法须用今方，非执板方之谓也。专读仲景书，不读后贤书，譬之井田封建，周礼周官，不可以治汉唐之天下也；仅读后贤书，不读仲景书，譬之五言七律，昆体宫词，不可以代三百之雅颂也。故吴绶《蕴要》、节庵《六书》、王宇泰《伤寒准绳》、张路玉《伤寒绪论》，俱有裨于后人，即有功于仲景。学者诚能以所引诸书广为探索，则所选诸案皆堪尚友矣。

劳复、食复、女劳复、阴阳易

许学士云：记有人伤寒得汗，病退数日，忽身热自汗，脉弦数，心不得宁，真劳复也。予诊之，曰：劳心之所致，神之所舍，未复其初，而又劳伤其神，营卫失度。当补脾以解其劳，庶几得愈。授以补脾汤，合入小柴胡。或者难曰：虚则补其母，今补其子，何也？予曰：子不知虚劳之异乎？《难经》曰：虚则补其母，实则泻其子。此虚当补母，人所共知也。《千金》曰：心劳甚者，补脾气以益之，脾王则感之于心矣。此劳则当补子，人所未闻也。盖母，生我者也；子，继我而助我者也。方治其虚，则补其生我者，与《锦囊》所谓"本骸得气，遗体受荫"同义；方治其劳，则补其助我者，与荀子言"未有子富而父贫"同义。此治虚与劳所以异也。

滑伯仁治潘子庸，得感冒证，已汗而愈，数日复大发热恶寒，头痛眩晕，呕吐却食，烦满，咳而多汗。滑诊其脉，两手皆浮而紧。在仲景法，劳复证，浮以汗解，沉以下解。为作麻黄葛根汤，三进，更汗，旋调理数日愈。其时众医以病后虚惫，且图温补。伯仁曰：法当如是，因违众用之。

王海藏治李良佐子，病太阳证，尺寸脉俱浮数，按之无力，谓其内阴虚，与神术加干姜汤，愈；后再病，海藏视之，见神不舒，垂头不欲语，疑其有房过，问之犯房过乎？必头重目暗。曰：然。因与大建中三四服，外阳内收，脉反沉小，始见阴候；又与已寒加芍药茴香等丸五六服，三日内约服六七百丸，脉复生；又用大建中接之，大汗作而解。

侯国华，病伤寒四五日，身微斑，渴饮。海藏诊之，沉弦欲绝，厥阴脉也，服温药数日，不已；又以姜附等药，阳回脉生；因渴，私饮水一杯，脉复退，但头不举，目不开。问之，则犯阴易，若只与烧裈散，恐寒而不济。遂煎吴茱萸汤一大碗，调烧裈散，连进二服，作大汗两昼夜而愈。

张路玉治冯茂之，夏月阴阳易，而腰痛少腹急，烦躁谵妄，舌色青紫，而中有黄苔肿裂，虽渴欲冷饮，而舌却不甚干，心下按之硬痛，嗳而

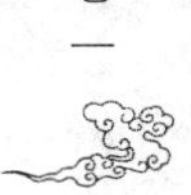

失气，此挟宿食也。所可虑者，六脉虚大，而两尺则弦，按之皆无根耳。遂以逍遥汤加大黄一剂，下黑秽甚多，下后诸证悉除；但少腹微冷作痛，又与烧裈散一服，煎五苓散送下而安。

〔附〕《范汪方》云：故督邮顾子献，得病已瘥未健，诣华视脉，曰：虽瘥，尚虚，未平复，阳气不足，勿为劳事也。诸劳尚可，女劳即死，当吐舌数寸。献妇闻其瘥，从百余里来省之，住数宿，因与交接，一二日死。巢氏《病源论》曰：妇人伤寒虽瘥，未满百日，气血骨髓未牢实，而合阴阳，当时虽未觉恶，经日则令百节解离，经络缓弱，气血虚，骨髓空，恍恍吸吸，起居仰人，饮食如故，是其证也。丈夫亦然。

《千金方》云：妇人温病虽瘥，未平复，血脉未和，尚有热毒，而与之交接得病者，为阴阳易。医者张苗说有婢得病，瘥后数日，有六人奸之，皆死。

震按：学士、撄宁二案，均为劳复，而有虚实之不同。海藏二案，皆女劳复，而次案云“犯阴易”则误，合观张路玉案，亦有寒热之不同。夫阴阳易、女劳复，因虽同而病则异。易者，以不病之人易其人之病，不过余邪乘虚而入，故烧裈散导其邪，使从来路而去也。复者，病方瘥，人尚虚，女劳则虚而益虚，病乃重发，故多死也。若现虚寒之象，犹可以大剂参附挽回之；若现实象、热象，与虚热象，补阳则势不相合，养阴又迫不及待，奚自求生？至如巢氏所云，乃女劳伤，非女劳复也，势颇缓矣。张苗之婢，不死于奸之者，而奸之者皆死，是天道恶淫，又出于医理之外者矣。

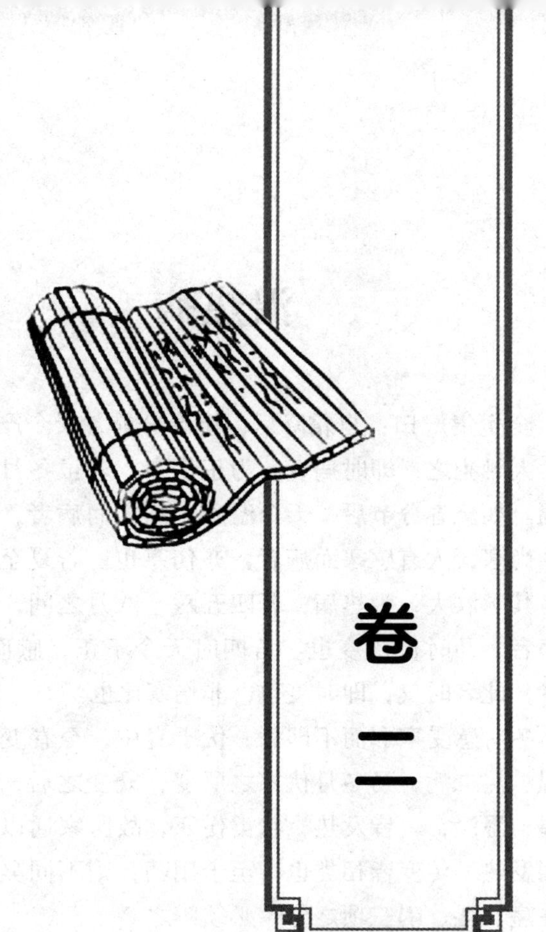

卷二

温热病

朱氏《全生集》曰：自霜降后，至春分前，天令严寒，水冰地冻，其杀厉之气，人触犯之，即时病者，为正伤寒；若虽冬月，而天令温暖，感之则为冬温。如至春分节后，天令温暖，感之而病者，为温病；若虽至春分，而天令尚寒，人有感寒而病者，亦伤寒也。若夏至后，天道壮热，人感邪而病，其脉洪大，为热病；若四五六七八月之间，天道忽有暴寒，人感之而为病者，乃时行寒疫也。若四时天令不正，感而为病，长幼相似，复能传染者，此名时气，即时疫也，非伤寒比也。

又云：冬时感受寒邪而不即病，伏于身中，至春变为温病，至夏变为热病。夫温、热二病，乃冬月伏寒之所变；既变之后，不得复言寒矣。此外又有风温、湿温，一皆发热，状类伤寒，故医家通以伤寒称之。其通称伤寒者，因发热、传变皆相类也；至于用药，则不同矣。此数种乃仲景所未论，又在痉、湿、暍三项之外，必须辨之。

王肯堂治一孕妇，春夏之交患温病，头痛发热，不恶寒而渴，未及疗治，胎堕，去血无算，昏眩欲绝。王令以麦门冬斤许，入淡竹叶、香豉煎，频饮之，汗出而愈。盖用劳复法治之也。

张路玉治徐君育，素禀阴虚多火，且有脾约便血证，十月间患冬温，发热咽痛。里医用麻黄、杏仁、半夏、枳、橘之属，遂喘逆倚息不得卧，声飒加哑，头面赤热，手足逆冷，右手寸关虚大微数，此热伤手太阴气分也。与葳蕤、甘草等药，不应；为制猪肤汤一瓯，令隔汤顿热，不时挑服，三日声清，终剂而痛如失。

又治郑墨林室，素有便红，怀妊七月，正肺气养胎时，而患冬温，咳嗽咽痛如刺，下血如崩，脉较平时反觉小弱而数，此热伤手太阴血分也。与黄连阿胶汤二剂，血止后，去黄连，加葳蕤、桔梗、人中黄，四剂而安。

又治黄以宽，风温十余日，壮热神昏，语言难出，自利溏黑，舌苔黑燥，唇焦鼻煤。先前误用发散消导药数剂，烦渴弥甚。张石顽曰：此本伏气郁发，更遇于风，遂成风温，风温脉气本浮，以热邪久伏少阴，从火化，发出太阳，即是两感，变化最速。今幸年壮质强，已逾三日、六日之期，证虽危殆，良由风药性升，鼓激周身元气皆化为火，伤耗真阴，少阴之脉不能内藏，所以反浮。考诸南阳先师，原无治法，而少阴例中则有救热存阴，承气下之一证，可借此以迅扫久伏之邪。审其鼻息不鼾，知肾水之上源未绝，无虑其直视、失溲也。时歙医胡晨敷在坐，同议凉膈散加人中黄、生地黄，服后下溏粪三次，舌苔未润，烦渴不减，此杯水不能救车薪之火也；更与大剂凉膈，大黄加至二两，兼黄连、犀角，三下，方能热除；于是专用生津止渴，多服而愈。

又治陆中行室，年二十余，腊月中旬患咳嗽，捱过半月，病热少减；新正五日，复咳倍前，自汗体倦，咽喉干痛；至元夕，忽微恶寒发热；明日，转为腹痛自利，手足逆冷，咽痛异常；又三日，则咳唾脓血。张诊其脉，轻取微数，寻之则仍不数，寸口似动而软，尺部略重则无。审其脉证，寒热难分，颇似仲景厥阴例中麻黄升麻汤证。盖始本冬温，所伤原不为重，故咳至半月渐减；乃勉力支持岁事，过于劳役，伤其脾肺之气，故咳复甚于前；至望夜忽憎寒发热，来日遂自利厥逆者，当是病中体疏，复感寒邪之故，热邪既伤于内，寒邪复加于外，寒闭热邪不得外散，势必内奔而为自利，致邪传少阴、厥阴，而为咽喉不利，唾脓血也。虽伤寒大下后，与伤热后自利不同，而寒热错杂则一。遂与麻黄升麻汤一剂，肢体微汗，手足温暖，自利即止，明日诊之，脉亦向和；嗣后，与异功、生脉合服，数剂而安。

许学士云：故人王彦龙，作毗陵仓官，季夏时病胸项多汗，两足逆冷，谵语。医者不晓，杂进药，已经旬日。予诊之，其脉关前濡，关后数。予曰：当作湿温治之，盖先受暑，后受湿也。《难经》曰：湿温之脉，阳濡而弱，阴小而急。濡弱见于阳部，湿气搏暑也；小急见于阴部，暑气蒸湿也。暑湿相搏，是名湿温。先以白虎加人参汤，次白虎加苍术汤，头痛渐退，足渐温，汗渐止，三日愈。此证属贼邪，误用药，有死之理。有人难曰：何名贼邪？予曰：《难经》云五邪，有实邪、虚邪、正邪、微邪、贼邪，从后来者为虚邪，从前来者为实邪，从所不胜来者为贼邪，从所胜来者为微邪，自病者为正邪。又曰：假令心病，中暑得之为正邪，中湿得之为贼邪。今心先受暑，而湿邪乘之，水克火，从所不胜，斯谓之贼邪，五邪中之最逆也。

张路玉治范振麟，大暑中患厥冷自利，六脉弦细芤迟，按之欲绝，舌色淡白，中心黑润无苔，口鼻气息微冷，阳缩入腹，而精滑如冰。问其所起之由，因卧地昼寝受寒，是夜连走精二度，忽觉颅胀如山，坐起晕倒，便四肢厥逆，腹痛自利，胸中兀兀欲吐，口中喃喃妄言，与湿温之证不殊。医者误为停食感冒，与发散消导药，服后胸前、头项汗出如漉，背上愈加畏寒，而下体如冰，一日昏愦数次。此阴寒挟暑，入中手足少阴之候，缘肾中真阳虚极，所以不能发热。遂拟四逆加人参汤，用人参一两、熟附三钱、炮姜二钱、炙甘草二钱，昼夜兼进，三日中进六剂；决定第四日寅刻回阳，是日悉屏姜附，改用保元，人参五钱、黄芪三钱、炙甘草二钱，加麦门冬二钱、五味子一钱，清肃膈上之虚阳，四剂，食进；改用生料六味加麦冬、五味，每服用熟地八钱，以救下焦将竭之水，使阴平阳秘，精神乃治。

喻嘉言治黄起潜，春月病温，头面甚红。谓曰：望八老翁，下元虚惫，阳浮于上，与在表之邪相合，所谓戴阳之证也。阳已戴于头面，不知者更行表散，则孤阳飞越，危殆立至矣。此证只有陶节庵立法甚妙，以人参、附子等药，收拾阳气，归于下元；而加葱白透表，以散外邪。如法用之即愈，万不宜迟。渠骇为偏僻之说，更医投以表药，顷刻阳气升腾，肌肤粟起；又顷刻寒颤切牙，浑身冻裂而逝。

喻嘉言治金鉴，春温已二旬外，壮热不退，谵语无伦，皮肤枯燥，胸膛板结，舌卷唇焦，身蜷足冷，二便略通，半渴不渴，面上一团黑滞。从前汗、下、和、温之法，历试不效。喻曰：此证与两感伤寒无异，《内经》原谓六日死，因春温证不传经，故虽邪气留连不退，犹可多延几日，待元气竭绝乃死。观其阴证、阳证两下混在一区，治阳则碍阴，治阴则碍阳，与两感病情符合。仲景原无治法，惟论序有“发表、攻里，本自不同”之说，即师其意，以麻黄附子细辛两解在表阴阳之邪，果然皮间透汗而热全清；再以附子泻心汤两解在里阴阳之邪，果然胸前柔活，人事明了，诸证俱退；次日即索粥，以后竟不需药。只此二剂，而起一生于九死，快哉！

震按：此条立法甚巧，惜不载脉象若何。然读嘉言春温论，自述收功反掌，并笑人见热烦枯燥之证而不敢用附子者之愚，则脉不必论耶？又云：冬不藏精之春温，初发时未必脉微数，惟不用麻附细辛、麻附甘草二方；驯至脉微且数，而汗、下、温皆不能救。见解独辟。又，周禹载曰：温疫大法，以证为则，毋专以脉为据。亦必有所见而云然也。

一人夏月远行劳倦，归感热证，下痢脓血，身如燔炙，舌黑而燥，夜多谵语。林北海视之曰：此阳明病也，不当作痢治，但脉已散乱，忽有忽无，状类虾游，殆不可治。其家固请用药。林曰：阳明热甚，当速解其毒。在古人亦必急下之以存真阴之气，然是证之源，由于劳倦，阳邪内灼，脉已无阴，若骤下之，则毒留而阴绝，死不治矣。勉与养阴，以冀万一。用熟地一两，生地、麦冬、归、芍、甘草、枸杞佐之。戒其家曰：汗至，乃活。服后热不减，而谵语益狂悖，但血痢不下，身有微汗，略出即止。林诊之，则脉已接续分明，洪数鼓指，喜曰：今生矣。仍用前方，去生地，加萸肉、丹皮、山药、枣仁，连服六帖，谵妄昏热不减，其家欲求更方，林执不可。又二日，诊其脉始敛而圆，乃用四顺清凉饮子加熟地一两、大黄五钱，下黑矢而诸证顿愈。越二日，忽复狂谵发热，喘急口渴。举家惶惑，谓今必死矣。林笑曰：岂忘吾言乎？得汗即活矣。此缘下后阴气已至，而无以鼓动之，则营卫不洽，汗无从生。不汗，则虚邪不得外达，故内沸而复也。病从阳入，必从阳解。遂投白术一两，干姜三钱，甘草一钱，归、芍各三钱，尽剂，汗如注，酣卧至晓，病良已。

震按：此证疑难在于初、末。初期，脉类虾游，若援张景岳证实脉虚之说，而用参、术、姜、附，则必死；末后，狂热复发，若引吴又可“余邪注胃”之说，而用白虎、承气，亦必危。此案见解、用药俱佳，然其得生处，在于养阴而血痢顿止，脉即应指耳。中间连服六帖，谵妄昏热不减，幸不见手足厥冷，尤幸不至声喑不语，绝谷不食也，则以脉之敛而圆故也。但白术一两、干姜三钱，以治狂热喘渴，殊难轻试。

徽人江仲琏，冒寒发热，两项臃肿如升大，臂膊磊块无数，不食不便，狂躁发渴，诊其脉浮数无序。医作伤寒发毒治。高鼓峰曰：误矣，此燥逐风生也。用大剂疏肝益肾汤，熟地加至二两许，五剂而肿退便解，十剂而热除食进；再用补中益气汤加麦冬、五味，调理而愈。

震按：今之所谓伤寒者，大概皆温热病耳。仲景云：太阳病，发热而渴，不恶寒者，为温病。在太阳已现热象，则麻、桂二汤必不可用，与伤寒迥别。《内经》云：热病者，皆伤寒之类也。是指诸凡骤热之病，皆当从伤寒例观。二说似乎不同，因审其义，盖不同者在太阳，其余则无不同也。温热病“只究三焦，不讲六经”，此是妄言。仲景之六经，百病不出其范围，岂以伤寒之类，反与伤寒截然两途乎？叶案云“温邪吸自口鼻”，此亦未确。仲景明云“伏气之发”，李明之、王安道俱言“冬伤于寒，伏邪自内而发”，奈何以吴又可《温疫论》牵混耶？惟伤寒则足经为主，温热则手经病多。如风温之咳嗽息鼾，热病之神昏谵语，或溏泻粘垢，皆手太阴肺、手厥阴心胞络、手阳明大肠现证；甚者喉肿肢掣，昏蒙如醉，躁扰不宁，齿焦舌燥，发斑发颐等证，其邪分布充斥，无复六经可考，故不以六经法治耳。

就予生平所验，初时兼挟表邪者最多，仍宜发散，如防、葛、豉、薄、牛蒡、杏仁、滑石、连翘等，以得汗为病轻，无汗为病重；如有斑，则参入蝉蜕、桔梗、芦根、西河柳之类；如有痰，则参入土贝、天虫、栝蒌、橘红之类；如现阳明证，则白虎、承气；少阳证，则小柴胡去参、半，加花粉、知母；少阴证，则黄连阿胶汤、猪苓汤、猪肤汤，俱宗仲景六经成法有效。但温热病之三阴证多死，不比伤寒，盖冬不藏精者，东垣所谓“肾水内竭，孰为滋养”也。惟大剂养阴，佐以清热，或可救之。养阴如二地、二冬、阿胶、丹皮、元参、人乳、蔗浆、梨汁，清热如三黄、石膏、犀角、大青、知母、芦根、茅根、金汁、雪水、西瓜、银花露、丝瓜汁，随其对证者选用。若三阴经之温药，与温热病非宜，亦间有用真武、理中者，百中之一二而已。

大抵温热病，最怕发热不退，及痉厥昏蒙，更有无端而发晕，及神清而忽间以狂言者，往往变生不测。遇此等证，最能惑人，不比阳证阴脉，阳缩舌卷撮空见鬼者，易烛其危也。要诀在辨明虚实，辨得真方可下手。然必非刘河间、吴又可之法所能救，平素精研仲景《伤寒论》者，庶有妙旨。

至如叶案之论温热，有邪传心胞，震动君主，神明欲迷，弥漫之邪，攻之不解，清窍既蒙，络内亦痹，豁痰降火无效者，用局方至宝丹，或紫雪，或牛黄丸，宗喻氏芳香逐秽宣窍之说，真足超越前贤，且不蹈用重药者，一匙偶误，覆水难收之弊也。此翁聪明，诚不可及，今所选之案虽少，而诸法毕备，亦足为学人导夫先路矣。

瘟疫

李东垣曰：脾胃受劳役之疾，饮食又复失节，耽病日久，及事息心安，饱食太甚，病乃大作。向者壬辰改元，京师戒严，迨三月下旬，受敌者凡半月。解围之后，都人之不受病者万无一二；既病而死者，继踵而不绝。都门十有二所，每日各门所送，多者二千，少者不下一千，似此者几三月。此百万人，岂俱感风寒外伤者耶？大抵人在围城中，饮食失节，劳役所伤，不待言而知。由其朝饥暮饱，起居不时，寒温失所，动经两三月，胃气亏乏久矣。一旦饱食太过，感而伤人，而又调治失宜，或发表，或攻下，致变结胸、发黄，又以陷胸、茵陈等汤下之，无不死者。盖初非伤寒，以误治而变似真伤寒之证，皆药之罪也。因以生平已试之效，著《内外伤辨惑论》一篇。

震按：此即"大兵之后，继以大疫"之谓也。观此论而始晓然于劳役饥饱之病原，诚哉其为内伤矣。如是之疫，宜补不宜泻，若达原饮、白虎、承气，正犯东垣所呵责也。考其时，是金天兴元年，因蒙古兵退而改元耳。寻以疫后医师、僧道、园户、鬻棺者擅厚利，命有司倍征之，以助国用。民生其时，岂不苦极？若今太平之世，民皆安乐饱暖，纵有劳役，及饮食失节者，不过经营辛苦之辈。设不兼外感，亦不遽病，故大疫绝无，而恰合东垣内伤论者亦甚少；惟是饱暖思淫欲，真阴却早内伤，则外感病中之虚症反不少耳。

《卫生宝鉴》曰：总帅相公，年近七旬，南征过扬州，俘虏万余口，内选美色室女近笄者四，置于左右。予曰：新虏之人，其惊忧之气蓄于内，加以饮食失节，多致疾病，近之则邪气传染，为害最大。况年高气弱，尤宜慎也。总帅不听。至腊月班师，大雪，新虏人冻馁，皆病头疼咳嗽，自利腹痛，多致死亡。正月至汴，相公因赴贺宴，痛饮数次，遂病，脉沉细而弦，三四动一止，现证与新虏人病无异，三日而卒。《内经》云"乘年之虚，遇月之空，失时之和，因而感邪，其气至骨"，可不畏哉？

震按：喻嘉言疫病论，引仲景"平脉篇"中"寸口脉阴阳俱紧者"一节，阐发奥理，谓：清邪中上，从鼻而入于阳；浊邪中下，从口而入于阴。在阳则发热头痛，项强颈挛；在阴则足膝逆冷，便溺妄出。大凡伤寒之邪，由外廓而入，故递传六经；瘟疫之邪，由口鼻而入，故直达三焦，三焦相溷，内外不通，致有口烂舌断，声嗢咽塞，痈脓下血，脐筑湫痛等变。治法，未病前预饮芳香正气药，使邪不能入；若邪既入，则以逐秽为第一义。此与吴又可之论暗合，较之李、罗二家所述劳役、忧惊、冻馁致病者迥别。惟云因病致死，病气、尸气混合不正之气，种种恶秽交结互蒸，人在其中，无隙可避，斯无人不病，是诚诸疫所同。然向来辟疫方法，或以雄黄塞鼻，或吃蒜头、烧酒，或于发中簪霹雳木，或家供《文昌大洞经》，然有验，有不验。相传崇祯十六年，自八月至十月，京城大疫，猝然而死，医祷不及。后有外省人员到京，能识此病，看膝湾后有筋肿起，紫色无救，红色速刺出血，可无患。人争就看。死者已二十余万。此明亡国之征，岂非劫运乎？

汪石山治一少年，房劳后，忽洒洒恶寒，自汗发热，头背、胃脘皆痛，唇赤舌强，呕吐，眼胞青色，医投补中益气，午后谵语恶热，小便长，初日脉皆细弱而数，次日脉浮弦而数。医以手按脐下痛，议欲下之。汪曰：此疫也。疫兼两感，内伤重，外感轻耳。脐下痛者，肾水亏也。若用利药，是杀之也。兹宜合补、降二法以治，用清暑益气汤，去苍术、泽泻、五味，加生地、黄芩、石膏，服十余帖而安。

震按：房劳后患疫，喻氏所谓太阳、少阴两感也。汪公则以内伤、外感为两感，义殊不同。补中益气、清暑益气药颇相同，而一则变剧，一则取效者，妙在加减诸味也。

壶仙翁治张文学，病时疫。他医诊其脉，两手俱伏，曰“阳证见阴，不治”，欲用阳毒升汤升提之。壶曰：此风热之极，火盛则伏，非阴脉也，升之则死矣。卒用连翘凉膈之剂，一服而解。

震按：此条是温疫病，以证为则，勿专以脉为凭之一据。

虞恒德治一妇，三月间患瘟疫证，三日，经水适来，发热愈甚；至七八日，病剧，胸中气筑作痛，不能卧。众医技穷，入夜迎翁，病者令婢磨胸不已，六脉俱微数，极无伦次，又若虾游状。翁问曰：恐下早成结胸耳。主人曰：未也。翁曰：三日而经水行，则里虚与下同，乃用四物汤、黄龙汤、小陷胸汤共为一剂，加姜、枣。主人曰：此药何名？翁曰：三合汤也。一服而诸证悉减。

震按：此以大黄、黄连、生地、人参同用，亦近日治热病之常法。

吴又可曰：朱海畴者，年四十五岁，患疫，得下症，四肢不举，身卧如塑，目闭口张，舌上苔刺。问其所苦，不能答。因问其子两三日所服何药，云进承气汤三剂，每剂投大黄两许，不效，更无他策，求决死期。余诊得脉尚有神，下症悉具，药浅病深也。先投大黄一两五钱，目有时而少动；再投，舌刺无芒，口渐开，能言；三剂，舌苔少去，神思少爽；四日，服柴服清燥汤；五日，复生芒刺，烦热又加，再下之；七日，又投承气养荣汤，热少退；八日，仍用大承气，肢体自能少动；计半月，共服大黄十二两而愈。又数日，始进糜粥，调理两月半平复。凡治千人，所遇此等，不过三四人而已。

震按：此条结句云“千人中，不过三四人”，自言其不可以为法也。案中不载神昏谵语，可见昏谵之至者多不能救，此人原非绝证也。惜不载脉象虚实若何。然云脉尚有神，想即陶氏所谓有力为有神也。《辍耕录》载：元·伯颜平宋后，搜取大黄数十车，满载而去，班师过淮，俘掠之民及降卒与北来大兵咸病疫，以大黄疗之，全活甚众。《宋元通鉴》载作耶律楚材灭夏之事，则大黄洵治疫之妙品也。吴又可《温疫论》赞大黄为起死神丹，原非杜撰，然与东垣所论则迥别矣。要之，两家各有至理，惟明乎运气，熟于脉证者，两家之说俱可救人也。

孙东宿有仆孙安，远行途次，食面三碗，劳倦感疫，又加面伤，表里皆热，昏闷谵语，头痛身痛腹痛。医以遇仙丹下之，大便泻三四十行，邪因陷下，而为挟热下利之候。舌沉香色，额疼口干，燥渴烦闷，昏昏愦愦，脉左弦数，右洪数，但不充指，知为误下坏证。以柴胡、石膏各三钱，白芍、黄芩、竹茹、葛根各一钱，花粉、甘草各五分，山栀、枳实各七分，葱白五茎，煎服后，半夜吐蛔一条，稍得睡；次早，大便犹泻二次，呕吐酸水，腹仍痛，改用小柴胡加滑石、竹茹；夜热甚，与丝瓜汁一碗，饮既，神顿清爽；少顷，药力过时，烦热如前，再以丝瓜汁一大碗进之，即大发战。东宿谓此非寒战，乃作汗下之征耳。不移时，汗果出而热依然。因忆《活人书》云：再三汗下，热不退，以人参白虎汤加苍术一钱，如神。迹此，再加元参、升麻、柴胡、白芍、黄连，饮后身上发斑，先发者紫，后发者红，中夜后乃得睡而热散，斑寻退去；腹中微疼，肠鸣口渴，右脉尚滑，左脉已和，再与竹叶石膏汤加白芍、苍术，服后睡安；腹仍微痛，用柴胡、白芍各一钱，人参、酒芩、陈皮、半夏各六分，甘草三分，乌梅一个，腹痛渐减而愈。惟两胯痛，不能转动，此大病后汗多而筋失养之故，用参、芪、白芍、枸杞、苡仁、木瓜、熟地、归身、川柏、牛膝、桑寄生，调养全安。

震按：战汗后热不退，势亦危矣，引用《活人书》治法佳极；再看其石膏、人参之去取，并不执著；两胯疼痛之调养，方更周到，的是高手。

程家内眷，其夫殁于疫疠，新寡七日，疫即及之，大热，头疼口渴，胸胁迸痛，医与小柴胡汤，夜忽梦夫交，泄而觉，冷汗淫淫，四肢如解，略不能动，神昏谵语，面如土色，舌黑干硬。迓孙东宿诊之，六脉沉弦而数，大小便俱秘。乃曰：此亦阴阳易类也，疫后有是，危已极矣。以生脉散加柴、芩、桂枝、甘草，水煎，将伊夫昔穿旧袴裆烧灰调下，两剂而神醒，体温汗敛，舌焦渐退；次日，仍以前方加枣仁、竹茹，四肢始能运动，徐进粥汤而愈。

震按：梦中之阴阳易大奇，故夫之烧裈散更巧。

张路玉曰：瘟有虾蟆瘟、鸬鹚瘟、疙瘩瘟、瓜瓤瘟，形证各别。庞安常又有玳瑁瘟之说。余治洪德敷女，初冬发热头痛，胸满不食，已服过发散消导药四剂；至第六日，周身痛楚，腹中疼痛，不时奔响，屡欲圊而不可得，口鼻上唇忽起黑色成片，光亮如漆，与玳瑁无异。见者大骇。余诊之，喘汗脉促，神气昏愦。虽脉证俱危，喜其四围有红晕鲜泽，若痘疮之根脚，紧附如线，他处肉色不变，许以可治。先与葛根黄芩黄连汤，加犀角、连翘、荆、防、紫荆皮、人中黄，解其肌表毒邪；俟其黑色发透，乃以凉膈散加人中黄、紫荆、犀角，微下二次；又与犀角地黄汤加人中黄之类，调理半月而安。

震按：戈存橘《补天石》有黄耳、赤膈二证，赤膈亦头疼身痛发热，但胸膈赤肿或起疱，用荆防败毒散，去参，加犀角、芩、连、紫荆皮；表证退后，便燥者，用凉膈散。张公之案，蓝本于此。但所叙诸瘟，近不概见，盖世值圣明光天化日之下，疫鬼潜踪矣。故屠苏饮久不用，而老君神明散、务成子萤火丸、太仓公辟瘟丹、李子建杀鬼丸等皆无人道及，惟五瘟丹、消毒丸、黑奴丸、人中黄丸、香苏散、清凉救苦散等方尚有用者，以其药平稳而方简易也。

《外纪》载：哥阿岛患疫，有名医卜加得，令城内外遍举大火烧一昼夜，火息而病愈。盖疫为邪气所侵，火气猛烈，能焚烬诸邪，邪尽则病愈，有至理焉。又云：时气一行，以草绳度病人之户，屈而结之于壁，则一家不染。又《过庭录》云：赵清献公好焚香，谓可却疫，并辟疫。此与举火义颇合。

大头瘟

泰和二年四月，民多疫病，初觉憎寒壮热体重，次传头面肿甚，目不能开，上喘，咽喉不利，舌干口燥。俗云大头伤寒，染之多不救。张县丞患此，医以承气汤加蓝根下之稍缓，翌日其病如故，下之又缓，终莫能愈，渐至危笃。请东垣视之，乃曰：身半以上，天之气也。邪热客于心肺之间，上攻头面而为肿，以承气泻胃，是诛伐无过，殊不知适其病所为故。遂用芩、连各五钱，苦寒，泻心肺之火；元参二钱，连翘、板蓝根、马勃、鼠粘子各一钱，苦辛平，清火散肿消毒；僵蚕七分，清痰利膈；甘草二钱以缓之，桔梗三分以载之，则诸药浮而不沉；升麻七分，升气于右；柴胡五分，升气于左，清阳升于高巅，则浊邪不得复居其位；经曰“邪之所凑，其气必虚”，用人参二钱以补虚，再佐陈皮二钱以利其壅滞之气，名普济消毒饮子。若大便秘者，加大黄。共为细末，半用汤调，时时服之；半用蜜丸，噙化。且施其方，全活甚众。

罗谦甫治中书右丞姚公茂，六旬有七，宿有时毒，至元戊辰春，因酒再发，头面皆肿而痛，耳前后肿尤甚；胸中烦闷，咽嗌不利；身半以下皆寒，足胫尤甚，由是以床接火炕，身半以上卧于床，身半以下卧于炕；饮食减少，精神困倦而体弱。命罗治之，诊得脉浮数，按之弦细，上热下寒，明矣。《内经》云：热胜则肿。又云：春气者，病在头。《难经》云：蓄则肿热，砭射之也。遂于肿上约五十余刺，其血紫墨如露珠之状，顷时肿痛消散；又于气海中，大艾炷灸百壮，以助下焦阳虚，退其阴寒；次于三里二穴，灸三七壮，治足胻冷，亦引导热气下行故也；复处一方，名曰既济解毒汤。芩、连苦寒，酒制，炒，为因用泻其上热，以为君；桔梗、甘草辛甘温，上升，佐诸苦药以治热；柴胡、升麻苦平，味之薄者，阴中之阳，发散上热，以为臣；连翘苦辛平，以散结消肿；当归辛温，和血止痛；酒煨大黄苦寒，引苦性上行至巅，驱热而下，以为使。投剂之后，肿消痛减，大便利；再服，减大黄，不旬日，良愈。

〔附〕故友丁汉奇兄，素嗜酒，十二月初，醉中夜行二里许，次日咳嗽，身微热，两目肿，自用羌、芷、芎、芩等药，颐皆肿；又进一剂，肿至喉肩胸膛，咳声频而不爽，气息微急，喉有痰声，其肿如匏，按之热痛，目赤如血，而便泻足冷，六脉细数，右手尤细软，略一重按即无。有用普济消毒饮子者，予疑其脉之虚，恐非芩、连、升麻所宜，劝邀沈尧封先生诊之，曰：此虚阳上攻，断勿作大头天行治。病者曰：内子归宁，绝欲两月矣，何虚之有？沈曰：唇上黑痕一条，如干焦状，舌白如敷粉，舌尖亦白不赤，乃虚寒之确据。况泄泻足冷，右脉濡微，断非风火之象。若有风火，必现痞闷烦热，燥渴不安。岂有外肿如此，而内里安贴如平人者乎？遂用菟丝、枸杞、牛膝、茯苓、益智、龙骨，一剂而肿定，二剂而肿渐退，右脉稍起，唇上黑痕亦退；但舌仍白厚，伸舌即颤掉，手亦微振，乃用六君加沉香，而肿大退，目赤亦减，嗽缓痰稀，舌上白苔去大半矣；又次日再诊，右脉应指不微细，重按仍觉空豁，肝气时动，两颧常赤，口反微渴，复用参、苓、杞、芍、橘红、龙骨、沙蒺，补元益肾敛肝而全愈。

震按：此条与景岳治王蓬雀喉痹案仿佛，用药更觉稳而巧，人所难及。若犯桂附，或杂地黄，即不能恰合病情矣。

孙东宿治张孝廉，患疫，头大如斗，不见项，唇垂及乳，色如猪肝，昏愦不知人事。见者骇而走。孙诊其脉，皆浮弦而数。初以柴胡一两，黄芩、元参各三钱，薄荷、连翘、葛根各二钱，甘草一钱，服三剂，寒热退，弦脉减，但洪大，知其传于阳明也。改以贯众一两，葛根、花粉各三钱，甘草一钱，黑豆四十九粒，三剂而愈。

震按：疫疠之行，必由运气。《内经》原有“刚柔失守，三年化疫”之说，盖阳干为刚，阴干为柔。凡阳干司天，则阴干在泉；阴干司天，则阳干在泉。各以其合，如甲与己合，为刚柔得位也。失守者，如甲子岁，少阴司天，若上年癸亥天数有余者，年虽交得甲子，厥阴犹未退位，而地之阳明己卯已经迁正，是以癸亥年之司天，临甲子年之在泉，上癸下己，为刚柔失守，后三年化成土疫；或少阴已交司天，而地未迁正，上年之戊寅少阳犹在泉，是甲与戊对，亦不相合，后三年化成土疠。依此例以推之，丙辛失守者化水疫，庚乙失守者化金疫，丁壬失守者化木疫，戊癸失守者化火疫。其四疠，亦照前例，经文可考也。窃意此义太浅，未必能验。

王肯堂曰：运气之说，《内经》几居其半，盖泥其常，不通其变，则以为无验。夫运气所主者，常也；异气所主者，变也。常则如本气，变则无所不至，而各有所占，故其候有从逆、淫郁、胜复、太过不及之变，其发皆不同。若厥阴用事，多风而草木荣茂，是之谓从；天气明洁，燥而无风，此之谓逆；太虚埃昏，流水不冰，此之谓淫；大风折木，云物浊扰，此之谓郁；山泽焦枯，草木凋落，此之谓胜；大暑燔燎，螟蝗为灾，此之谓复；山崩地震，埃昏时作，此之谓太过；阴森无时，重云昼昏，此之谓不及。随其所变，疾疠应之，皆视当时常处之候。虽数里之间，但气候不同，而所应全异，岂可胶于一定？

熙宁中，京师久旱，祈祷备至，连日重阴，人谓必雨，一日骤晴，炎日赫然。沈括因事入对，上问雨期，沈对曰：雨候已见，期在明日。众以为频日晦溽，尚且不雨；如此阳燥，岂复有望？次日果大雨。是时湿土用事，连日阴者，从气已效，但为厥阴所胜，未能成雨；后日骤晴者，燥金入候，厥阴当折，则太阴得伸，明日运气皆顺，以是知其必雨。呜呼，安得如存中者，而与之言运气哉？

震思此等推测，实有至理。聪明者精心探索，能得疫疠之所由来，即得所以治之之道。圣散子为东坡、存中应验之方，故刊布以救人，想亦适合是年之运气耳。普济消毒饮并刻诸石。龚云林于明万历寓大梁，值大头瘟大作，用秘方二圣救苦丸，百发百中。今皆不尽应验也。以是知病无板方，医无呆法，总贵乎神而明之耳。

暑

孙兆治一姜姓酒家，病久将绝，腹满，不省人事，遍身皆润，两足冷至膝下。诊之，六脉皆小弱而急。问其所服药，皆阴病药也。孙曰：此非受病重，药能重病耳。遂用五苓散利小便而腹减，白虎汤解邪热而病愈。盖病本伤暑，始则阳微厥而脉小无力，众医遽以阴证治，其病愈厥。不知阴证胫冷，两臂亦冷；今胫冷，臂不冷，则非下厥上行，所以知是阳微厥也。

震按：孙公辨证诚妙，然胫冷、臂亦冷尚非阴证之确据，须视其冷之微甚，再合兼见之证以参之。此条因不省人事，难问所苦，姑就阳微厥为辨耳。又有疑者，斯人多服阴病药，何以不死？既曰暑湿，何以不用桂苓甘露饮，而先用五苓散？五苓有肉桂，与阴病药亦不甚相远。谅系暑证夹阴，前医未为大谬。

滑伯仁治临安沈君彰，自汗如雨不止，面赤身热，口燥心烦。居楼中，当盛暑，帷幕周密，自云至虚亡阳，服术附药已数剂。伯仁诊其脉，虚而洪数，视其舌上苔黄。曰：前药误矣，轻病重治，医者死之。《素问》曰：必先岁气，毋伐天和。术附之热，其可轻用，以犯时令耶？又曰：脉虚身热，得之伤暑。暑家本多汗，加以刚剂，脉洪数则病益甚。悉令撤幔开窗，初亦难之，少顷渐觉清爽。为制黄连人参白虎等汤，三进而汗止大半，诸证稍解；又兼以既济汤，渴用冰水调天水散，服七日而病悉去；后遍身发疡疹，更服防风通圣散，乃已。

朱丹溪治徐三官人，年五十余，六月间，发热大汗，恶寒战栗，不自禁持，且烦渴。朱曰：此暑病。脉之，皆虚微细弱而数。其人好赌，致劳而虚。遂以人参竹叶汤调四苓散，八帖而安。

震合三案参之，知暑脉必虚必数。虚者，暑伤气也；数者，暑为热也。但有细与洪之不同。孙案之小弱而急，急亦数也。数主热，又主虚，故暑病宜凉宜补者多，宜温者诚少。下条之脉细数而实，指为热药伤血，见解更上一层。

项彦章治一人病甚，医皆以为瘵，束手矣。项诊之，脉细数而实。细数者，暑也；暑伤气，脉宜虚，今不虚而反实，乃热伤血，药为之也。以白虎饮之，即瘥。

吴茭山治一妇，冬月洒洒恶寒，翕翕发热，恶食干呕，大便欲去不去。诸医皆以虚弱、痰饮治之，用二神、补心等药，不效。延及半月，吴诊其脉，虚而无力，类乎伤暑。众不然之。究问病因，妇曰：因天寒换著绵衣，取绵套一床盖之，须臾烦渴，寒热呕吐，绵延至今耳。吴曰：诚哉，伤暑也。盖绵套晒之盛暑，夹热收入笥中，必有暑气尚未开泄，体虚者得之易入，故病如是。妇曰：然。遂制黄连香薷饮，连进二服而愈。

震按：此说殊未可信。绵套久收笥中，暑气能有几何，顿令寒热呕吐烦渴，绵延不愈耶？但脉虚无力，用黄连香薷饮而愈，则诚暑矣。留之，作疑案，以待试。

汪石山治一儿，年十余岁，色白神怯，七月间，发热连日。父令就学，内外俱劳，循至热炽，头痛吐泻食少。其父知医，乃进理中汤，吐泻少止，渐次眼合，咽哑不言，昏昧不省人事，粥饮有碍，手常揾住阴囊。为灸百会鸠尾、尾骶，不应。其父来问，汪曰：儿本气怯，又兼暑月过劳，经云"劳则气耗"，又云"劳倦伤脾"，虽在暑月，乃内伤证耳。身热者，经云"阳气者，烦劳则张"，盖为气本阳和，劳则阳和之气变为邪热矣。头痛者，经云"诸阳皆会于头"，今阳气亢极，则邪热熏蒸于头而作痛也。吐泻者，脾胃之清气不升，浊气不降也。目闭者，盖诸脉皆属于目，而眼眶又脾所主，脾伤不能荣养诸脉，故眼闭而不开也。咽哑者，盖脾之络连舌本，散舌下，脾伤则络失养，故不能言也。经云“脾胃者，水谷之海”，五脏皆禀气于脾，脾虚则五脏皆失所养，故肺之咽嗌为之不利而食难咽，心之神明为之昏瞀而不知人。常欲手搵阴囊者，盖无病之人，阴升阳降；一有所伤，则升者降，降者升，经云“阴阳反作”是也。是以阴升者反降，从其类而入厥阴之囊，阴多阳少，故手欲搵之也。此皆脾胃之病，经谓“土极似木，亢则害，承乃制”也；证似风木，乃虚象耳。不治脾胃之虚，而治肝木之风，欲求活，难矣。且用参、芪三钱，附子一钱，灌半杯，病无进退，连服三日，神稍清，目稍开，如有生意，食仍难咽。汪诊之，脉皆浮缓，不及四至。汪曰：药病相宜，可去附子，再服。渐渐稍苏。初，医或作风热，而用荆、防、芩、连之类；或作惊证，而用牛黄、朱砂之类，此皆损胃之物，岂可轻投？儿今得生，幸耳，实赖其父之知医也。

震按：发热连日，仍令就学，似乎不避风暑，再感外邪，以致热炽头痛吐泻，及进理中汤，吐泻少止，渐次眼合咽哑，昏昧不言，人必认为受邪既重，误用温补，邪陷难解，则用荆、防、芩、连，及至宝丹、牛黄丸，皆意中事也。用之而死，仍归咎于理中，冤枉谁辨？石山独从平素之色白神怯，病中之内外俱劳起见，作内伤虚证治，其议论皆有精义，至“阳和之气，变为邪热”，及“阴阳反作”等训，学者书诸绅可也。

江应宿治其岳母，年六十余，六月中旬，劳倦中暑，身热如火，口渴饮冷，头痛如破，脉虚豁，二三至一止。投人参白虎汤三帖，渴止，热退；惟头痛，用白萝卜汁，吹入鼻中，良愈。

又治孙子华，赴试南都，六月初旬，梦遗，畏寒惊惧，重裘厚被，取汗过多，身热，六脉滑数无力，与清暑益气汤，次日舌强，语言不清如癫，目瞪不识人。江曰：此为暑风。与人参白虎汤，加胆星、僵蚕、秦艽、天麻、竹沥、姜汁，渐愈。数日后，舌心黑如墨，与黄连解毒汤、凉膈散，不退，与犀角地黄汤而愈。

又一人，瘦长而脆，暑月过劳，饥饮烧酒，遂身热汗出，昏愦语乱。江视之，脉皆浮小而缓，按之虚豁。曰：暑伤心，劳伤脾也。盖心藏神，脾藏意，二脏俱伤，宜有是证，法宜清暑益脾。用八物汤，加麦冬、山栀、陈皮，十余帖而愈。

震按：江公三案，平正可法。其第二案，解毒、凉膈不应，换犀角地黄汤始愈，又知同一凉药，亦有对与不对之别。

张路玉治金鲁公，触热劳形，醉饱不谨后受凉，遂发热头痛，胀满喘逆，大汗如蒸，面赤戴阳，足冷阳缩，脉弦数无力。曰：此伤暑夹食而复夹阴也。与大顺散一服，不应，转胀急不安，因与枳实理中，加厚朴、大黄，是夜更衣二次，身凉足暖而痊。

震按：此案于不谨后受凉，及戴阳，阳缩足冷，汗多且喘，最易认作阴证，其辨在发热头痛胀满，与阴证不合，要知不谨之前尚有醉饱之病因也。大顺散不应，转加胀满，病情易辨矣。更衣二次而痊。设误服白通、四逆，奈何？

又按：张洁古云：动而得之者，为中暍，为阳证；静而得之者，为中暑，为阴证。以暑、暍二字，析作两项，殊属不然。夫夏之暑暍，犹冬之寒冷也。指暍为阳，指暑为阴，亦将派冷作阳，派寒作阴耶？《内经》曰"先夏至日者为病温，后夏至日者为病暑"，明以时令别其病名耳。病暑之有阴有阳，一如伤寒之有阴有阳。大顺散、冷香饮子之类，实为纳凉食冷，因避暑而受寒，固暑月之阴证也，非中暑也。所以罗谦甫治参政商公泄泻、完颜小将军斑衄二案，俱用热药，俱不名之曰中暑。吴球治暑月远行之人，直曰中寒，恐后世误以热药治暑，乃举病因以称之，诚为名正而言顺。故以动静分阴阳则可，以暑、暍分阴阳则不可，惟以脉证辨阴阳，斯可矣。近阅《临证指南》，每用滑石、芦根、通草、白蔻、杏仁等药，以暑气从鼻吸入，必先犯肺，故用轻清之药，专治上焦。其西瓜翠衣、鲜荷叶，及荷叶边汁、鲜莲子、绿豆皮、丝瓜叶、银花露、竹叶心等，皆取轻清，以解暑邪之上蒙空窍，不犯中、下二焦，殊有巧思。盖暑病必究三焦，非比伤寒、温病矣。若来复丹、大顺散，案中偶一见之，又足征暑天阳证居多，阴证原少耳。

湿

中山王知府次子薛里，年十三岁，六月豪雨，池水泛溢，因而戏水，衣服尽湿，其母责之，至晚，觉精神昏愦，怠惰嗜卧；次日，病头痛身热，腿脚沉重，一医用发散药，闭户覆衾，以致苦热不禁，遂发狂言，欲去其衾而不得去；是夜，汗至四更，湿透其衾；明日，寻衣撮空，又以承气汤下之，后语言渐不出，四肢不能收持，有时项强，手足瘈疭，搐急而挛，目左视而白睛多，口唇肌肉蠕动，饮食减少，形体顿瘦。延罗谦甫视之，具说前由，盖伤湿而失于过汗也。夫人之元气，起于脐下肾间动气，周流一身，通行百脉。今盛暑之时，大发其汗，汗多则亡阳，百脉行涩，故三焦之气不能上荣心肺，心火旺而肺气焦。况因惊恐内蓄，《内经》曰"恐则气下"。阳主声，阳既亡而声不出也。阳气者，精则养神，柔则养筋。今发汗过多，气血俱衰，筋无所养，其病为痉，则项强，手足瘈疭，搐急而挛。目通于肝，肝者筋之合也，筋既燥而无润，故目左视而白睛多。肌肉者脾也，脾热则肌肉蠕动，故唇蠕动，有时而作。经云：肉痿者，得之湿地也。脾热者，肌肉不仁，发为肉痿。痿者，痿弱无力。今气欲竭，热留于脾，故四肢不用。此伤湿过汗而成坏证，明矣。当治时之热，益水之源，救其逆，补其上升生发之气。《内经》曰：热淫所胜，治以甘寒，以酸收之。人参、黄芪之甘温，补其不足之气，而缓其急搐，故以为君。肾恶燥，急食辛以润之。生甘草甘微寒，黄柏苦辛寒，以救肾水而生津液，故以为臣。当归辛温，和血脉；橘皮苦辛，白术苦甘，炙甘草甘温，以益脾胃，进饮食。肺欲收，急食酸以收之。白芍药之酸微寒，以收耗散之气而补肺金，故以为佐。升麻、柴胡苦平，上升生发不足之气，故以为使，乃从阴引阳之谓也。早晚各投一服，三日后，语声渐出，少能行步，四肢柔和，食饮渐进。因志其方曰：人参益气汤。

震按：古人治湿病案，殊无高论奇方，故仅选此条，以为辨证处方之模范。今《临证指南》佳案甚多，良足私淑。其除气分之湿，用滑石、白蔻、杏仁、半夏、厚朴、栝蒌皮为主，有热则加竹叶、连翘、芦根等，全取轻清之品，走气道以除湿。若湿热甚而舌白目黄，口渴溺赤，用桂枝木、猪苓、泽泻、滑石、茯苓皮、寒水石、生白术、茵陈，此从桂苓甘露饮加减。湿热作痞，神识如蒙，用人参、芩、连、枳实、生干姜、生白芍，此从泻心汤加减。若脘中阻痛，大便不爽，用豆豉、枳实、川连、姜汁、苓、半。热轻则去川连，加郁金、橘红、苡仁、杏仁，此湿伤气痹治法；热甚则用川连、生术、厚朴、橘白、淡生姜渣、酒煨大黄，水法丸服，此治气阻不爽，治腑宜通法。湿伤脾阳，腹膨，用五苓散、二术膏；湿热横渍，脉膜腹满，用小温中丸；以及脘痞便溏之用苓桂术甘汤，吞酸形寒之用苓姜术桂汤，虽皆古人成法，而信手拈来，无不吻合。湿温身热神昏，用犀角、元参、连翘心、石菖蒲、银花、野赤豆皮，煎送至宝丹，乃清热通窍，芳香逐秽法。更奇者，湿温之头胀耳聋，呃忒鼻衄，舌色带白，咽喉欲闭，谓邪阻上窍空虚之所，非苦寒直入胃中可治，而用连翘、牛蒡、银花、马勃、射干、金汁，此俗人梦想不到者也。不食不寐，腹痛便窒，脉迟小涩，谓由平素嗜酒少谷，湿结伤阳，寒湿浊阴，鸠聚为痛，而用炒黑生附子、炒黑川椒、生淡干姜、葱白，调入猪胆汁，此加味白通汤，亦神奇不可思议者也。更有嗜酒人，胸满不饥，三焦皆闭，二便不通，用半硫丸；又有病中啖厚味者，肠胃滞，虽下而留湿未解，肛门坠痛，胃不喜食，舌上白腐，用平胃散，去甘草，加人参、炮姜、炒黑生附。此二条，不因酒肉认作湿热，竟以苦辛温药，通阳劫湿，尤觉高超。至如阳伤痿弱，有湿麻痹，虽痔血而用姜、附、茯苓、生术；舌白身痛，足跗浮肿，太溪穴水流如注，谓湿邪伏于足少阴，而用鹿茸、淡附子、草果、茯苓、菟丝，以温蒸阳气，均非浅识所能步武。湿久，脾阳消乏，肾真亦惫，中年未育子，用茯、菟、苍术、韭子、大茴、鹿茸、附子、胡卢、补骨、赤石脂，仿安肾丸法，治病调元，化为合璧，益有观止之叹。湿门附此诸案，方法斯为全备。

消渴

罗谦甫曰：顺德安抚张耘夫，年四十五岁，病消渴，舌上赤裂，饮水无度，小便数多。东垣先师以生津甘露饮子治之，旬日良愈。古人云：消渴多传疮疡，以成不救之疾。今效后不传疮疡，享年七十五岁而终。其论曰：消之为病，燥热之气胜也。《内经》云：热淫所胜，治以甘苦，以甘泻之。热则伤气，气伤则无润，折热补气，非甘寒之剂不能，故以人参、石膏、炙甘草、生甘草之甘寒为君。启玄子云：益水之源，以镇阳光。故以知、柏、黄连、栀子之苦寒，泻热补水，为臣。以当归、麦冬、杏仁、全蝎、连翘、白芷、白葵、兰香甘辛寒，和血润燥，为佐。以升、柴之苦平，行阳明、少阳二经；白豆蔻、荜澄茄、木香、藿香反佐以取之；重用桔梗为舟楫，使浮而不下也。为末，每服二钱，抄在掌内，以舌舐之，此制治之缓也。

震按：古今治消渴诸方，不过以寒折热，惟苦与甘略不同耳。要皆径直，无甚深义。独此方委蛇曲折，耐人寻味。

《东坡集》载：眉山揭颖臣，长七尺，素健饮啖，忽得渴疾，日饮水数斗，饭亦倍进，小便频数。服消渴药逾年，病日甚，自度必死。蜀医张铉，取麝香当门子，以酒濡湿，作十余丸，用枳椇子煎汤，服之遂愈。问其故，张曰：消渴消中，皆脾衰而肾败，土不胜水，肾液不上溯，乃成此疾。今诊颖臣，脾脉极热，肾脉不衰，当由酒果过度，积热在脾，所以多食多饮；饮多，溺不得不多，非消渴也。麝香坏酒果，枳椇能化酒为水，故假二物去其酒果之毒也。

震按：此人似消渴，实非消渴。张公之见识殊高，用药最巧。

汪石山治一妇，年逾三十，常患消渴善饥，脚弱，冬亦不寒，小便白浊，浮于上者如油，脉皆细弱而缓，右脉尤弱。曰：此脾瘅也，宜用甘温助脾，甘寒润燥。以参、芪各钱半，麦冬、白术各一钱，白芍、花粉各八分，黄柏、知母各七分，煎服，病除。

张景岳治周公，年逾四旬，因案牍积劳，神困食减，时多恐惧，自冬春达夏，通宵不寐者，半年有余；而上焦无渴，不嗜汤水，或有少饮则沃而不行，然每夜必去溺二三升，莫知其所从来，且半皆如膏浊液。尫羸至极，自分必死。岂意诊之，脉犹带缓，肉亦未脱，知其胃气尚存，慰以无虑。乃用归脾汤去木香，及大补元煎之属，一以养阳，一以养阴，出入间用，至三百余剂，计人参二十斤，乃得全愈。此神消于上，精消于下之证，可见消有阴阳，不得尽言火。

震按：此条与汪案略同，但无渴，且不能饮，已具有虚无火之象。景岳喜用温药，然所谓养阳者，并不参以桂、附，则知消而且渴，必非桂、附所宜矣。予请下一转语曰：消有虚实，不得遽认为寒。

孙东宿治一书办，年过五十，酒色无惮，忽患下消症，一日夜小便二十余度，清白而长，味且甜，少顷凝结如脂，色有油光。他医治半年不验，腰膝以下皆软弱，载身不起，饮食减半，神色大瘁。孙诊之，六部大而无力，经云“脉至而从，按之不鼓，诸阳皆然”，法当温补下焦。以熟地六两为君，鹿角霜、山茱萸各四两，桑螵蛸、鹿角胶、人参、茯苓、枸杞、远志、菟丝、山药各三两为臣，益智仁一两为佐，桂、附各七钱为使，蜜丸，早晚盐汤送四五钱，不终剂而愈。此证由下元不足，无气升腾于上，故渴而多饮，以饮多，小便亦多也。今大补下元，使阳气充盛，熏蒸于上，则津生而渴止矣。

震按：生生子此条，实宗仲景“饮一斗，小便亦一斗，肾气丸主之”之法也。张杲治黄沔久病渴，极疲瘁，劝服八味丸数两而安。其学甚高，然治一水二火者患消渴而用此方，则大误。又阅滑伯仁案，一消渴者，医谓肾虚，津不上升，合附子大丸服之，渴益甚，目疾亦作。滑斥之曰：此以火济火，不焦则枯。令弃前药，以寒剂下之，荡去火毒，继以苦寒清润之剂，乃愈。是不可同年而语矣。《洎宅编》载：一仕人，患消渴，医者断其逾月死，又一医令急致北梨二担，食尽而瘥。隋炀帝服方士丹药，荡思不可制，日夕御女数十人，入夏烦躁，日引饮数百杯，而渴不止。莫君锡进冰盘于前，俾时刻望之，是皆法外之法也。他如本草载淡煮韭苗，于清明前吃尽一斤；刘完素以生姜自然汁一盆，置室中，具杓于傍，给病人入室锁之，渴甚，不得已而饮，饮渐尽，渴反减，是皆《内经》“辛以润之”之旨。而《交州记》曰：浮石体虚而轻，煮饮治渴。故《本事方》神效散，浮石为君，实神效无比。

又按：风、寒、暑、湿、燥、火，六淫之邪也。江氏分类集案，不立燥之一门，缘诸病有兼燥者，已散见于各门，却无专门之燥病可另分一类耳。故于湿之下，火热之上，间以消渴，盖消渴有燥无湿也。其见解极是，允宜配列在此。

火

虞恒德治一妇，年四十余，夜间发热，早晨退，五心烦热，无休止时。半年后，虞诊六脉皆数，伏而且牢，浮取全不应。与东垣升阳散火汤，四服，热减大半，胸中觉清快胜前；再与二帖，热悉退；后以四物加知母、黄柏，少佐炒干姜，服二十余帖愈。

震按：夜热脉数，的系阴虚，因其脉伏且牢，浮取不应，故用升阳散火得效，仍以阴药收功。然阴药用六味地黄及二地二冬，必不效，妙在芎归合知柏，及从治之炒干姜也。

王仲阳治一妇，壮年，每患头痛腹痛，十指酸痛，心志纷纭，鼻息粗甚，其脉甚大。盖欲近男子不可得也，俗谓之花风。王以凉膈散、青木香丸，互换疏导三五次；更服三黄丸，泻三焦之火，数日而愈。曾有火旺遗

精者，亦用前丸散而愈。

薛立斋治沈大尹，不时发热，日饮冰水数碗，寒药二剂，热渴益甚，形体日瘦，尺脉洪而数，时或无力。王太仆曰：热之不热，责其无火；寒之不寒，责其无水。又云：倏热往来，是无火也；时作时止，是无水也。法当补肾，用加减八味丸，不月而愈。

汪石山治一人，年逾三十，神色怯弱，七月患热淋，诸药不效；至十一月，行房方愈；正月复作，亦行房而愈；三月伤寒，咳嗽有痰，兼事烦恼，延至十月，少愈；后复作，服芦吸散而愈。但身热不解，因服小便，腹内膨胀，小腹作痛，后又因晚卧，左胁有气触上，痛不能睡，饮食减半，四肢无力，食则腹胀痛或泻，兼胸膈饱闷，口舌干燥，夜卧盗汗，从腰以下常冷，久坐腰痛脚软，手心常热。诊左手，心脉浮数而滑，肾、肝二脉沉弱颇缓；右手，肺脉虚浮而快，脾脉偏弦而快，命门散弱而快。次日再诊，心、肝二脉细软，稍不见快矣；肾脉过于弱，肺脉浮软，亦不见快；脾脉颇软，命门过浮，略坚。汪曰：膀胱者，津液之府，气化出焉。淋者，由气馁不能运化，故津液郁结为热而然也。房后而愈者，郁结流利，而热自解矣。三月，天日和煦，何得伤寒？多由肺气不足，莫能护卫皮毛，故为风邪所袭，郁热而动其肺，以致痰嗽也。得芦吸散而愈者，以辛温豁散痰与热也。嗽止，身热不退者，由嗽久肺虚，虚则脾弱，脾肺之气不能荣养皮毛，故热作也。经曰：形寒饮冷则伤肺。又曰：脾胃喜温而恶寒。今服小便之寒凉，宁不愈伤其脾肺耶？是以腹胀作痛，胁气触上，或泻或汗，种种诸病，皆由损其脾肺也。时或变易不常者，亦由气血两虚，虚而为盈，难乎有常矣。遂用参、芪各二钱，茯苓、白术一钱，归身、牛膝七分，厚朴、陈皮、木香、甘草各五分，薄桂三分，煎服二十余帖，诸证悉退。后因梳头劳倦，诸证复作。汪诊脉与前颇同，但不数不快耳。仍用参、芪各三钱，麦冬、归身、厚朴、枳实、甘草等剂，愈。

震按：王用寒泻，薛用温纳，汪用平补，乃治火热法三大纲也。故火门旧案甚多，特选此以为式。

一人七月病，上辰昏晕，下午不言，昏睡一日不醒，人叫不应，身凉不食，不寒不热。皆曰阴证，议用理中、四逆。周慎斋诊其脉，沉小带伏。曰：内有火邪也，故小便一二日不解，延至夜不醒。周曰：此真火也。其妻曰：前日房事，如何是火？周曰：夜有房事，内虚又劳，热甚。夫干热从虚入，则阴气将绝，以水救之则可。取冷水一桶，饮至五碗，病者曰渴；饮至七碗，大汗如雨，病者曰饿，吃粥一碗。用补中益气汤，加炮姜、泽泻，温中泻冷水而愈。

慎斋又治一妇，五月间身凉，自言内热，水泻二月，一日数次，小水绝无，大便俱水，自言“上热极，下冻死”，腰腿足俱冷，腹痛如冰。或一时发热，不欲近衣；或一时怕冷，遍身尽热。夜至天明，面目红肿，药之不愈。六脉洪大，此伏火也。火性炎上，故上热下冷耳。用四物汤，加柴胡、葛根、升麻、甘草、栀子、黄芩、黄柏，二帖，小水行，泻止；复发牙疼，三日不愈，用黄芪建中汤，加附子，一服。

一妇，六月卒死，遍体俱冷，无汗，六脉俱伏，三日不醒，但气未绝耳。众用四逆、理中，亦不能纳。四日后，慎斋诊之，仍无脉，念人一二日无脉立死，今三日不死，此脉伏也，热极似寒耳。用水湿青布放身上，一时身热；遂饮冷水五六碗，反言渴；又一碗，大汗出；后用补中益气，加黄柏，十帖愈。

震按：慎斋之治上热下寒，腹痛如冰，粗工必引立斋治韩州同之例矣，乃与虞公升阳散火汤同轨合辙。此等案，必须合看则有益。至如饮以冷水，覆以湿布，亦是试火之真假也。

石顽治太史张宏蘧，精气下脱，虚火上逆，怔忡失血证。诊其右关独弦，左尺微数，余皆微细搏指，明系阴火内伏之象。诊后，详述去冬劳心太过，精气滑脱，加以怵惕恐惧，怔忡惊悸不宁，都门之医峻用人参、桂、附，至岁底稍可；交春复剧如前，遂乞假归吴，吴门诸医亦用参附导火归源，固敛精气之药，略无一验；转觉委顿，稍稍用心，则心系牵引掣痛，痛连脊骨对心处，或时痛引膺胁，或时巅顶如掀，或时臂股、手足、指甲皆隐隐作痛，怔忡状如碓杵，控引头中，如失脑髓之状，梦中尝自作文，觉时成篇可记，达旦倦怠睡去，便欲失精，精去则神魂如飞越之状。观其气色鲜泽，言谈亹亹，总属真元下脱，虚阳上扰之候。细推脉证，始先虽属阳气虚脱，过饵辛温峻补，致阳暴亢，而反耗真阴。当此急宜转关，以救垂绝之阴。为疏二方，煎用保丸合四君，丸用六味合生脉，服及两月后，诸证稍平。但倦怠力微，因自检方书，得补中益气汤，为夏月当用之剂，于中加入桂、附二味，一啜即喉痛声喑。复邀诊候，见其面颜精采，而声音忽喑，莫解其故，询之乃尊，知为升麻、桂、附升动虚阳所致。即以前方倍生脉服之，半月后，声音渐复，日渐向安。但起居调摄，殊费周折。衣被过暖，便咽喉痰结；稍凉，则背微畏寒；或啜热饮，则周身大汗，怔忡走精。此皆宿昔过用桂附，余热内伏，而寻出路也。适有石门董载臣，谓其伏火未清，非芩、连不能解散。时值嘉平，不敢轻用苦寒。仲春，载臣复至，坐俟进药。服数剂，形神爽朗，是后坚心服之。至初夏，反觉精神散乱，气不收摄，乃复就正于予。予谓桂附汤药，火毒之性，力能上升，得参以濡之，故可久伏下焦，与龙潜水底不异。若究其源，惟滋肾丸一方为正治，但既经芩连之于上，岂堪复受知柏侵伐于下乎？况自春徂夏，不离苦寒，苦先入心，必从火化，何敢兼用肉桂，引动虚阳，发其潜伏之性哉？端本澄源，仍不出六味合生脉，经岁常服，不特壮水制阳，兼得金水相生之妙用，何惮桂附之余毒不化耶？

震按：此案甚平庸，然辨证明晰，用药纯正，亦可为后学之津梁矣。较之汪石山案，深浅自别耳。

霍乱

罗谦甫治一人，年近八十，六月中暑霍乱，吐泻昏冒，终日不省人事。时夜半，请罗治，脉七八至，洪大有力，头热如火，足冷如冰，半身不遂，牙关紧急。盖年高气弱，当暑气极盛，阳明得令之际，中暑明矣。用桂苓甘露饮，甘辛大寒，泻热补气，加茯苓，以分阴阳，约一两，水调灌之，渐渐省事；三日后，诸证悉去，换人参补中汤，以意增减；十日后平。

又治蒙古百户昔良海，于戊午春攻襄阳回，住夏曹州界。因食酒肉，多饮潼乳，得霍乱吐泻证，从朝至午，精神昏愦，已困急，来告。罗视之，脉皆浮数，按之无力，所伤之物已出矣。即以新汲水，调桂苓白术散，徐徐服之，稍得安静；又于墙阴掘地约二尺许，贮新水在内，搅动，待一时，澄定，用清者一杯，再调服之，吐泻渐止，至夜安卧；翌日，微烦渴，遂煎钱氏白术散，时时服，良愈。或问：用地浆者，何也？曰：坤属土，土平曰静顺，感至阴之气，又于墙阴贮新汲水，以收重阴之气，阴中之阴，能泻诸阳中之阳。霍乱由暑热内伤所得，故用地浆而愈。

震按：此案重在所伤之物已出，故其用药全不以多食酒肉、过饮潼乳为治也。

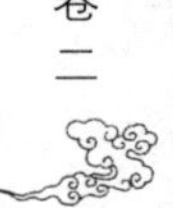

汪石山治一人，年三十余，形瘦弱，忽病上吐下泻，水浆不入口者七日，自分死矣。汪诊脉八至，曰：当夏而得是脉，暑邪深入也。用人参白虎汤，进一杯，稍安；后减去知母、石膏，加人参至四五钱，以黄柏、陈皮、麦冬等随所兼病而佐使，一月平复。

江篁南治一人，于七月间得霍乱证，吐泻转筋，足冷多汗，囊缩。医以伤寒治之，增剧。江诊之，左右寸、关皆伏不应，尺极微，口渴，欲饮冷水。乃以五苓散与之，觉稍定；向午犹渴，以五苓加麦冬、五味、滑石投之；更以黄连香薷饮，冷进一服；次早，脉稍出，按之无根，形脱且呃，手足厥逆，饮食不入，入则吐，大便稍不禁，为灸丹田八九壮，囊缩稍舒，手足稍温；继以理中汤，渴犹甚，咽疼热不解，时或昏沉，饮以竹叶石膏汤而愈。

江应宿治一妇人，六月中旬，病霍乱吐泻转筋，医投霍香正气散，加烦躁面赤，揭衣卧地。江诊之，脉虚无力，身热引饮。此得之伤暑，宜辛甘大寒之剂，泻其火热，以五苓散加石膏、滑石，吐泻定，再与桂苓甘露饮而愈。

震按：霍乱乃最轻之病，何以仲景于伤寒后列为一门，岂北五省之霍乱重于江浙耶？就江浙论，则霍乱因暑湿者多，香薷饮加苓、半、藿香、苍术、木瓜等即效，黄连、石膏不可轻用，人参尤不可轻用。石山、篁南二案，不得不用人参。然汪案纯是寒证，一用理中，即热渴咽疼，可知暑月难投温补也。若冬月霍乱，固有因寒者，香薷又在所戒。予生平于盛暑时曾以真武汤治霍乱，其人吐泻腹痛，四肢冷，脉微细，恶寒不渴，故敢用之，取效甚速，亦未尝用人参也。

泄泻

东垣曰：予病脾胃久衰，视听半失。此阴盛乘阳，加之气短，精神不足，此由弦脉令虚，多言之故，阳气衰弱，不能舒伸，伏匿于阴中耳。癸卯六七月间，霖雨阴寒，逾月不止，时人多病泄利，乃湿多成五泄故也。一日，体重肢痛，大便泄泻，小便秘涩，默思《内经》云“在下者，引而竭之”，是利小便也。故经又云：治湿不利小便，非其治也。当用淡渗之剂以利之为正法。但圣人之法，虽布在方策，其不尽者，可以意求。今客邪寒湿之淫，自外入里而甚暴，若以淡渗之剂利之，病虽即已，是降之又降，复益其阴而重竭其阳，则阳气愈削，而精神愈短矣。唯以升阳之药为宜，用羌、独、升麻各一钱，防风、炙甘草各五分，水煎热服。大法云：寒湿之胜，助风以平之。又云：下者举之。此得阳气升腾，故愈。是因曲而为之直也。

震按：升阳以助春生之令，东垣开创此法，故群推为内伤圣手。向来医学十三科，有脾胃一科，谓调其脾胃，而诸病自愈。今已失传，虽读《脾胃论》，不能用也。

张子和治赵明之，米谷不消，腹作雷鸣，自五月至六月，不愈。诸医以为脾受大寒，屡用圣散子、豆蔻丸等，俱不效。戴人曰：春伤于风，夏必飧泄。飧泄者，米谷不化而直出也。又曰：久风入中，则为肠风飧泄。中者，脾胃也。风属甲乙，脾胃属戊己，甲乙能克戊己，肠中有风，故鸣。经又曰：岁木太过，风气流行，脾土受邪，民病飧泄。诊其两手脉皆浮数，在表也，可汗之，风随汗出，泄当愈。以火二盆，暗置床下，给之入室，使服涌剂，以麻黄投之，乃闭其户，待一时许，汗出如洗，开户，减火一半，须臾汗止，泄亦止。

〔附〕《神秘名医录》载：庞从善治著作王公苹泄利，诊之，曰：两手三部中得脾脉浮而弦，浮主风，弦主湿，又弦为肝脉，病因风湿外伤，致肝木刑于脾土而为洞泄，又名飧泄也。《内经》云：春伤于风，邪气留连，乃为洞泄。又云：春伤于风，夏生飧泄。其利下物，主浑白而完出是也。遂以五泄丸煎服之，数服而瘥。王公曰：从善年未四十，亦医之妙进，曾撰《脉法源论》一部，共二十篇，示愚观之，诚得叔和未尽之趣者也。

震按：庞公此条，已为张戴人导其先路矣。又，郝允治夏英公病泄，太医皆为中虚。郝曰：风客于胃则泄，殆藁本汤证也。夏骇曰：吾服金石等药无数，泄不止，其敢饮藁本乎？郝强进之，泄止。此皆以风药治泄之模范也。然考仓公诊阳虚侯相赵章病，曰：其脉滑，是内风气也。饮食下咽，而辄出不留者，名曰迥风，法五日死；犹能嗜粥，后十日乃死，所谓安谷者过期也。即予所阅历，凡直肠泻者多死，不可概许以风药能治也。

子和又治讲僧德明，初闻家遭兵革，继又为寇贼所惊，得脏腑不调证；后入京，不伏水土，又兼心气，以致危笃。前后三年，八仙丸、鹿茸丸、烧肝散皆服之，不效，乃求药于戴人。戴人曰：此洞泄也，以谋虑久不决而成。肝主谋虑，甚则乘脾，久思则脾湿下流。乃上涌痰半盆，末后有血数点，肝藏血故也；又以舟车丸、浚川散下数行，仍使澡浴出汗，自尔病乃日轻；后以胃风汤、白术散调养之，一月而强实复故矣。

又治一人，泻利不止，腹鸣如雷，不敢冷坐，坐则下注如倾。诸医例断为寒证，姜、桂、丁香、豆蔻，及枯矾、龙骨之类，靡不遍服；兼以燔针、灼艾，迁延将二十载。戴人诊之，曰：两寸脉皆滑，余不以为寒，然其所以寒者，水也。以茶调散涌寒水五七升，无忧散泄积水数十行，乃通因通用之法也；次以五苓散淡剂渗利之，又以甘露散止渴，不数日而全愈。

震按：久泻，治以吐法，尚可学；吐后复用大下，不敢学。及观项彦章治南台治书郭公，久患泄泻，恶寒，日卧密室，以毡蒙首，炽炭助之，皆作沉寒痼冷治，不效。项曰：公之六脉，浮濡且微数，濡者湿也，数者脾有伏火也。病由湿热，而且加之以热剂，非苦寒逐之不可。乃先用羌活、升、柴、泽泻，以升阳散火；继以神芎丸下之，即去毡及炭而愈。此正善学子和者。

罗谦甫随征南副元帅大忒木儿驻扬州，时年六十八，仲冬病自利，完谷不化，脐腹冷疼，足胻寒，以手搔之不知痛痒，烧石以温之亦不得暖。罗诊之，脉沉细而微，乃曰：年高气弱，深入敌境，军事烦冗，朝暮形寒，饮食失节，多饮乳酪，履于卑湿，阳不能外，由是清湿袭虚，病起于下，故胻寒而逆。《内经》云：感于寒而受病，微则为咳，盛则为泻为痛。此寒湿相合而为病也。法当急退寒湿之邪，峻补其阳，非灸不能已其病。先以大艾炷于气海灸百壮，补下焦阳虚；次灸三里二穴各三七壮，治形寒而逆，且接引阳气下行；又灸三阴交二穴，以散足受寒湿之邪。遂处方云：寒淫所胜，治以辛热；湿淫于外，治以苦热，以苦发之。以附子大辛热，助阳退阴，温经散寒，故以为君；干姜、官桂大热辛甘亦除寒湿，白术、半夏苦辛温而燥脾湿，故以为臣；人参、草豆蔻、炙甘草，甘辛大温，温中益气；生姜大辛温，能散清湿之邪；葱白辛温，以通上焦阳气，故以为佐。又云“补下，治下，制以急”，急则气味厚，故作大剂服之。不数服，泻止，痛减，足胻渐温，调其饮食，逾十日平复。明年秋，过襄阳，值霖雨旬余，前证复作。依前灸，添阳辅，各灸三七壮，再以前药投之数服，良愈。方名加减白通汤。

震按：用苦甘辛温热燥药，乃治泻正法，而辅以灸法，尤妙。

《白云集》曰：黄子厚者，江西人也，精医术。邻郡一富翁，病泄泻弥年，礼致子厚诊疗，浃旬莫效。子厚曰：予未得其说，求归。一日读《易》，至乾卦天行健，朱子有曰：天之气，运转不息，故阁得地在中间，如人弄碗珠，只运动不住，故在空中不坠，少有息，则坠矣。因悟向者富翁之病，乃气不能举，为下脱也。又作字，持水滴吸水，初以大指按滴上窍，则水满筒；放其按，则水下溜无余。乃豁悟曰：吾可治翁证矣。即治装往，以艾灸百会穴三四十壮，泄泻止矣。《医说会编》注曰：百会属督脉，居顶巅，为天之中，是主一身之气者。元气下脱，脾胃无凭，所以泄泻，是谓阁不得地。经云"下者上之"，所以灸百会愈者，使天之气复健行，而脾土得以凭之耳。《铜人经》谓百会灸脱肛，其义一也。

震按：仲景《伤寒论》曰：少阴病，下利，脉微涩，呕而汗出，必数更衣，反少者，当温其上，灸之。"上"字即指百会穴也，何待黄子厚始悟耶？及读《资生经》曰：旧传有人年老而颜如童子者，盖每岁以鼠粪灸脐中神阙穴一壮故也。予尝久患溏利，一夕灸三七壮，则次日不如厕；连数夕灸，则数日不如厕，足见经言"主泄利不止"之验。是又与灸百会穴同一捷法。

又，张子和云：山东杨先生者，治府主洞泄不已，杨虽对病人，却与众人谈日月星辰躔度，及风云雷雨之变，自辰至未，病者听之而忘其圊。杨尝曰：治洞泄不已之人，先问其所慧之事，好棋者与之棋，好乐者与之笙笛，勿辍。是又于服药、灸火之外，添一巧法。盖脾主信，泻久则以泻为信，使忘其圊，则失其泻之信，而泻可止矣。

丹溪云：叔祖年七十，禀甚壮，形甚瘦，夏末患泻利，至秋深，百方不效。病虽久而神不悴，小便涩少而不赤，两手脉俱涩而颇弦，自言膈微闷，食亦减。此必多年沉积，僻在肠胃。询其平生喜食何物，曰：我喜食鲤鱼，三年无一日缺。予曰：积痰在肺，肺为大肠之脏，宜大肠之不固也。当与澄其源，则流自清。以茱萸、青葱、陈皮、苜蓿根、生姜，煎浓汤，和以沙糖，饮一碗许，自以指探喉中，至半时，吐痰半升许如胶，是夜减半；次早又饮，又吐痰半升，而利止；又与平胃散，加白术、黄连，旬日十余帖而安。

又治一老人，右手风挛多年，九月内泄泻，百药不效。右手脉浮大洪数，此太阴经有积痰，肺气壅遏，不能下降，则大肠虚而作泻。当治上焦，用萝卜子，擂和为浆水探之，吐大块胶痰碗许，随安。

一富儿，面黄，善啖易饥，非肉不食，泄泻一月，脉大。以为湿热，当困而食少；今反形健而食多，不渴，此必疳虫也。验其大便，果有蛔，治虫而愈。次年夏初，复泻，不痛而口干。朱曰：昔治虫而不治甜故也。以去疳热之药，白术汤下，三日而愈；后用白术为君，芍药为臣，川芎、陈皮、黄连、胡黄连，佐芦荟为丸，白术汤下。禁肉与甜，防其再举。

一人性狡躁，素患下疳疮，或作或止，夏初患自利，膈微闷。医与理中汤，闷厥而苏，脉涩，重取略弦数。朱曰：此下疳之深重者。与当归龙荟丸，去麝，四帖而利减；又与小柴胡，去半夏，加黄连、白芍、川芎、生姜，数帖而愈。

震按：丹溪四案，其吐法犹为子和所常用，而一究其嗜食之何物，一凭其右脉之洪数，灼见为积痰在肺，然后用吐，吐药亦复不同。较之子和，不辨寒热虚实，总与吐下者，谁圣谁狂？至于治虫疳，治下疳，其巧更难及。

吕沧洲治帅府从事帖木失尔，病下利完谷。众医咸谓洞泄寒中，日服四逆、理中辈，弥剧。吕诊其脉，两尺寸俱弦大，右关浮于左关一倍，其目外如草兹，盖知肝风传脾，因成飧泄，非藏寒所致。饮以小续命汤，损麻黄，加术三五升，利止。续命非止利药，饮不终剂而利止者，以从本治故也。

震按：此条与张子和治赵明之条似同而不同，彼为外风所伤，此则内风相传，治虽仿佛，义有分别也。又，沧洲治御史王彦芳内人，飧泄弥年，当秋半，脉双弦而浮。乃曰：夫人之病，盖由惊风，非饮食劳倦所致也。以肝主惊，故虚风自甚，因乘脾而成泻，当金气正隆尚尔，至明春则病将益加。夫人自述因失铜符而惊惧，由是疾作。乃用黄牛肝，和以攻风健脾之剂，逾月泻止。是又内风一种也。

滑伯仁治一人，暑月泄泻，小便赤，四肢疲困不欲举，自汗，微热，口渴，且素羸瘠。医以虚劳，将峻补之。伯仁诊视，六脉虚微，曰：此东垣所谓夏月中暑，饮食劳倦，法宜服清暑益气汤。投二剂而病如失。

震按：自汗，微热，口渴，溺赤，在暑月，自属中暑形象；四肢困倦不欲举，固虚也，亦即暑伤气也。法本宜补，而峻补则暑不能清，仍未入彀，故清暑益气汤效最速。

汪石山治一人，于幼时误服毒药，泄痢，复伤食，大泻不止，后虽能食，不作肌肤；每至六七月，遇服毒之时，痛泻复作，善饥多食，胸膈似冷，夜间发热，嗜卧懒语，闻淫欲言，阳举心动，惊悸盗汗，喉中有痰，小便不利，大便或结或溏，过食则呕吐泄泻，脉皆濡弱而缓，右脉略大，犹觉弱也；次日，左脉三五不调，或二三至缓，三五至快，右脉如旧缓弱。其左脉不调者，必动欲以摇其精也；其右脉缓弱者，由于毒药损其脾也。理宜固肾养脾，遂以参、术、茯苓、芍药、黄芪、麦冬各一钱，归身、泽泻各七分，知、柏、山楂各六分，煎服而安。

震按：此条脉甚奇，论脉亦奇，可以广学人之见。

程明佑治一人，下泄，勺水粒米不纳，服汤药即呕。程诊之曰：病得之饮酒，脾恶湿，汤药滋湿矣。以参、苓、白术，和粳米为糕，食之，病旋已。所以知其病得之饮酒过多者，切其脉濡缓而弱，脾伤于湿也。

震按：濡缓而弱是虚脉，亦是湿脉。参、苓、术作糕代汤，补虚不助湿，与后之晚食前进热药，同一巧思。

薛立斋治钱可久，善饮，面赤痰盛，大便不实。此肠胃湿痰壅滞，用二陈、芩、连、山栀、枳实、干葛、泽泻、升麻一剂，吐痰甚多，大便始实；此后，日以黄连三钱，泡汤饮之而安。但如此禀厚不多耳。

震按：此条重在“如此禀厚不多”句，而日以黄连三钱泡汤饮，又当知如此治法亦殊少。

又一人，年六十，面带赤色，吐痰口干，或时作泻。春谓立斋曰：仆之证，或以为脾经湿热痰火作泻，率用二陈、黄连、枳实、神曲、麦芽、白术、柴胡之类，不应，何也？薛诊之，左关弦紧，肾水不能生肝木也；右关弦大，肝木乘脾土也。此乃脾肾亏损，不能生克制化，当滋化源。不信。薛谓人曰：此翁不久当损于痢矣。次年，果患痢殁。

震按：左关弦紧，右关弦大，浅见者不过平肝清湿热而已，服之不应，不能解其何以不应也。院使此案，可作暗室一灯。

江应宿治黄水部新阳公，患脾肾泄十余年。五鼓初，必腹痛，数如厕，至辰刻，共四度；巳午，腹微痛而泄，凡七八度。日以为常，食少，倦怠，嗜卧。诊得右关滑数，左尺微弦无力，此肾虚而脾中有积热也。投黄连枳实丸，腹痛渐除，渐至天明而起；更与四神丸、八味丸，滋其化源，半年，饮食倍进，而泄愈。

震按：此条本虚标实，又是一格局，先清后温，却是正法。

〔附〕有人每日早起必大泻一行，或时腹痛，或不痛，空心服热药亦无效，后一医令于晚食前更进热药，遂安。盖热药服于清晨，至晚药力已过，一夜阴气，何以敌之？晚间再进热药，则一夜热药在腹，足以胜阴气矣。此可为用热药者又辟一法。

一人久患泄泻，以暖药补脾，及分利小水诸法，不应。一医诊之，心脉独弱，乃以益心气药，兼补脾药服之，遂愈。盖心火能生脾土，又于命门火生脾土之外，另伸一义也。

宋徽宗，食冰太过，病脾疾，国医不效。召杨介，进大理中丸。上曰：服之屡矣。介曰：疾因食冰，臣请以冰煎此药，是治受病之源也。果愈。

震按：此又于诸法之外，另伸一义，颖悟者可以触类旁通。

李士材治闽人张仲辉，素纵饮，又喜啖瓜果，忽患大泻，诸用分利、燥湿者，俱不效。李诊其六脉皆浮，乃引经言"春伤于风，夏生飧泄"，用麻黄三钱，参、术各二钱，甘草、升麻各一钱，取大汗而愈。

震按：此即效戴人治赵明之之法，而加参、术，尤为稳当。

缪仲淳曰：金坛庄敛之，素壮实善啖，仲夏忽患泄泻，一应药粥菜蔬入喉，觉如针刺，下咽即辣，因而满腹绞辣，随觉腹中有气，先从左升，次即右升，氤氲遍腹，即欲如厕，弹响大泄，肛门恍如火灼，一阵甫毕，一阵继之，更番转厕，逾时方得离厕，所泻俱清水盈器，白脂上浮，药粥及菜蔬俱不化而出，甚至梦中大遗，了不收摄。诸医或云停滞，或云受暑，或云中寒，百药杂投，竟如沃石，约月余，大肉尽脱，束手待毙。予往诊之，脉洪大且数，知其为火热所生病。用川黄连三钱，白芍五钱，茯苓、扁豆、石斛、车前各三钱，橘红二钱，炙甘草一钱，煎成，将井水澄冷，加童便一杯，药甫入喉，恍如饮薄荷汁，隐隐沁入心脾，腹中别成一清凉世界，遂卧达旦，洞泻顿止；连服三剂，大便已实。前泄时，药粥等物，凡温者下咽，腹中遂觉气升，即欲大解，一切俱以冷进方快；至是，觉恶心畏冷，旋易以温，始相安。余曰：此火退之征也。前方加人参二钱五分、黄芪三钱、莲肉四十粒、红曲一钱五分、升麻五分，黄连减半，五六剂后，去升麻，又服三十余剂，泻已久止，而脾气困顿，不知饥饱，且稍饮茶汤，觉肠满急胀，如欲寸裂。余曰：大泻之后，是下多亡阴也，法宜用补。倘此时轻听盲师，以香燥取快临时，元气受伤，必致变成臌胀而不救矣。为定丸方，熟地黄八两，萸肉、山药、人参、黄芪各五两，牛膝、五味子、白芍各六两，炙甘草一两，紫河车二具，蜜丸，空心、饥时各一服，而日令进前煎方。敛之相信甚力，坚守二方，服几三年，脾胃始知饥而嗜食，四体亦渐丰矣。其病初平后，予劝其绝欲年余，敛之因出妾，得尽发家人阴谋，乃知向之暴泻，由中巴豆毒。本草，中巴豆毒者，黄连冷水解之，余方恰与暗合。向使如俗医所疑停滞、受寒、中暑法治之，何啻千里？即信为是火，而时师所投黄连，不过七八分，至钱许止矣。况一月之泻，未有不疑为虚寒者，敢用黄连至四钱乎？始知察脉施治，贵在神而明之也。

〔附〕仲淳曰：余治敛之泻止后，恐其元气下陷，急宜升举，用升麻以提之，初不知其为中毒也。乃因用升麻太早，致浊气混于上焦，胸中时觉似辣非辣，似嘈非嘈，迷闷之状，不可名状，有时滴酒入腹，或啖一切果物稍辛温者，更冤苦不胜。庄一生曰：此病在上焦，汤液入口即下注，恐未易奏功，宜以噙化丸治之。用贝母五钱、苦参一两、真龙脑薄荷叶二钱、沉香四钱、人参五钱，为末，蜜丸如弹子大，午食后、临卧时各噙化一丸，甫四丸，胸中恍如有物推下。三年所苦，一朝若失。

震按：此条初时用冷药冷服，人犹可及；至不知饥饱，胀满欲裂，不用六君、五皮，竟以熟地、萸肉、参、芪、五味、河车填补，断不可及；庄一生之噙化丸，亦未易及也。

孙一奎治溧水令君吴涌澜夫人，每五更倒饱，必泻一次，腹常作胀，间亦痛，脉两手寸关洪滑，两尺沉伏。孙曰：此肠胃中有食积、痰饮也。乃与总管丸三钱，生姜汤送下，大便虽行，不甚顺利，又以神授香连丸和之，外用滑石、甘草、木香、枳壳、山楂、陈皮、白芍、酒连，调理而安。

吴九宜，每早晨腹痛泄泻者半年，粪色青，腹膨脝。人皆认为脾肾泄也，为灸关元三十壮，服补脾肾之药，皆不效。自亦知医，谓其尺寸俱无脉，惟两关沉滑，大以为忧，恐泻久而六脉将绝也。东宿诊之，曰：君无忧，此中焦食积痰泄也。积胶于中，故尺寸脉隐伏不见，法当下去其积。诸公用补，谬矣。渠谓：敢下耶？孙曰：何伤？《素问》云：有故无殒，亦无殒也。若不乘时，久则元气愈弱，再下难矣。以丹溪保和丸二钱，加备急丸三粒，五更服之，巳刻下稠积半桶，胀痛随愈；次日六脉齐见，再以东垣木香化滞丸调理而安。

震按：二条亦皆通因通用之法，但总管丸合神授香连丸为一路，保和丸加备急丸为一路，要看其对证投药处。又，二证皆不以参术调理，次案更以木香化滞丸调理，是即神明于规矩之外者。

喻嘉言治陈彦质下利证，因旧患肠风下血，近三十年，体肥身健，不以为意；一冬忽然下血数斗，盖谋虑忧郁，过伤肝脾耳；延至春月，血尽而下尘水，水尽而去肠垢，纳食不化，直出如箭，肛脱三五寸，昼夜下利二十余行，面色浮肿，唇焦口干鼻煤。咸云不治，喻独以为有五可治，乃曰：若果阴血脱尽，当目盲无所视；今双眸尚炯，是所脱者下焦之阴，而上焦之阴犹存也，一也。若果阳气脱尽，当魄汗淋漓，目前无非鬼像；今汗出不过偶有，而见鬼亦止二次，是所脱者脾中之阳，而他脏之阳犹存也，二也。胃中尚能容谷些少，未显呕吐、哕逆之证，则相连脏腑未至交绝，三也。夜间虽艰于睡，然交睫时亦多，更不见有发热之候，四也。脉已虚软无力，而激之间亦鼓指，是禀受原丰，不易摧朽，五也。但脾脏大伤，阳陷入阴，故大股热气从肛门泄出，如火之烙，则阳气去绝不远耳。生死大关，全于脾中之阳气复与不复定之。阳气渐复，则食可渐化，而肛亦渐收，泄亦渐止矣。用药惟参术之无陂，复气即寓生血。祇嫌才入胃中，即从肠出，乃先以人参汤调赤石脂末服之，稍安；次以人参、白术、赤石脂、禹余粮为丸，服之全愈。

少司马李萍槎，食饮素约，三日始更一衣，偶因大便后寒热发作有时，颇似外感，其实内伤，非感也。缘素艰大便，努挣伤气，故便出则阴乘于阳而寒，顷之少定，则阳复胜阴而热也。若果外感之寒热，何必大便后始然耶？医者先治外感，不应；谓为湿热，而用滑利之药驱导之，致向来燥结者，转变肠澼，便出急如箭，肛门热如烙；又用滑石、木通、苓、泻等，冀分利小水以止泄。不知阴虚自致泉竭，小便从何得来？于是食入不能停留，即从下注，将肠中之垢暗行驱下，其臭甚腥，色白如脓。虽大服人参，而下空反致上壅，胸膈不舒，喉间顽痰窒塞，口燥咽干，彻夜不寐。一切食物，惟味薄质轻者，胃中始爱而受之。久久阴从泻伤，阳从汗伤，两寸脉浮而空，阳气越于上也；关、尺脉微而细，阴气越于下也；阴阳不相维附，势趋不返矣。议用四君子汤，为补脾胃之正药；去茯苓，以其淡渗，恐伤阴也；加山茱萸以收肝气之散，五味子以收肾气之散，宣木瓜以收胃气之散，白芍药以收脾气及脏气之散；合之参、术之补，甘草之缓，再佐升麻之升。俾元气下者上而上者下，团聚于中不散，斯脉不至上盛，腹不至雷鸣，汗不至淋漓，肛不至火热，庶饮食可加，便泄渐止。是收气之散，为吃紧关头，故取四味重复，藉其专力。又须大剂药料煎浓膏，调余粮、赤石脂二末，频服缓咽为佳。古云：下焦有病人难会，须用余粮、赤石脂。盖肠胃之空，非二味不填；肠垢已去，非二味不复其粘著之性。又况误以石之滑者伤之，必以石之涩者救之，尤有同气相求之义耶？

震按：二条以补救虚，以涩固脱，乃治久利之旧法；次案大剂酸收，则新法也。

周慎斋治一人，常脐痛，痛则大便泄，此脾虚，肾水上泛，以下犯上，寒在肾也。宜温肾则水安不泛，升胃气则土旺而痛不作，泻从何来？用白芷七钱，北味、鹿茸、人参、炮姜各一两，元米糊丸，白汤下。

震按：此条立言简括，立方精卓。近惟叶案有云：久泻无不伤肾，食减不化，阳不用事，八味肾气，乃从阴引阳，宜乎少效；用鹿茸、人参、阳起石、茯苓、炮附子、淡干姜，可与此方并峙。

伤食

罗谦甫治博儿赤马剌，因猎得兔，以火炙食过多，抵暮困倦，渴饮潼乳斗余，是夜腹胀如鼓，疼痛闷乱，吐泻不得，躁扰欲死，其脉气口大二倍于人迎，右关尤有力。盖炙肉干燥，多食以致发渴，畅饮潼乳，肉得湿而胀滂，肠胃俱填塞，无更虚更实传化之理。《内经》云：阴气者，静则神藏，躁则消亡，饮食自倍，肠胃乃伤。今因饮食太过，使阴气躁乱，神不能藏，死在旦夕矣。若非峻急之剂，岂能斩关夺门？遂以备急丸十粒，分二次服，又与无忧散五钱，须臾大吐大下，约去二斗余，腹中渐空快，次日以粥饮调理而愈。

茶商李，富人也。啖马肉过伤，腹胀，医以大黄、巴豆治之，转剧。抱一翁项彦章后至，诊之，寸口脉促，而两尺将绝。彦章曰：胸有新邪，故脉促，宜引之上达，今反夺之，误矣。饮以涌剂，且置李中座，使人环旋，顿吐宿肉，仍进神芎丸，大下之，病去。众咸服。

孙东宿治大宗伯董浔老，年六十七，向有脾胃疾，暑月以过啖瓜果，而胸膈胀痛。诊其脉，寸、关弦紧；观其色，神藏气固；考其所服药，不过二陈、平胃加楂、芽等。不知此伤于瓜果寒湿淫胜也。经云：寒淫所胜，治以辛温。而瓜果非麝香、肉桂不能消，前方所以无效耳。乃用高良

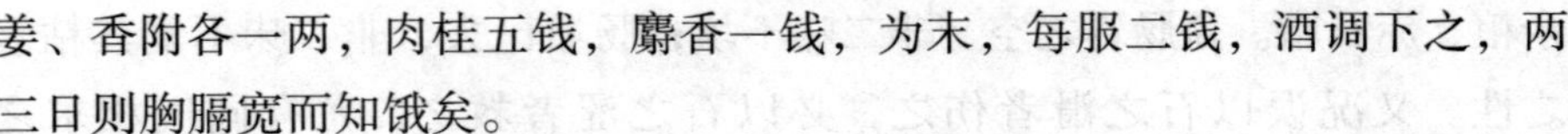
姜、香附各一两，肉桂五钱，麝香一钱，为末，每服二钱，酒调下之，两三日则胸膈宽而知饿矣。

龚云林治一人，腊月赌食羊肉数斤，被羊肉冷油冻住，堵塞在胸膈不下，胀闷欲死。诸医掣肘。龚见其六脉俱有，用黄酒一大坛，温热，入大缸内，令患人坐于中，众手轻轻乱拍胸腹背心，令二人吹其耳；又将热烧酒灌之，次服万亿丸，得吐泻而愈。

震按：缪仲淳治老人伤冷食及难化之物，用老姜、紫苏煎汤，置浴锅内，令病人浸其中，以热汤揉心胃肚腹，气通而食化，与此法同。

石顽治幼科汪五符，夏月伤食呕吐，发热颅胀，自利黄水，遍体肌肉扪之如刺，六脉模糊，指下寻之，似有如无，足胫不温；自认阴寒，而服五积散一服，其热愈炽，昏卧不省；第三日，自利不止，时常谵语，至夜尤甚；乃舅叶阳生以为伤暑，而与香薷饮，遂头面汗出如蒸，喘促不宁，足冷下逆。歙医程郊倩以其证大热，而脉息模糊，按之殊不可得，以为阳脱亡之候，欲猛进人参、附子。云间沈明生以为阴证断无汗出如蒸之理，脉虽虚而证大热，当用人参、白虎。争持未决，取证于石顽，诊其六脉虽皆涩弱模糊，而心下按之大痛，舌上灰刺如芒，乃食填中宫，不能鼓运其脉，往往多此，当与凉膈散下之。诸医正欲藉此脱手，听其用药，一下而神思大清，脉息顿起。当知伤食之脉，虽当气口滑盛，若屡伤不已，每致涩数模糊，乃脾不消运之兆也。此证设非下夺，而与参附助其壮热，顷刻立毙，可不详慎而妄为施治乎？

叶新宇，停食感冒，而两寸、关皆涩数模糊，两尺皆沉弦，而按之益坚；虽其人尚能行走，而脉少冲和，此必向有陈气在少腹。询之，果患寒疝数年。因缓辞不便用药，是夜即腹暴满而逝。门人问曰：叶子偶抱小恙，何以知其必死而辞之？曰：凡人胃满则肠虚，肠满则胃虚，更实更虚，其气乃居。今胸有食而腹有积，上下俱困，能保其不交攻为患乎？当知厥疝入腹、脚气冲心等疾，皆是阴邪搏结，郁积既久，则挟阴火之势而上升。若胸中阳气有权，则阴邪仍归阴位而止。今胸中先为宿食填塞，腹中陈气不逆则已，逆则上下俱满，正气无容身之地，往往有暴绝之虞。所以不便用药，实未知其即死也。故凡诊六部中，病脉有不相应处，即当审其有无宿病，不可轻忽以招诽谤也。

震按：伤食原非重病，故所选不多，然诸法咸备，靡巧不臻，毋庸买菜求益矣。

不　食

丹溪治一室女，因事忤意，郁结在脾，半年不食，但日食熟菱、大枣数枚，遇喜，食馒头弹子大，深恶粥饭。朱意脾气实，非枳实不能散。以温胆汤去竹茹，数十帖而安。

又治一少妇，年十九，因不如意，遂膈满不食，累月惫甚，不能起坐，巳午间发热面赤，酉戌方退，夜间小便数而点滴，月经极少，脉沉涩短小，重取皆有。此气不遂而郁于胃口，内有瘀血，却因病久，元气已虚，中宫又以勉强进食，郁而生痰。法宜补泻兼施，以参、术各二钱，茯苓、橘皮各一钱，红花六分，食前煎服；少顷，与神佑丸，减轻粉、牵牛，为细丸，如芝麻大，唾津咽十五丸；日夜二药各四服，次日食进，三日热退而愈。

〔附〕四明僧奉真治天章阁待制许元之子，瞑目不食，已逾宿矣。奉真曰：脾已绝，不可治，死在明日。元曰：予方陛对，能延数日之期否？奉真曰：如此自可。诸脏皆衰，惟肝独盛，脾为肝所胜，其气先绝，一脏绝则死。若急泻肝气，令肝衰，则脾少缓，可延三日，过此无术也。乃投药，至晚稍清爽，能张目，渐进稀粥；明日，更轻安能食。病家喜。奉真笑曰：此不足喜，肝气暂舒耳，无能为也。后三日，果卒。

震按：不食之因甚多，而因郁因怒，其大端也。所载三案，可以为式。至因他病而不食者，不在此例。夫人身以胃气为本，经年累月，粥饭全废，似无不死者。然予曾见两家闺女，皆十余岁，皆无病，渐渐厌恶粥饭，每日略啖菱、栗、枣、橘、落花生、芝麻、薄脆、豆腐干之类，或饮酒一二杯，或腐浆数口而止。其父母甚忧之。予视其形色不变，起居如常，六脉匀平，乃许以无事，亦不处方。后皆婚嫁生子。盖谷、肉、蔬、果，均以养生，去谷而犹存三项，与绝食者原不同耳。但女与男又别有说，阳动阴静，阳开阴合，若童男不食粥饭，究非所宜。

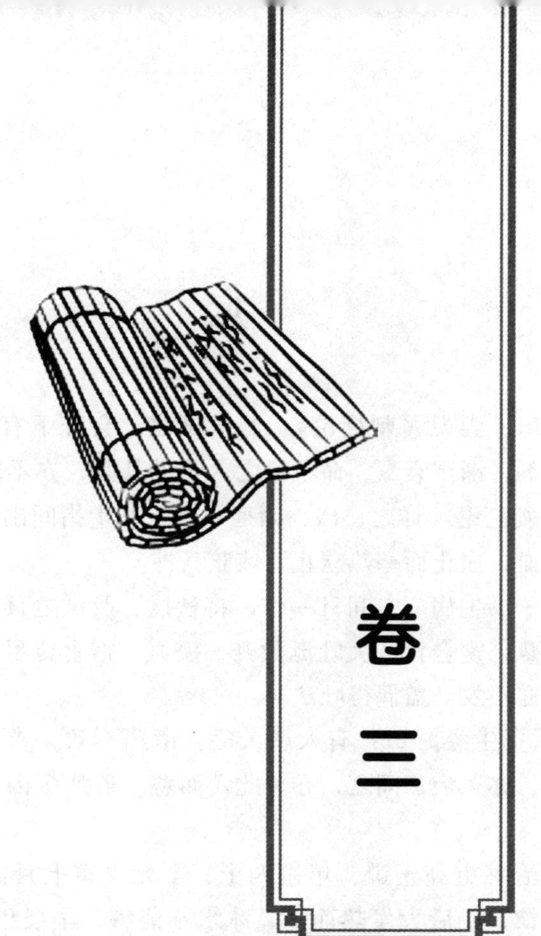

卷三

疟

张戴人曰：尝观《刺疟论》，心欲试之。会陈下有病疟二年不愈者，屡服温热之剂，渐至衰羸，命予治之。予见其羸，亦不敢便投寒凉药，乃取《内经·刺疟论》详之，曰：诸疟不已，刺十指间出血。正当发时，予刺其十指出血，血止而寒热立止。咸骇其神。

又云：一书生病疟，间日一作，将秋试，及试之日，乃疟之期，书生忧甚。误以葱、蜜合食，大吐涎数升，瘀血、宿食皆尽。同室惊畏。至来日入院，疟亦不发。盖偶得吐法耳。

〔附〕《资生经》曰：有人患久疟，诸药不效，或教之以灸脾俞，即愈。更一人，亦久疟，闻之，亦灸此穴而愈。盖疟多因饮食得之，故灸脾俞得效。

罗谦甫治书吏高士谦，年逾四十，至元戊寅七月间，因官事出外劳役，又因过饮，午后大发热而渴，冰水不能解，早晨稍轻减，服药不效。罗诊其脉弦数。《金匮要略》云：疟脉自弦，弦数者多热。《内经》云：瘅疟者，肺素有热，气盛于身，厥逆上冲，中气实而不外泄，因有所用力，腠理开，风寒舍于皮肤之内、分肉之间而发，发则阳气盛而不衰，则病矣。其气不及于阴，故但热而不寒；气内藏于心，而外舍于分肉之间，令人消烁肌肉，故名曰瘅疟。士谦远行劳役，又暑气有伤，酒热相搏，午后时助，故大热而渴，如在甑中。先以柴胡饮子下之，后以白虎加栀子汤，数服而愈。

震按：此系夏秋新得之疟，乃实证也，又系瘅疟，故用寒下之法。然其证易识易治，不比丹溪诸案之难辨难治。

丹溪治一妇人，久痢，因哭子变疟，医与四兽饮之类，一日五六作，汗如雨不止，凡两月。朱诊之，脉微数，食少疲甚。盖痢后无阴，悲哀伤气，又进湿热之药，助起旺火，正气愈虚。今汗已大出，无邪可治，阴虚阳散，死在旦夕，岂小剂之所能补？遂用参、术各二两，白芍一两，黄芪五钱，炙甘草二钱，浓煎频服，两日，寒热即止而愈。

又治一少妇，身小味厚，疟月余，间日发于申酉，头痛身热，寒多，口干，喜饮极热辣汤，脉伏，面色惨晦。作实热痰治之，以十枣汤为末，粥丸如黍米大，津咽十粒，日三次，令淡饮食，半月后大汗而愈。

金宪詹公，年近六十，形壮，色苍，味厚，春得疟。丹溪视之，知其饫于醴肥者，告之曰：须却欲食淡，调理浃月，得大汗乃安。公不悦。一人许以易愈，与劫药三五帖，病退；旬日后，又大作，又与之，又退；绵延至冬。又求治于丹溪，知其久得药，痰亦少，惟胃气未完，天寒欠汗，非补不可。以一味白术为末，粥丸，空腹，热汤下二百丸，尽二斤，大汗而愈。如此者多，但略有加减耳。

一富人，年壮，病疟，自卯时寒，至酉时方热，至寅初方休，一日一夜，止苏一时。因思必为入房感寒所致，及问之，九月暴寒，夜半有盗，急起，不著中衣，当时足即冷，十日后疟作。盖足阳明与冲脉合宗筋会于气街，入房太甚，则足阳明、冲脉之气皆夺于所用，其寒乘虚入中，舍于二经所过胫、所会足跗上，于是二经之阳气益衰，不能渗荣其经络，故病作，卒不能休。乃用人参、白术大补，附子行经，加散寒之药以取汗，数日不得汗，病如前；因悟足跗道远，药力难及，用苍术、川芎、桃枝煎汤，以器盛之，浸足至膝一食顷，以前所服药饮之，其汗通身大出，病即已。

一老人，患疟嗽半载，脉之两手尺数而有力，色稍枯。余料之必服四兽饮等剂，中焦湿热下流，伏结于肾，以致心火上连于肺，故疟嗽俱作。用参、术、升、柴、黄芩、黄连二三日，与黄柏丸服之，两夜梦交通，来告急。余语之曰：此肾中热解，乃从前阴精窍而散走，故为是梦，勿忧。次日，疟嗽顿止。

浦江洪宅一妇，病疟，三日一发，食甚少，经不行，已三月。丹溪诊之，两手脉俱无，时当腊月，议作虚寒治，以四物加附子、吴茱、神曲，为丸；心疑误，次早再诊，见其梳妆无异平时，言语行步并无怠倦，知果误矣。乃曰：经不行者，非无血也，为痰所碍而不行也；无脉者，非气血衰而脉绝，乃积痰生热，结伏其脉而不见尔。以三花神佑丸与之。旬日后，食稍进，脉渐出，但带微弦，疟尚未愈。因谓胃气既全，春深经血自旺，便自可愈，不必服药。教以淡滋味，节饮食之法，半月而疟愈，经亦行。

震观丹溪诸案，思深而法备，真有周旋中规，折旋中矩之妙，较之刘、李，诚出其右。后人犹欲诋毁之，何异蚍蜉撼树，鸱鴞笑鹍鹏哉？

虞天民治二男子，年皆逾四十五，各得痎疟三年矣，俱发于寅申巳亥日，一人昼发于巳而退于申，一人夜发于亥而退于寅。虞曰：昼发者，乃阴中之阳，宜补气解邪，与小柴胡汤，倍加柴胡、人参，加白术、川芎、葛根、陈皮、青皮、苍术；夜发者，为阴病，宜补血疏肝，用小柴胡汤，合四物，加青皮。各与十帖，俱加姜枣煎，于未发前二时服，每日一帖，服至八帖，同日得大汗而愈。

震按：二证为同中之异，花溪分别精细，用药熨贴，故八帖即愈。然亦缘疟已三年，发时不爽，乃得间而入。如其不然，当另有说。但于未发前二时服，又云“每日一帖”，则不发之日，亦依其时而服耶？

薛立斋治一产妇，患疟，久不愈，百病蜂起，其脉或洪大，或微细，或弦紧，或沉伏，难以名状。用六君子加炮姜，二十余剂，脉证稍得；又用参、术煎膏，佐以归脾汤，百余剂而痊。

又治一妇，久疟，形体怯弱，内热晡热，自汗盗汗，饮食少思，月事不行。服通经丸，病益甚。此因虚而致疟，因疟而致经闭。用补中益气汤及六味丸各百余剂，疟愈而经行矣。

震按：药已对病，尚百余剂始愈，设医者拿不定，则见异而迁；病者信不真，则半途而废，必至前功尽弃。因知虚证用补，慎毋欲速。

汪石山治一人，形瘦色脆，年三十余，八月因劳病疟，寒少热多，自汗体倦，头痛胸痞，略咳而渴，恶食，大便或秘或溏，发于寅申巳亥夜。医欲从丹溪用血药引出阳分治之。汪诊其脉濡弱，近快稍弦，日观色察脉，乃属气血两虚，疟已深入厥阴矣。专用血药，不免损胃又损肺，淹延岁月，恐久疟成劳也。盖嗽、渴固宜养阴，自汗、恶食、胸痞岂血药所能独理？古人用药立例，指引迷途耳；因例达变，须后人推展之。遂以补中益气汤，加川芎、黄柏、枳实、神曲、麦冬，倍用参、芪、术，煎服，三十余帖，诸证稍除，疟犹未止。乃语之曰：今当冬气沉潜，疟气亦因之以沉潜，难使浮达；况冬月汗孔宜乎闭固，而疟则必须汗解，当此蛰藏之令，安得违天时以汗之乎？且以参、术、枳实、陈皮、归身、黄芩丸服，胃气既壮，来年二月，疟当随春气而发泄矣。果如期而安。

震按：冬藏难使浮达，亦备启悟之一端。其不用血药，诚为高见。然补中益气之升、柴，已与嗽、渴、自汗不相宜，更加川芎何谓？

一人年三十，六月因劳取凉，梦遗，遂觉恶寒，连日惨惨不爽，三日后，头痛躁闷。家人诊之，惊曰：脉绝矣。议作阴证，欲进附子汤，未决，请汪治。汪曰：阴证无头痛，今病如是，恐风暑乘虚入于阴分，故脉伏耳，非绝也。若进附子汤，误则莫解，姑待以观其变，然后议药。次日未末申初，果病寒少热多，头痛躁渴，痞闷呕食，自汗，大便或泻或结，脉皆濡小而快，脾部兼弦。此非寻常祛疟燥烈之剂所能治，遂用清暑益气汤，去苍术、升麻，加柴胡、知母、厚朴、川芎，以人参加作二钱，黄芪钱半，白术、当归各一钱，煎服二十余帖而愈。

震按：脉证有可疑处，猛浪投以重药，脱有所误，噬脐何及？姑待以观其变，真老医之老道处也。

一人年二十余，八月因劳病疟。汪诊之，脉数，皆六至而无力。曰：古人云：形瘦色黑者，气实血虚也。间日发于午后，亦血分之病也。以色脉论之，当从血治。但今汗多，乃阳虚，表失所卫；消谷善饥，乃胃虚，火乘其土，俱为气虚之证。仲景法有凭证不凭脉者，兹当凭证作气虚治。以参、芪各三钱，白术、白芍、麦冬各一钱，归身、生地、甘草各七分，知母、陈皮各五分，煎服二十余帖而安。

震阅石山治疟案二十二条，所载脉象，或曰浮濡无力，或曰浮而欲绝，或曰濡小而缓，或曰浮大而濡，或曰濡弱近快稍弦，或曰数而无力，是分明参、术、草之病，无甚疑难，少分寒热，自易取效，故仅登三条，余可类推。

王肯堂云：外祖母虞太孺人，年八十余，夏患疟。诸舅以年高不堪再发，议欲截之。予曰：欲一剂而已，亦甚易，何必截乎？乃用柴胡、升麻、羌、防、葛根之甘辛，气清以升阳气，使离于阴而寒自已；以知母、石膏、黄芩之苦甘寒，引阴气下降，使离于阳而热自已；以猪苓之淡渗，分利阴阳，使不得交并；以穿山甲引之，以甘草和之。果一剂而止。

震读《灵兰要览》，载此方，治疟屡效，又附随证加减法，最为精当，是金坛得意之作也。李士材治新安程武修，蓝本于此，惟以白豆蔻换穿山甲，亦其善用药处。

李士材治相国沈铭缜，患疟吐蛔，闷不思食，六脉沉细。李曰：疟伤太阴，中寒蛔动也。用理中汤，加乌梅三个、黄连五分，四剂后，胸中豁然，寒热亦减，蛔亦不吐；去黄连，加黄芪二钱、生姜五钱，五剂而疟止。

缪仲淳治梁溪王兴甫，偶食牛肉，觉不快，后遂发疟，饮食渐减，至食不下咽，已而水饮亦不下，白汤过喉间，呕出作碧色，药不受，小便一滴如赤茶，大便闭。诸医束手。缪视之，令仰卧，以指按至心口下偏右，大叫。因询得其由，即用矾红和平胃散作末，枣肉和丸，白汤下三钱，至喉辄不呕，水道渐通，次日下黑物数块如铁，其病若失；再以人参、麦冬各五钱，橘红、白芍各三钱，煎服，四日起。

震按：理中加梅、连以治吐蛔，矾红和平胃散以治停滞牛肉，原非奇方异法，然与诸案病情稍别，故录之。

僧慎柔治淮安客，年三旬外，季夏患瘅疟，但热不寒，连日发于午后，热躁谵语，至次日天明才退；数日后忽腹痛，昼夜无间，勺水不进，呼号欲绝，遇疟发时即厥去。医治不效。求慎柔诊之，脉弦细而濡，乃谓弦细为虚为暑，而濡为湿，盖暑邪成疟，湿热乘虚内陷而腹痛。用酒炒白芍一两、炙甘草一钱五分，水煎，调下天水散五钱，服后腹痛如失，次日疟亦不发。

震按：此与缪仲淳用丹皮汁煮滑石法同，而此少逊之。且腹痛甚，遇疟发即厥，恐戊己、天水未必效。

高果哉治张习可，五月间受微雨及风冷，遂患三疟，疟发于暮，热甚于夜，至九月中，诊得六脉虚数，此阴虚而暑入阴分，最难治。当先升举其阳，用生地、当归、川芎、白芍、炙草、知母、干姜、干葛、升麻、柴胡、姜、枣，煎服，四剂后，加首乌、人参；又定丸方，首乌四两，生地三两，参、术、当归、龟版、猪苓、知母、黄芩、山楂各二两，柴胡一两六钱，牛膝一两五钱，干姜、穿山甲各一两，甘草五钱，活鳖一个，入砂仁末二两，煮取鳖肉，同药捣匀，烘干，其骨亦炙为末，加入荷叶汤，泛丸，服完全愈。

又治高文甫三疟，有三月余，用首乌、生地、当归、白术、知母、青皮、枳壳、升、柴、煅制穿山甲、姜、枣，煎服，过疟期三转；第二次用生地一两、老姜一两；第三次用当归一两、姜皮一两；第四次用白术一两、姜皮一两，每帖加桃叶七片；三转后，捡不破荷叶，烘燥为末，三白酒调服五钱；又三转，疟渐止，但骨节腰膝疼酸，无力行走，腹上常热，乃用四物汤，加首乌、枸杞、萸肉、杜仲、牛膝、白术、甘草、虎骨、麦冬、五味、贝母、橘红，为末，活鳖一个，煮取肉，捣药，烘干，鳖甲骨俱炙燥，研末加入，以酒蒸常山四两，煎浓汁，煮枣为丸，姜汤送下三四钱。

震按：果哉先生乃王金坛之高弟，《准绳》序中所谓“嘉善高生隐从余游，因采取古今方论，命高生次第录之者”是也。予童时，习闻父老传诵，其治病如神。著有《医林广见》及《杂证》二书，未曾刊印，世人得之者，珍如拱璧。又有医案数卷，立方颇多奇巧，然险峻者亦难轻试。略选数条，以存吾邑之文献云耳。

喻嘉言治袁继明，素有房劳内伤，偶因小感，自煎姜葱汤表汗，因而发热三日，变成疟疾。喻诊其脉，豁大空虚，且寒不成寒，热不成热，气急神扬，知为元阳衰脱之候。因谓其父曰：令郎光景，窃虑来日疟至，大汗不止，难于救药；今晚宜用人参二两，煎浓汤，预服防危。渠父不以为意，次日五鼓时，病者便觉精神恍惚，觅得参至，疟已先发矣。喻甚彷徨，恐以人参补住疟邪，虽救急无益也，只得姑俟疟热稍退，方与服之。服时已汗出沾濡，顷之，果然大汗不止，昏不知人，口流白沫，灌药难入，直至日暮，白沫转从大孔遗出。喻喜曰：白沫下行，可无恐矣。但内虚肠滑，独参不能胜任，急以附子理中汤，连进四小剂，人事方苏，能言，但对面谈事不清，门外有探病客至，渠忽先知。家人惊以为祟。喻曰：此正神魂之离舍耳。吾以独参及附子理中驷马之力追之，尚在半返未返之界，以故能知宅外之事。再与前药二剂而安。

震按：高鼓峰治新安程结先子病疟，皆从此案描出，但每日辰时大寒，午时大热，热即厥，两目直视，不能出声，颏脱，涎水从口角涌出不止，日流数升，至丑时始汗解，饮食不进，昏冒欲绝，其为虚甚，尤易识耳。惟以大剂参、芪、桂、附，而兼熟地，是宗景岳法，与喻案稍不同。

又治中尊陆六息，久疟，一日轻，一日重，食减肌瘦，困倦嗳气。嘉言云：是由饥饱劳佚所感，受伤在阳明一经，故饮食减而大便转觉艰涩者，胃病而运化之机迟也；肌肉消瘦者，胃主肌肉也；形体困倦者，胃病而约束之机关不利也；口中时时嗳气者，胃中不和而显晦塞之象也。一日轻，一日重者，因时日干支之衰旺，与人身相关。故甲、丙、戊、庚、壬为阳，乙、丁、己、辛、癸为阴，疟久食减，胃中之正已虚，而邪去未尽，是以值阳日助正，而邪不能胜，则轻；值阴日助邪，而正不能胜，则重也。当以理中汤助胃家中脘，俾得运用，则下脘之浊气自能传入肠中，而大便不艰，不复升至胸中，而膈间宽快矣。

震按：此条议论通畅，而干支衰旺之说，前人从未道及，可比昌黎之张皇幽渺矣。

张路玉治张怡泉，年七十五，居恒常服参、附、鹿角胶等阳药。秋间病疟，误用常山止截药一剂，遂致人事不省，六脉止歇，按之则二至一止，举指则三五至一止，惟在寒热之际诊之则不止歇，热退则止歇如前。此真气衰微，不能贯通于脉，所以止歇不前；在寒热之时，邪气冲激经脉，所以反得开通，此虚中伏邪之象。乃用常山一钱，酒拌，同人参五钱，焙干，去常山，但用人参，以助胸中大气而祛逐之。当知因常山伤犯中气而变剧，故仍用常山为向导耳。连进二服，遂得安寝，但寒热不止，脉如前，乃日进人参一两，分二次进，并与稀糜助其胃气，数日，寒热渐减，脉微续而安。

震按：此条论歇止脉最有见。其用常山法，与杨介以冰煎药，皆为巧作。然寒热不止，脉止如前，巧且无益，惟日进人参一两，不兼他药，真大巧若拙也。

又治顾大来，年逾八旬，初秋患瘅疟，昏热谵语，喘乏遗尿。或者以为伤寒谵语，或者以为中风遗尿，危疑莫定。路玉曰：无虑，此三阳合病。谵语，遗尿，口不仁而面垢，仲景暑证中原有是例。遂以白虎加人参，三啜而安。

震按：《内经》论瘅疟，纯是实热证，故推其未病，则曰“中气实而不外泄”；溯其受病，则曰“用力出汗，风寒舍于皮肤分肉”；究其病发，则曰“阳气盛而不衰”。经文虽不言脉，谅脉之洪实有力，可知也。此条系瘅疟，故谵语遗尿不死。然八旬之外有此证，死者甚多，勿轻以此案作榜样也。

中翰金淳还乃郎，八月间患疟，发于辰戌丑未，而子午卯酉每增小寒热，直至初夏。石顽诊其六脉如丝，面青唇白，乃与六君子加桂、附，四服，不应；每服加人参至一两，桂、附各三钱，又四服，而辰戌丑未之寒热顿止，子午卯酉之寒热更甚，此中土有权，而邪并至阴也；仍与前药四服，而色荣食进，寒热悉除；后与独参汤送八味丸，调理而安。

震按：此案与虞花溪案同阅，始知轻重各有妙处。

飞畴治沈子嘉平，向来每至夏间，脐一著扇风则腹痛，且不时作泻，六脉但微数，无他异。此肾脏本寒，闭藏不密，易于招风也。下寒则虚火上僭，故脉数耳。曾与六味，去泽泻，加肉桂、肉果、五味、白蒺，作丸服，因是脐不畏风，脾胃亦实。明秋患疟，医用白虎、竹叶、石膏等，疟寒甚而不甚热，面青足冷，脉亦弦细而数。用八味，地黄三倍桂、附，作汤，更以四君合保元，早暮间进，二日疟止，调理而愈。

震按：腹之部位，当脐属肾，脐著扇风即痛泻，自宜温肾，但不以六脉带数而畏投温药，可取也。蒺藜一味，加得更好。至如治疟，不以脉之细数而不倍加桂、附，更可取也。

马元仪治工部那公太夫人，年七十外，恶寒发热如疟，迁延月余，神昏食少，舌苔兼刺，小腹肿痛，上连胸胁。诸医莫效。马诊两手脉弦涩而结，尺中倍弱，知为内伤重而外感轻，得之劳倦且郁，病在肝脾两经也。劳则伤脾，郁能伤肝，肝脾气血两伤，邪气独从内结。治之者责其实，而忘其虚，以致加重。今须大顾元气，微兼治邪，始克有济。用人参三钱，扶其元气；桂枝七分，散其虚邪；黄连、肉桂，使上下交通；炮姜、半夏，以开痞散结。一剂而脉渐透，再剂而神气颇清，右关转见滑实。元仪方以脉有转机为庆，前医疑热药太过，欲投白虎汤。马曰：此津液、元气两亏之证，服药后两脉透起，神气清爽，业已养正而透邪，但今津液尚枯，虚热内甚，当进以滋燥清热之品，其与阳明实热证可峻行肃杀者，奚啻天壤也。仍用人参为主，加生首乌以养津润燥，佐黄连、枳实、杏仁、半、曲，以除热散结而化痰；三日，大便已行，后加芦根汁、蔗浆，甘寒养阴之品；六七日，右关脉和，舌刺亦平，微见利下。前医又疑寒药所致，欲用理中。马曰：数日以来，纯用甘寒清燥之剂，三四日而始大便通，六七日而始舌刺平，今津液方回，虽见利下，继必自止，何得喜功生事？且今胸腹间尚有结气未释，正宜疏畅肝脾，以通和气道；且气道通和，虽不治利，利亦自止，所谓一举而两得也。仍用人参、半、曲、广皮、茯苓、郁金、佛手等剂，六七日后，气和而利止，周身浮肿，下体不能转移。此久病后，元气大亏，脾虚不运，如盗去而舍空之比。复与大剂参、术、苓、草、附、桂，至二十剂而肿平，乃得全愈。

震按：《印机草》中所载寒热痞闷，中州结痛者，每用人参、桂枝、肉桂、黄连、炮姜、半夏，或合枳、朴，或合枳、桔；继见燥象，即以人参、生首乌、栝蒌实、蔗浆、梨汁、芦根汁等，或合黄连、知母，或合橘、半；若见虚寒象，多用理中加桂汤，或白通加人尿猪胆汁汤。其用人参，有一二两至五六两作一剂者，亦可谓大手笔。但雷同之案太多，故此集所选独少。又见其治身热胸满，喘嗽多痰者，必重用栝蒌实、紫菀，佐以半曲、贝母、杏仁、苏子、枳、桔，或合柴胡、秦艽，或合前胡、干葛，大约相同。惟治汪生咳嗽梦泄，面白畏风，两寸浮大而虚，关、尺虚小，用玉屏风散，多加人参，为不同。及治朱千秋喘嗽，寒热自汗，食减身重，自夏至秋，脉象浮涩，亦用玉屏风加贝、杏、苏子、桔梗，云“一剂而脉症和"，此不敢信也。继以六味加参，颇妥当。至如栝蒌实合炮姜及桂枝、生首乌者，不一而足，虽其运用纯熟，未免数见不鲜，因并舍之。

〔附〕嘉善一张姓少年，春间患寒热如疟，始用发散，继用养阴，已愈矣。越数日，疟又作，且兼白浊不止，用小柴加首乌、生地、丹皮、萆薢等，不应；又数日，寒热渐重，不能起坐，口渴烦躁，舌赤唇焦，一老医用白虎汤，而热益甚，发晕，昏沉几死，热气冲开二三尺，两目赤肿，目眵胶闭，舌红且干，唇焦面赤，两足如烙，惟大便泄泻，脉虚而软。余友沈尧封兄用人参二钱、熟附子三钱、茯苓五钱、白芍一钱五分，一剂而热少定，遂连服十余日，惟以牡蛎、牛膝、枸杞、生地出入加减，粥进热退，诸证去其六七矣；忽然腹痛大作，连泻二三十次，烦渴又作，懊侬迷闷不安。举家骇泣。沈曰：无恐，此久积之寒饮，因脾得参附之力以运动之，欲乃大下也。复用附子五钱，干姜二钱，苓、芍、炙草，数剂而安；又用参术平补，全愈。

震选疟疾诸案虽不多，然皆精深高妙，可以启发后学。若浅近之法未载，略为补之。古云"日作者轻，间日者重"，此不可拘。若日作而寒热之时短，势又不甚，则诚轻；倘势甚，而时又长，反不如间日者尚有休息之一日也，何可云轻？惟疟发渐早为易痊，渐晏为未止，乃一定之局。间有不一定者，如发渐早而热退之时如旧，则其寒热加长矣，愈长则正气愈虚而加剧，不得引《内经》"其气上行九日，出于缺盆之中"为证也。又有发渐晏而热退之时如旧，则其寒热渐短矣，愈短则邪气愈衰而自止，不得引昔贤"自阳之阴者，难愈"为证也。隔二日，曰三阴疟，较诸疟为最重，有二三年未愈者，亦有二三月即愈者，只看其寒热之轻重短长，以辨其病之浅深。然三阴疟无骤死之理，反不比日作与间日者有骤死之人也。此皆就予生平所验而言之。

大抵疟疾因风寒者，多初起无汗，必该发散，羌、苏、防、葛之类；若有汗，则用桂枝、白芍；兼见热象，则桂枝柴胡各半汤；深秋初冬，寒重无汗，口不渴，脉不数者，麻黄汤小剂用之；兼见热象，则加石膏，即越婢法也。表证而挟里证，有痰食者，加入朴、半、麦芽之类。向有"无痰不成疟""无食不成疟"二说，未可全废。疟疾因于暑者，必热多寒少，有汗口渴，桂枝白虎汤、竹叶石膏汤酌用；暑兼湿，则苍术白虎汤、桂苓甘露饮酌用。以上皆疟疾之表证药。而疟发每多呕逆痞闷，又须以草果、知母、藿香、枳、朴、白蔻、姜汁、干姜、竹茹、芦根等，审其寒热加入，亦统属疟疾之实证药也。

若素虚人，或病后、疮后、产后，不可一例论。古云：无汗要有汗，散邪为主；有汗要无汗，扶正为先。汗之一端，尚且严为分别，岂以虚证、虚脉而可虚其虚乎？补中益气汤、人参养营汤、参茸归桂饮、理中、八味、真武等方，择其脉证相合者用之，盖温补、温通，补脾、补肾，方义微别耳。惟是大虚必挟寒，昔贤谓治久疟用补者，少加附子，其效如神。故虚疟之用桂、附，与三阴疟之用丁香，俱有奇功可据也。然或虚疟不见寒证，却有热象，脉弦数或洪数者，势难投以温药，则甘寒生津如蔗浆、秋露水、梨藕汁，壮水制火如二地、二冬、阿胶，以及生脉散、何人饮，又堪供我驱策矣。

复有虚实参半之热证，则小柴胡原方、人参白虎汤、半夏泻心汤、黄连汤，可以奏功。若虚实参半而寒者，较易治，毋庸再赘。但“寒热”二字，全在凭之以脉。纵使热多，甚至但热无寒，而脉细软者，当以虚治，不得轻用白虎；寒多，甚至但寒无热，而脉洪实者，当以热治，不得便用姜、桂，此妙诀也。

夜疟，皆云“邪入血分，当用血药，以提其邪”，说固可通，景岳归柴饮、鼓峰香红饮二方俱佳。然初起在夜，嗣后不早不晏，始终发于夜者是也。设趱前渐定日昃，缩后已至日出，皆不得谓之夜疟矣。

禁法与截法不同。禁是外为镇厌。其法甚多，效者亦多，即祝由之一类。然轻者效，重者不效，三疟全不效。比之打仗，掠其残兵耳。设用药中綮，何藉此乎？截是服药以截止。常山截三疟有奇效，截止后须谨慎调摄，否则复发增重。用砒者亦然。然砒必大吐，恐至伤人。其间日与日作者，原不须截，欲截则露姜饮最佳，虚加人参尤妙。缪仲淳谓：疟由于暑，暑得露而解也。予考古法要冷饮以存露性，今怕冷饮，隔汤炖温犹可，若著火，则露性全失矣。《临证指南》以秋露煎药，非也。外有胆汁二姜丸、蒜烧、草果蒸参、常山炒参诸方，以及景岳云“小柴胡汤，加常山二钱，截疟如神”，皆在乎人之善用耳。

疟母必用鳖甲煎丸，丸中除去人参为大谬。或以参汤送之，汤力已过，丸力才行。譬如悍卒无良将统驭，步伐岂能整齐？

又按：此丸偏于寒削，若阳虚者不宜。惟仲淳疟母丸，重用参、桂为宜。三疟虽属三阴，亦只要辨明寒热虚实，而应以温凉补泻。若谓阳经轻浅之方，治之无益，必以仲景治三阴之法为根蒂，似属高谈，实门外汉也。

总之，医者多读书，多阅历，病者能调摄，能谨慎，斯四难并，二美合矣。

痢

叶先生名仪，尝与丹溪俱从白云许先生学，其记病云：岁癸酉秋八月，予病滞下，痛作，绝不食饮，既而困惫，不能起床，乃以衽席及荐阙其中，而听其自下焉。时朱彦修氏客城中，以友生之好，日过视予，饮予药。但日服而病日增，朋游哗然议之，彦修弗顾也。浃旬，病益甚，痰窒咽如絮，呻吟亘昼夜。私自虞与二子诀，二子哭，道路相传，谓予死矣。彦修闻之曰：吁，此必传者之妄也。翌日，天甫明，来视予脉，煮小承气汤饮予，药下咽，觉所苦者自上下，凡一再行，意冷然；越日，遂进粥，渐愈。朋游因问彦修治法，答曰：前诊气口脉虚，形虽实而面黄稍白，此由平素与人接言多，多言者中气虚；又其人务竟已事，恒失之饥而伤于饱。伤于饱，其流为积，积之久，为此证。夫滞下之病，谓宜去其旧，而新是图。而我顾投以参、术、陈皮、芍药等补剂十余帖，安得不日以剧？然非浃旬之补，岂能当此两帖承气哉？故先补完胃气之伤，而后去其积，则一旦霍然矣。众乃敛衽而服。

震按：此与许学士治伤寒太阳病，因尺脉不应，用黄芪建中同法，彼先补而后散，此先补而后攻。但二公把握得定，故嫌疑不避。设麻黄、承气之用于后者不能愈病，则人之归咎难辞，而医之用药无路矣。

一人患痢，久不愈，脉沉细弦促，右为甚，日夜数十行，下清涕，有紫黑血丝，食少。丹溪曰：此瘀血痢也。凡饱食后疾走，或极力叫号殴跌，多受疼痛，大怒不泄，补塞太过，火酒火肉，皆致此病。此人以非罪受责故也。乃以乳香、没药、桃仁、滑石，佐以木香、槟榔、大黄，神曲糊丸，米饮下百丸，再服，大下秽物而愈。

一老人，年七十，面白，脉弦数，独胃脉沉滑，因饮白酒作痢，下淡水脓血，腹痛，小便不利，里急后重。丹溪以参、术为君，甘草、滑石、槟榔、木香、苍术为佐使，煎汤，下保和丸三十粒；次日，前证俱减，惟小便未利，以六一散服之而愈。

丹溪从叔，年逾五十，夏间患滞下病，腹微痛，所下褐色，后重食减，时有微热。察其脉皆弦而涩，似数而稍长，喜不甚浮大，两手相等，视其神气大减。朱曰：此忧虑所致，心血亏，脾气弱耳。以参、术为君，归身、陈皮为臣，川芎、白芍、茯苓为佐使；时暄热甚，少加黄连，两月而安。此等证，若因其逼迫而用峻剂，误矣。

梅长官，年三十余，奉养厚者。夏秋息痢，腹大痛。或令单煮干姜，与一帖，痛定；少顷又作，又与之，又定；八日服干姜三斤。左脉弦而稍大，似数；右脉弦而大，稍减，亦似数，重取似紧。朱曰：此必醉饱后食寒凉太多，当作虚寒治之。因服干姜多，以四物去地黄，加参、术、陈皮、酒红花、茯苓、桃仁煎，入姜汁，饮之，一月而安。

丹溪云：赵立道，年近五十，质弱而多怒。七月炎暑，大饥索饭，其家不能急具，因大怒；两日后，得滞下病，口渴，自以冷水调生蜜饮之，甚快，滞下亦渐缓，如此者五七日。召予视，脉稍大不数，遂令止蜜水，渴时但煎人参白术汤，调益元散与之，滞下又渐收，七八日后觉倦甚，发呃。予知其久下而阴虚也，令守前药；然滞下尚未止，又以炼蜜饮之，如此者三日，呃犹未止。众皆尤药之未当，将用姜、附。予曰：补药效迟，附子非补阴者，服之必死。众曰：冷水饮多，得无寒乎？予曰：炎暑如此，饮凉非寒，勿多疑，待药力到，当自止。又四日，而呃与滞下皆止。

陈宅仁，年近七十，厚味人也，有久喘病，而作止不常。新秋患痢，食大减，五七日，呕逆发呃。丹溪视脉皆大豁，众以为难。朱曰：形瘦者，尚可为。以黄柏炒燥，研末，陈米饭丸，小豌豆大，每服三十丸，人参、白术、茯苓三味煎浓汤下，连服三剂即愈。切不可下丁香等热药。

震按：丹溪诸案，绝不雷同，与马元仪大相悬绝。其最难及者，以服干姜至三斤，而仍认为虚；以呃逆已投参、术，而一兼益元，一兼黄柏。苟非识得真，岂能不惑如此？

壶仙翁治一命妇，病滞下，腹痛腰胀。翁诊其脉，曰：此气血滞郁而然，当调血和气，则痢自止。所以知其病者，切其脉，沉而滞；循其尺，尺涩。沉滞则气不和，涩则精血伤，病由积郁而强食，故气血俱伤。乃投以四物、五苓、木香，痛少止；倍当归，经通而滞下已。

汪石山云：予兄年逾六十，色苍素健，九月患滞下，予适出外，自用利药三帖，病减，延至十月，后重未除，滞下未止。诊之，脉皆濡散颇缓。初用人参二钱，归、芍、黄芩、升麻、桃仁各一钱，槟榔五分，煎服，后重已除；再减桃仁、槟榔，加白术一钱五分，滞下亦定；惟粪门深入寸许，近后尾闾穴傍，内生一核如梅，颇觉胀痛不爽。予曰：此因努责，气血下滞于此。耐烦数日，脓溃自安。果如所言。后服槐角丸，痔痛如故；仍用人参三钱，归、升麻等剂而愈。

一妇年逾五十，病痢半载余，医用四物凉血之剂及香连丸，愈增，脘腹痛甚，里急后重，下痢频并，嗳气，亦或咳嗽，遍身烦热。石山诊之，脉皆细弱而数，曰：此肠胃下久而虚也。医用寒凉，愈助降下之令，病何由安？经曰"下者举之，虚者补之"，其治此病之法欤？遂以参、术为君，苓、芍为臣，陈皮、甘草、升麻为佐使，研末，每服二钱，清米饮调下，日二次或三次，遂安。

吴茭山治一妇，长夏患痢，痛而急迫，其下黄黑色。诸医以薷苓汤，倍用枳壳、黄连，其患愈剧。吴诊之，两尺脉紧而涩，知寒伤荣也。问其病由，乃行经之时，因渴饮冷水一碗，遂得此证。盖血被冷水所凝，瘀血归于大肠，热气所以坠下。遂用桃仁承气汤，加马鞭草、延胡索，一服，次早下黑血升许，痛止脏清；次用调脾活血之剂，遂痊。此乃经凝作痢，不可不察也。

震按：此条先用薷、连，其患愈剧，再合以尺脉之紧涩，明知为寒伤营矣。乃不用温药佐消瘀，仍以承气加逐瘀药，岂因后重急迫，宜下不宜温耶？

薛立斋治少宗伯顾东江，停食患痢，腹痛下坠，或用疏导之剂，两足浮肿，食少倦怠，烦热作渴，脉洪数，按之微细。以六君子，加姜、桂各二钱，吴茱萸、五味子各一钱，煎成，冷饮，即睡，觉而诸证顿减。此假热而治以假寒也。

立斋又云：先母年八十，仲夏患痢，腹痛，作呕不食，热渴引汤，手按腹痛稍止，脉鼓指而有力，真气虚而邪气实也。急用人参五钱，白术、茯苓各三钱，陈皮、升麻、附子、炙草各一钱，服之睡，觉索食，脉证顿退，再剂而安。此取证不取脉也。凡暴病，毋论其脉，当从其证。时石阁老太夫人，其年岁、脉证皆同，彼乃专治其痢，遂致不起。

震按：立斋云"暴病，毋论其脉，当从其证"，想先生只从虚寒之证为据。若证现实热。而脉微细，或按之空豁者，又从脉不从证矣。多阅薛氏医案自知。

又云：一老人，素以酒、乳同饮，去后，似痢非痢，胸膈不宽，用痰痢等药不效。余思本草云：酒不与乳同饮，为得酸则凝结，得苦则行散。遂以茶茗为丸，时用清茶送三五十丸，不数服而瘥。

震按：此与沈绎治肃藩同案，而以茶为丸，以茶送下，更佳。

张三锡治一人，病痢，发寒热，左脉浮紧，右脉滑大，乃内伤挟外感也。先用败毒散，加姜、葱一服，表证悉退；但中脘作胀闷，后重不已，以平胃散，加枳壳、木香、槟榔、山楂，又二服；胀闷移于小腹，投木香槟榔丸三钱，下粘硬物而愈。

又一妇，病痢，自投承气汤二服，不愈。张诊之，左脉浮而带弦，右三部俱沉，关脉略滑，必郁闷中食物所致。病家云：素恼怒。遂以厚朴、苍术、香附、抚芎舒郁，山楂、槟、橘、木香理气，芍药调中，三服愈。

龚云林治大司寇刘春冈，年近古稀，患痢，脓血，腹痛。诸医弗效。龚诊六脉微数，此肥甘太过，内有积热，当服酒蒸大黄一两清利之。司寇曰：吾衰老，恐不胜，惟滋补平和之剂可也。龚再四宽释，遂服之，逾日而愈。

又治通府何竹峰，赤白痢，昼夜无度，遍身瘙痒，心中烦躁。龚诊六脉大数，人迎偏盛，此风邪热毒也。以人参败毒散，去人参，加荆、防、黄连，二服即愈。而六脉仍前大数。龚曰：数则烦心，大为病进，将来必有痰喘之患，不起。后逾月，果如其言。

震按：此二条，一以年近古稀，而用大黄至一两，不可为训；一以病退，脉不退，决其变证，诚有先见之明。然何不用补阴药，以治其脉之数大也？

李士材治屯院孙潇湘夫人，下痢四十日，口干发热，饮食不进，腹中胀闷，完谷不化。尚有谓其邪热不杀谷者，计服香、连、枳、朴、豆蔻等，三十余剂，绝谷五日，命在须臾。李诊之，脉大而数，按之豁然，询得腹痛而喜手按，小便清利。此火衰不能生土，内真寒而外假热也。亟煎附子理中汤，冷服一剂而痛止，六剂而热退食进，兼服八味丸，二十余日而安。

兵尊张绸庵，秋间患痢，凡香、连、枳、朴等剂，用之两月，而病不衰。士材诊之，滑而有力，失下之故也。用香、连、归、芍、陈皮、枳壳，加大黄三钱，下秽物颇多；诊其脉尚有力，仍用前方，出积滞如鱼肠者约数碗，调理十余日而痊。

震按：此案比前案更高，其得手处，总在于能审脉也。

缪仲淳治一少年贵介，暑月出外，饮食失宜，兼以暑热，遂患滞下，途次无药，痢偶自止；归家，腹痛不已，遍尝诸医之药，药入口，痛愈甚，亦不思食。缪视之曰：此湿热尔。其父曰：医亦以湿热治之而转剧。缪问投何药，曰苍术、黄连、厚朴、陈皮等。缪曰：误也。术性温而燥，善闭气。郎君，阴虚人也，尤非所宜。乃以滑石一两，为细末，以牡丹皮汁煮之，别以芍药五钱、炙甘草二钱、炒黑干姜五分，煎调滑石末服之，须臾，小便如注，痛立止。

祝茹穹治部堂祖泽远，夏得痢疾，昼夜七八十次，疼不可言，便出仅血脓数点，饮食不进，已月余，瘦弱已极。诸医咸虑之，以为此毒气熏蒸清道，致胃口遏塞，闻食即吐，凶兆也。祝视之，面热身凉，脉大而滑。夫病久，则邪气日盛，当身热，而今身凉；身凉，不宜脉大，而今脉大。细视胃脉乍大乍小，茹穹豁然曰：此非噤口证也。因感寒不发散，故胃以上有积寒；冒暑不清凉，故胃以下有积热。宜以温药开胃口之寒，以凉药通谷道之热，久病虚甚，补之，四五日即可愈耳。闻者大惊，乃以吴茱萸制黄连、姜汁炒黄芩、煨干姜、白豆蔻各一钱，陈壁土炒白术八分，南枣包煨人参八分，煎服，是夜即减病之半，五六服而神气渐旺，饮食渐进矣。

震按：丹皮汁煮滑石，少佐炮姜为从治，制方、服法俱妙。祝案议论颇佳，方却平庸，其效未必如是之速。

孙东宿治温巽桥子妇，发热恶心，小腹痛。原为怒后进食，因而成积，左脚酸痛，已十日矣。有南浔女科，始作瘟疫治，呕哕益加；又作疟治，粒米不能进，变为滞下，里急后重，一日夜三十余行。女科技穷，乃曰：病犯逆矣。下痢，身凉者生，身热者死；脉沉细者生，洪大者死。今身热脉大，而又噤口，何可为哉？因请东宿诊，两手皆滑大，尺部尤搏指。孙曰：证非逆，误认为疫为疟治者，逆也。虽多日不食，而尺脉搏指，经云“在下者，引而竭之”，法从下可生也。即与当归龙荟丸一钱五分，服下，去稠积半盆，痛减大半。不食已十四日，至此始进粥一瓯，但胸膈仍饱闷不知饥，又与红六神丸二钱，胸膈舒而小腹软；惟两胯痛，小腹觉冷，用热砖熨之，子户中白物绵绵下；小水短涩，改用五苓散，加白芷、小茴香、白鸡冠花、柴胡服之；至夜，满腹作疼，亟以五灵脂醋炒，为末，酒糊丸，白汤送下三钱，通宵安寝，次日精神清健，饮食大进，小水通利矣；而独白物仍下，再用香附（炒黑存性）、枯矾各一两，面糊丸，空心，益母草煎汤送下二钱，不终剂而白物无，病全愈矣。

孙东宿治侄从明，夏初由客邸患痢，昼夜三四十度，里急后重，口渴汗出，胸膈焦辣，手心热，腹微痛，小水少，干哕呕恶，其脉左沉弦，右滑数。孙以病人原禀薄弱，今远归，途次多劳，不敢疏下，姑以胃风汤加黄连，与二帖，不效，腹稍加胀。渠嘱孙曰：古云“无积不成痢”，今积势胶固，切勿用补，无以体素弱为疑。孙即改用黄芩芍药汤，三剂无进退，乃曰：此证实实虚虚，热热寒寒，殊属难治；且谷食禁口不入，干哕可虑，须再觅高明参酌。无如病人信任益坚。孙因图欲先开胃口，使新谷食将宿秽压出，或补或攻，视缓急以为方略。乃背嘱伊侄曰：令伯非人参不可，幸且勿露，俾予得以尽技。因仿丹溪法，用人参、黄连各二钱，煎浓，细细呷之，哕恶果止；连与两日，觉胸腹胀，即以保和丸应之；觉小水不利，又以清六丸应之；里急后重，以参、术，加芩、连、木香、槟榔、滑石、桃仁应之。人参皆背加，病人不知也。每诊脉，必曰：疾已渐平，幸勿遽补，恐废前功。讵知人参已服十日，计二两许矣。此后脉仅四至，软而无力。忆丹溪云：虚回而痢自止。又云：气虚甚者，非附子不能行参芪。乃以胃风汤加芪、附、炮姜，四剂而血止，后重亦止；再用菟丝、萸肉、故纸、杜仲、参、附，全安。

震按：此条与下慎柔案，俱非妙论奇方。然此条或补或清，独用并用，随机变换，而终之以专补专温，丝毫不误，较之今人见补而不应，惟知有清，清又不应，不敢再补者，其智愚相远若何？慎柔案证屡变，而方不易，亦可谓铁中铮铮者矣。

慎柔和尚云：余四弟年二十七，于甲辰闰九月患痢，先来取药，付以芍药汤一帖，香连丸二服；数日不止，反增心口如刀割，脐腹痛，肛门痛，声撼四邻，自分必死。因往乡视之，昼夜不得卧，日下红血一桶，痛不可忍，发热流汗，不食。脉之，六部俱豁大，浮、中、沉无力，四至。虽痛，虽发热，脉无力，已虚寒矣。古人云“脱血益气”，此证正宜，遂用六君子一帖，次投异功散，加升麻三分、木香五分、炒干姜五分，一剂，去后觉可，痛亦少减，至五更，腹痛如前。予曰：此药力尽也。急煎一剂与之，比前更可，痛又减七八，即酣睡，至日中方醒，曰：不甚好过。予曰：此药止能支持一觉。再煎与之，遂安寝至晓，心腹痛止，后重亦轻，再服前剂而愈。二日后，吃鸡肉，仍前腹痛，肛肿，下秽不止，又三日，病势笃极。予复往诊之，脉三至余，浮取无，沉按之则大，脾、命脉微，与补中益气汤，不应；此虚脱之甚，加御米壳一钱，亦不应；下如洞泄，流汗发躁，尺脉渐欲收短，危甚，急于补中益气汤，加人参二钱，服之，下咽觉愦。此正气欲复，邪气欲退也。顷之，精神顿增，痢稍缓。恐再作，又一剂，下注、昏愦、热躁诸证渐缓，脉有神，短脉退。思古人云“久泻久痢，汤剂不如丸散”，即合参苓白术散与服，觉减可，至下午复躁。予亦无奈，再诊左尺洪如火射状，此阴虚火动之象，与加减八味丸五六十丸，精神觉爽；顷之，又下八九十丸，睡至天明，病去十七。方信立斋谓加减八味丸治水涸之证，即令朝暮服此丸，间以参苓白术散，渐愈。复劳，觉小便痛，想动色欲之故，服逍遥散、麦冬、五味子而平。

高果哉治丁清惠公，予告在籍，患痢，里急后重，白积兼鲜血，昼夜十余次，饮食减少，两尺脉似有似无，两寸关弦数，小便短少。众医皆以望八高龄，当凭尺脉而投温补。高独谓禀赋素厚，宜从寸关而用清理。遂进黄芩、白芍、厚朴、槟榔、陈皮、甘草、阿胶、滑石、槐花、木香，四五剂，全愈。

震按：此由平素熟悉，故取舍不谬，然亦必兼有实证可据，及神气不衰以断之也。

喻嘉言治周信川，年七十三岁，平素体坚，不觉其老，秋月病痢，久而不愈，至冬月，成休息痢，昼夜十余行，面目浮肿，肌肤晦黑。喻诊其脉，沉数有力，谓曰：此阳邪陷入于阴之证也，当用逆流挽舟法，提其邪转从表出，则趋下之势止，而病可愈。于是以人参败毒散本方，煎好，用厚被围椅上坐定，置火其下，更以布条卷成鹅蛋状，置椅褥上，殿定肛门，使内气不得下走，方以前药热服，良久又进前药，遂觉皮间津津微润，再溉以滚汤，教令努力忍便，不得移身，如此约二时之久，病者心躁畏热，忍不可忍，始令连被带汗，卧于床上，是晚止下痢二次，以后改用补中益气汤，不旬日而全愈。

朱孔阳，年二十五岁，形瘦，素安逸。夏月因构讼，奔走日中，致痢，昼夜一二百次，不能起床，但饮水而不进食，其痛甚厉，肛门如火烙，扬手掷足，躁扰无奈。喻诊其脉弦紧劲急，不为指挠，谓曰：此证一团毒火蕴结在肠胃之内，其势如焚，救焚须在顷刻。若二三日外，肠胃朽腐矣。于是以大黄四两，黄连、甘草各二两，入大砂锅内煎，随滚随服，服下，人事稍宁片刻，少顷仍前躁扰，一昼夜服至二十余次。大黄俱已煎化，黄连、甘草俱煎至无汁。次日，病者再求前药。喻又诊之，见脉势和柔，知病可愈，但用急法，不用急药。改以生地、麦冬各四两，另研生汁；而以花粉、丹皮、赤芍、甘草各一两，煎成，和汁，大碗咽之。以其来势暴烈，一身津液从之奔竭，待下痢止，然后生津养血，则枯槁一时难回。今脉势既减，则火邪俱退，不治痢而痢自止，岂可泥润滞之药而不急用乎？服后，痢渐止，粥饮渐进，调理旬余，方能消谷。

陈汝明病痢，发热如蒸，昏沉不食，重不可言。至第三日，危急将绝，乃诣嘉言，其脉数大空虚，尺脉倍加洪盛。喻曰：此两病而凑于一时之证也。内有湿热，与时令外热相合，欲成痢症，尚不自觉，又犯房劳，而为骤寒所乘，以致发热身重，不食昏沉，皆属少阴肾经外感。少阴受邪，原要下利清白，此因肠中湿热已蒸成猪肝、鱼脑之形，故色虽变，而下利则同也。再用痢疾门药一剂，即刻不救矣。遂忙以麻黄附子细辛汤一剂与之，表散外邪，得汗后，热即微减；再以附子理中汤，连进二剂，热退，身轻，能食；改用连理汤，丸服，至旬日，全安。

浦君艺病痢，初起表邪未散，误用参、术固表，病反加重；乃频进黄连、大黄，治经月余，胃气不运，下痢，一昼夜百余行；一夕呕出从前黄连药汁三五碗，呕至二三次后，胃与肠遂打为一家，幽门、阑门洞开无阻，不但粥饮直出，即人参浓膏，才吞入喉，已汩汩从肠奔下，危急之至。乃以大剂四君子汤煎，调赤石脂、禹余粮二末，连连与服。服后，其下痢之势少衰，但腹中痛不可忍。君艺曰：前此下痢虽多，尚然不痛，服此药而痛增，未可再服矣。喻曰：此正所谓“通则不痛，痛则不通”之说也。不痛则危，痛则安，何乐而不痛耶？仍以前药再进，俟势已大减，才用四君子倍茯苓，十余剂全安。

震按：此四案，议论方法，皆古人所未有，洵足超前绝后。然较之丹溪，犹有粗豪、精细之别。

张路玉治春榜陈颖雍，暑月自都门归，抵家即患痢疾，半月以来，攻克不效，遂噤口，粒米不入；且因在京久食煤火，肩背发毒，不赤不疼，陷伏不起，发呃神昏，势日濒危。内外医科，互相推诿。乃延石顽诊之，六脉弦细欲绝，面有戴阳之色，所下瘀晦如烂鱼肠脑。证虽危殆，幸脉无旺气，气无喘促，体无躁扰，可进温补，但得补而痈肿焮发，便可无虞。遂疏保元汤，每服人参三钱，生芪二钱，甘草、肉桂各一钱，伏龙肝汤代水煎服，一服粥饮稍进，二服后重稍轻，三服痈毒贲起，另延疡科敷治其外，确守前方，又十余服而安。前后未尝更易一味也。

震考古人治痢方案，攻补温凉，无法不备，兹选其认证明晰，用药确当者，各备数则。此条以痢兼疡，又属一局，故录之。他如乳煎荜茇、独炼雄黄、鳖糖汤、人参樗皮散诸说，昔日固为奇方，今时未必效验，故不采录。

又阅《儒门事亲》载一男子恶痢，痛不可忍，忽见水浸甜瓜，连皮食数枚，脓血皆已，而本草却有"贫人多食甜瓜，深秋下痢难治"之戒。可见下痢无正形，治痢亦无正形也。刘宗厚曰：夏月食冰水瓜果太过，致令脾胃伤冷，血不行于四肢八脉，渗入肠胃间而下痢。是诚至言，然其咎在太过耳。若偶食之，未必为害；惟饱餐饭肉浓鲜之后，即偶食亦不可。盖凡空腹吃井水西瓜，颇能消涤无形之暑气，使从小便出；倘胃中先有食物填实在内，而加以生冷，则脾不运行，必成积滞矣。

予少年时，赴一友人招，其家长幼俱患痢疾，窃骇之，意此岂杨子建所谓疫毒痢耶？何独疫于其家也？及设中饭，荤腥海鲜盛备，而以冷酒遍斟，独予不饮，反以为怪。予曰：君家之所以致痢者，由于此也。盘中诸品，正藉极热之好酒以疏通之，则胃气方畅；乃与冷酒为伍，古语谓"得冷则凝，如油粘碗，虽洗难脱"，滞气泣血，痢能免乎？其家豁然省悟改焉，迄今二十余年无痢疾。

又有人曰：都中土著士民，夏月饭上置冰一片，凡鱼肉多悬井内，瓜果安放冰边，却不见其患痢。不知北方生长者，禀气刚厚，且食煤火之食，内有蕴热，故尔相宜。若吴地人，断不可效也。

孙见心治一人，秋间下痢脓血，昼夜百余次，里急后重。前医见脉歇止，谓因积滞所致，用槟、朴、青皮、枳壳、木香等。孙诊之，脉洪弱而数，或一二至，或三四至，或五六至，辄一止，曰：毒及少阴矣，当急顾其阳明。用生熟地各一两，归、芍、丹皮、黄连各三钱，甘草五分。群疑阴药太重，恐饱闷增剧。然服二帖，次数尚频，急重已除，脉之洪数亦减，至数相续；仍用前方，病去大半；又次日，去生地、黄连，加参、术、茯苓、山药，饮食大进，午后弦脉亦减，而至数复有止状。或骇曰：病退而脉复变，防其加重。孙曰：无妨也。歇至者，即古代、结、促之俗名耳。若冲气中绝，脏脉自见者，危；今此证歇至，本以毒盛，拥遏隧道，阴精不承，故一二至，或三四至，或五六至而至也。经曰：数动一代者，病在阳之脉也，泄及便脓血。今予去阴药之过甚，进阳药太骤，中脏得补，则木土和而胃气安，故饮食进而毒尚未尽者，亦随壮气而旺，故复有止状也。于方中仍加生地、黄连，即平矣。果验。

震按：此条与西昌治朱孔阳案相似，而此以生地换大黄，则因脉之促止，与弦动不为指挠者有别也。此从炙甘草汤得之。然幸洪数而歇止，若细涩无神而歇止，断不可治；亦必其人身不发热，尚能饮食而腹痛者，观案中云“饮食大进”，可见矣。总之，痢以能食为吉，腹痛亦吉；不能食而不腹痛者，大不吉。

〔附〕嘉善一妪，常便血，时发时止，至五旬外。夏月便鲜血，里急后重，时或不禁，脉软不数。用五苓、建中，转甚；因向宜凉血药，仍用四物，加槐、榆、楂、曲，亦无效。叶天士先生以生苍术、生厚朴、炒陈皮、炙甘草、鸡内金、砂仁壳、丁香柄丸服，全愈。又有一童子，患久痢，叶亦用此方全愈。人不解其故。

震读徐春甫《医统》，因见此方名“醉乡玉屑”，治小儿食瓜果致痢久不愈者，乃服先生之典博也。至如《临证指南》所载，都属古人常用方法，惟以温药下之，乃江氏《类案》所未有，而附子、大黄为君，参入苓、朴，及草果、益智、木香、大茴等，谅系对证择加，总不外举散温通之义。又有用大黄、芩、连、肉桂、丹皮、归、芍者，是从芍药汤化出；有用人参、芩、连、干姜、生姜、枳实者，是从泻心汤化出；以及二妙散加地榆、苓、泻，白头翁汤加黄芩、白芍，亦世俗所通晓。至如附子粳米汤、脾肾双补丸、理阴煎、四神丸、桃花汤、余粮丸，或养阴，或发表，均非创立；独有肾气丸之炒焦，及姚颐真之用大剂苁蓉为创立。但炒焦者，不过熟地炭、桂附炭之侣；苁蓉配参、归、姜、附，即以温药下之化为温药滑之耳。然同温药则可，同阴药则不可，予曾试之矣。其痢久伤肾，下焦沉坠，刚药不效者，用人参、鹿茸、大茴、茯、菟、故纸；痢久伤阴，唇燥舌干，胃气又弱，戒投阴腻柔药者，用人参、炙草、茯神、炒麦冬、炒白芍、炒乌梅肉。一系温柔补固，一系酸甘化阴，仍是率由旧章也。至谓治痢大法，无过通、塞二义，乃先生略举大端，比如读云汉之诗，勿以辞害志可矣。

疟痢

罗谦甫于至元己亥，治廉台王千户，年四十五，领兵镇涟水，此地卑湿，因劳役过度，饮食失节，至深秋，疟痢并作，月余不愈，饮食全减，形羸瘦，仲冬，舆疾归。罗诊得脉弦而微如蛛丝，身体沉重，手足寒逆，时复麻木，皮肤痂疥，如疠之状，无力以动，心腹痞满，呕逆不止。此皆寒湿为病，久淹，真气衰弱，形气不足，病气亦不足。《针经》云：阴阳皆不足，针所不为，灸之则宜。《内经》曰：损者益之，劳者温之。《十剂》曰：补可去弱。先以理中汤加附子，温养脾胃，散寒湿；涩可去脱，养脏汤加附子，固肠胃，止泻痢；仍灸诸穴，以并除之。经云"府会太仓"，即中脘也，先灸五七壮，以温养脾胃之气，进美饮食；次灸气海百壮，生发元气，以荣百脉，充实肌肉；复灸足三里，胃之合也，三七壮，引阳气下交阴分，亦助胃气；后灸阳辅二七壮，接阳气，令足胫温暖，散清湿之邪。迨月余，病气去，神完如初。

震按：温补固涩，以治疟痢虚证，其效犹迟，得诸灸法，参附之力加倍矣。遇险病，宜宗之。

滑伯仁治一妇，年五十余，患疟，寒热涌呕，中满而痛，下利不食，殊困顿。医药不效。伯仁诊其脉沉而迟，曰：是积暑与食，伏痰在中，当下之。或曰：人疲倦若是，且下利不食，焉可下？方拟进参附。滑曰：脉虽沉迟，按之有力，虽利而后重下迫，不下则积不能去，病必不已。乃以消滞丸，微得通利，觉少快；明日再服之，宿积、肠垢尽去，向午即思食，旋以姜、橘、参、苓，淡渗和平饮子调之，旬余乃复。

震按：此条疟痢兼呕，竟以消导药愈，较之专以发散药愈者，可作两大局。但须著眼"中满而痛，脉沉有力"，知其病在里，不在表也。

南浔董宗伯门下有马厨者，七月初旬病，病二十余日，愈剧。其证大发寒热，寒至不惮入灶，热至不惮下井，痢兼红白，日夜八十余行，腹痛恶心，神气倦甚。时孙东宿在宗伯家，问向来医者言脉何如，有客曰：脉不吉。下痢，脉洪大者死，细微者生。今洪大，逆也。东宿曰：痢固忌洪大，寒热亦非细微所宜，其中必有故。试往视之，见面色微红，汗淋淋下，因究病所由起。渠谓过客众，厨门燥热，食瓜果菱藕过多，晚又过饮御内，而寝于楼檐之下，次日即寒热腹痛，因而下痢。病情虽述，治法难谐，因沉思之，告宗伯曰：偶有一得，乃背水阵也。人参、白术、石膏、滑石各五钱，知母、炮姜各三钱，大附子、炙甘草各二钱，作一大剂煎之，服后倘得一睡，则阴阳始和，和则汗可敛，而寒热、呕恶可止也。至夜，痢减其半，汗、吐全无，脉亦敛矣。再用参、术、白芍、石膏、滑石各三钱，炮姜、肉桂、知母各二钱，炙甘草、附子各一钱，服后疟止，痢又减半，饮食渐进，神气渐转；改用酒炒白芍五钱，去石膏、附子，余药各减一钱，三剂全愈。客问曰：公寒热均投，此为何证，而剂何名耶？东宿曰：此滑公所谓混沌汤也。经云：夏伤于暑，秋必痃痢。白虎汤、益元散，皆解暑之剂。瓜果寒凉，伤其中气；酒后御色，损其下元。故合附子理中汤温中补下。若以寒热均用为疑，则仲景附子泻心汤、大黄、芩、连与附子并用，此何说哉？盖假对假，真对真也。

震按：古方中寒热并用者诚多，如仲景五泻心汤、黄连汤、乌梅丸、麻黄升麻汤，为后贤连理汤、左金丸诸方之祖。夷考其义，泻心汤用芩、连之苦以泻痞热，姜、夏之辛以散结气，即寒因热用也。黄连汤则以桂枝代柴胡，黄连代黄芩，干姜代生姜，喻西昌所谓"换小柴之和表里者"，为通上下法也。乌梅丸则以厥阴一经，本阴标热，故用姜、附之辛热，佐连、柏之苦寒，柯韵伯引经文所谓"伏其所主而先其所因"也。麻黄升麻汤，以知母、石膏，合麻、桂、干姜，犹是越婢汤成例；其参入归、芍、苓、术、天冬、玉竹，则因邪陷厥阴，寒郁热伏，又为下药重亡津液，故以辛温升散其邪，必兼凉润以制药之燥。

仲景诸方，精义入神，岂如混沌汤，清暑、回阳一网兜乎？乃引附子泻心汤为证，不知大黄、芩、连，以麻沸汤浸，而附子别煮取汁，是重剂固阳为君，略寓泄热之意为佐，法律固森然也。节庵祖之，制回阳返本汤，以腊茶、黄连、地浆作人参四逆之向导，方为妥贴。奈何以参、术、桂、附、炮姜，与知母、石膏、滑石，杂然并进？譬之演剧者，合三班为一班，将《琵琶》《千金》《杀狗记》一齐登场混演，有是理乎？

再考仲景"证象阳旦"条，厥逆，咽中干，两胫拘急，而谵语，亦是寒热并现，乃先与桂枝加附子汤，增桂令汗出；虽阳明内结，谵语烦乱，更饮甘草干姜汤；俟阳回足热，乃与芍药甘草汤，以伸其脚；然后用承气汤，以止其谵语。先后缓急之间，不为病所惑，而次第合节，方称仙手。

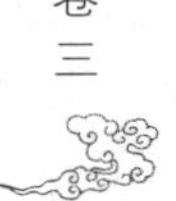

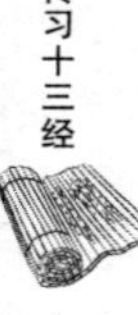

若使孙公当此，应将四方合而煎饮之，不反笑仲景之跋涉耶？然余之录之者，其书载其效如神，则亦姑存其说而已。

孙公原案又云：实者，邪气实也，故以白虎汤、益元散应之；虚者，正气虚也，故以理中汤应之。今考此方分两，纯是少阴经阴盛格阳治法，若果有暑邪，岂五钱之石膏、滑石，能与大剂参、术、姜、附并取其效哉？案载脉洪大，不载有力无力，亦不载口渴与否，舌苔及小便若何，何以放胆用温补？若痢兼红白，腹痛恶心，面红汗多，寒热大作诸证，确系暑邪为病，温补殊属反背；若果能取效，则的系虚寒，其细微之知母、石膏，正如白通加人尿猪胆汁汤耳，不得牵扯“暑邪”二字以混之也。然病经二十余日，虚寒证早已亡阳矣，能待孙公用药耶？

又考虞天民治妇人疫病，以三方合为一方，曰三合汤，不过于血药中加寒下药，却是一路，与混沌汤风马牛不相及也。混沌汤之名，出于《白云集》，乃滑伯仁治陈伯英肺气焦满，而告之曰：病由多愁善饮，且殚营虑，中积痰涎，外受风邪，发即喘喝痰咳，不能自安。为制清肺泄满，降火润燥苦辛之剂，服之既安。众诘出何方书，名何汤散，伯仁应之曰：是混沌汤。然观其制方之义，实非混沌，不似孙公之真混沌也。

又治金达泉，疟兼痢，日夜四十余度，小腹痛甚，每登厕，汗出如雨，下迫后重，小水涩痛，头疼口渴，下午发热，天明始退，左脉浮弦而数，右软弱，中部稍滑。此内伤饮食，外感风邪所致。先与柴苓汤一剂，小便即清，不痛，疟发时寒多热少；晚与人参败毒散，去羌、独，加葛根、防风、桂枝、白芍，次日头痛痢疾俱减，夜才起三次；改与补中益气汤，加酒芩、桂枝、白芍，其夜疟止，但微热；再改胃风汤，人参、白术、桂皮各二钱，白芍四钱，酒炒芩、连各一钱，当归、茯苓、川芎佐之，炮姜、地榆为使，服后寒热殄迹，夜起一次，是粪；前方减去桂枝，再三剂，而巾栉出户矣。

震按：此案用方，妥当出色，可以效法。若王金坛治邑令刘蓉川，深秋患疟而洞泄不止，欲先去其一为快，乃用《局方》双解饮子，一服而二病俱愈，更觉神妙。是得法于《澹寮》所谓“用药多一冷一热，半熟半生，分利阴阳”之义也。然窃思疟痢并作，初起者专用发散，如羌、防、柴、葛等，佐以赤苓、神曲；见血痢，参入归身、川芎；右关脉大，可加厚朴，使在腑之邪提并于经而外解，最为捷法。倘或不应，审其挟热挟寒，而用表里分散之法，热者，去羌、防，加芩、连、香薷、滑石；寒者，去柴、葛，加桂枝、干姜；若热甚者，多实证，风药不宜矣，大柴胡汤加黄连、滑石；寒甚者，多虚证，风药当戒矣，真武汤加桂枝、人参。此仍表里双解之法。至如人参败毒散、补中益气汤，虚证之表药也；理中汤、八味丸，虚证之里药也。表证之虚而挟热者，小柴胡汤；里证之虚而挟热者，连理汤；表证之虚而挟寒者，麻黄附子细辛汤；里证之实而挟寒者，温脾汤。以此诸法，将脉证配合审用，无不手到成功。如此条右脉弱为虚，疟发寒多热少，亦为虚，故第二剂即用人参；但汗出如雨，而于败毒散去羌、独，加桂枝、白芍是矣，又加葛根、防风，尚觉太过。

呃逆

壶仙翁治乡进士许崇志，病呃逆。医以雄黄烟熏其鼻，倏然目暗，热剧甚。翁诊之曰：此由恼怒伤肝，肝气上逆而呃。经云：木郁达之。投以涌剂，更为之疏肝平气，数服而愈。所以知崇志病者，其脉左关沉而弦，右寸微而数，沉弦为郁，微数为热郁不行，故指为怒气致呃也。

朱丹溪治一女子，年逾笄，性躁味厚，暑月因大怒而呃逆，每作一声，则举身跳动，神昏，凡三五息一作，脉不可诊，视其形气实。以人参芦二两，煎饮，大吐顽痰数碗，大汗，昏睡一日而安。

又一老人，素厚味，有久喘病，作止不常。新秋患痢，食大减，数日呃作，脉豁大。朱以其形瘦可治，用参术汤，下大补丸，至七日而安。

虞天民治一人伤寒，前医以补药治之而发呃逆，十日后，邀虞诊之，其脉长而实大。此阳明内实，误补所致。与大承气下之，热退而呃止。

震按：此条呃已十日，脉长实大，犹易辨也。前条之脉豁大，而用参、术，何又以黄柏佐之？岂因其形瘦，素厚味，为有郁热耶？至如女子因怒至呃，脉不可诊，止凭形气之实以施治，何不用他涌剂，而用参芦至二两？又岂因其脉未得，而用涌剂中之补剂为稳着耶？

又一人，得伤寒证，七日热退，而呃大作，举家彷徨。虞诊其脉，皆沉细无力，人倦甚。以补中益气汤大剂，加姜、附，一日三帖；兼灸气海、乳根，当日呃止，脉亦充而平安。

吕元膺治余姚州守郭文煜，呃十余日，医以丁、附等疗之，益甚。吕切其脉，阳明大而长，右口之阳数而躁，乃曰：此由胃热致呃，又以热药助其热，误矣。用竹茹汤，旋愈。

震按：上条之宜用温补及灸法，人所共能。次条之服热药而益甚，合以脉之长大数躁，宜用大剂白虎；有下证者，宜佐以承气。若竹茹汤，恐不济事。

戴同父治一人，元气素虚，胃口有蓄血，每食椒姜热汤，则呃一二声。以人参、生白术各一两，切片，用蛰虫，醉死，绞浆，制为末，入干漆灰七分，以米饮丸，弹子大。早暮陈酒细嚼一丸，终剂而愈。

震按：此证较前诸证为难辨，此方较前诸方为更佳。

厥

丹溪治一妇，病不知人，稍苏即号叫数四而复昏。朱诊之，肝脉弦数且滑，曰：此怒火所为，盖得之怒而饮酒也。诘之，以不得于夫，每夜必引满自酌，解其怀。朱治之以流痰降火之剂，而加香附以散肝分之郁，立愈。

戴原礼治方氏子妇，疟后多汗，呼媵人易衣，不至，怒形于色，遂昏厥若死状，灌以苏合香丸而苏，自后闻人步之重、鸡犬之声，辄厥逆如初。原礼曰：脉虚甚，重取则散，是谓汗多亡阳。以参、芪，日补之，其惊渐减，至浃旬而安。

汪石山治一人，年逾七十，忽病瞀昧，但其目系渐急，即合眼昏懵，如瞌睡者，头面有触皆不避，少顷而苏。问之，曰：不知也。一日或发二三次。医作风治，病转剧。汪诊其脉结止，苏则如常，但浮虚耳。曰：此虚病也。盖病发而脉结者，血少气劣耳；苏则气血流通，心志皆得所养，故脉又如常也。遂以十全大补汤，去桂，加麦冬、陈皮而安。三子皆庠生，时欲应试而惧。汪曰：三年之内，可保无恙，越此，非予之所知也。果验。

江篁南治一妇，忽如人将冰水泼之，则手足厥冷，不知人，少顷发热则渐省，一日二三次。江诊六脉俱微，若有若无，欲绝非绝，此气虚极之证也。用人参三钱、陈皮一钱、枳壳二分，人参渐加，服至六两而愈。

孙东宿治徐中宇之妇，汗出如雨，昏昏愦愦，两手无所着落，胸要人足踹之不少放，少放即昏愦益甚，气促不能以息，少近风则呕恶晕厥。与九龙镇心丹一丸，服下即稍定，少间则又发。始知胸喉中有物作梗而痛，汤水难入，即药仅能吞一口，多则弗能咽下。乃以苏合香丸与之，晕厥寻止，心痛始萌。昨日六脉俱伏，今早六部俱见，惟左寸短涩，知其痛为瘀血也，用延胡、桃仁、丹参、丹皮、青皮、当归、香附。其夜仍晕厥一次，由其痛极而然。再与前方，加乌梅、桂枝、赤芍、贝母、人参，而痛减大半。乃自云心虚有热，头眩，加山栀仁。居常多梦交之证，近更甚，以其心虚故也。人参、丹参、归、芍、枣仁、酒连、香附、贝母、石斛，调理全安。

李士材治吴门周复庵，年近五旬，荒于酒色，忽然头痛发热，医以羌活汤散之，汗出不止，昏晕不苏。李灸关元十壮而醒，四君子加姜、桂，日服三剂，至三日，少康。分晰家产，劳而且怒，复发厥。李用好参一两、熟附二钱、煨姜十片，煎服，稍醒，但一转侧即厥。一日之间，计厥七次，服参三两。至明日，以羊肉羹、糯米粥与之，尚厥二三次，至五日而厥定。李曰：今虽痊，但元气虚极，非三载调摄，不能康也。两月之间，服参四斤；三年之内，进剂六百帖，丸药七十余斤，方得步履如初。

喻嘉言治黄我兼令正，痰厥频发不痊。有欲用涌剂及下法者。喻曰：惊痰堵塞窍隧，昏迷不过片晌耳。设以涌药投之，痰才一动，人即晕去，探之指不能入，咽之气不能下，药势与病势相扼，转致连日不苏，将若之何？丹溪云“惧吐者，宜消息下之”，是或一道也。但窍隧之痰，岂能搜导下行？徒伤脾气，痰愈窒塞，此法亦不可用。今三部脉象虚软无力，邪盛正衰，不易开散，用药贵有节次矩矱。盖惊痰之来，始于肝胆，冬月木气归根，不敢攻治，但当理脾清肺，使脾能健运，肺能肃降，痰乃下行耳。今四末肿麻，气壅已甚，须药饵与饮食相参。白饭、香蔬、苦茗，便为佳珍。不但厚味当禁，即粥亦不宜食，以粥饮之，结为痰饮，易易耳；不但杂食当禁，即饮食亦宜少减，以脾气不用以消谷，转用之消痰，较药力更捷耳；其辛辣、酒脯，及煎煿、日曝之物，俱能伤肺，并不宜食。依此调理，至春月木旺，才用四君子汤，加龙胆草、芦荟、代赭石、黄连、青黛等药，为丸服之。痰迷之症，果获全瘳，后遂不发。

震按：《内经》、仲景所谓厥者，手足逆冷耳，故有寒厥、热厥之辨。今人所谓厥者，乃晕厥耳，亦兼手足逆冷，而其重在神昏若死也。向来混

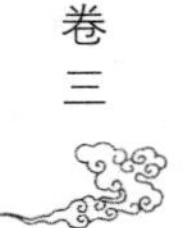

于一处，最误后学。今只选晕厥，不选厥逆，庶几头绪稍清。故丹溪案是怒厥也，又名肝厥；戴、汪、江三案是虚厥也；孙案是血厥也，又名薄厥；李案是虚厥之极，即脱厥也；喻案是痰厥，亦兼怒厥。法已略备矣。

痓

张子和治一妇，年三十，病风搐目眩，角弓反张，数日不食。诸医作惊风、风痫治之，用南星、乌、附等不效。子和曰：诸风掉眩，皆属肝木；曲直摇动，风之用也。阳主动，阴主静，由火盛制金，金衰不能平木，肝木茂而自病故也。先涌风涎二三升，次以寒剂下十余行，又以针刺百会穴，出血二杯，立愈。

虞恒德治一妇，年三十余，身小形瘦，月经后，忽发痓口噤，手足挛缩，角弓反张。虞知其去血过多，风邪乘虚而入，用四物加羌、防、荆芥，少加附子行经，二帖，病减半，六帖全安。

震按：子和论痓，最为妙解，而法惟汗、下，终嫌粗厉。如丹溪治少年疸后发痓，腹痛冷汗，痛定汗止，时止时作，脉弦紧而急，如真弦状。知其极勤苦，劳倦伤血，疮后血愈虚，风寒乘虚而入，法当养血散风。以芎、归、芍、青皮、钩藤、陈皮、术、草，再佐桂枝、黄连、木香，加红花少许，此正治也。

予乡文选司莘之金公，劳倦而伤寒发斑，斑出迎风，遽隐，遂发痓，手足搐掉，不时跳跃，浑身震动，神欲晕去。予用牛蒡、天虫、土贝、荆、防、钩藤，不应；其脉细而弦劲带数，乃用虎、膝、归、芍、生地、钩藤、秦艽、荆芥、桑枝，痓跳减半，未能全愈；因思病属厥阴，当寒热并用，乃以桂枝、羚羊角为君，仍佐血药，加竹沥、姜汁，一服而愈。此实效颦于丹溪，幸不至学步于邯郸耳。

一人身热，至六七日，医用地黄汤，遂致身体强硬，六脉沉伏，目定口呆，气喘不能吸入。周慎斋曰：此能呼不能吸，病在中焦实也。中焦实，脾不运耳。方用远志、白茯神各一钱，附子四分，去白广皮六钱，磁石、苏梗各一钱五分，沉香二分，一帖身和，六帖而安。盖脾者为胃行其津液者也，脾不运则胃阳不行于肌肉，肌肉无阳，所以强耳。醒其脾，则胃阳通，而身和矣。

震按：此非痉证，因身体强硬与痉相似，故附于此。观其议论亦佳，然不能解其制方之义。

疝

罗谦甫治赵运使夫人，年近六十，三月间病脐腹冷痛，相引胁下，痛不可忍，反复闷乱，不得安卧。乃先灸中庭穴（在膻中下，寸六分，陷者中，任脉气所发），灸五壮，或二七、三七壮；次以当归四逆汤，归尾七分，桂、附、茴香、柴胡各五分，芍药四分，茯苓、延胡、川楝各三分，泽泻一分，数服愈。

又治火儿赤怜歹，疝气，脐腹阵痛，搐撮不可忍，腰曲不能伸，热物熨之稍缓，脉得沉小而急。《难经》云"任之为病，男子内结七疝"，皆积寒于小肠间所致也，非大热之剂，则不能愈。遂以沉香、附子、川乌、炮姜、良姜、茴香、肉桂、吴茱萸各一两，醋丸，米饮汤下，名沉香桂附丸，一日二服；又间以天台乌药散，每服一钱，热酒泡生姜汤下。服此二药，旬日良愈。

滑伯仁治一妇，寒疝，自脐下上至心，皆胀满攻痛，而胁疼尤甚，呕吐烦懑，不进饮食，脉两手沉结不调。此由寒在下焦，宜亟攻其下，毋攻其上。为灸章门、气海、中脘，服延胡、桂、椒，佐以茴、木诸香，茯苓、青皮等，十日一服温利丸药，聚而散之也。果效。

震按：首案虽云任脉为病，然脐腹痛引胁下，实兼厥阴，其灸中庭穴以治任脉，当归四逆汤则治肝病也。次案脉证俱寒，自当纯用大热之剂；但脉沉小而急，与沉微细软不同，是寒实，非寒虚；妙在天台乌药散，以逐其寒积也；只服一钱，而送药引子更佳。第三案，痛且胀，又沉结不调，亦是积寒实证；而不进饮食，元气亦虚，故灸法妙极，艾火能逐寒，能壮气也；佐以温通药，间以温利药，步伐整齐，洵为必胜之师。所谓温利丸药，想即天台乌药散，以方中木香、茴香、乌药、良姜、青皮各五钱，槟榔两个；巴豆七十粒，同川楝十个，以麸炒，去豆，用楝，取其性而弃其质，如用火攻，仍不延燎也。

丹溪曰：余壮年啖柑橘过多，积成饮癖，在右肋下，因不复啖。一日，山行，大劳，饥渴，遇橘、芋，食之，橘动旧积，芋复滞气，即时右丸肿大，寒热交作。因思脾肺皆主右，故积饮、滞气下陷，太阴、阳明之经筋俱伤，其邪从而入于囊中，著在睾丸而为肿胀。戴人有言：病分上下治，同是木郁为疝，在下则不可吐，必当从下引而竭之。然窃念病有不同，治可同乎？今以饥劳伤脾，脾气下陷，必升举之，则胃气不复下陷，积乃可行。若用药下之，恐重陷胃气也。先服调胃药一二帖，次早，注神使气至下焦，呕逆而上，觉肋下积动到中焦，则吐而出之，吐后肿减半；次早，复吐，吐后和胃气，疏经络，二三日愈。凡用此法，治酒伤与饮水注右丸肿者，大效。

震按：此条向因《名医类案》脱落两行，以致文理不贯，看不明白。今从原本全录，始服其议有妙理。其法注神使气至下焦，走肋下，较之子和用药以吐者，险夷殊别矣。及读《景岳全书》，记其尊人寿峰公吐法：每于五鼓睡醒时，徐徐咽气，因作嗳以提之，（气有不充，则咽气为嗳，随咽随提）痰涎必随气而至；吐后或至唇肿咽痛，但以凉水一二口漱咽解之；吐毕，早膳悉屏五味，但用淡粥一二碗，以养胃中清气；自四旬之外，绝不用酒，每月行吐法二三次；六旬之外，则一月或半月必吐一次。用此法四十余年，愈老愈健。若遇疾病，无论表里虚实，绝不服药，但一行吐法，无不即日尽却。寿至八旬之外，犹能登山，及灯下抄录古书。读之不禁跃然，彼子和之独圣、茶调，逊此和平多矣。然窃思阳明胃脉下行为顺，若吐则上逆，频吐理当损寿，何反益寿？殊未敢信。

一人病后饮水，病左丸痛甚。灸大敦，以摩腰膏摩囊上，上抵横骨，炙温帛覆之，痛即止，一宿肿亦消。

震按：此条无甚妙义，然其法颇佳，可以备用。

汪石山治一人，年二十余，因水中久立过劳，病疝痛，痛时腹中有磊块起落如滚浪，其痛尤甚。诊之，脉皆细弦而缓，按之似涩。曰：此血病也。考之方书，疝有七，皆不宜下，所治多是温散之药，以气言也。兹宜变法治之，乃用小承气加桃仁下之，其痛如失。三日复作，比前加甚，脉之轻则弦大，重则散涩。思之莫得其说，问曾食何物，曰：食鸡蛋二枚而已。曰：得之矣。令以指探吐，出令尽，痛解矣。

一儿，六岁，阴囊胀大如盏，茎皮光肿如泡。一医为之渗湿行气，不效。汪诊视，脉皆濡缓，曰：脉缓无力者，气虚也。经云：膀胱者，津液之府，气化则能出焉。气虚不足，无能运化而使之出矣。宜升阳补气可也。遂以补中益气汤，去当归、柴胡，加茯苓、牛膝，二帖囊皱肿消，三帖全愈。

震按：此二条乃凭脉断病之正法。前案以弦涩断为瘀血，后案以濡缓断为气虚，应手取效，皆得力于指下也。前案变温散为寒下，后案去归、柴，加苓、膝，是其学问高处。但前案三日复作，而归咎于鸡蛋二枚，恐未确也。其痛解之功，又在吐法耳。

祠部黄新阳公，夙有脾泄，便血，脚痛，六脉滑数。曾用酒煮黄连为君，佐以参、术等，而泄血止。越年余，患狐疝，昼出囊中，夜卧入腹，不时疼痛。吴心所投以虎潜丸、还少丹而愈。此始为热中，久为寒中，药物寒热迥别而俱效，久病从虚治也。

震按：叶先生云：子和法中，原有虎潜诸论，后医弃置不用。今观此案，后医亦有用之者矣。惟是《指南·疝疾门》集案甚少，而方法甚多，取材既富，运用又巧，更不可及。余乡万枫江先生，乃莲幕老名宿，年近七旬，忽患癞疝，自检古方中三层茴香丸，恪遵其法，服一月，而病全愈。以是知古方每有不可思议之妙，岂独虎潜丸哉?

常州尹文辉，嗜火酒，能五斤，五月间，入闽中，溪水骤涨，涉水至七里，觉腹痛甚；半月后，右丸肿大，渐如斗形。闽中医者与肝经之剂，乃温热之品，半载无功。归而就商于李士材。李曰：嗜火酒则湿热满中，涉大水则湿寒外束。以胃苓汤，加栀子、黄柏、枳壳、茴香，十剂而略减；即以为丸，服至十五斤，全安而不发。

震按：此案若用三层茴香丸，必不妥。观李公之讲病，益信医贵变通也。后案亦纯正可法。

文学骆元宾，十年患疝，形容枯槁。士材视之，左胁有形，其大如臂，以热手握之，沥沥有声，甚至上攻于心，闷绝者久之，热醋熏灸方苏。曰：此经所谓厥疝也。用治疝当归四逆汤，半月，积形渐小；更以八味丸间服，半载不辍，积块尽消，而不复发矣。

卢不远治陈孟杼之父，六月自山东邸中受寒起，尚淹淹未旺也；至次年二月，忽小腹与腰急痛，即令人紧挽外肾，稍松便欲死。卢曰：此小肠腑病也。经云：小肠病者，腰脊控睾而痛。乃以羌活入太阳小肠，佐黄柏、茯苓、肉桂等，并刮委中穴，痛立止，但足软。卢曰：病因六月伤寒，太阳有所未尽，故入腑而痛作。原以寒邪郁火，仍需夏时则火力全而血脉通，邪始去也。果至五月天热，身发紫斑，有汗至足，而始健。

震按：此案引经以证病，并不牵强。其用药及刮法俱佳。至因足软而溯病情之源流，真大有会心处。

喻嘉言治封翁胡养冲，少腹有疝，形如鸡卵，数发以后，渐大而长，从少腹坠入睾囊甚易，返位甚难，下体稍受微寒即发，发时必俟块中冷气渐转暖热，始得软溜而缩入；否则，如卧酒瓶于胯上，半在少腹，半在睾囊，坚硬如石，其气迸入前后腰脐各道筋中，同时俱胀；上攻入胃，大呕大吐；上攻巅顶，战栗畏寒。喻曰：是为地气上攻，元会运世，论戌亥所以混茫者，由地气之混于天也。以大剂参、附、姜、桂，急驱阴气，呱呱有声，从大孔而出，立时痊愈。后仍举发，更医，服十全大补汤，二十余剂，不效。喻曰：凡孕妇病伤寒者，不得已而用麻、桂、硝、黄等药，但加入四物，则万药即不能入胞而伤胎。岂欲除块中之邪，反可用四物护之乎？即四君亦元老之官，不可以理繁治剧，必须姜、桂、附子之猛，始克制伏阴邪。但悍烈之性，似非居恒所宜服；发时服之，亦有口干舌苦之患；而坚块远在少腹，又漫无平期。于此议治，当先以姜、桂、附子为小丸，曝令干坚，然后以参、术厚为外廓。俾喉胃间知有参、术，不知有姜、桂、附子，递送达于积块之所，猛烈始露，庶几坚者削，而窠囊可尽空也。

震按：西昌此说，似是而非。外廓之药，包其猛烈之药，使不犯咽膈，则可；若到胃中必须消化，方能以药性达于病所，若使不化，则入肠泻出矣。岂有到小腹胯间而后化之理哉？其说本于吕元膺紫雪裹理中丸法也。但彼以紫雪治喉中之热，理中治中焦之寒，亦谓药入中焦即化耳。热药冷服，同此义也。白通汤加人尿猪胆汁，以其阴盛格阳，而用阴药为向导，岂可引作外廓之证哉？朱砂、青黛为衣，亦借其色为心肝二经之向导，岂竟护送此药到心肝哉？故节删其说而录之。

气冲

汪石山治萧师训，年逾五十，形肥色紫，气从脐下逆冲而上，睡卧不安，饮食少，精神倦。汪诊之，脉皆浮濡而缓，曰：气虚也。问曰：丹溪云“气从脐下起者，阴火也”，何谓气虚？汪曰：难执定论。丹溪又云“肥人气虚，脉缓亦气虚”，今据形与脉，当作气虚论治。遂以参、芪为君，白术、白芍为臣，归身、熟地为佐，黄柏、甘、陈为使，煎服十余帖，稍安；彼以胸膈不利，陈皮加作七分；气冲上，仍守前方，月余而愈。

震按：此条仍合丹溪二说同用之，非专主气虚也。惟汪公于濡缓脉，多以参、芪，加麦冬、黄柏，不加附子，想系一生得手处。至如陈皮加作七分，气即冲上，此尤气虚之显然者，前方可操券取效也。窃忆生平治气冲证，用熟地、归、杞、牛膝、紫石英、胡桃肉、坎气、青铅等药而愈者，不计其数；又有用肾气丸而愈者，用大补阴丸、三才丸而愈者，总不出丹溪之训。唯一陆姓书生，形瘦，饮食如常，别无他病，而气自脐下上冲，始仅抵胸，后渐至喉，又渐达巅顶，又渐从脑后由督脉及夹脊两傍而下，又渐至腿、踝、足心，仍入少腹，再复上冲。其冲甚慢，约一年而上下周到，谷食递减，肌肉愈削，共两年半，而其人方死。凡温凉补泻，靡药不尝；针灸祝由，无法不试。震固不能愈之，而就医于吴门叶、薛两先生，亦无寸效。此种病，恨不遇张戴人、喻西昌、周慎斋诸公，听其议论，以开茅塞也。

又按：《魏志·华佗传》载：一士大夫不快，佗曰：君病深，当破腹取。然君寿亦不过十年，病不能杀君，忍病十岁，寿俱当尽，不足故自刳裂。士大夫不耐痛痒，必欲除之。佗遂下手，所患寻瘥，十年竟死。震读此，益慨然于术之疏也。设华公遇此陆生，即早知其十年后以气冲证寿当尽矣，何药之能为？

马元仪治袁玉行，小腹厥气上冲，即吐，得饮则吐愈甚，诸药不效。马诊之，两脉虚涩，右尺独见弦急。此下焦浊气上胜，则胸中阳气不布，故饮入于胃，上壅而不下达。宜通其地道，用调胃承气汤，下宿秽甚多，继渐培中气而愈。

震按：凡病皆有虚实，勿谓气冲证皆系阴虚、气虚也。故选此条，别开一例。然必是暴病或便秘，乃从右尺脉印其机耳。昔年曾与杜良一先生治下焦肾虚，上焦气冲者，杜用六味地黄汤，合五磨饮子，去木香，以汁和服而效，又一新翻式样也。

眩晕

喻嘉言治吴添官生母，时多暴怒，以致经行复止，秋间渐觉气逆上厥，如畏舟船之状，动辄晕去，久久卧于床中，时若天翻地覆，不能强起。百般医治不效，因用人参三五分，略宁片刻，最后日服五钱，家产费尽。病转凶危，大热引饮，脑间有如刀劈，食少泻多，已治木，无他望矣。姑延喻诊，喻曰：可治。凡人怒甚，则血菀于上，而气不返于下，名曰厥巅疾。厥者，逆也。气与血俱逆于高巅，故动辄眩晕也。又以上盛下虚者，过在少阳。少阳者，足少阳胆也。胆之穴皆络于脑，郁怒之火上攻于脑，得补而炽，其痛如劈，同为厥巅之疾也。风火相煽，故振摇而热蒸；木土相淩，故艰食而多泻也。于是会《内经》铁落镇坠之意，以代赭石、龙胆草、芦荟、黄连之属，降其上逆之气；以蜀漆、丹皮、赤芍之属，行其上菀之血；以牡蛎、龙骨、五味之属，敛其浮游之神；最要在每剂药中，生入猪胆汁二枚，盖以少阳热炽，胆汁必干，亟以同类之物济之，资其持危扶颠之用。病者药一入口，便若神返其舍，忘其苦口；连进十数剂，服猪胆二十余枚，热退身凉，饮食有加，便泻自止，始能起床行动数步；然尚觉身轻如叶，不能久支。喻恐药味太苦，不宜多服，减去猪胆及芦、龙等药，加入当归一钱、人参三分，姜、枣为引，平调数日而全愈。

喻嘉言诊金道宾之脉，左尺和平，右尺如控弦，如贯索，上冲甚锐。喻曰：是病枝叶未有害，本实已先拔，必得之醉而使内也。曰：诚有之，但已绝欲二年，服人参斤许，迄今诸无所苦，惟闭目转盼，则身非己有，恍若离魂者然，不识可治与否？喻曰：夫人生之阴阳，相抱而不脱。故阳欲上脱，阴下吸之则不脱；阴欲下脱，阳上吸之则不脱。惟大醉后，大犯房劳，五脏翻覆，百脉动摇，二气乘之脱离，有顷刻殒于女身者。病之得有今日，犹幸也。但真阳不能潜藏，常欲飞腾泄越耳。治之之法有三：以涩固脱，以重镇怯，以补理虚。更佐以介类沉重下伏之物，引之潜降，使真阳复返其宅，凝然与真阴相恋；再用大封大固之法，可以收功。经云：阳者，亲上者也；阴者，亲下者也。故凡上脱者，妄见妄闻，有如神灵；

下脱者，不见不闻，有如聋聩。上脱者，身轻快，而汗多淋漓；下脱者，身重著，而肉多青紫。昔有新贵人，马上扬扬得意，未及回寓，一笑而逝者，此上脱也；又有人，寝而遭魇，身如被杖，九窍出血者，此下脱也。是病始于溺情，继以纵欲，必须大夺其情，永积其精，再加千日之把特，乃不为倏然之上脱矣。

〔附〕一人忽觉自形作两，并卧，不别真假，不语，问亦无对，乃离魂也。用朱砂、人参、茯苓浓煎服，真者气爽，假者即化。

松陵贡士吴友良，年逾古稀，头目眩晕。服补中益气汤，始用人参一钱，加至三钱，遂痞满不食，坐不得卧，三昼夜，喃喃不休。石顽往候，见其面赤，进退不常，左颊聂聂瞤动；诊其六脉皆促，或七八至一歇，或三四至一歇；询其平昔起居，云是知命之年便绝欲自保，饮啖自强。此壮火烁阴，而兼肝风上扰之兆。与生料六味，除去茱萸，易入钩藤，大剂煎服，是夜即得酣寝；其后或加鳖甲，或加龙齿，或加枣仁；有时妄动怒火，达旦不宁，连宵不已，则以秋石汤送灵砂丹，应如桴鼓；盛夏酷暑，则以小剂生脉散代茶；后与六味全料，调理至秋而安。

震按：眩晕，有实，有虚。如壮盛人，实痰实火，脉滑大有力者，二陈、芩、栀；不恶心者，用酒制大黄二三钱，或加入，或为末，茶调下。如肥白人，痰多气虚，脉濡大或细软者，六君加芪、附。又，《内经》谓“诸风掉眩，皆属肝木”，故因于外风者，二陈加荆、防、钩藤、天麻；因于内风者，即类中之渐，宜虎、膝、牡蛎、枸杞、首乌、桑叶、菊花、生地、人参。戴复庵曰：头脑挟风，眩晕之甚，抬头则屋转，眼常黑花，如见有物飞动，或见物为两，宜大追风散，或秘旨正元散加鹿茸；不效，一味鹿茸，每服五钱，酒煎，去渣，入麝少许。盖鹿之阳气钟于头，故以类相从也。此即就风之一端，而有虚实之分也。若在夏月，有冒暑而眩晕者，又不得概从风治。夫肝为风木之脏，故《内经》以眩晕专责之肝。若肾水亏少，肝枯木动，复挟相火，上踞高巅而眩晕者，近时最多。董载臣曰：妇人患此更多，宜逍遥散为主，轻则合四物，重则合六味加黄连，极有效验。他如晨晕属阳虚，昏晕属阴虚，亦辨证之大旨，未可据以为准。今所选三案，原不越乎诸法，而议论卓荦，方药巧妙，实能驾乎诸法，原本《类案》所载者不及也。

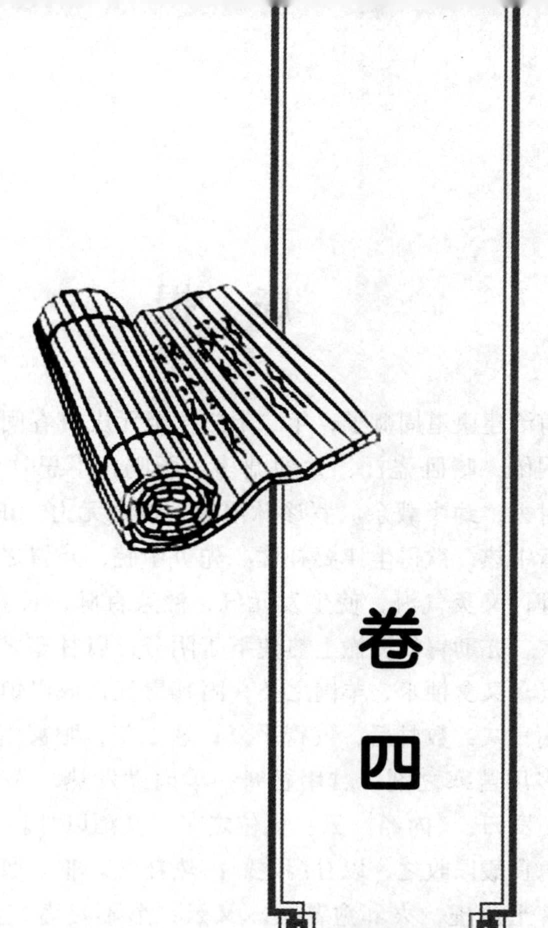

卷四

虚　损

罗谦甫治建康道周卿子，年二十三，至元戊寅春间，病发热，肌肉消瘦，四肢困倦，嗜卧盗汗，大便溏多，肠鸣，不思饮食，舌不知味，懒言，时来时去，约半载余。罗诊脉浮数，按之无力，正应《浮脉歌》云：脏中积冷营中热，欲得生津要补虚。先灸中脘，乃胃之纪也，使引清气上行，肥腠理；又灸气海，使生发元气，滋荣百脉，长养肌肉；又灸三里，乃胃之合穴，亦助胃气，撤上热使下于阴分；以甘寒之剂泻火热，佐以甘温养其中气；又食粳米、羊肉之类，固其胃气；戒以慎言语，节饮食，惩忿窒欲。病日减，数月后，气得平复；逮二年，肥甚倍常。或曰：世医治虚劳病，多用苦寒之剂；君用甘寒，羊肉助发热，人皆忌之，而君反令食，何也？罗曰：《内经》云：火位之主，其泻以甘。《藏气法时论》云：心苦缓，急食酸以收之，以甘泻之。泻热补气，非甘寒不可。若以苦寒泻其土，使脾土愈虚，火邪愈甚矣。又云：形不足者，温之以气；精不足者，补之以味。劳者温之，损者益之。补可去弱，人参、羊肉之类是也。人参能补气虚，羊肉能补血虚。食羊肉，何疑耶？

震按：罗公治总管史侯男便血，及运使崔君长子心脾痛，皆灸此三穴，所讲灸穴之义亦同，想其以此取效多矣。柳公度言：予旧多病，常苦气短，因灸气海，气遂不促；自是每岁须一二次灸之，以气怯故也。合观两家之说，则虚损病用药难效，莫如用灸。《扁鹊新书》载：绍兴间，有步卒王超，本太原人，后入重湖为盗，年至九十，精彩腴润，能日淫十女不衰。岳阳民家多受其害。后被擒，临刑，监官问曰：汝有异术，信乎？曰：无也，惟火力耳。每夏秋之交，即灼关元千炷，久久不畏寒暑，累日不饥，至今脐下一块，如火之暖。岂不闻土成砖，木成灰，千年不朽，皆火之力也。死后，刑官令剖其腹之暖处，得一块非肉非骨，凝然如石，即艾火之效。故云：保命之法，灼艾第一。窃思灼艾而至千炷，惟能忍人之所不能忍，斯能为人之所不能为耳。亦殊难矣。

丹溪治一老人，七十九岁，头目昏眩而重，手足无力，吐痰相续，左脉散大而缓，右脉缓大不及左，重按皆无力，饮食略减而微渴，大便四日始一行。医投风药。朱曰：若用风药，至春必死。此大虚证，宜大补之。以参、芪、归、芎、白术、陈皮浓煎，下连柏丸三十粒。服一年后，精力如丁年。连柏丸，用姜汁炒，姜汁糊丸。

震按：脉缓大，重按无力，参、芪、术是矣，连柏丸何耶？岂以其微渴，大便四日一行耶？或以脉缓大为热耶？

又治一人，肥大苍厚，因厚味致消渴，投寒凉药愈后，吃黄雌鸡滋补，约至千只，患膈满呕吐，医投丁、沉、附子之剂，百帖而愈。值大热中，尚恶风，怕地气，乃堆糠铺簟，蔽风而处，动止、呼吸、言语皆不能。丹溪诊之，脉四至，浮大而虚。此内有湿痰，以多服燥热药，致气散血耗，当夏令，法当死；赖色苍厚，胃气尚在。以参、芪、术熬膏，煎淡五味子汤，入竹沥，调服，三日，诸证悉除；令其绝肉味，月余平复。因多啖鸡卵，患胸腹膨胀，自用二陈汤加香附、白豆蔻，其满顿除。乃令绝肉味，勿药自安。

震按：动止、呼吸、言语皆不能，其虚象尚易视；热天畏风，怕地气，脉又四至，人必仍视为寒。丹溪断为湿痰者，盖推前因之食鸡千只，膈满呕吐而悟之；至谓虚寒之象，以多服燥热药，气散血耗所致，见识高人百倍。用参、芪、术煎膏，与脉浮大而虚恰合；其消痰药，只用一味，妙绝。淡五味子汤送者，五味以收其气之散，淡则味薄，兼濡其血之耗也；且用于暑月，为更宜。究因选药，巧不可及。令绝肉味善后，尤佳。

吴球治一贵宦，年七十，少患虚损，好服补剂。一日，事不遂意，头目眩晕，精神短少。遂告医以居常多服人参，其效甚速。乃竟用人参、熟地汤药，及固本丸并进，反加气急。吴诊其脉大力薄，兼问病情，因得之曰：先生归休意切，当道苦留，抑郁而致病耳。医者不审“同病异名，同脉异经”之说，气郁而概行补药，所以病日加也。宦者曰：斯言深中予病。竟用四七汤数剂，宽快而愈。

震按：此老原系虚证，后之加剧者，由于郁耳。用补而病转增，自当寻其别因。只缘脉大力薄，仍属虚脉，故须问而知之也。

虞恒德治一人，年三十岁，三月间，房事后乘马渡河，遇深渊沉没，幸马健无事，连湿衣行十五里抵家，次日憎寒壮热，肢节烦疼，似疟非疟之状。医作虚证治，而补气血，月余不效。更医，作瘵治，用四物加知、柏、地骨皮之类，及大补阴丸，倍加紫河车。服至九月，反加满闷不食，顾乳妪，日饮乳汁四五杯，粒米不食。虞诊视六脉皆洪缓，重按若牢，右手为甚。虞作湿郁治，用平胃散，倍加苍术、白术、苓、半、川芎、香附、木通、砂仁、羌、防，加姜煎服，黄昏一帖，一更时又一帖，至半夜，遍身发红丹如瘾疹，片时遂没而大汗，即食稀粥二碗，由是诸病皆减，能食；仍与前方服三帖，后以茯苓渗湿汤，倍加白术，服二十帖而安。

震按：溺水，不换湿衣，又值远途，次日即病，何至遂以虚损治？盖庸医著眼在房事后耳。延至半年，病势益重，而其脉仍非虚损脉，故以湿郁治即愈。合上二案并观之，可见病因亦不得不讲。

汪石山治一人，年逾三十，神色清减，初以伤寒过汗，嗣后两足时冷，身常恶寒，能食易饥，日见消瘦，频频梦遗，筋骨疼痛，久卧枕榻。医用滋阴降火，罔效。汪视左脉浮虚而缓，右脉浮弦而缓。乃曰：足冷身寒，是阳虚之验；又，汗多亡阳，奈何以阴虚治？食则易饥者，非阴虚火动也，盖脾胃以气为主，气属阳，脾胃之阳已虚，又泻以苦寒属阴之药，故阳愈虚而内空竭，须假谷气以扶助之，是以易饥而欲食，虽食亦不生肌肉也。经曰“饮食自倍，肠胃乃伤”，又曰“饮食不为肌肤”，其此之谓欤？梦遗亦非特阴虚。经曰：阳气者，精则养神，柔则养筋。今阳气虚，不能养神，则梦寐弗宁，而神弗藏于心；不能养筋，则筋骨疼痛，而魂弗藏于肝。神魂失所，安得不遗乎？经曰：气固形实。阳虚则不能固，而精门失守，此遗之所以频而不禁也。经曰：肾者，胃之关也。今若助阳以使其固，养胃以守其关，何虑遗之不止？乃以参、芪各二钱，白术一钱，甘草五分，枳实、香附、山楂、韭子各五分，煎服。半载，随时令寒暄升降，而易其佐使，遂全安。

震按：以上诸案，皆与今之所谓损怯者不同，故亦无用滋阴润肺药者。下条则全似今之损怯，而用药却平正可法。

又一人，年逾三十，质弱而色苍，初觉右耳时或冷气呵呵如箭出，越两月余，左耳气出如右；早则声哑，胸前有块攒热；晨后声哑稍开，攒热暂息，少间攒热复尔。或嗽恶酸水，小溲频赤，大便溏泄，虽睡熟，亦被嗽而寤，哕恶二三声，胸腹作胀，头脑昏痛不堪，时或发热，浑身疼痛。天明，前证少息，惟攒热勿休。且近来午后背甚觉寒，两腿麻冷。用参二钱五分，茯苓、门冬、白术各一钱，黄连、甘草、枳实各五分，贝母、归身各一钱，白芍八分，煎服，寻愈。

江应宿治祁门人周三，年近三十，潮热，咳嗽，咽哑，诊之六脉弦数。周故以酒豪，先年以醉后呕血数升，遂咳不止，百治不应，肌食递减，烦躁喘满。江与四物，换生地，加贝母、丹皮、麦冬、五味、阿胶煎服，加蔗浆一小杯、姜汁少许，嗽渐止，食少；再加白术、茯苓、人参，食渐进；夜噙太平丸，晨服六味合生脉，加枸杞，为丸。两月，嗽止；半年，肥白如初。

震按：此条纯是今人治损怯法，两月嗽止，半年全愈，亦颇有之，但不能尽如是耳。

李士材治福建何金阳令郎，患虚损，梦遗盗汗，羸顿已极。检其所服，以四物、知、柏为主，芩、连、二冬为加减。诊其脉大而数，按之极软。李曰：中气大寒，反为药苦矣。乃以归脾汤，入肉桂一钱、人参五钱，当晚得熟寐，居十日而汗止精藏；更以还少丹兼进，补中益气间服，一月而瘥。

震按：脉大而数，按之极软，诚宜温补矣。然用温补，得数脉退则愈，数脉不退则仍不愈也。亦惟大而数，按之极软，故可温补；若细而数，按之极软，死期已近，温补何益也？

又治刑部主政唐名必，劳心太过，因食海鲜，吐血有痰，喉间如鲠，日晡烦热。喜其六脉不数，惟左寸涩而细，右关大而软，思虑伤心脾也。以归脾汤大料，加丹皮、麦冬、生地，二十剂而证减六七；兼服六味丸三月，遂不复发。

吴门张饮光，发热干咳，呼吸喘急。服苏子降气，不应；服八味丸，喘益急。迎士材视之，两颊俱赤，六脉数大。曰：此肺肝蕴热也。以逍遥散，用牡丹皮一两、苡仁五钱、兰叶三钱，连进二剂，而喘顿止；以地黄丸料，用麦冬、五味煎膏，及龟胶为丸，至十斤而康。

震按：上条于左寸、右关得其病因，此条以服温纳不应，悟其病因。上条喜脉之不数，此条喜脉之数大。盖二人俱系新病，一虚一实，尚易辨耳。

又曰：南都许轮所孙女，吐血痰嗽。六月诊之，两尺如烂绵，两寸大而数。余谓：金以火为仇，肺不浮涩，反得洪大，贼脉见矣，秋令可忧。八月初五复诊之，肺之洪者变为细数，肾之软者变为疾劲。余曰：岁在戊午，少阴司天，两尺不应。今尺当不应而反大，寸当而反沉细，尺寸反者死；肺至悬绝，十二日死。计其期，当死于十六日。然能食者过期，况十六、十七二日皆金未遽绝也。十八日交寒露，又值火日。经曰“手太阴气

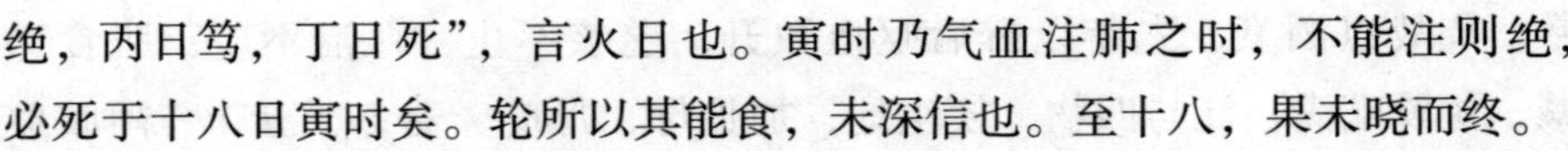
绝，丙日笃，丁日死”，言火日也。寅时乃气血注肺之时，不能注则绝，必死于十八日寅时矣。轮所以其能食，未深信也。至十八，果未晓而终。

震按：此真入理深谈，粗心者那得如是通盘打算？

侍御冯五玉令爱，发热咳嗽，已及半载。十月间，吐鲜血甚多，每日只食稀粥一盏，大肉消陷，大便溏泄，沉困著床，脉来七至。李曰：法在不救，人所共知。若能惟余是听，不为旁挠，可救十中之一。每帖用人参五钱，桂、附各一钱，芪、术三钱，归、芍二钱，陈皮一钱，日投三帖，约进七十剂，及壮水丸三斤，而后起于床，又三月，而饮食如旧矣。

震按：昔贤治虚劳，每以参、术、桂、附奏奇功，遂诋丹溪滋阴药不可用，深斥苦寒之非，此亦矫枉过正。余亲见吐血能进人参者，日服二三钱，甚相安，不旋踵而血仍吐，益加参亦复吐，不半年死。又见以参汤送八味丸者，初若效，后则咽痛热甚，不得不停矣。上条乃必死之证，而用参五钱，桂、附各一钱，日进三帖，殊难信。然能日进三帖，至七十剂，庶不死耳。

孙东宿治张子心，弱冠病瘵，其证咳嗽，下午热从两足心起，渐至头面，夜半乃退，面色青，形羸气促，交睫即梦遗，奄奄一息。孙诊其脉，左寸短弱，右关略弦，余皆洪大，因许可治。病者曰：医皆谓火起九泉者死，大肉尽削者死，咳嗽加汗者死，脉不为汗衰者死。况当夏令，肺金将绝，先生独言可治，何也？孙曰：证虽危，色、声、脉三者尚有生意。两颧不赤，心火未焚也；声音不哑，肺金未痿也；耳叶不焦，肾水未涸也。据面青者，忧疑不决；左寸短者，心神不足；关略弦者，谋为不遂。必因志愿高而不称其心，谋为而不遂其欲，殆心病，非肾病也。经曰：色脉相得者生。故许可治。病者恍然曰：是矣。予因星士决上科必售，予仍落第，而同窗者中，故怏怏至此，今亦忘其病源矣。乃为定方，以人参、枣仁、龙骨为君，丹参、石斛、贝母、麦冬、五味子为臣，山栀、香附为佐，二十帖而病起；丸方则人参、麦冬、五味、熟地、枸杞、龟板、茯苓，蜜丸，服三月，而精神健，肌肉充矣。

震按：此条辨证甚佳，所谓是心病，非肾病者，亦缘脉洪大，不细数耳。

东宿云：金良美，年十八，患咳嗽吐红，下午潮热，梦遗。市医进四物汤，加二冬、知、柏等，治半年，反加左胁胀疼，不时侧卧，声音渐哑，饮食辄恶心，肌肉大削，六脉俱数。医告技穷，因就予治。观其面色白，又隐隐有青气夹之，两足痿弱无力。予曰：此证气虚血热，而肝脉甚弦，弦则木气太旺，脾土受亏，不能统血。始殆怒气所触，继为寒凉之剂所伤，以致饮食恶心，肌肉瘦削。书云：脾胃一虚，肺气先绝。以肺金不足，则肝木愈无所制，浊痰、瘀血凝于肺窍，故咳嗽声哑；滞于肝叶，故左胁不能贴席而卧，病势危矣。喜在青年，犹可措手。因急用人参二钱，鳖甲五钱，白术、白芍、陈皮、茯苓、通草、贝母各一钱，甘草、丹皮各七分，桔梗五分，计三十帖，而咳嗽、潮热俱减，声音清，左胁可卧，后以大造丸调理全安矣。因嘱之曰：病愈虽可喜，而弦脉未退，切忌恼怒及劳心劳力之事。若劳怒相触，血来必不能御也。此后精神日旺，肌体丰肥，六年无事。一日因结算劳心，加以大怒，则血如泉涌，顷刻盈盆，上唇黑肿，汗出淋漓。急请予诊，脉乱无伦。渠语近侍欲大解。予曰：此死征也，阴阳乖离矣。即辞出，未离门而气绝。

震按：此条治法亦浅近，而讲声喑、难侧眠，颇有妙解。且愈已六年，因劳怒复发而死，可谓不善养生者之鉴戒。

周慎斋治一女，吐血发热，热甚而喘，用生脉散，热更甚；脉或大或小，或紧或数，或浮或涩，改变不常，知其脾阴虚而脉失信也。脉者血之府，脾统血，血枯，故改变不常耳。用保元汤，加北味、山药、枸杞、白茯，人参重用至五钱，二帖效，二十帖愈。

震按：脾阴虚而脉失信，亦为脉之不常寻一别解耳。所难者，吐血发热且喘，服生脉散，热更甚，几与张饮光之服八味而喘益急，贵宦之服参、地、固本丸而反加气急，病情相类矣。慎斋指为脾血枯，故脉改变，乃不用补血，而重用人参。其不因热之更甚致疑生脉之误，非识力兼到者能乎？

僧慎柔云：丹徒王盛之，年三十余，六脉俱九至，外证则咳嗽面赤，懒言怕闹。时病已年半，从前苦寒之剂，不记数矣。此真气已虚而脉数也。经云：数则元气虚，数则脾气虚。又云：数则有热而属虚。是皆不足之证。六脉中独脾、肾二脉洪大，此金虚不能生肾水也。理宜补肺金，生肾水，水旺则制火，金旺则生水平木，木平则脾土盛，又生金矣。此正治也。乃与约云：兹证服药十四五帖，或二十帖外，当有汗出，此阳气升而经络通矣；汗后即当倦八九日或半月，此邪退而正虚也；或十日半月，元气渐复，精神开爽，自后服温补脾胃之剂，又当痰动血动，或发肿毒，或作泻，此数者听其自来，乃脏腑邪气欲出，发动流行之象也。倘不预言，恐变证多端，患者惊骇耳。因与以补脾生肺滋肾水之剂，五六帖数脉不减，此真元虚而燥也；即以前剂去头煎，服二煎、三煎，不十剂而脉数退去；此时虚火一退，中气便寒，以六君子加姜、桂，五六帖脾气运动，痰饮便行，归于腰胁，肝肾部分大痛，邪之所凑，其气必虚，益见肝肾虚矣。令外以盐熨，内服二陈，加桃仁、延胡、苡仁，二帖，大肠见痰血而痛止；复用六君加白芍、五味而愈。倘不预明此理，变出腰胁痛时，便没主张矣。

震按：慎柔所著五书，专治虚劳，其论有第二关、第三关之说，其药有去头煎，服二煎、三煎之法，其辨阴阳寒热，与人不同，而专主于温补，亦自成一家而已。观此案，即可见其立异鸣高也。

〔附〕叶天士治一人，年二十岁，夏月咳嗽，时带血出，常发寒热，饮食减，身渐瘦，口不渴，行动时或仆地，有日轻，有日重，牙宣龈肿，晨起则血胶厚于齿龈上，脉细带数。群以弱证治，二地、二冬等滋阴药，遍尝不效。叶用芦根、滑石、杏仁、苡仁、通草、钩藤、白豆蔻，嘱云：服二十帖，全愈矣；若不满二十帖，后当疟也。其人服十帖，已霍然，即停药；十月中，果发疟，仍服前药，而疟愈。

震按：此系伏暑，似乎虚劳，故决以后当发疟。设遇慎斋、慎柔，不知作何治法？

〔附：天翁治黄公子痨病案〕大凡精血内夺为虚，虚不能自复为损，但须分晰自上自下、从阴从阳起见为调理。是病始于饮酒劳心，营气先伤，心阳下溜，肾阴不主涵蓄，素多梦遗。上年夏月，先有泄泻，继发疟，虽暑湿热六淫相浸，然邪之所凑，本气先虚，血附于络，络凡十五，络伤血溢，莫能堵御，皆是阳气动极无制，譬诸飓风波涛矣。阳和风熄，势必渐缓，但既去难追，所谓血脱益气，以无形能生有形也。必须静形体，宁神志，令阴平阳秘，以收全功。用药亦本四时生气，间有客邪、标恙，惟投轻剂一二即止。冬春两季按法，入夏色脉颇安。然里真未复，长夏阳泄地升，深抱复发之忧。果以霉湿潮蒸，骤暖郁勃，遂令诸脉中之气皆泄，络中之血大沸。一损再损，脏真少藏，奇经八脉，乏气支持，冲任由前而升，咳逆烘热，跷维失护，督脉无权，炎熇日炽，脂液日消。急急固护大气以包举，渐引渐收，冀其根蒂之把握；次则调和中土，以安谷知味，百日安静，再为斟酌。其清凉治嗽，热燥刚补，一概屏弃。天暑，午后服生脉散，若便溏泄泻，则停之。每晨服一炁丹丸，遗证必用桑螵蛸散。若饮食不和，用异功散，加炒黑神曲、炒黑麦芽；四君子汤，兼参苓白术散，间服。

震按：先生此论真虚损病之上池水也，其方亦虚损病之返魂丹也。较夫专于滋阴，专于补阳者，偏陂、平正，奚啻霄壤？

喻嘉言治杨季登长女，病经闭年余，发热食少，肌削多汗，而成痨怯。医见汗多，误谓虚也，投以参、术，转剧。喻诊时，见汗出如蒸笼气水，谓曰：此证可疗处，全在有汗。盖经血内闭，止有从皮毛间透出一路，以汗亦血也。设无汗而血不流，则皮毛干槁而死矣。宜用极苦之药，以敛其血入内，而下通于冲脉，则热退经行，而汗自止，非补药所能效也。乃以龙荟丸，日进三次；月余，忽觉经血略至，汗热稍轻，姑减前丸，只日进一次；又一月，经血大至，淋漓五日，而诸病全瘳。

震按：此条见识最高，用药甚巧。然幸不咳嗽，想其饮食虽少，未必大减，故以苦寒取效。但不知脉之数乎？大乎？有力乎？设脉象细数无力，兼见便溏食减，此方其可用乎？因思生平所见损怯证，大抵真阴亏损居多，如此案之可用大料苦寒，及李士材治何姓男、冯姓女可用大剂热补者殊少。即《临证指南》所载填阴者有大半，以参合阴药平补者亦相等。填阴而入血肉有情之品，如河车胶、阿胶、龟鹿胶、海参、淡菜等胶，猪羊脊髓、牛腿骨髓，及秋石、血余、乳粉、鹿鞭、鹿尾之类，皆竹破竹补法也。温柔如苁蓉、枸杞、覆盆、麋鹿茸，凉润如生地、二冬、沙参、丹皮、女贞、梨膏、枇杷叶膏，亦皆人所能用，参合妥协，即可成方，然而得效者，恐亦鲜矣。盖阳虚易治，阴竭难医。譬之盆花，泥干根槁，日以一匙之水浇之，岂能望活？惟灵雨霡霂，庶可复生。夫雨从何来？惟地气上而为云，斯天气降而为雨，地天交泰，所以生长万物。人身之地，脾胃是也。但得脾胃健旺，嗜食善化，则水谷之精华上供于肺，可拟诸云；而肺以其精华下溉百脉，可拟诸雨。此虽老生常谈，实系养阴要旨。而欲使脾胃之健旺，固首推人参，却又非尽仗人参。此中之机缄，更一言难罄。

痨瘵

《本事方》载：宣和间，天庆观法师行考，召法极精严。时一妇人，

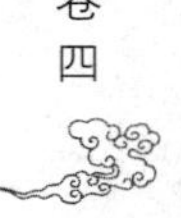

投状求治病。师召祟至，云：非我为祸，别是一鬼，亦因病人命衰为祟耳。渠今已成形，在患人肺为虫，食其肺系，故令吐血声嘶。师掠之：此虫还有畏忌否？久而无语，再掠之，良久曰：惟畏獭爪屑，为末，以酒服之则去。患家如其言而愈。此予所目见也。獭爪者，与《肘后方》治鬼疰，"用獭肝一具，阴干，杵末，服方寸匙，日三"同一义。

〔附〕慎柔治一女子，寒热盗汗咳嗽，梦与鬼交，沉沉默默，不自知所苦。因反其唇，视有白点，曰：此虫蚀肺也，急寻獭肝治之。不相信，果咯脓而殁。后闻其兄弟三人，皆夭于此证。大凡久嗽，当视其两唇，若上唇有点，虫蚀上部；下唇有点，虫蚀下部。

袁州武节郎李应，有男女三人。长子买宅，久空，无人所居，入室，忽觉心动，背寒凛凛，遂成痨瘵之疾，垂殆，传于次女；长子既殁，女病寻亟，又传于第三子，同一证候。应大惧，每日设面饭以斋云水，冀遇异人。偶往开元寺，有一人衣俗士服，自称贫道，呼应曰：团练，闻宅上苦传尸痨，贫道有一药方奉传。即以授应，应留之饭，辞；与之钱，不受。又嘱应，服药前一日，须盛享城隍，求神为阴助；并别具酒食，以犒阴兵；设使者一位于床榻之前。如其言，制服之，大下，得虫七枚，色如红肉，长约一寸，阔七八分，前锐后方，腹下近前有一口，周身有足若鱼骨，细如针，尖而曲，已死。以铁箸札刺不能入，因取火焚之，病热顿减；后又服一剂，得小虫四枚，自是遂安。

其药用天灵盖（三钱，酥炙黄色）、虎粪内骨（一钱。人骨为上，兽骨次之。杀虎，大肠内取者亦可用。以青蛇脑小豆许，同酥涂炙，色转为度。如无青蛇脑，只酥炙亦可）、鳖甲（极大者，酥炙黄色，一两。九肋者尤妙）、安息香（半两）、桃仁（一个，去皮、尖），以上俱为末；另用青蒿（取近梢者四寸，细锉）六两，豉三百粒，葱二十一个，东引桃、李、柳、桑枝各七茎（粗如箸大，各长七寸，细锉），枫叶二十一片，童便一升，水三升，煎至一升，去渣，入前末药，再煎至半升，亦去渣；另用槟榔一个、麝香一钱，俱为细末，冲入。早晨温服，以被盖出汗。恐汗内有细虫，以帛拭之，即焚此帛。相次须泻，必有虫下。如未死，以大火焚之，并弃长流水内。所用药，切不能令病人知，日后亦然。十余日后，气体复元，再进一服，依前焚弃，至无虫而止。此药，如病者未亟，可以取安；如已亟，俟其垂死，则令次已传染者服之，可杜后患也。

震按：传尸痨，古有其名，今实未见。即一家之内，父子兄弟递以痨病死者，亦由其人禀赋虚弱，气血衰损而致，并非痨虫为害也。徐氏《医统》、王氏《准绳》详载之，并绘虫形，而《慎柔五书》更侈张其说，有五凤丸、雷公丸、紫河车丸、天灵盖散等方，及纸糊病人所住之屋，服侍者以安息香涂身，雄黄涂口耳目鼻等法，多属附会，不可深泥也。此亦如《稽神志》载：一家以痨死者数人，因取继起之病者，置棺中，钉之，弃于水，期绝传染之患。流至金山，有人闻棺中啼哭，开视之，见一女子犹活，因取置鱼舍，多得鳗鱼食之，病遂愈，为渔人之妻焉。自此说出，而世人竟谓鳗能治痨，今亦何曾见其效耶？再，丹方有石青一味，或桃仁一味，神授散之川椒二斤，及童便酒煨猪腰子亦可，备临证者之参考，俱难必其效也。惟朱丹溪治临海刘兄，久嗽吐红，发热消瘦。众以为瘵，百方不应。朱视之，脉弦数，日轻夜重，用倒仓法而愈，次年生子。此则圣于医者矣。何必崔氏之灸四花穴，及癸亥夜二更之灸腰眼哉？

孙东宿治程道吾令眷，夜为梦魇所惊，时常晕厥，精神恍惚，一日三五发，咳嗽，面色青，不思谷食，日惟啖牛肉脯数块而已。时师屡治无功。吴渤海认为寒痰作厥，投以附、桂，而厥尤加。孙诊之，左脉弦，右脉滑，两寸稍短。道吾先令眷二皆卒于瘵，知其为传尸瘵证也，不易治之，乃权以壮神补养之剂，消息调理，俟饮食进，胃气转，始可用正治之法。姑用参、苓、柏子仁、石菖蒲、远志、丹参、当归、石斛，以补养神气；加陈皮、贝母、甘草、紫菀，化痰治嗽，服半月而无进退。乃制太上混元丹。用紫河车一具，辰砂、鳖甲、犀角各一两，鹿角胶、紫石英、石斛各八钱，沉香、乳香、安息香、茯苓、紫菀、牛膝、人参各五钱，麝香五分，蜜丸，赤豆大。每早、晚，盐汤或酒下三十六丸。又制霹雳出猎丹。用牛黄、狗宝、阿魏、安息各一钱，虎头骨五钱，啄木鸟一只，獭爪一枚，败鼓心破皮三钱，麝香五分，天灵盖一个，酥炙，炼蜜丸，雄黄三钱为衣。每五更，空心，葱白汤送下五分，三五日服一次，与太上混元丹相兼服，才服半月，精神顿异，不似前时恍惚矣。但小腹左边一点疼，前煎药中加白芍一钱，服之一月，精神大好，晕厥再不发矣。次年生一女。其宅瘵疾，从此亦不再传。

震按：此与袁州道士所授方更奇更好，盖彼则专于杀虫，此则杀虫而兼穿经透络，搜邪补虚。

喻嘉言治杨季登次女，食减，肌削，多汗。诊时，见其筋掣肉颤，身倦气怯，乃曰：此大惊大虚之候，法宜温补，并多加茯神、枣仁。然服十余剂，全不对病。喻徘徊自讦曰：非外感也，非内伤也，虚汗振掉不宁，能受补药，而病无增减；且闺中处子，并无家难，其神情浑似丧败之余，此曷故耶？忽而悟曰：此必邪祟之病也。诊时，问其面色，曰：时赤时黄。问其兼证，曰：每晚睡去，口流白沫，战栗而绝，以姜汤灌，至良久方苏；挑灯侍寝防之，亦不能止。因恐婿家传闻，故不敢明告。喻曰：何不早言，即可早愈。乃用犀角、羚羊角、龙齿、虎威骨、牡蛎粉、鹿角霜、人参、黄芪等药，合末，以羊肉半斤，煎取浓汁三盏，尽调其末，一次服之，果得安寝，竟不再发。相传以为神异。盖祟附于身，与人之神气交持，亦逼处不安，无隙可出。故用诸多灵物之遗形，引以羊肉之膻，俾邪祟转附骨角，移从大便而出。仿上古移精变气祝由遗事，而充其义耳。

震按：此案笺方、释证，直造轩岐之堂。后案酌古斟今，足分和、缓之坐。

又，熊仲纾幼男，髫龄，得一奇证，食饮如常，但脉细神呆，气夺色夭。仲纾问嘉言曰：此何病也？喻曰：病名殗殜，《左传》所谓“近女，室晦”，即是此病。彼因近女，又遭室晦，故不可为；令郎受室晦之邪，而未近女，是可为也。即前方，少加牛黄丸，服而安。

〔附〕黄师文治一妇人，卧病垂三年，状若痨瘵。诸医以虚损治，不瘥。黄视之曰：此食阴物时遭惊也。问之，妇方省悟曰：曩者食米团时，忽人报吾夫坠水，由此一惊，病延至今不能愈。黄以青木香丸，兼利下药与之，须臾下一块，抉之，乃痰裹一米团耳。当时被惊，怏怏在下，而不自觉也。自后安康无恙。

震按：此不载脉，何从取法？况痰裹米团在腹，似当如痞块状，或痛，或胀，或攻冲，乃并不言及，将何所凭据而云然耶？想良工治病，亦如伯乐相马，得之于牝牡、骊黄之外邪？

〔附〕无锡游氏子，少年耽于酒色，旋得疾，久而弗愈，势危甚，忽语其家人曰：常见两女子，服饰华丽，其长才三四寸，每缘吾足而行，冉冉至腰而没。家人以为祟，一名医至，扣之。曰：此肾神也。肾气绝，则神不守舍，故病者见之。

震按：此可为好淫者之戒。夫人生之来，其原在肾；人病之来，亦多在肾。肾者，命之根也。奈何纵情欲之乐，以取死亡之祸乎？

恶 寒

丹溪治一壮年，恶寒，多服附子，病甚，脉弦而似缓。以红茶，入姜汁、香油些少，吐痰一升，减绵衣大半；又与防风通圣散，去麻黄、硝、黄，加地黄，百帖而安。知其燥热已多，血伤亦深，须淡食以养胃，内观以养神，则水可升，火可降，必多服补血凉血药乃可。否则内外不静，肾水不生，附毒必发。彼以为迂，果疽发背死。

〔附〕一女子，恶寒。丹溪用苦参、赤小豆各一钱，齑水探吐；后用川芎、苍术、南星、黄芩，酒糊丸服。

又治一妇人，年五十余，形瘦面黑，喜热恶寒，六月，两手脉沉而涩，重取似数。三黄丸下以姜汤，每三十粒，服三十次，微汗而安。

一老妇，形肥肌厚，夏恶寒战栗，喜啖热御绵，多汗。已服附子三十余枚，浑身痒甚。脉沉涩，重取稍大，知其热甚而血虚也。以四物汤，去芎，倍地黄，加白术、黄芪、炒黄柏、生甘草、人参，每帖二两重。方与一帖，腹大泄，目无视，口无言，知其病热深，而药无反佐之过也。以前药炒热即煎，盖借火力为向导，与一帖，利止；四帖，精神回；十帖，全愈。

一人，形瘦色黑，素多酒不困，年半百，有别馆。一日，大恶寒，发战，自言渴，却不饮，脉大而弱，右关稍实略数，重取则涩。此酒热内郁，不得外泄，由表热而下虚也。黄芪二两、干葛一两，煎饮之，大汗而愈。

滑伯仁治一人，七月病发热。或令服小柴胡汤，升发太过，多汗亡阳，恶寒甚，筋惕肉瞤，视其脉，微欲绝。以真武汤，七八服，稍愈，服附子八枚而瘥。

戴原礼治朱仲文，长夏畏寒，身挟重纩，食饮必热如火方下咽，微温即呕。他医授以胡椒制硫，日令啖鸡三，病愈亟。原礼曰：脉数而大，且不弱，刘守真云“火极似水”，此之谓矣。椒发阴经之火，鸡能助痰，只以益其病耳。以大承气汤下之，昼夜行二十余，顿减纩之半；复以黄连导痰汤，加竹沥，饮之，竟瘳。

震按：古云“伤寒则恶寒”，又云“恶寒多属阳虚卫弱”，故参、附、芪、术是正药。诸案，或清，或下，或治痰，又古语所谓“恶寒非寒”也。要知丹溪、原礼之防风通圣、四物、黄柏、大承气、黄连导痰等方，皆因其人多服热药而病益甚，且脉不微弱也。此与东垣治目赤，烦渴引饮，脉七八至，按之则散，为无根之火，用姜、附、人参而愈者，假寒、假热，正可互参。

至如《南史》载：直阁将军房伯玉，服五石散十许剂，更患冷疾，夏月常复衣。徐嗣伯诊之，曰：卿伏热，应须以水发之，非冬月不可。至十一月，寒甚，令二人挟捉伯玉，解衣，坐石上，取冷水，从头浇之，彭彭有气。伯玉曰：热不可忍，乞冷饮。嗣伯以水与之，一饮一斗，遂瘥。此与华元化治一妇人，长病经年，于十一月，令坐石槽中，平旦，汲冷水灌之，云当满百。至七八灌，战欲死。灌者惧，欲止，华不可。至八十灌，热气乃蒸出。百灌全，方令温床厚覆，汗泱出，敷以粉而愈。二人治法相同，而华案不载恶寒，但云：世谓“寒热注病”。想如今之痨瘵，日发寒热，所谓尸疰、虫疰、鬼疰等类耳。今人百治不效，若无华公法，安能起白骨而肉之耶？

李时珍曰：二人所病，皆伏火之证，《素问》所谓“诸禁鼓栗，皆属于火”也。治法，火郁则发之。而二公乃于冬月平旦，浇以冷水者，冬至后阳气在内也，平旦亦阳气方盛时也。折之以寒，使热，气郁遏至极，激发而汗解，乃物不极不反，是亦发之之意，《素问》所谓“正者正治，反者反治，逆而从之，从而逆之，疏通道路，令气调和”者也。春月则阳气已泄，夏秋则阴气在内，故必于十一月至后，乃可行之。二公之医，可谓神矣。

震按：医理变化，真无把鼻处。诸先哲每云“闭藏之月，不可发汗”，而此则必于至后行之，何相反若是？要之，善医者，二说各有一定之理；不善医者，二说均无恰合之病。此神与庸之不同也。

发热

罗谦甫治王侍郎之婿，年二十五，十一月间，因劳役，忧思烦恼，饮食失节而病。时发燥热，困倦盗汗，湿透其衾，不思饮食，气不足以息，面色青黄不泽。罗诊其脉，浮数而短涩，两寸极小，告之曰：此危证也。治虽粗安，至春必死，当令亲家知之。夫人不以为然，遂易医。至正月，果躁热而卒。异日，侍郎谓罗曰：吾婿果如君言，愿闻其理。罗曰：此非难知也。《内经》曰：主胜逆，客胜从，天之道也。盖时令为客，人身为主。冬三月，人皆惧寒，独渠躁热盗汗，是令不固其阳，时不胜其热，天地时令尚不能制，药何能为？冬乃闭藏之月，阳气当伏于九泉之下，至春发为雷，动为风，鼓坼万物，此奉生之道也。如冬藏不固，则春生不茂，且有疫疠之灾。故人身阴气，亦当伏潜于内，不敢妄扰，毋泄皮肤，使气亟夺。此冬藏之应也。令婿汗出于闭藏之月，肾水已涸，至春何以生木？阳气内绝，无所滋荣，不死何待？因叹息而去。

震按：此论可为损怯病之秦镜，何以《类案》不收？又，罗君治韩子玉父，六十，病消渴，至冬添躁热，须裸袒，以冰置胸腋乃快，其脉沉细而疾。罗亦曰：人身为主，时令为客。大寒之令，其热更甚，经谓“当所胜之令，而不能制，名曰真强”，乃孤阳绝阴，必死之证也。与此条义同。

薛立斋治州同韩用之，年四十六，仲夏，色欲过度，烦热作渴，饮水不绝，小便淋涩，大便秘结，唾痰如涌，面目俱赤，满舌生刺，两唇燥裂，遍身发热，或时如芒刺而无定处，两足心如烙，以水折之作痛，脉洪而无伦。此肾阴虚，阳无所附，而发于外，非火也。盖大热而甚，寒之不寒，是无水也，当峻补其阴。遂以加减八味丸料一斤，内肉桂一两，以水顿煎六碗，冰冷与饮，半晌已饮大半，睡觉而食温粥一碗，复睡至晚；又以前药温饮一碗，乃睡至晓，食热粥二碗，诸证悉退；翌日畏寒，足冷至膝，诸证仍至。或以为伤寒。薛曰：非也。大寒而甚，热之不热，是无火也，阳气亦虚矣。急以八味一剂，服之稍缓；四剂，诸证复退；大便至十三日不通，以猪胆导之，诸证复作，急用十全大补汤，四剂方应。

震按：此条与伤寒门顾大有父七十九岁证脉颇同，而此不列之伤寒者，以所叙证，先述烦渴引饮，溺淋唾痰，面赤舌燥，而后继之以遍身发热云云，其情形殊不似伤寒之先发热而渐见烦渴、溺淋、舌燥也。顾姓证叙起即首载头痛发热，细看自有分晓。立斋治法诚奇，然曰阴虚而用肉桂一两，似难矜式。况前云“无水”，以加减八味料一斤，所谓加减者，不过去附子，加五味耳。后云“无火”，以八味丸一剂，则较之前用一斤，桂一两，仅得十分之一矣。何先后轻重如此耶？且存其说，质之高明。

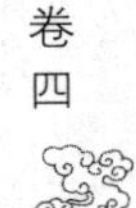

立斋又治府庠王以道，元气素弱，复以考试积劳，于冬月大发热，泪出随凝，目赤露胸，气息沉沉欲绝，脉洪大鼓指，按之如无，舌干如刺，此内真寒而外假热也。令服十全大补汤，嘱曰：服此药，其脉当收敛为善。少顷熟睡，觉而恶寒增衣，脉顿微细如丝，此虚寒之真象也。以人参一两、熟附三钱，水煎顿服而安；夜间，脉复脱，乃以参二两、熟附五钱，仍愈；后以大剂参、术、归身、炙草等药，调理而愈。

震按：壮热露胸，目赤泪凝，舌干如刺，纯是火象；惟气息沉沉欲绝，是虚象；脉洪大鼓指，按之如无，则可决其内虚寒而外假热矣。服温补药后，脉当收敛为善，此是格言，所当熟记。又，立斋治七十九岁老人，于少妾入房后，头痛发热，见诸火象，脉洪大无伦，按之有力，较之此案证同脉异，更宜细参。

李时珍自记年二十时，因感冒，咳嗽既久，且犯戒，遂病骨蒸发热，肤如火燎，每日吐痰碗许，暑月烦渴，寝食几废，六脉微洪。遍服柴胡、麦冬、荆沥诸药，月余益剧。其尊君偶思李东垣治肺热如火燎，烦躁引饮而昼盛者，气分热也。宜一味黄芩汤，以泻肺经气分之火。乃按方用片芩一两，水煎顿服，次日身热尽退，而痰嗽皆愈。药中肯綮，如鼓应桴如此。

震按：此案与立斋治法，有天渊之别。故病者如人面之不同，千态万状，无有定形；治病者能如以镜照面，使随其形而呈于镜，则妍媸自别，不至误认矣。

高果哉治陈几亭，病身热，自卯辰以后，上半身热，申酉时中半身热，亥子时下半身热，热至足底更甚。周而复始，一日一夜，循环无间，服药久而不效，展转沉重。高诊之，脉微无力，右尺脉伏而不起。因思尺脉沉伏者，肾虚也；日夜之热，上下循环者，肾火之浮游也；至子时而足底大热，则肾火之归就于下也。若当归下之时，而能摄住其性，不使上走，则热自无矣。须效烧丹法治之。夫丹家用二个阳城罐，一盛水银丹药，填塞其中，一则空而无物，以两罐对合两口，扎住，盐泥封固，然后煅炼；其上之空罐，当烧红时，必用湿纸搭于罐底，频以冷水润之。盖下罐丹药，为火久逼，则渐渐望空罐中来矣，如升药之望上而飞也。但水银甚活，虽上入空罐，又能复入旧罐，必得凉冷之处，方能摄住其质，故用湿纸搭于罐底，丹必稳贴矣。今仿此法以制方，用童便炙龟板一两，熟地、枸杞各七钱，麦冬五钱，萸肉四钱，此五味皆补肾滋阴之药，犹水银与丹药也；附子二钱，以从治而导火归元，犹炼丹之火也；又用黄柏七钱，以降其火，犹罐底之湿纸与水也。黄昏煎好，子时方服，从前服药皆积于胸中而难下，服此药觉胸中易下，三剂而热除病愈。

震按：此案认为肾虚，火不归原，大剂补肾，寒因热用，与证极合，与脉似乎未合。然其讲理取譬，真堪贻后训则。

孙东宿治徐三泉令郎，每下午发热，直至天明，夜热更甚，右胁胀痛，咳嗽吊疼。以疟治，罔效。延及二十余日，热不退。后医谓为虚热，投以参、术，痛益增。孙诊之，左弦大，右滑大搏指，乃曰：《内经》云“左右者，阴阳之道路”，据脉，肝胆之火为痰所凝，必勉强作文，过思不决，木火之性不得通达，郁而致疼；夜甚者，肝邪实也。初治，只当通调肝气，一剂可瘳。误以为疟，燥动其火；补以参、术，闭塞其气，致汗不出，而舌苔如沉香色，热之极矣。乃以小陷胸汤，用大栝蒌一两、黄连三钱、半夏二钱，加前胡、青皮各一钱，煎服，夜以当归龙荟丸微下之，遂痛止热退，两帖全安。

潘见所一小价，年十六七，发热于午后。医者以为阴虚，用滋阴降火药，三十余剂，热益加，且腹中渐胀，面色青白；仍以六味地黄汤，加知、柏、麦冬、五味之类，又三十剂，而腹大如斗，坚如石，饮食大减，发黄成穗，额亮口渴，两腿大肉消尽，眼大面小，肌肤枯燥如松树皮，奄奄一骷髅耳。孙东宿至，观其目之神尚五分存，乃曰：证非死候，为用药者误耳。譬之树木，若根本坏而枝叶枯焦，非力可生；今焦枯乃斧斤伤其枝叶，而根本仍在也，设灌溉有方，犹可冀生。以神授丹，日用一丸，煮猪肉四两饲之，十日腹软其半，热亦消其半，神色渐好。潘问此何证，孙曰：此疳积证也。误认为肾虚而用滋阴之药，是以滞益滞，腹焉得不大不坚？况此热乃湿热，由脾虚所致，补阴之剂皆湿类，热得湿而益甚矣。盖脾属土，喜燥恶湿，今以大芦荟丸、肥儿丸调理一月，即可全瘳。

震按：发热有两大局：一系外因，《内经》所谓“热病者，皆伤寒之类”也；一系内因，《内经》所谓“阴虚则发热”也。然伤寒之类，已有风、暑、湿、湿热、风湿、温病、热病、风温、瘅疟、脚气十余种分别；若内因，自阴虚之外，如劳倦内伤、阴盛格阳、气虚、血虚、火郁、阳郁、停食、伤酒、伏痰、积饮、瘀血、疮疡，头绪不更多乎？得其因，又当分其经，而十二经之外，又有奇经，如阳维为病发寒热，此非可以疟治者，故临证贵乎细辨也。即如孙东宿二案，一系肝经郁火，一系疳积似痨，非具明眼，岂能奏功？

血证

东垣治一贫者，脾胃虚弱，气促，精神短少，衄血吐血。以麦门冬二分，人参、归身各三分，黄芪、白芍、甘草各一钱，五味五枚，作一服，水煎，稍热服，愈。继而至冬天寒，居密室，卧大热炕，而吐血数次，再求治。此久虚弱，外有寒形，而有火热在内，上气不足，阳气外虚。当补表之阳气，泻里之虚热。夫冬寒衣薄，是重虚其阳，表有大寒，壅遏里热，火邪不得舒伸，故血出于口。忆仲景《伤寒论》云：太阳伤寒，当以麻黄汤发汗而不与之，遂成衄，却与麻黄汤，立愈。此法相同，遂用之以麻黄桂枝汤，人参益上焦元气而实其表，麦门冬保肺气，各三分；桂枝以补表虚，当归身和血养血，各五分；麻黄（去根、节）去外寒，甘草补脾胃之虚，黄芪实表益卫，白芍药各一钱；五味三枚，安其肺气。卧时热服，一服而愈。

震按：此案认病制方，其义最精。药之分两甚轻者，因受病在卫在肺，皆系亲上部位。经云：补上，治上，制以缓。缓则气味薄也。然系久虚之体，热为寒束，故用法若此。体不虚，而热为寒束者，又当以麻杏甘膏汤，加血药以治之。

丹溪治一壮年，患嗽而咯血，发热肌瘦，医用补药数年而病甚，脉涩。此因好色而多怒，精神耗少，又补塞药多，荣卫不行，瘀血内积，肺气壅遏，不能下降。治肺壅，非吐不可；精血耗，非补不可。唯倒仓法，二者兼备，但使吐多于泻耳。兼灸肺俞二穴，在三椎骨下横过各一寸半，灸五次而愈。

震按：肺俞灸法，今人颇用之，然效甚渺。倒仓法，无敢用者。德清邑宰查公，讳克萨，吐血成痨，曾用之，亦无效。丹溪此案，以补药数年，瘀血内积，尚非死证，故以二法奏功。

滑伯仁治一人，盛暑出门，途中吐血数口，亟还则吐甚，胸拒痛，体热头眩，病且殆。或以为劳心焦思所致，与茯苓补心汤。仁至，诊其脉洪而滑，曰：是大醉饱，胃血壅遏，为暑迫血上行。先与犀角地黄汤，继以桃仁承气汤，去瘀血、宿积，后治暑，即安。

震按：此条为孙东宿二案之祖，可以并看。

陈斗严治薛上舍，高沙人，素无恙，骤吐血半缶。陈诊之曰：脉弦急，此薄厥也。病得之大怒，气逆，阴阳奔并。饮六郁汤而愈。

震按：上条逐瘀清暑，此条开郁，皆治暴病吐血法。《类案》原本载：吴茭山治吐血不止，即以吐出之血炒黑与服，亦是第一回暴起吐血法。

薛立斋治一童子，年十四，发热吐血。薛谓宜补中益气，以滋化源。不信，用寒凉降火，愈甚。始谓薛曰：童子未室，何肾虚之有？参芪补气，奚为用之？薛曰：丹溪云：肾主闭藏，肝主疏泄，二脏俱有相火，而其系上属于心，心为君火，为物所感则易动，心动则相火翕然而随，虽不交会，其精暗耗矣。又，"精血篇"云：男子精未满而御女，以通其精，则五脏有不满之处，异日有难状之疾。遂用补中益气及地黄丸而瘥。

汪石山治一人，形实而黑，病咳，痰少声嘶，间或咯血。诊之，右脉大无伦，时复促而中止，左比右略小而软，亦时中止。曰：此脾肺肾三经之病也。盖秋阳燥烈，热则伤肺，加之以劳倦伤脾，脾为肺母，母病而子失其所养；女色伤肾，肾为肺子，子伤必盗母气以自奉，而肺愈虚矣。法当从清暑益气汤例而增减之，以人参二钱或三钱，白术、白芍、麦门冬、茯苓各一钱，生地、当归身各八分，黄柏、知母、陈皮、神曲各七分，甘草五分，煎服，月余而安。

震按：上条童年发热吐血，此条咳嗽声嘶咯血，皆用参、术合补阴药而愈。观二公之议论，可悟失血之源头。今人一味滋阴清火，宜乎不效。

一人形瘦而苍，年逾二十，忽病咳嗽咯血，兼吐黑痰，医用参术之剂，病愈甚。汪诊之，两手寸、关浮软，两尺独洪而滑，此肾虚火旺而然也。遂以四物汤，加黄柏、知母、白术、陈皮、麦冬之类，治之月余，尺脉稍平，肾热亦减；依前方，再加人参一钱；兼服枳术丸，加人参、山栀，以助其脾；六味地黄丸，加黄柏，以滋其肾，半年而愈。

震按：四物加知柏，合两尺之洪滑；白术、麦冬，合寸关之浮软，妙极。至于前用参术而病甚，后以尺脉稍平仍加人参，苟非石山之高明，岂敢复蹈前辙？其收功于枳术丸加人参、山栀，及地黄丸加黄柏，尤见工巧。

一人年逾四十，面色苍白，平素内外过劳，或为食伤，则咯硬痰而带血丝，因服寒凉清肺药、消痰药，至五六十帖，声渐不清，而至于哑，夜卧不寐，醒来口苦，舌干而常白苔，或时喉中觉痛，或胸膈痛，或嗳气，夜食难消，或手靠物久则麻，常畏寒，不怕热，前有癞疝，后有内痔，遇劳则发。初诊，左脉沉弱而缓，右脉浮软无力；续后三五日一诊，心肺二脉浮虚，按不应指，或时脾脉轻按阁指，重按不足，又时或快或缓，或浮或沉，或大或小，变动无常。夫脉不常，血气虚也。譬之虚伪之人，朝更夕改，全无定准。以脉参证，其虚无疑，虚属气虚为重也。盖劳则气耗而肺伤，肺伤则声哑；又，劳则伤脾，脾伤则食易积。前疝后痔，遇劳而发者，皆因劳耗其气，气虚下陷，不能升降故也。且脾喜温恶寒，而肺亦恶寒，故曰：形寒饮冷则伤肺。以已伤之脾肺，复伤于药之寒凉，则声安得不哑，舌安得不苔？苔者，仲景谓“胃中有寒，丹田有热”也。夜不寐者，由子盗母气，心虚而神不安也。痰中血丝者，由脾伤不能裹血也。胸痛嗳气者，气虚不能健运，故郁于中而嗳气，或滞于上则胸痛也。遂用参、芪各四钱，麦冬、归身、贝母各一钱，远志、酸枣仁、牡丹皮、茯神各八分，石菖蒲、甘草各五分，其他山楂、麦芽、杜仲，随病出入，煎服年余而复，益以宁志丸药，前病渐愈矣。且此病属于燥热，故白术尚不敢用，况他燥剂乎？

一人年五十，形色苍白，性急，语不合则叫号，气喘呕吐。一日，左乳下忽一点痛，后有过劳恼怒，腹中觉有秽气冲上即嗽，极吐，亦或干咳无痰，甚则呕血，时发时疟。或以疟治，或从痰治，皆不效。汪诊之，脉皆浮细，略弦而快，曰：此土虚木旺也。性急多怒，肝火时动，故左乳下痛者，肝气郁也；秽气冲者，肝火凌脾而逆上也；呕血者，肝被火扰，不能藏其血也；咳嗽者，金失所养，又受火克而然也；呕吐者，脾虚不能运化，食郁为痰也；寒热者，水火交战也。兹宜泄肝木之实，补脾土之虚，清肺金之燥，庶几可安。以青皮、山栀各七分，白芍、黄芪、麦冬各一钱，归身、阿胶各七分，甘草、五味各五分，白术一钱五分，人参三钱，煎服月余，诸证悉平。

震按：上条声哑喉痛，口苦舌苔，而用参、芪各四钱；此条左乳下痛，秽气冲上即嗽，而用人参三钱，芪、术次之。非石山，岂能辨此？且上条脉软无力，变动不常，尚可认为气虚；此条脉浮细弦数，不以滋肾清肝，治更难及。

村庄一妇，年五十余，久嗽咯脓血，日轻夜重。汪诊之，脉皆细濡而滑，曰：此肺痿也。平日所服人参清肺饮、知母茯苓汤等剂，皆犯人参、半夏，一助肺中伏火，一燥肺之津液，故病益加。乃以天麦门冬、阿胶、贝母为君，知母、生地、紫菀、山栀为臣，桑白皮、马兜铃为佐，款冬花、归身、甜葶苈、桔梗、甘草为使，五剂而安。

震按：石山治血证，多用参、术，而此条及下条前半段治法，如出两人，可见其原非执守一法。但下条用滋阴凉药，竟得脉缓不数，殆有天幸焉。近来此种病极多，此种药效者殊少。

一人形色苍白，年三十余，咳嗽咯血声哑，夜热自汗。汪诊之，脉濡细而近快，曰：此得之色欲也。遂以四物，加麦冬、紫菀、阿胶、黄柏、知母，三十余帖，诸证悉减；又觉胸腹痞满，恶心畏食，或时粪溏，诊之脉皆缓弱，无复快矣。曰：今阴虚之病已退，再用甘温，养其脾胃，则病根去矣。遂以四君子汤，加神曲、陈皮、麦冬，服十余帖而安。

江篁南治其弟，患嗽血，初一二剂用知、贝、二冬、归、芍清肺之剂，夜加胁疼；继用人参一钱五分，胁疼减，后加参至二钱；左脉近大而快，右略敛，少带弦而快，每嗽则有血，大便溏，一日三更衣，以人参三钱，白术、紫菀各一钱五分，茯苓、白芍各一钱，甘草九分，牡丹皮八分，加茅根，利小溲，脉弦快稍减；加黄芪二钱、百部六分，是日嗽止，血渐少，既而血亦止；然便溏，乃倍参、芪、术、山药、陈皮、甘草、苡仁、白芍等药，兼与健脾丸而愈。

震按：此案纯仿石山治法。

孙东宿治臧六老，上吐血，下泻血，胸膈背心皆胀，原从怒触，又犬肉所伤，故发热而渴。医者用滋阴降火药，胸背愈胀，血来更多。孙诊之，两关俱洪滑有力，曰：此肝脾二经有余证也。作阴虚治，左矣。阴虚者，脉数无力，今之脉既不同；午后潮热，夜半而退，与今之昼夜常热者，亦不同也。经云：怒伤肝，甚则呕血并下泄。胸背胀痛，瘀血使然。脾为犬肉所伤，故不能统血。误用地黄、知、柏等剂，是以脾益伤，而上焦瘀血愈滞也。即与山楂、香附、枳实，调气消导，为君；丹参、丹皮、桃仁、滑石、茅根，化瘀血，为臣；黄连、芦根，解犬肉之热，为佐。四帖，胸背宽，吐血止；惟腹中不舒，仍以前药，同保和丸与之，大下臭黑粪而全安。

族侄明之，作文过劳，痰火上逆，大吐痰沫，因而呕血，一涌数碗，昏晕汗出，奄奄而卧，略不敢动；稍动即呕吐，而血随出，色鲜红；饮食、汤水皆不敢入，入即吐而眩晕，血即随之。医者皆曰：血如涌泉，体热，脉大，眩晕，而药食难入，似无佳兆。孙诊之曰：无妨。凡看证，要圆活，勿拘泥。经云：心主血，肝藏血。又云：怒则气上。又云：脉虚身热，得之伤暑。今左脉弦大，右脉虚大，是不独作文劳心动火，且亦被怒伤肝，抑又为暑所逼，以致木火上升，眩晕作吐。经云：诸风掉眩，皆属于肝；诸呕吐逆，皆属于火。又，诸动属火，内为木火上冲，外为暑气所迫，故吐而汗多，血随吐出也。先以白丸子三钱，解其暑气，清其痰饮，抑其冲逆，则吐可止，吐止气平，血自归经。服后果嗒然而睡，醒则吐止食进，眩晕寻已。继用滑石、香薷各三钱，黄连、扁豆各一钱五分，竹茹一钱，甘草五分，四帖全安。

震按：上条胸背皆胀，服阴药，胀更甚，合以两关脉之洪滑有力，尚易辨其非阴虚；况恼怒、食犬，亦可问而知之。此条因作文过劳，呕血数碗，昏晕汗出，稍动即吐，而血随至，势殊危矣。况右脉虚大，不认为虚，而认为暑，竟合左脉之弦大，大剂清暑清汗，真妙手也。

李士材曰：尚宝卿须日华林下多郁，且有暴怒，吐血甚多，倦怠异常。余以六君子，纳参一两、干姜一钱、木香八分，四日而血止。后因怒，血复大作。余曰：先与平肝，继当大补，然夏得秋脉，所谓早见非时之脉，当其时不能再见矣。果如期而殁。

震按：吐血甚多，其因由于郁且怒，则肝脾受伤久矣。重用人参，佐辛热以从治，可谓技进乎道者也。若解郁平肝，血岂能止？然血止后，因怒复大作，更何法可治？其死无疑矣。

大宗伯董元宰有少妾，吐血蒸嗽。先用清火，继用补中，俱不见效。士材诊之，曰：两尺沉实，少腹按之必痛。询之果然。此怒后蓄血，经年弗去，乃为蒸热，热甚而吐血，阴伤之甚也。以四物汤，加郁金、桃仁、穿山甲、大黄少许，下黑血升余，少腹痛仍在；更以前药加大黄三钱煎服，又下血黑块如桃胶、蚬肉者三四升，腹痛乃止，虚倦异常；与独参汤饮之，三日而热减六七；服十全大补汤，百余日而康。

震按：两尺沉实，决其少腹有瘀，因瘀而蒸热，因蒸热而吐血。盖从脉象认得病根，故大下而病根去。去后峻补，不用养阴，更妙。

景岳治倪孝廉，素以攻苦，思虑伤脾，时有呕吐之证，过劳即发。用理阴煎、温胃饮之属，随饮即愈。一日于暑末时，因连日交际，致劳心脾，遂上为吐血，下为泄血，俱大如手片，或紫或红，甚多可畏。医云：此因劳而火起心脾，兼之暑令，二火相济，所以致此。与犀角、地黄、童便、知母之属，药及两剂，其吐愈甚，脉益紧数，困惫垂危。迨景岳往视，情势俱剧。乃以人参、熟地、干姜、甘草四味，大剂与之，初服毫不为动，次服觉呕恶少止，而脉中微有生意；乃复加附子、炮姜各二钱，人参、熟地各一两，白术四钱，炙甘草一钱，茯苓二钱，黄昏与服，竟得大睡，直至四鼓；复进之，而呕止，血亦止；又服此方数日，而健如故。盖此人以劳倦伤脾，脾胃阳虚，气有不摄，所以动血。时当二火，而证非二火，再用寒凉，脾必败而死矣。

震按：此与生生子族侄之病病因同，现证及时令又同，而一用寒凉，一用温补，水火之别，皆得收功，自非神手不能。但孙脉左弦大，右虚大，与紧脉不同。孙案未曾以药尝试，张案用寒凉而病益甚，亦有不同也。临证者在乎细心体察也。

喻嘉言治一人，素有失血病，晨起陡暴一口，倾血一盆，喉间气壅，神思飘荡，壮热如蒸，颈筋粗贲。诊其脉，尺中甚乱，曰：此昨晚大犯房劳也。因出验血，色如太阳之红。再之寝所，谓曰：少阴之脉，系舌本。少阴者，肾也。今肾家之血汹涌而出，舌本已硬，无法可救。不得已，用丸药一服，镇安元气，若得气转丹田，尚可缓图。内浓煎人参汤，下黑锡丹三十粒，喉间汩汩有声，渐入少腹，顷之舌柔能言，但声不出；急用润下之剂，以继前药，遂与阿胶一两，溶化，分三次热服，半日服尽，身热渐退，颈筋渐消；进粥，与补肾药，多加秋石，服之，遂愈。

震按：参汤下黑锡丹以治吐血，可补古法所未备。然继以阿胶而大效，再继以秋石补肾药而全愈，恐未必。

又治顾枚先，年二十余岁，体肥嗜酒，孟夏患失血证，每晚去血一二盏，延至季夏，去血无算，然色不憔悴，身不消瘦，脉不洪盛，亦无寒热，但苦上气喘促，夜多咳嗽，喉间窒塞，胸前紧逼，背后刺胀，躁急多怒。医以人参、阿胶，治失血成法，用之月余，逾增其势；更医，用滋阴膏子润上，牛膝、黄柏导下，总不见效；及服酒研三七，则血止咳定，但未久，血复至，咳复增。喻曰：是病为饮醇伤胃，胃家多气多血，故内虽渐亏，而外犹未觉。揆其致此之由，又必以醉饱入房而得之。盖人身气动则血动，而媾精时之气，有乾坤鼓铸之象，其血大动。精者，血之所化也。灌输原不止胃之一经，独此一经所动之血，为醉饱所阻，不能与他经缉续于不息之途，是以开此脱血一实，今者竟成熟路矣。夫胃之脉，从头走足，本下行也，以呕血之故，逆而上行，则呼吸必致喘急。胃之气，传入大小肠、膀胱等处，亦本下行也，以屡呕之故，上逆而不下达，则胸腹必致痛闷。胃气上奔，呕逆横决，则胸中之气必乱，所以紧逼痛楚，甚至攻入于背，以背为胸之府也。其心烦多怒者，以胃之上为膈，《内经》所谓“血迸于膈之上，气迸于膈之下”，气血倒而使然。且胃之大络，贯膈，络肺，其膈间紧逼肺间，气胀痰胶，何莫非胃病之所传哉？当此长夏土旺，母邪尽传于子，至三秋燥金司令，咳嗽、喘满之患必增，肺痈、胃痈之变必来矣。今岁少阴司天，运气热也；炎夏酷暑，时令热也。而与胃中积热，合煽其虐，不治其热，血必不止。惟遵《内经》“热淫血溢，治以咸寒”之旨，用元明粉化水煮黄柏，秋石化水煮知母，少加甘草以调其苦，四剂而血止。惜病家不终其用，八月中，果生肺痈而死。

震按：此案议病、制方，夐绝人寰，岂西昌真有隔垣之见，如长桑、元化哉？亦惟熟于《内经》，而善于运用，则引集经义，证合病机，头头是道，无勉强附会之陋矣。士材先生云：熟读而精灵自启，思深而神鬼可通。诚哉，是言也。

周慎斋治陈姓人，年三十五岁，性嗜酒色，忽患吐血，一日三五次；不思饮食，每日食粥一碗，反饮滚酒数杯，次日清晨再食粥，前粥尽行吐出，吐后反腹胀，时时作痛作酸，昼夜不眠，饮滚酒数杯略可；来日亦如此，近七月矣。医人并无言及是积血者，俱言不可治。周诊之，六脉短数，曰：吐后宜宽反胀，饮滚酒略可，此积血之证也。盖酒是邪阳，色亦邪阳，邪阳胜则正阳衰；又兼怒气伤肝，肝不纳血；思虑伤脾，脾不统血；中气大虚，血不归络。积血中焦无疑，宜吐宜利。但脾胃大虚，不使阳气升发，阴寒何由而消？先用六君子汤，白术以苍术制之，加丁香温胃，草蔻治中脘痛，三十余帖；再用良姜一两（百年陈壁土四两同煎，待土化，切片），陈皮（去白）、草蔻、人参、白术、茯苓、甘草、胡椒、丁香各五钱，细辛四钱，共末，空心，清盐汤或酒送下二钱。此药专在扶阳，积血因阴寒凝结，阳旺而阴自化。服药后，血从下行者吉。乃血从上吐，约六七碗，胸中闷乱，手足逆冷，不省人事，急煎人参五钱、炮姜八分，遂静定；后胸中闷乱，脐下火起而昏，用茯苓补心汤，一剂而安；后用六味，加人参、炮姜而痊。

震按：此案认病有卓见，用药有妙解，与诸吐血治法绝不相关，因在血止后，得吐反胀，当治其胀耳。案中“邪阳胜则正阳衰”，至言也。凡人逞欲，藉酒为助，自觉阳强可喜，不知仍靠命门真阳作主，迨欲既遂，而邪阳息，真阳始宁。欲火频起频息，真阳必渐用渐衰。或欲起而勿遂其欲，似与真阳无损，然如灯火本明，而于灯下另添一火以逼之，此火渐旺，则灯火渐灭，理更可悟。故凡中年之后，多病之人，必以闭关为福，尤以泊然不起欲念为大福也。

石顽治牙行陶震涵子，伤劳咳嗽，失血势如泉涌，服生地汁、墨汁，不止。门人周子用热童便二升而止。石顽诊其脉弦大而虚，自汗喘乏，至夜则烦扰不宁。与当归补血汤，四帖而热除。时觉左胁刺痛，按之漉漉有声，此少年喜酒负气，尝与人斗狠所致。与泽术麋衔汤，加生藕汁调服，大便即下累累紫黑血块，数日乃尽；后与四乌贼骨一藘茹，为末，分四服，入黄牝鸡腹中煮啖，留药，蜜丸，尽剂，而血不复来矣。

震按：自汗喘乏，脉弦大而虚，不混投地黄汤、生脉散，高矣。用补血汤者，以其夜间烦扰不宁耳。至因胁痛，想及斗狠，则此人形色必壮实，故消瘀不补益，最为得法。

高士宗曰：友孙子度侄女，适张氏，病半产，咳嗽吐血，脉数而涩，色白，胃满脾泄。医用理气降火止血药，益甚。予投理中汤，加木香、当归，倍用参、术而血止；继用归脾汤，及加减八味饮子，诸证渐愈。时鼓峰适从湖上来，视之曰：大虚证得平至此，非参、术之力不能。今尚有微嗽，夜热时作，急宜温补，以防将来。因定朝进加减八味丸，晡进加减归脾汤。未几，遇粗工，诧曰：血病从火发，岂可用热药？遂更进清肺凉血之剂，病者觉胃脘愈烦惋，饮食不进，而迫于外论，强服之，逾月，病大发，血至如涌，或紫或黑，或鲜红。病者怨恨，复来招予往视之，曰：败矣。脏腑为寒凉所逼，荣卫既伤，水火俱竭，脉有出而无入，病有进而无退，事不可为也。未几，果殁。《仁斋直指》云：荣气虚散，血乃错行，所谓阳虚阴必走也。曹氏《必用方》云：若服生地、藕汁、竹茹等药，去生便远。故古人误解“滋阴”二字，便能杀人。况粗工并不识此，随手撮药，漫以清火为辞，不知此何火也，而可清乎？所用药味，视之若甚平稳，讵知其入人肠胃，利如刀锯，如此可畏哉！夫血脱益气，犹是粗浅之理，此尚不知，而欲明夫气从何生，血从何化，不亦难乎？操刀使割，百无一生。有仁人之心者，愿于此姑少留意也欤！

震按：吐血一证，近日最多，有有因而患之者，亦有无因而患之者。外因六淫之邪，动血犹轻；内因酒色忧愤，动血为重；及不内外因，作劳举重，忍饥疾行，皆使失血，然尚可求其因而治之。若与诸项并不相犯，

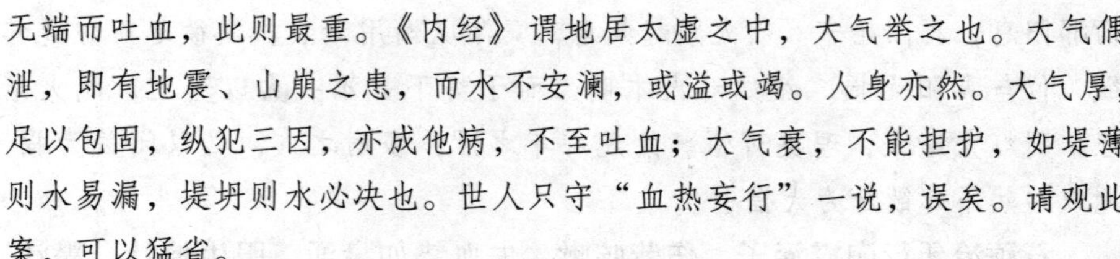

无端而吐血，此则最重。《内经》谓地居太虚之中，大气举之也。大气偶泄，即有地震、山崩之患，而水不安澜，或溢或竭。人身亦然。大气厚，足以包固，纵犯三因，亦成他病，不至吐血；大气衰，不能担护，如堤薄则水易漏，堤坍则水必决也。世人只守“血热妄行”一说，误矣。请观此案，可以猛省。

但参、芪、术，亦有效，有不效。盖大气无形，与营气、卫气、宗气、中气又不同，非草木、血肉之补所能补。曾见大啖肉饭，俄顷血一冒而死者；又见日日服参，而血仍频发以死者。此皆宿世之孽缘，以致今生之恶疾。惟积德行善，养性修身，庶可挽回造化。《内经》云：恬淡虚无，真气从之，精神内守，病安从来？此无形之大药也。

予幼年凿窍太早，犯褚氏之戒；十四五岁，即患梦遗咯血；二十四岁更剧，咳痰必带血，一月梦遗十余次，遂咳嗽夜热，喉痒火升，颧红背痛，自分死矣。尔时上有垂白之高堂，下无襁褓之童稚，于是忧病畏死，苦不可言。欲却其畏死之念，而末由也。一友劝阅内典，遂取《楞严经》，潜心探索，久之，觉吾自有吾，此身非吾；又阅《六祖坛经》，大悟为善之道，则身虽死，性仍不死；乃广求《感应篇》《阴骘文》《了凡四训》《功过格》诸书，实力遵行，竟别有一番境界，顿忘所苦。父母见予形瘠，命媳分房别寝，并得焚香持诵梵呗，复阅《贤愚因缘》，见菩萨视身命如敝屣，而畏死之念涣然冰释，淫欲之梦绝不复作矣。从此泰然自得，自无恼怒，自不躁急，惟戒烟酒，畏色如蝎，二年而诸病瘳，三年而儿女育。惜乎半途尽废，毁弃前功，今届中寿，于人于己，两无所益也。但幸免夭折，敢不举以告世？惟愿患斯疾者，请尝试之。

又按：缪仲淳治吐血三诀，举世奉为明训，实未细绎其义。

首条云“宜行血，不宜止血”，固是，然行血之药，惟有大黄，所谓血以下行为顺也。又须看其血证之新久，与失血之多少，而去取之，盖宜下于妄行之初，不宜下于脱血之后也。今本文不注明行血者何药，但云“行血则血循经络”，致近日有多服山羊血而死者，安知不误于此句？至如血来汹涌，必须止之。古方花蕊石散、十灰散，及童便、墨汁等，皆欲其止也。止之后，或消或补，尚可缓商。任其吐，而不思所以止之，何从求活？特是止血之法，贵于虚实寒热辨得明，斯于补泻温清拿得稳耳。本文云“止之则血凝，血凝则发热恶食，而病日痼”，抑思今之吐血者，每多发热恶食，何尝由于血凝耶？果系血凝，则仲景大黄䗪虫丸尚可救之；只虑血去无算，阴虚则病，阴竭则死，无可奈何也。

次条“宜补肝，不宜伐肝”，注谓：养肝则肝气平，而血有所归；伐之则肝虚不能藏血，血愈不止。此说诚妙，然亦要看脉象若何。肝阴固宜养，肝阳亦宜制。设遇木火两亢，血随气逆者，则抑青丸、龙胆泻肝汤，醋制大黄、桃仁、枳壳、青铅、铁锈水等，何尝禁用？盖得其道，则伐之即所以补之；不得其道，而徒奉熟地、当归、萸肉、枸杞等为补肝之药，则谬矣。

末条“宜降气”，夫气有虚实，亦分寒热。血证之气，虚者多，实者少；热者多，寒者少。惟恃强善怒之人，肝气实而吐血，往往有之，抑肝清肝，宜降气，又宜降火矣。他如肺气虚而不降，则生脉散、观音应梦散；中气虚而不降，则四君子、参橘煎；肾阳虚，不能纳气而不降，则八味丸、黑锡丹；肾阴虚，不能纳气而不降，则大补阴丸、三才封髓丹。必求其所以不降之故而治之，斯为降，乌可恃韭汁、苏子、番降香为下气药耶？

至“不宜降火”之句，医中狡狯者，藉为口实，辄称“吐血，服生地、麦冬，必成痨病”，随将假阿胶售人，以代二物。不知世之一见血证，概用生地、麦冬，诚应诃责；若将二物屏弃，岂非因噎废食？况予生平所见，血溢上窍之人，合乎丹溪所谓“阳盛阴虚，有升无降”者，十居八九；合乎仁斋所谓“阳虚阴必走”，及曹氏《必用方》之甘草干姜汤，赵氏《绛雪丹书》之桂附者，百中一二而已。惟虚而有火者，清补并用；虚而无火者，气血兼补。或宜降火，或不宜降火，总无一定之法也。若谓服苦寒药必死，则仲景《金匮》之泻心汤，不几为罪之魁哉？

衄血

滑伯仁治一妇，体肥而气盛，自以无子，尝多服暖宫药，积久火盛，迫血上行为衄，衄必数升余，面赤，脉躁疾，神恍恍如痴。医者犹以上盛下虚，丹剂镇坠之。伯仁曰：经云“上者下之”，今血气俱盛，溢而上行，法当下导，奈何实实耶？即与桃仁承气汤，三四下，积瘀去；继服既济汤，二十剂而愈。

项彦章治一妇，患衄三年许。医以血得热则淖溢，服泻心凉血之剂，益困，衄才数滴辄昏，六脉微弱，寸为甚。曰：肝藏血而心主之，今寸口脉微，知心虚也。心虚则不能司其血，故逆而妄行。法当养心，仍补脾，实其子，子实则心不虚矣。以琥珀诸补心药，遂安。

许学士云：一人膏粱嗜饮，常病衄。医曰：诸见血者为热。以清凉饮子投之，即止；越数日，其疾复作。医又曰：药不胜病故也。遂投黄连解毒汤。或止或作，易数医，皆用寒苦之剂，俱欲胜其热而已。饮食起居，浸不及初，肌寒而时躁，言语无声，口气臭秽，恶吸冷风，其衄之余波则未绝也。或曰：诸见血者热，衄，热也；热而寒之，理也。今不愈，而反害之，何耶?《内经》曰“以平为期”，又言“下工不可不慎也?”彼惟知见血为热，而以苦寒攻之，抑不知苦泻土，土，脾胃也；脾胃，人之所以为本者。今火为病，而泻其土，火未尝除，而土已病矣；土病则胃虚，虚则荣气不能滋荣百脉，元气不循天度，气随阴化，而无声、肌寒也。噫，“粗工嘻嘻，以为可治，热病未已，寒病复起”，此之谓也。

汪石山治一人，形魁伟，色黑善饮，年五十余，病衄如注，喘嗽，喘不能伏枕。医以四物汤，加麦冬、阿胶、桑白皮、黄柏、知母进之，愈甚。诊之，脉大如指，《脉诀》云：鼻衄失血沉细宜，设见浮大即倾危。据此，法不救；所幸者，色黑耳。脉大非热，乃肺气虚也。此金极似火之病，若补其肺气之虚，则火自退矣。医用寒凉降火之剂，是不知“亢则害，承乃制”之旨。遂用人参三钱，黄芪二钱，甘草、白术、茯苓、陈皮、神曲、麦冬、归身甘温之药进之，一帖病减，十帖病愈。

震按：以上四案，首条是实热，次条为心脾两虚，三条病因是热而过用苦寒，四条脉形是热而实由气虚，不同如此，临证者可不细辨乎?

又一人，形近肥而脆，年三十余，内有宠妻。三月间，因劳感热，鼻衄久，而流涕不休，鼻秽难近，渐至目昏耳重，食少体倦。医用四物凉血，或用参芪补气，罔有效者。诊之，脉濡而滑，按皆无力，曰：病不起矣。初因水不制火，肺为火扰，流涕不休，经云“肺热甚则出涕”是也。金体本燥，津液日泄，则燥者枯矣。久则头面诸阳之液，因以走泄，经云“枯涩不能流通，逆于肉里，乃生痈肿”是也。月余，面目耳旁果作痈疮而卒。后见流涕者数人，多不救。

震按：流涕鼻秽，即鼻渊之属，何以断其必死？要之，脉濡滑而无力，昔贤谓“滑脉类数”，仲景所云“数脉不时，则生恶疮”也。脉无力者，石山必用参、芪。今参、芪罔效，无路可寻矣。况流涕不休，定然枯涩，故以营气不从，逆于肉里，为是病之指归。魏注云“用滋水生肝养肺药”，诚佳，然以治流涕不休者，恐亦难效。

朱圣卿，鼻衄如崩，三日不止，较之向来所发之势最剧。服犀角、地黄、芩、连、知、柏、石膏、山栀之属，转盛。第四日，邀石顽诊之，脉弦急，如循刀刃。此阴火上乘，载血于上，得寒凉之药，转伤胃中清阳之气，所以脉变弦紧。与生料六味，加五味子，作汤；另用肉桂末三钱，飞罗，面糊，分三丸，用煎药调下。甫入喉，其血顿止；少顷，口鼻去血块数枚而愈。自此，数年之患，绝不再发。

〔附〕一人衄血不已，医皆以为热，沈宗常投以参附而愈。人骇问之，曰：脉小而衰，非补之不可。

震按：此二条相同，但微有不同者，一系温补元气，一系导火归元也。

〔附〕徐德古治一人，患衄尤急，灸项后发际两筋间宛宛中三壮，立止。盖血自此入脑，注鼻中。常人以绵勒颈后，尚可止衄。此灸宜效。

震按：是乃截其血之来路也。与湿纸搭囟门者同义。若邵村张教官衄，道人教以生藕一枝，捣贴颅囟；再以海巴，烧存性，吹鼻二三次。饶州民季七衄，医用萝卜汁，和无灰酒饮之，立止；复发，用人中白，新刮者，置瓦上焙干，温汤调下，又止。是皆偶合一时之病机，并非诸衄之定法。

下 血

东垣治一人，宿有阳明血证，因五月大热，吃杏，肠澼下血，唧远散漫如筛，腰沉沉然，腹中不和，血色黑紫。病名湿毒肠澼，阳明、少阳经血证也。以芍药一钱五分，升麻、羌活、黄芪各一钱，生熟地黄、独活、牡丹皮、炙甘草、柴胡、防风各五分，归身、葛根各三分，桂少许，作二服。

震按：腰沉沉然，腹中不和，湿也；血色紫黑，湿兼热也。方中用风药以胜湿，不用凉药以清热者，欲其行春生升发之令，使血不下走，无取

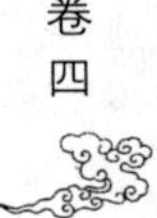

苦寒之降沉也；加桂少许，如风熏日暖，不特血止，胃气亦旺矣。

罗谦甫治真定总管史侯男，年四十余，肢体本瘦弱，于至元辛巳，因秋收租，佃人致酒味酸，不欲饮，勉饮数杯，少时腹痛，次传泄泻无度，日十余行；越旬，便后见血红紫，肠鸣腹痛。医曰：诸见血者为热。用芍药柏皮丸治之，不愈。仍不欲食，食则呕酸，形体愈瘦，面色青黄不泽，心下痞，恶冷物，口干，时有烦躁，不得安卧。罗诊之，脉弦细而微迟，手足稍冷。《内经》曰：结阴者，便血一升，再结二升，三结三升。又云：邪在五脏，则阴脉不和，而血留之。结阴之病，阴气内结，不得外行，无所禀，渗肠间，故便血也。以苍术、升麻、熟附子各一钱，地榆七分，陈皮、厚朴、白术、干姜、白茯苓、干葛各五分，甘草、益智仁、人参、当归、神曲、炒白芍药各三分，上十六味作一服，加姜、枣煎，温服，食前，名曰平胃地榆汤。此药温中散寒，除湿和胃。数服，病减大半；仍灸中脘三七壮，乃胃募穴，引胃上升，滋荣百脉；次灸气海百余壮，生发元气，灸则强食羊肉；又以还少丹服之，则喜饮食，添肌肉；至春，再灸三里二七壮，壮脾温胃，生发元气，此穴乃胃之合穴也；改服芳香之剂，良愈。

震按：此条证因易辨，脉又可凭，无甚疑难。妙在制方，升温通补，分量轻重合宜，的属东垣高弟。

丹溪治一老妇，性沉多怒，大便下血十余年，食减形困，心摇动，或如烟熏，早起面微浮，血或暂止，则神思清，忤意则复作，百法不治。脉左浮大虚甚，久取滞涩而不匀；右沉涩细弱，寸沉欲绝。此气郁生涎，涎郁胸中，心气不升，经脉壅遏不降，心血绝，不能自养故也。非开涎不足以行气，非气升则血不归隧道。以壮脾药为君，二陈汤，加红花、升麻、归身、酒黄连、青皮、贝母、泽泻、黄芪、酒芍药，每帖加附子一片，煎服，四帖后，血止；去附，加干葛、丹皮、栀子，而烟熏除；乃去所加药，再加砂仁、炒曲、熟地黄、木香，倍参、术，服半月愈。

震按：此条脉证，似虚似实，非寒非热，较之罗案难辨多矣。及观其讲病源与用药法，及药之轻重去取，俱有精义，又极平和。十年之病，半月而愈，仙乎？仙乎！

虞恒德治一男子，四十余，素饮酒无度，得大便下血证，一日如厕二三次，每次便血一碗。以四物汤，加条芩、防风、荆芥、白芷、槐花等药，连日服之，不效；后用橡斗烧灰二钱七分，调入前药汁内服之，又灸脊中对脐一穴，血遂止，自是不发。

震按：橡斗烧灰，未为巧；灸脊中对脐一穴，殊巧。

一男子，每怒必便血，或吐血，即服犀角地黄汤之类。薛立斋曰：当调理脾胃。彼不信，仍服之，日加倦怠，面色萎黄；又用四物、芩、连、丹皮之类，饮食少思，心烦热渴，吐血如涌，竟至不起。此证久服寒凉损胃，必致误人。其脾虚不能摄血，不用四君、芎、归、补中益气之类，吾未见其生者。

一妇，但怒必便血，寒热口苦，或胸胁胀痛，或小腹痞闷。薛曰：此怒动肝火而侮土。用六君子，加柴胡、山栀而愈；用补中益气、加味逍遥二药，乃不复作。

震按：此条是吐血、便血正理正法。

李士材治学宪黄贞父，患肠风，久用四物汤、芩、连、槐花之属，屡发不止，面色颇黄。诊其脉，惟脾部浮而缓，此土虚而风湿交乘也。遂用苍术三钱，茯苓、人参、黄芪、升麻、柴胡、防风各一钱，四剂而血止；改服十全大补汤，调养而愈。

震按：此条是从李、罗二案参合为治。

孙东宿治新市陈鹿塘，有肠风脏毒之证，大便燥结，数日不能一行，痛苦殊甚，百医不效。其脉两寸皆数，两关皆弦而无力，两尺洪滑而左尤甚。孙曰：东垣谓大肠喜清而恶热，脾胃喜温而恶寒，以胃属土，而大肠属金也。今此乃胃寒肠热之证，当以肠风脏毒之药为君主，外以养血之剂裹之，使不伤胃气。盖药先入胃，而后传入大肠，入胃时裹药未化，及入大肠，则裹药化，而君药始见，亦假途灭虢之策也。因以大黄（酒浸，九蒸九晒）二两，木耳二两，槐花三两，郁李仁、皂角子、象牙屑、条芩各一两，血余灰、升麻、荆芥各五钱，为末，炼蜜丸；外以四物汤，加蒲黄，各一两，为衣。空心、午后，各以米汤下二钱，果血止，而大便不燥，饮食日加矣。

震按：裹药法以治肠风便燥颇相宜，盖裹药晒使坚干，诚可传入大肠，非比走经络及他脏腑，必由脾胃转送也。

又治董宗伯公子龙山夫人，即宪副茅鹿门公女，年三十五，病便血，日二三下，腹不疼。医治三年，不效。孙诊之，左脉沉涩，右脉漏出关外，诊不应病。因血既久下，且用补中益气汤，加阿胶、地榆、侧柏叶，服八剂，血不下者半月，彼自喜病愈矣。偶因劳而血复下，又索前药。孙

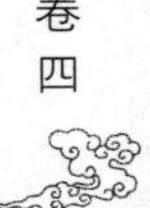

曰：夫人之病，必有瘀血积于经隧，前因右脉漏关难凭，故以升提兼补兼涩，以探虚实耳。今得病情，法当下而除其根也。龙山曰：三年间便血，虽一日二三下，而月汛之期不爽，每行且五日，何尚有瘀血停蓄耶？孙曰：此予因其日下月至，而知其必有瘀血停蓄也。经云“不塞不流，不行不止”，今之瘀，实由塞之行也，不可再涩。古人治痢，必先下之，亦此意也。即用桃仁承气汤，加丹参、五灵脂、荷叶蒂，水煎，夜服，五更下黑瘀血半桶，其日血竟不来；乃以理脾药养之，过五日，复用下剂，又下黑瘀如前者半；乃以补中益气汤、参苓白术散调理全愈。

震按：便血日二三下，已三年之久，而敢用逐瘀下药，非有确见，不可漫试。

周慎斋治一人，患肠风，血大下不止，头晕倒地，三四年不愈。皆曰不可治。周诊脉，左手沉细，右手豁大。此因内伤寒凉太过，致阳不鼓，故右脉沉细；血不归络，火浮于中，故尺脉豁大。用补中益气汤十帖，再用荆芥四两、川乌一两，醋面糊丸，空心服，愈。

震按：此丸名乌荆丸，恰与脏连丸为对待之方，一热一寒，判如裘葛，用得其宜，神应无比。

〔附〕洛阳一女子，年十七，耽饮无度，多食鱼虾，蓄毒在脏，日夜二三十次，大便与脓血杂下，大肠、肛门痛不堪任。医以止血痢药，不效；又以肠风药，则益甚，盖肠风有血无脓也。如此半年，气血渐弱，食渐减，肌肉渐消。稍服热药，则腹愈痛，血愈下；稍服凉药，则泄注气羸，粥食愈减；服温平药，则如不知。将期岁，医告术穷，待毙而已。或教服人参樗皮散，漫试之，一服知，二服减，三服脓血皆定，不十服而愈。乃求其方云：治大肠风虚，饮酒过度，挟热下利脓血，疼痛，多日不瘥。樗根白皮、人参各二两，为末，二钱匕，空心，温酒调下；不饮酒，以温米饮下。忌油腻、湿面、青菜、果子、甜物、鸡、鱼、蒜等。

震按：此方治久病则可，治暴病则不可，以补涩之药，恐留痼病邪也。叶案有用余粮、石脂者，亦主固涩下焦，或佐以人参、木瓜、炒乌梅、炒粳米，取甘酸合固涩，使阳明主阖也；或佐以萸肉、五味、黄柏、地榆，各炒成炭，取酸苦合固涩，可熄风坚阴也。皆从人参樗皮散化出。

〔附〕嘉兴府尊王竺庐公祖，办事勤敏，凡案牍书禀，靡不亲阅手裁，积劳而得便血证。初用天王补心丹及玉女煎、知柏地黄丸等方，屡愈屡发，至丙申三月，渐剧，食减面黄形瘦，精神衰弱。无锡龚商年兄，用补中益气汤，以醋炒升麻、归身而血止；半月后，偶食青菜腐汤，血复下。龚谓寒湿伤脾，用苍术理中汤，遂愈。十月中，值府考阅卷过劳，血又大发。龚诊其脉，弦劲带数，腹胀不思食，易怒。进加味逍遥散，不应；改用桃花散、归脾汤，转加口干咳嗽；佐以阿胶、熟地，又溏泻肠鸣不食，困惫难支。值抚宪荐胡灏轩先生来，毅然曰：归脾须合右归，重用人参则效。定方：人参五钱，山药三钱，枸杞、菟丝、枣仁各四钱，茯神、白芍、文蛤（炒）各钱半，炙草、炮姜各七分，地榆炭八分，乌梅、大枣各二枚。一剂而血止，递加芪、术、熟地，再去地榆、文蛤，佐以附子，而谷纳渐增，病遂全愈。斯真得力于景岳者。

溺血

薛立斋治一妇人，小便血，因怒气寒热，或头痛，或胁胀，用加味逍遥散，诸证稍愈；惟头痛，此阳气虚，用补中益气，加蔓荆子而痊；后郁怒，小腹内绞痛，次日尿痛热甚，仍用加味逍遥散，加龙胆草，并归脾汤，将愈；因饮食所伤，血仍作，彻夜不寐，怔忡不宁，此胆血尚虚，用前汤而愈。

一妇人，尿血，久用寒凉止血药，面色萎黄，肢体倦怠，饮食不甘，晡热作渴，三年矣。此前药复伤脾胃，元气下陷，而不能摄血也。盖病久郁结伤脾，用补中益气以补元气；用归脾汤以解脾郁，使血归经，更用加味逍遥以调养肝血，不月，诸证渐愈，三月而痊。

震按：《内经》谓“胞移热于膀胱，则溺血”，故溺血证属热者多。实热，则脉洪数有力，宜导赤散，加栀、芩、淡竹叶、鲜小蓟，调滑石末，冲生藕汁；虚热，则脉洪数无力，宜生地、归、芍、栀、芩、牛膝、麦冬、黄连等，调发灰，或茅根汁。若夏月有感暑热者，六一散加黄连、生地；若少年有血虚挟瘀者，阿胶、三七二味多服；若阻塞不通，并可加冬葵子、生蒲黄以化之；若多怒人，有肝家郁火者，龙胆泻肝汤，甚则当归龙荟丸。惟久而不止则为虚，归脾、补中益气酌用；或老年及久病人，始虽热证，久变虚寒，并可用八味地黄丸、四味鹿茸丸等方。然用至此种药小愈，仍复发者，多不救。予选二案，又恐人止狃于属热治法，故取立斋，以疗庸浅之通病。

汗

东垣治一人，二月天气，阴雨寒湿，又因饮食失节，劳役所伤，病解之后，汗出不止，沾濡数日，恶寒，重添厚衣，心胸间时烦热，头目昏愦，上壅，食少减。此胃中阴火炽盛，与天雨之湿气相合，湿热太甚，则汗出不休，兼见风化也。以助东方甲乙之风药，以去其湿，甘寒以泻其热，生芩、酒芩、人参、炙草、羌、独、藁、防、细辛、川芎、蔓荆子各三分，黄芪、生甘草、升、柴各五分，薄荷一分，煎服，即愈。

震按：汗出不止，尚用诸般风药，非东垣不能，故录之，以见病情之变化无穷，不专以敛涩为止汗定法也。

慎斋治一人，自汗，足冷不能行动，尺脉沉大。此脾气下陷也，故肺失养而汗出；足乃脾肾经行之地，脾阳不舒，肾气亦郁，所以冷也。以启脾养肺为本，温肾为标。用参、芪、山药，补脾阴，固表，扶肺，稍加桂温之而愈。

震按：自汗而足冷不能行动，显系下焦虚寒矣，尺脉当沉细，何反沉大？粗工舍脉凭证，必将温补肝肾，而用熟地、枸杞、苁蓉、鹿茸、桂、附等药。谬工凭脉论证，或认下焦湿热，而用二妙散、防己黄芪等方，俱与脾气下陷隔一层也。慎斋善用温补，此案只稍加肉桂，亦以尺脉之沉大也。

张景岳曰：余尝治一衰翁，年逾七旬，陡患伤寒，初起即用温补调理，至十日之外，正气将复，忽尔作战，自旦至晨，不能得汗，寒栗危甚。告急于余。余用六味回阳饮，入人参一两，姜、附各三钱，使之煎服，下咽少顷，即大汗如浴，时将及午，而浸汗不收，身冷如脱，鼻息几无。复以告余。余令以前药复煎与之。告者曰：先服此药，已大汗不堪；今又服此，尚堪再汗乎？余笑谓曰：此中有神，非尔所知也。急令再进，遂汗收神复，不旬日而起矣。呜呼，发汗用此，而收汗复用此，无怪乎人之疑之也。而不知汗之出，与汗之收，皆元气为之枢机耳。人能知阖辟之权，其放与收有所以主之者，则无惑矣。

震按：景岳之言，的系医宗三昧，诚能悟此，则线索在手，操纵咸宜矣。但所选三案，皆取高超者，以示模范，非全法也。如阳虚自汗，用参附、芪附、黄芪建中；阴虚盗汗，用当归六黄汤、地黄汤，加白芍、牡蛎、浮小麦、糯稻根须。表虚，用玉屏风散；心虚，用归脾汤；肝火，用左金、白芍、龙、牡；胃火，用凉膈散、白虎汤。风胜，用桂枝汤；湿胜，用羌活胜湿汤。痰用导痰、温胆，暑用清暑益气。以及麻黄根、败蒲扇、封脐药、外扑法，法宜遍求。他如头汗、阴汗、心窝汗、饮食汗，方各另采。总宜多阅诸书，固难备述是编。

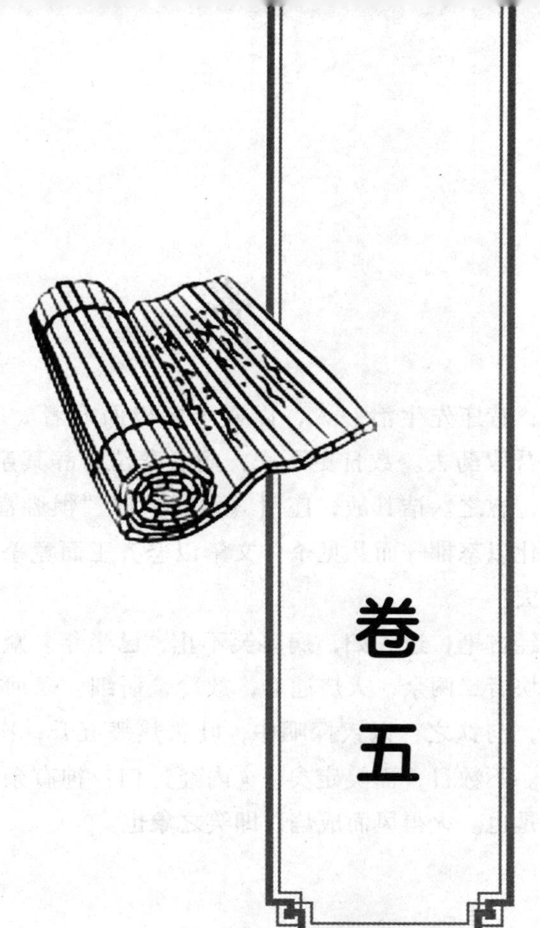

卷五

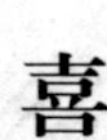

喜

戴人曰：昔庄先生治一人，以喜乐之极而病者。庄切其脉，为之失声，佯曰：吾取药去。数日更不来，病者悲泣，辞其亲友曰：吾不久矣。庄知其将愈，慰之。诘其故，庄引《素问》曰“惧胜喜”，可谓得玄关者也。然华元化以怒郡守而几见杀，文挚以怒齐王而竟杀之，欲活他人，反戕厥躬，悲夫！

戴人路经古亳，逢一妇，病喜笑不止，已半年。众医治之，术穷。戴人以沧盐成块者二两余，火烧通赤，放冷，研细，以河水一大碗，同煎三五沸，稍温，与饮之，以钗探咽中，吐去热痰五升；次服火剂，火主苦，解毒汤是也。不数日，而笑定矣。《内经》曰：神有余，则笑不休。所谓神者，心火是也。火得风而成焰，即笑之象也。

怒

项关令之妻，病怒，不欲食，常好叫呼怒骂，欲杀左右，恶言不辍。众医处药，半载无功。戴人视之曰：此难以药治。乃使二娼，各涂丹粉，作伶人状，其妇大笑；次日又令作角抵，又大笑；复于其旁，常以两个能食之妇，夸其食美，此妇亦索其食一尝之，不数日，怒减食增而瘥。

丹溪治一妇人，年十九岁，气实，多怒不发，忽一日大发叫而欲厥。盖痰闭于上，火起于下，上冲故也。与香附末五钱，甘草三钱，川芎七钱，童便、姜汁煎；又与青黛、人中白、香附末，为丸，稍愈，后大吐，乃安；复以导痰汤，加姜炒黄连、香附、生姜，下当归龙荟丸。

忧

丹溪治陈状元弟，因忧病咳唾血，面黧色，药之十日，不效。谓其兄曰：此病得之失志伤肾，必用喜解，乃可愈。即求一足衣食之地处之，于是大喜，即时色退，不药而愈。由是而言，治病必求其本，虽药中其病，苟不察其得病之因，亦不能愈也。

徐书记有室女，病似劳。医僧法靖诊曰：二寸脉微伏，是忧思致病。请示病因，徐曰：女子梦吞蛇，渐成此病。靖谓有蛇在腹，用药专下小蛇，其疾遂愈。靖密言：非蛇病也。因梦蛇过忧成疾，当治意而不治病耳。

思

一富家妇，伤思虑过甚，二年不寐，无药可疗。其夫求戴人诊之，曰：两手脉俱缓，此脾受之也，脾主思故也。乃与其夫以怒激之，多取其财，饮酒数日，不处一方而去。其妇大怒，汗出，是夜困眠，如此八九日不寤，自是食进，脉得其平。

一女新嫁后，其夫经商，二年不归，因不食，困卧如痴，无他病，多向里床坐。丹溪诊之，肝脉弦出寸口，曰：此思男子不得，气结于脾，药难独治，得喜可解；不然，令其怒，脾主思，过思则脾气结而不食，怒属肝木，木能克土，怒则气升发而冲，开脾气矣。其父掌其面，呵责之，号泣大怒，至三时许，令慰解之；与药一服，即索粥食矣。朱曰：思气虽解，必得喜，庶不再结。乃诈以夫有书，旦夕且归。后三月，夫果归而愈。

丹溪曰：一蜀僧，出家时，其母在堂，及游浙右，经七年，忽一日，念母之心甚切，欲归无腰缠，徒尔朝夕西望而泣，以是得病，黄瘦倦怠。时僧年二十五岁，太无罗先生见之，令其隔壁泊宿，每日以牛肉猪肚甘肥等，煮糜烂与之，凡经半月余；且时以慰谕之，言劳之；又许钞十锭作路费，曰：不望报，但欲救汝之命耳。察其形稍苏，脉稍充，与桃仁承气，一日三帖下之，皆是血块、痰积，方止；次日，只与熟菜、稀粥将息；又半月，其僧遂如故；又半月有余，与钞十锭，遂行。

〔附〕有士人，观书，忘食。一日，有紫衣人立前曰：公不可久思，思则我死矣。问其何人，曰：我，谷神也。于是绝思，而食如故。

悲

一妇，无故悲泣不止。或谓之有祟，祈禳请祷，不应。许学士曰：《金匮》云：妇人脏燥，喜悲伤欲哭，象如神灵所作，数欠伸者，甘麦大枣汤主之。用其方十四帖而愈。盖悲属肺，经云“在脏为肺，在志为悲”，又曰“精气并于肺则悲”是也。此方补脾而能治肺病者，虚则补母之义也。

息城司侯，闻父死于贼，乃大悲，哭罢，便觉心痛，日增不已，月余成块，状若覆杯，大痛不任，药皆无功。乃求于戴人，戴人至，适巫者在其旁，乃学巫者，杂以狂言，以谑病者。至是大笑不忍，回面向壁，一二日，心下结硬皆散。所谓喜胜悲，《内经》自有此法也。

《资生经》曰：王执中母久病，忽泣涕不可禁，知是心病也，灸百会而愈。后遇忧愁凄怆者，灸此穴，无不愈。

恐

高逢辰表侄，尝游惠山，暮归，遇一巨神卧寺门，恐惧奔避，自是便溺，日五六十次。周恭曰：惊则心无所倚，恐则伤肾，是为水火不交，二脏俱病，故其所合之腑受盛失职，州都不禁矣。

震按：此证当死，或用参芪温补之药，以图侥幸。

惊

卫德新之妻，旅中宿于楼上，夜值盗劫烧舍，惊坠床下，自后每闻有响，则惊倒不知人。家人辈蹑足而行，莫敢冒触以声。岁余，不痊。医作心病治之，人参珍珠及定志丸，皆无效。戴人见而断之曰：惊者为阳，从外入也；恐者为阴，从内出也。惊者，为自不知故也；恐者，自知也。足少阳胆经属木，胆者，敢也。惊怕则胆伤矣。乃命二侍女执其两手于高椅之上，当面前下置一小几。戴人曰：娘子当视此。一木猛击之，其妇大惊。戴人曰：我以木击几，何必惊乎？伺少定，击之，惊少缓；又斯须，连击三五次；又以杖击门，又暗使人击背后之窗，徐徐惊定而笑曰：是何治法？戴人曰：《内经》云：惊者平之。平者，常也。平常见之，必无惊。是夜使人击其门窗，自夕达曙，寝息如故。夫惊者，神上越也。从下击几，使之下视，所以收神也。从此遂愈。

王中阳治江东富商，自奉颇厚，忽患心惊，如畏人捕之，闻脂粉气即遗泄，昼夜坐卧常欲人拥护方安，甫交睫即阳动精滑，遍身红晕紫斑，两腿连足浸淫湿烂，脓下不绝，饮食倍常，酬应不倦，累医不效。王诊得六脉俱长，三部九候往来有力，两手寸尺特盛。猝难断证，因问之，商告曰：某但觉虚弱无力，多惊悸，及苦于下元不固，两腿风疮，侍奉皆赖妇人，而又多欲，不能自禁，奈何治之？王曰：时医必作三种治：一者治惊悸，二者治虚脱，三者治风疮。以余观之，只服滚痰丸，然后调理。满座愕然。王曰：此系太过之脉，总是湿痰为病，与火炎水涸，神怯精伤者，本异标同也。逐去痰毒，不必缕治。服丸三日，脉稍平。曰：君连年医药不效，反增剧者，不识虚实，认假为真故也。再令服三次，越五日，脉已和。不言惊悸之苦，但求遗泄之药。王用豁痰汤，加茯苓，煎服，月余，诸证悉减；乃用泥金膏，以新汲水调敷两腿，干则再上，周时洗去，则热气已衰，皮肉宽皱；然后用杖毒活血方调敷，全愈。

震阅洞虚子原案，曰“此系太过之脉，心肾不变”，又曰“水火亢行，心不摄血，运于下，不能上升，凝于肌肤，日久湿烂，与火炎水滥，神不宁阳频泄者，本同标异也”，其词涩而义晦，不如曰“湿热生痰，上壅下注”，反觉径捷，故僭改之。再查豁痰汤，亦逸人自定，乃以小柴胡汤，去姜、枣，加紫苏、薄荷、羌活、陈皮、厚朴、枳壳、南星，云：治一切痰疾，与滚痰丸相副，或以前胡易柴胡。其泥金膏，则用阴地上蚯蚓粪三分、熟皮朴硝二分，同研细，水调敷。杖毒活血方，则用蛇床子、光草乌、火煅炉甘石、枯矾、槟榔、花粉、绿豆粉、凌霄花、赤石脂、白石脂、大蓟根叶、小蓟根叶为末，另煎大黄汁调敷，云：治杖疮，奇妙。

〔附〕一富室子弟，因忧畏官事，忽患恶闻响声，鞋履作声亦即惊怖，有事则彼此耳语而已。饮食自若，举动无差。王令服滚痰丸二次，即能起坐应酬；再以豁痰汤、分心气饮相间服之而愈。分心气饮者，乃二陈汤，加紫苏、羌活、桑白皮、肉桂、青皮、腹皮、木通、赤芍也。

又一人，因相识官员为事，猝为当道直入其室搜索，男人即惊死，其妻须臾苏省，失志颠倒，弃衣摸空。王亦令服滚痰丸二次，下咽即睡，次夜又一服，仍用豁痰汤加枳实，服数日即安。

张路玉治河南督学汪缄庵媳，产后病虚无气，洒洒然如惊，常时咳青黑结痰，欲咳则心中憺憺大动，咳则浑身麻木，心神不知所之，偶闻一声响，则头面哄热，微汗，神魂如飞越状。专事妇科者，屡用补养心血之剂，罔效，虚羸转剧。邀张诊之，脉浮微弦而芤，独左寸厥厥动摇。此必胎前先伤风热，坐草时迸力过甚，痰血随气上逆，冲过膈膜，而流入心包也。朝用异功散，加童便煅淬蛤粉，以清理痰气；大剂独参汤下来复丹，以搜涤瘀积。盖痰在膈膜之上，非焰硝无以透之；血在膈膜之上，非五灵无以浚之。然非藉人参相反之性，不能激之使出也。服数日，神识渐宁，形神渐旺，改用归脾汤，加龙齿、沉香，调理而康。

吴昭如室，年壮体丰，而素有呕血腹胀，脾约便难之恙。两遭回禄，忧恚频仍。近于失血之后，忽然神气愦乱，口噤目瞠。石顽诊之，气口数盛而促，人迎弦大而芤，形神不能自主，似有撮空之状。一医以为证犯条款，不出五日当毙。张谓不然，若是撮空，必然手势散漫；今拈著衣被，尽力扯摘，定为挟惊挟怒无疑。爪者筋之余，非惊怒而何？况脉来见促，当是痰气中结，殊非代脉之比。询其病因，惊怒俱有。遂用钩藤钩一两，煎成，入竹沥半盏、姜汁五匙，连夜服药，即得安寐；次日，六脉稍平，但促未退，仍用前方减半，调牛黄末一分，其夕大解三度，共去结粪五六十枚，腹胀顿减，脉静人安，稀糜渐进，数日之间，平复如常。

震按：七情致病，病本难治，戴人、丹溪治法神矣。洞虚子专主痰火，亦难奉为要诀。石顽二案，论病最精，用药更巧。

郁

姑苏朱子明妇，病长号数十声，暂止，复如前。人以为祊所凭，莫能疗。戴原礼曰：此郁病也。痰闭于上，火郁于下，故长号则气少舒，经云"火郁则发之"是已。遂用重剂涌之，吐痰如胶者无算，乃愈。

易思兰治一妇，浑身倦怠，呵欠口干，经月不食，强之，不过数粒而已。有以血虚治之者，有以气弱治之者，有知为火而不知火之源者，用药杂乱，愈治愈病，至冬微瘥；次年夏间，诸病复作，肌消骨露。三焦脉洪大侵上，脾肺二脉微沉，余部皆平和，此肺火病也。以栀子仁，姜汁浸一宿，炒黑，研细，用人参、麦冬、乌梅煎汤调下，进二服，即知饥喜食；旬日，肢体充实如常。后因久病不孕，众皆以为血虚，而用参芪之品，半月，胸膈饱胀，饮食顿减；至三月余，而经始通，下黑秽不堪，或行或止，不得通利，其苦万状。复以四物汤，换生地，加陈皮、苏梗、黄芩、山栀、青皮、枳壳十数剂，一月内即有孕。

震按：首条之病郁易辨，涌法诚胜于服药。次条之病情难辨，其方恐未能速效；至于经闭已通，病亦轻矣，用药固宜平稳。

周慎斋治一人，六脉涩滞，胁痛，吐臭痰，恶心，食不下。盖胁者，少阳之分也。清气不升，浊气郁于少阳之络，故痛；浊气上逆，故吐臭痰而恶心；浊气，故臭也；食不下者，少阳清阳之气不升，则肝不能散精也。用柴胡、白蔻各二分，黑山栀、甘草各五分，白芍、丹皮各一钱，白茯苓、广皮各一钱五分，归身八分，麦冬二钱，十帖，全愈。

震按：胁痛，吐臭痰，昧者必妄认肺痈、肺痿等病。得此论，可与石山治臭痰一案并垂不朽。

纪华山，雅自负而数奇，更无子，时悒悒不快，渐至痞胀，四年，肌肉尽削，自分死矣。姑苏张涟水诊而戏之曰：公那须药，一第便当霍然。以当归六钱、韭菜子一两、香附（童便炒）八钱，下之。纪有难色，不得已，减其半。张曰：作二剂耶？一服，夜梦遗，举家恸哭。张拍案曰：吾正欲其通耳。仍以前半剂进，胸膈间若勇士猛力一推，解黑粪无算，寻啜粥二碗，再明日，巾栉起见客矣。逾年，生一子。

震按：痞胀四年，肌肉尽削，一梦遗而半剂之药如神，虽仲淳所述，吾不敢信。

诈病

张景岳曰：予向同数友游寓榆关客邸，内一友素耽风月，忽于仲冬一日，夜叩予户，张皇求救，云所狎之妓，忽得急证，势在垂危，倘遭其厄，祸不可解。予往视之，见其口吐白沫，僵仆于地；以手摸之，则口鼻四肢俱冷，气息如绝。陡见其状，殊为惊骇。因拽手诊之，则气口和平，脉不应证。予意其脉和如此，而何以证危如是？沉思久之，岂即仲景所云诈病耶？复诊其脉，安然如故，遂大声于病妓之旁曰：此病危矣。须用极大艾丸，连灸眉心、人中、小腹数处，方可活，惜花容损坏耳。余寓有艾，宜速取来灸之。然火灸尚迟，姑先与一药，使其能咽之后，倘有声息，则生意已复，即不灸亦可；若口不能咽，或咽后不苏，当速灸可也。病妓闻予之言，窃已惊怖，惟恐大艾著身，药到即咽，咽后少顷，即哼声出，而徐动徐起矣。次日问之，乃知为吃醋而发也。

震按：此条乃人病，脉不病，尚易揣度。次条所载：金吾公二妾相竞，一系燕姬，其母助恶，叫喊撒泼，遂致气厥若死，自暮及旦不苏。景岳初诊之，见其肉厚色黑，面青目瞑，手撒息微，脉又伏渺若脱，意其真危也。欲施温补，恐大怒之后，逆气未散；欲用开导，恐脉之似绝，虚不能胜。请再诊之，则前此撒手，今忽十指交叉于腹，因而动疑。及著手再诊，似有相嫌不容之意，卒然猛扯之，力强且劲，益疑将死之人，岂犹有力如是？乃思其脉若此者，或因肉厚气滞，北人禀赋使然；或因两腋夹紧，奸人猝诈所致。遂用前法，以恐胜之，药甫到咽即活。此比前案更难辨识别也。

痰

丹溪治一室女，素强健，六月发烦闷，困惫不食，时欲入井，脉沉细数弱，口渐渴。医作暑病治，不效，又加呕而瘦，手心热，喜在暗处，脉渐伏，而妄语。朱制《局方》妙香丸，如芡实大，井水下一丸，半日大便，药已出矣，病不减；遂以麝香水洗药，以针穿三孔，凉水吞，半日下稠痰数升，得睡，渐愈。因记《金匮》云：昔肥而今瘦者，痰也。

震按：此证必须妙香丸，若温胆、导痰等方，无益也。但以芡实大之丸药，而囫囵吞下，一奇；再以便出之药，而水洗针穿，又复吞之，更奇。

立斋治一儒者，背肿一块，按之则软，肉色如故，饮食如常，劳则吐痰体倦。此脾虚而痰滞，用补中益气，加茯苓、半夏，少加羌活；外用阴阳散，以姜汁调搽而消。后因劳，头晕作呕，仍以前药，去羌活，加蔓荆子而愈。

震按：此即世人所谓湿痰流注也。劳则吐痰体倦，脾虚易明矣。

阁老梁厚斋，气短有痰，小便赤涩，足跟作痛，尺脉浮大，按之则涩，此肾虚而痰饮也。用四物送六味丸，不月而康。仲景云：气虚有饮，用肾气丸补而逐之。诚开后学之矇瞶，济无穷之夭枉。肾气丸，即六味丸。

震按：四物汤送六味丸，专补肾阴也。若仲景所谓肾气丸，必以六味加桂附为是。况气短、足跟痛、尺脉涩，仅用六味，恐不效。此案与治孟都宪案同法，梁则小便赤涩，孟则遗尿；梁则尺浮大而按之涩，孟则尺浮大按之如无；孟加眩晕，尤易辨也。

李士材曰：翰林李集，虚劳而无度，醉而使内，汗出多痰，服宽膈化痰之药，转觉滞闷。诊其脉，沉而涩，两尺尤甚。余谓其婿曰：痰得涩脉，一时难愈；况尺中涩甚，精伤之象也。在法不治，勉用补中益气，加半夏、茯苓，二剂，有小效。众皆喜，余曰：涩象不减，脉法无根，死期近矣。果十余日而殁。

震按：此与梁厚斋案同一涩脉，而死生不同者，彼惟尺脉浮大，按之则涩；此是六部沉涩，两尺尤甚，轻重自别也。况又云“脉法无根”，想

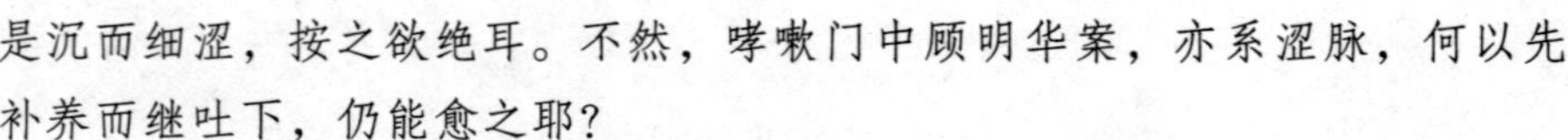

是沉而细涩，按之欲绝耳。不然，哮嗽门中顾明华案，亦系涩脉，何以先补养而继吐下，仍能愈之耶？

李士材治秦景明，素有痰饮，每岁必四五发，发即呕吐，不能食。此病久结成窠囊，非大涌之，弗愈也。须先进补中益气，十日后，以瓜蒂散频投，涌如赤豆沙者数升，已而复得水晶色者升许，如是者，七补之，七涌之，百日而窠囊始尽；专服六君子、八味丸，经年不辍。

震按：长于治痰者，前有张戴人，后有王隐君，然可施于人强证实，若虚者非所宜也。此案七补七涌，足以匡救两家之法。夫人身本无所谓痰，痰因病而生耳。惟治其所以生痰之病，则痰自除。至方书所载，有风痰、寒痰、火痰、湿痰、燥痰、清痰、老痰、味痰、酒痰、郁痰、顽痰、惊痰、虚痰，种种名色，而变现诸证，千态万状，又似种种杂病，此又不得以种种杂病法治，但治其痰，则病自去。盖标而本之，本而标之，总在医家之变通也。

痞满

滑伯仁治一人，苦胸中痞满，愦愦若怔忡状，头目昏痛，欲吐不吐，忽忽善忘，时一臂偏痹。脉之，关以上溜而滑，按之沉而有力。曰：积饮滞痰，横于胸膈，盖得之厚味醇酒，肥腻炙煿，蓄热而生湿，湿聚而痰涎宿饮皆上甚也。王冰云：上甚不已，吐而夺之。但冬月降沉之令，未可行此法。乃候至春日晴朗，以药探吐之，大吐异色痰如胶饴者三四升，一二日更吐之，三四次则胸中洞爽矣。

震按：此病认为痰饮，皆人所能；惟冬月降沉之令，未可涌吐，乃先圣成法，守得极是。

孙东宿治陈光禄松奕翁，常五更胸膈胀疼，寒热温凉，遍尝不效。诊之，右寸软弱，左平两尺亦弱。孙曰：此肺肾二经之不足也，补而敛之，可无恙矣。以人参、补骨脂、山茱萸各三两，鹿角胶、鹿角霜五两，杜仲、巴戟、茯苓、车前各一两五钱，山药二两，鹿角胶，酒化为丸，空心，淡盐汤送下；又以御米壳三两（去筋膜，蜜水炒）、诃子（面煨，去核）一两、陈皮一两五钱，蜜丸，五更枕上，白汤送下一钱。服一月，病不再发。

震按：人参、鹿胶之丸，人犹能用；粟壳、诃子之方，梦想不到矣。与陈武塘噙化丸，可比熊掌猩唇，各一异味。

李古愚，每食后即大便，腹皮稍胀急，胸膈饱闷，医与参术，则痞闷愈甚，小水清而长。孙脉之，左寸涩，右寸滑，按之如黄豆大，且鼓指；关、尺之脉皆弦小，左尺脉迢迢有神气。据脉，乃积痰郁滞于肺莫能出，以致大肠之气不固也。法当效丹溪治乃叔用吐，吐去上焦痰积，而大便自实矣。先用桔梗、莱菔子各三钱，白蔻仁、橘红、山栀仁各一钱，川芎五分，生姜三片，葱三根，煎服，探吐，不能尽出；又以莱菔子一合，擂浆水，加蜂蜜，与半碗饮之，始吐胶痰二碗。平日每小水则大便并行，吐后小水始能独利。连行三四次，而胸腹宽舒，初亦以吐为惧，至是豁然称快，大便亦不频下矣。再以二陈汤，加白术、旋复花、麦芽，调理而全安。

震按：右寸滑而有力，故知肺有积痰；左尺迢迢有神，故可吐而不伤。

景岳治一少年，素日饮酒，亦多失饥伤饱，一日偶因饭后胁肋大痛，自服行气化滞等药，复用吐法，尽出饮食；吐后逆气上升，胁痛虽止，而上壅胸膈，胀痛更甚，且加呕吐，再用行滞破气等药，呕痛渐止；而左乳胸肋之下结聚一块，胀实拒按，脐腹膈闭，不能下达，每于戌亥子丑之时，则胀不可当。因其呕吐既止，已可用下，凡大黄、芒硝、棱、莪、巴豆等药，及菔子、朴硝、大蒜、橘叶捣罨等法，毫不能效，而愈攻愈胀。因疑为脾气受伤，用补尤觉不便，汤水不入者，凡二十余日，无计可施，窘剧待毙。只得用手揉按其处，彼云肋下一点，按着则痛连胸腹，及细为揣摸，则正在章门穴也。章门为脾之募，为脏之会，且乳下肋间正属虚里大络，乃胃气所出之道路，而气实通于章门。因悟其日轻夜重，本非有形之积，而按此连彼，则病在气分无疑也。必须经火则气散，乃以艾灸章门十四壮，兼制神香散，使日服三四次，胀果渐平，食亦渐进，始得保全。

震按：灸法可佐吐、下、补三法所不及，然亦有效，有不效。此能效者，想其尚属少年耳。

陈武塘曰：余长子揆，向患遗精，于天启丁卯冬，遗证大作，肾窍漏气，出如烟雾，时作时止，眠食渐减，形瘁骨痿，大便艰涩，其色颇黑。用猪胆汁，入大黄、皂角末，导之，初用甚快利，并上部诸火亦觉清息；

延至戊辰六月，则愈导愈秘。因思胆汁、大黄苦寒，皂角刮削脂膏，故求润而弥燥。乃以猪胆，去汁，入蜜，同温水满之，以为导，导久而便始不艰。然至戊辰八月后，不能起床；又至己巳五月，肌肉愈瘦，眠食愈减，胸膈如有物踞之，腹则空虚，上则痞闷，每食少许，辄停留不下，隔六七时犹嗳，呼吸之气亦碍而不畅。以为因虚致滞，则服人参，必增懑；以为稠痰蓄血，用疏快之剂，又全无功。身常畏寒，夏令犹掩重帏，惟身不热，口不渴，声音虽轻而不变，面色白而不赤不黑。每日仅用粥饵二盏，或终日不食。旁人疑在旦暮，却又绵延两载。时名医高果哉、孙见心，辰夕延医，无功。又延姑苏柯生。柯，大言人也。乍闻其论，不胜喜，及治，罕效。乃追忆从前，大肠气数不禁，遂觉胸膈痞闷；继因过防衄证，日饮童便及滋清药太多，大便渐顺，然大便后即觉腹中虚怯，而胸膈分毫不宽。若大便所下甚多，则胸膈痞闷愈甚。于是疏上补下，茫无措手。

远延镇江张承溪至，张诊二次，而曰：男子久病，以太溪、冲阳脉决其死生。今六部无险，太溪、冲阳有根，必不死之脉也。其证名为下脱。凡阳气上绝，阴气不得上交于阳，则为下脱，阴窍漏气是也；阴气下绝，阳气不得下交于阴，则为上脱，耳中出气是也。方家以失血之证为错经妄行，而不知气证亦有错经妄行者。盖肾纳气，过泻成虚，则肾气不能自纳，遂错行而妄漏。经云：醉饱入房，五脏反复。五脏部位，宁有反复之理？正谓其气错乱也。今未能提其气，复使归经，所以时漏不止；漏则气虚，气虚于下，则痰结于上，故饮食难化，而成郁结痞闷之证。今用药宜疏导郁滞，不宜误用滋阴；宜有提有降，合成疏通，不宜专用顺气。若认此为阴亏之证，遂谓虚劳不受补者不治，则大误也。阴虚生内热，岂有阴分大虚，卧床一年有半，而不发骨蒸潮热者乎？滋阴之药，不惟无功，且于开胸膈、进饮食，有大碍。今但使膈间日宽一日，谷气日增一日，则阴不补而自补矣，气色可指日而待。煎方用苏子、山楂各二钱，橘红、半夏曲各一钱五分，茯苓、乌药、香附、五谷虫各一钱，升麻八分，柴胡四分，临服，入韭汁二匙。此方疏郁为主，而升降互用，其旨颇精。服二十剂，虽不大效，然视向之服一药，增一病，则霄壤矣。

秋初，张别去。余因其疏郁大旨，为之推展通变，自定噙化丸，用人参六钱，醋制香附、橘红各四钱，贝母、桔梗各三钱，松罗茶二钱，白硼砂、西牛黄、干蟾（炙存性）各一钱，薄荷叶三分，以乌梅肉二钱蒸烂，同竹沥、梨膏为丸，每丸一钱。余因胸中结块，原起于午食后即卧，用噙化丸，使睡中常有药气疏通肺胃之间，彼将欲结，药往疏之，新结不增，旧结渐解；卧时成病，亦治以卧时；且病在膈上，不用汤之荡涤、丸之沉下，而用噙化，徐徐沁入，日计不足，月计有余也。服六七十丸后，膈间渐宽。尔时医家疑气坠之证，恐深秋逾剧，以秋金主降也。余谓肺主气，气得其令，则降者自降，升者自升，各得本职，非谓有降而无升也。能使清升浊降，则气坠之病，正宜愈于深秋。至八月，病人偶伤麦粉，下以沉香丸，忽去胶痰数升，胸膈顿爽。殆药力渐到，元气渐回，邪无所容，而乘势自下也。然气弱形羸，长卧不起如故。冬底，医家又防春来木旺，脾病转剧。余曰：无忧。凡脾受肝克，则畏木气来侵。今乃脾困，而非脾弱，冬气闭塞，脾困所畏，幸喜及春，方藉木气以疏通之。已而食果稍增，肌亦渐泽。五脏之情，变化如此，第执生克之常，几何而不误人？

庚午夏四月，张公复至，曰：胶痰去，病本拔矣。骨痿不能自行立者，湿气留伏脾经故也。投以白术煎，用白术一斤、苍术四两，作膏服之，未终剂，立起。此病奇而久，约费千日之医治，竟得全生，故备志之。

震按：陈公以缙绅先生而讲医理却极精深，所论噙化丸，治法微妙，切合病机，虽老医，见不到此。至于张承溪之用术煎，不认骨痿为肾虚而为脾湿，见亦高人数倍矣。

吞酸吐酸

丹溪治一人，因心痛，久服热药多，兼患吞酸。以二陈汤，加芩、连、白术、桃仁、郁李仁、泽泻，服之，累涌出酸苦黑水如烂木耳者；服久，心痛既愈，酸仍频作，有酸块自胸膈间筑上咽喉甚恶，以黄连浓煎冷，候酸块欲升，即与数滴饮之，半日许，下数次而愈；乃罢药，淡粥调之一月，时已交春节旬余，中脘处微胀急，面带青，气微喘。时天尚寒，盖脾土久病衰弱，遇木气行令，脾受肝凌也。急以索矩六和汤与之，四日而安。

立斋治一儒者，面色痿黄，胸膈不利，吞酸嗳腐，频服理气化痰之药，大便不实，食少体倦，此脾胃虚寒也。用六君，加炮姜、木香，渐愈；兼用四神丸，而元气复。

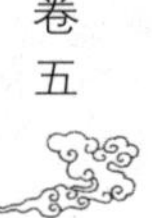

震按：二条治热治寒，各极其妙。朱案不用左金之反佐，识见最高。薛案之四神，不若去五味、肉果，换以参、术、姜、附为更妥也。薛又有一案，现证皆同，更加足指肿痛，指缝出水。其人先服二陈、二妙、黄连、枳实，薛用补中益气，加茯苓、半夏而愈，真丝丝入扣之方矣。盖脾虚挟寒，脾虚挟湿，同中有异耳。周慎斋治吞酸，专用吴茱萸，历叙其效，则又单管得"寒湿"二字。

嘈杂

孙东宿治叶润斋，年近四十，心膈嘈杂，好啖肉，尤好鸡，一日不能缺，缺即身浮力倦，神魂无措，必急得肉，见则大嚼，及入腹，腹又大痛，痛极则吐酸水稠涎然后定，稍定又思肉啖也。人疑为祟。孙诊之，六脉大小不等，观其色唇红脸黄，问之，则曰：痛虽苦，尚能熬；若嘈杂，则遍身淫淫苏苏，左右无可奈何，手足无所把捉，有近于死，急需肉以救命。孙曰：据色脉，乃虫证，非祟也。先予雄黄丸一服，不瘳；改以腻粉五分、使君子末一钱，用鸡子打饼，五更，空心，饲之，辰刻下长蛲十条，内有二大者长尺余；下午又下小虫百余。自此不喜肉，而嘈杂良愈。

震按：嘈杂证，丹溪谓是痰因火动，乃噎膈之渐，故多用黄连、山栀、苍术、半夏、白芍之类；然亦有思虑伤血者，有肾阴虚而胃火旺者，又宜用生地、阿胶、柏子仁、麦冬、石斛、芦根之类。若此案乃虫蚀脂膏，嘈杂门中所未载，故特选之。昔年曾见叶天翁治一妇人，胸痞心嘈，用盐水煮石决明三钱、经霜桑叶二钱、丹皮一钱、黑栀一钱、三角黑胡麻二钱、细生地三钱，四帖而愈。此又肝火郁于胃之嘈杂也。

呕吐

虞天民治一妇，年三十，产后因食伤，致胃虚不纳谷，四十余日矣，闻谷气则恶心而呕，闻药气亦呕。虞用顺流水二盏煎沸，泡伏龙肝，研细，搅浑，放澄清，取一盏，入参、苓、白术各一钱，甘草二分，陈皮、藿香、砂仁各五分，炒神曲一钱，陈米一合，加姜、枣，同煎至七分，稍冷服此药。遂纳而不吐，别以陈米煎汤，时时咽之，日进前药二三服，渐能纳粥而安。后以此法治人，悉验。

薛立斋见一人呕吐痰涎，发热作渴，胸膈痞满，或用清气化痰降火，前证益甚，痰涎自出。薛曰：呕吐痰涎，胃气虚寒也；发热作渴，胃不生津也；胸膈痞满，脾气虚弱也。须用参、芪、归、术之类，温补脾胃，生发阳气，诸病自退。不信，仍服前药，虚证悉至，复请治。薛曰：饮食不入，呃逆不绝，泄泻腹痛，手足逆冷，是谓五虚；烦热作渴，虚阳发于外也；脉洪大，脉欲绝也，死期迫矣。或曰：若然，殒于日乎？殒于夜乎？薛曰：脉洪大，当殒于昼。果然。

震按：此条与张克明咳嗽吐痰证治相同，彼以温补而愈，此以清削而死。薛公之善用温补，与戴人之善用涌泄，皆举一可以例百也。

王中阳治一宦家妇人，忽患心腹冷痛，遂呕吐，去尽宿汁不已，而又吐清涎，如鸡子清之状，一呕一二升许，少顷再呕，百药不纳，咽唾亦不能顺下，已经三日；但聪明不昧，吩咐家事，以待就木。王诊其脉，六部弦细而长，令服滚痰丸三十丸，并不转逆，须臾坐寐，移时索粥食之；次日再进三十丸，兼服《局方》茯苓半夏汤，再服钱氏白术散，饮食如旧。

李士材治兵尊高元圃，久患呕吐。李诊之曰：气口大而软，此谷气少，而药气多也。且多犯辛剂，可以治表实，不可以治中虚；可以理气壅，不可以理气弱。用熟半夏五钱、人参三钱、陈仓米一两、白蜜五匙，甘澜水煎服，十剂，全安。

又治屯院孙潇湘，夏月食瓜果过多，得食辄呕，二十日弗止，困顿床褥，手足如冰。举家惊惶。李曰：两尺按之有神，胃气缕缕不绝，只因中气本弱，复为寒凉所伤耳。遂用红豆丸，连进三服，至明日，便能食粥；兼与理中汤，加丁香、沉香，旬日之间，饮食如常矣。

孙东宿治邵姓者，年五十，呕吐物如烂猪肺状，胸背胀。前医以翻胃治，不效，反加潮热烦躁，饮食不入，因谓肺坏，辞不治。孙诊之，两寸滑数，左关尺涩。乃曰：若果肺坏，声音当哑；今声亮而独胸背作胀，由于酒后忿怒，瘀血、痰饮积于胸膈为病耳。以滑石、茜草、桃仁、小蓟、归尾、香附、贝母、山栀仁、枳壳、甘草，十帖而全安。

震按：《千金方》载：粥食、汤药皆吐不停者，灸手间使穴三十壮；

若四肢厥，脉沉绝不至者，灸之便通。查手间使穴，乃手厥阴穴，在掌后三寸。此如今人遇呕而不能纳药者，以手紧捻病人两手脉息，即可咽下，其法暗合。又，宋人小说载：史载之治朱思古，闻荤腥即呕，惟以汤沃淡饭，些少，时时食之。医莫能治。史曰：此证《内经》有之，名曰食挂。凡人之肺，六叶舒张，盖覆于脾，子母气和则进食；一或有戾，则肺不能舒，脾为之蔽，故不嗜食。遂用清气润肺药，服三日，病者鼻闻肉味觉香，取啖之甚美。此系邪说，江篁南谓非记者假托，即史公之妄言欺世，诚然。

景岳治胡宅小儿，年甫三岁，偶因饮食不调，延幼科延医，所用之药无非清火化滞等剂，因而更损胃气，反致呕吐溏泄，复加清利，遂致吐蛔，初止数条，渐至数十条，细如灯草，甚至成团搅结而出，早晚不绝，所下者亦如之，羸困至极。求治于张，先与温胃饮二三剂。其虫朝夕不止，其多如故，初不识其何所从来，而神化之速，一至如此。乃翁切恳先逐此虫。张弗听，且曰：公之所畏者，虫也；予之所畏者，胃气也。凡逐虫之药，无有不伤胃气者。若胃气再伤，非惟不能逐虫，而命必随之矣。仍用前药，倍加人参，佐附子，二三剂而呕吐渐稀，泻亦随止；泻止后，乃以理阴煎、温胃饮，出入间用，十余日而虫渐少，一月余而饮食进，肌肉生，复元如故矣。盖此儿因凉药伤脾，脾胃虚寒，阴湿内淫，以致生虫。但使脾胃日强，则拔去化虫之源，病方全愈也。

〔附〕吴参军，煮鲜蘑菇，多食之，大吐大泻。医谓速宜解毒，用黄连、桔梗、黑豆、甘草、枳实之属，连进而病益甚，胸腹大胀，口干气喘，水饮皆不能受，危窘已甚。景岳视之曰：毒有不同，岂必黄连、甘、桔乃可解耶？蘑菇一物，必产于沉坑枯井，或沉寒极阴之处，其得阴气最盛，故肥白最嫩也。公中此阴寒之毒，而复解以黄连之寒，病不更增耶？遂用人参、白术、炙草、干姜、附子、茯苓等，一剂而呕少止，再剂而胀少杀；随大加熟地，以兼救其泻亡之阴。前后凡二十余剂，复元如故。

又《窦氏全书》载：一人春月将熟猪羊肉露放月台之上，明日治以燕客，凡二十余人，皆吐呕不安，惟二三人不吐呕，盖食肉少而饮酒多也。一老医云：此夜露之毒也。露惟秋夜之气清，故不毒；若春夏，俱有毒。以甘草煎汤饮之，即愈。

震按：此说亦不可不知，然露后不再蒸煮所致。若加烹饪，露之毒岂能存乎？

噎膈

丹溪治一少年，食后必吐出数口，却不尽出，膈上时作声，面色如平人。病不在脾胃，而在膈间。其得病之由，乃因大怒未止，辄食面，故有此证。想其怒甚，则死血菀于上，积在膈间，碍气升降，津液因聚，为痰为饮，与血相搏而动，故作声也。用二陈加韭汁、萝卜子；二日，以瓜蒂散吐之；再一日，又吐之，痰中见血一盏；次日，复吐之，见血一钟而愈。

又一人，不能顿食，喜频食。一日忽咽膈壅塞，大便燥结，脉涩，似真脏脉。喜其形瘦而色紫黑，病见乎冬，却有生意。以四物加白术、陈皮，浓煎，入桃仁十二粒（研），再沸，饮之；更多食诸般血，以助药力，四十余帖而便润，七十帖而食进，百帖而安。

震按：丹溪治噎膈、反胃数条，皆以瘀血治而效。如一人因跌仆后，中脘即痛而起；一人食入必屈曲下膈，梗涩微痛，由腊月常饮点剁酒而起，其脉皆涩，皆以韭汁冷饮得愈。然系噎膈之渐，未成真病也。又如一人，勤劳而有艾妻，且喜酒，病反胃半年，脉沉涩不匀，重取大而无力。用新温牛乳，细饮之，日夜八九盏，以滋精血；佐甘蔗汁，以解酒毒而安。一人多服金石房中药，病噎膈，得吐则快，脉涩，重取弦大。用竹沥、御米，煮为粥，频频少与之，遂不吐；继以米粥，入竹沥；又继以四物，加陈皮，月余而安。此皆病重药轻，不知何以奏捷如此？及考汪石山治噎膈案，一曰：面青性急，肝木盛也；脉缓而弱，脾土虚也。用异功，加神曲，少佐黄连。一曰：脉皆浮洪弦虚，得之酒与劳，年逾六十，大虚证也。用人参三钱，白术、归身、麦冬各一钱，陈皮七分，香附六分，黄芩五分，白芍八分，干姜四分，黄连三分，煎服，五帖而脉敛膈宽，饮食能进。方为堂堂之阵，正正之旗，后当仰则于此。

汪石山见一人，形瘦而苍，年逾五十，诊其脉皆弦涩而缓，尺脉浮而无根。曰：尺脉当沉反浮，病主肾水亏乏；其余脉皆弦涩而缓者，弦脉属木，涩为血少，缓，脾脉也。以脉论之，乃肝木凌脾，而血液枯槁，当成噎膈证也。问之，胸膈微有碍，曰：不久，膈病成矣。病成，非药可济。

后果病膈而卒。

震按：石山论脉最为精细。若今人诊得弦涩而缓，必谓：缓为有胃气，则生也。至如尺脉之浮而无根，或匆匆不及致详矣。

虞天民治一人，年五十余，夏秋间，得噎证，胃脘痛，食不下，或食下良久复出，大便燥结，人黑瘦甚，右手关前弦滑而洪，关后略沉小，左三部俱沉弦，尺带芤。此中气不足，木来侮土，上焦湿热，郁结成痰，下焦血少，故大便结燥；阴火上冲吸门，故食不下。用四物以生血，四君以补气，二陈以祛痰，三合成剂，加姜炒黄连、枳实、栝蒌仁，少加砂仁；又间服润肠丸，或服丹溪坠痰丸，半年，服煎药百余帖，而全愈。

震按：此与石山用人参三钱之案，大同小异。

王中阳治一村夫，因食新笋羹，咽纳间忽一噎，延及一年，百药不效。王以荜茇、麦芽、青皮、人参、桔梗、柴胡、白蔻、木香、良姜、半夏曲为末，每一钱，水煎，热服。次日，病家来报曰：病人近日自己津唾亦咽不下，昨药幸纳之，胸中沸然作声，觉有生意。王遂令其以米作粉，煮粥入药，再煎匀啜之，一吸而尽，连服数日，得回生。因名其方曰还魂散。

震按：风、劳、鼓、膈，四大恶病，而噎膈尤恶，十有九死。此云村夫食笋成噎，想不过阻其气道耳，亦必无一年之久。若一年，则胃气垂绝矣，些微之人参，岂敌青皮、麦芽、木香、桔梗、柴胡、姜、茇等之辛燥攻散耶？至如华元化以蒜酢吐蟠胸之蛇；绛州僧以蓝靛化破喉之鱼；南唐烈祖食饴而噎，吴廷绍之用楮实；外台王焘幼年反胃，卫士之用驴溺，凡属医书，无不详载，然求其验者殊少。要知返魂散及此种单方，非以治七情酒色之噎膈也。若忧郁愤懑，或纵酒肆欲而成者，惟人参为主，合对证之药投之，十中犹救一二；余皆宛转就死，无法可施也。孙兆用附子一个，刳中，纳丁香四十九粒，浸以生姜自然汁，煮干，末服，想治阴寒之膈。嵩崖用黄连浓煎，递入金、银、田螺、萝菔、韭、梨、柏叶四汁，再加竹沥、童便、人羊牛三乳熬膏，想治热燥之膈。方可并驱，效难操券也。张鸡峰谓“须内观静养”，丹溪王案详载坐功、运气二说，有至理存焉，犹恐迫不及待耳。

李士材治邑宰张孟端夫人，忧怒之余，得食辄噎，膈中隐隐痛。李曰：脉紧且滑，痰在上脘，用二陈，加姜汁、竹沥。曰：半夏燥乎？李曰：湿痰满中，非此不治。遂用四剂，病尚不减；改大半夏汤，服四帖，胸痛乃止；又四帖，而噎亦减；服二十剂而安。

又治江右太学方春和，年近五旬，多欲善怒，患噎三月，日进粉饮一钟、腐浆半钟，且吐其半，六脉细软，此虚寒之候也。用理中汤，加人乳、姜汁、白蜜、半夏，一剂便减，十剂而日进糜粥；更以十全大补，加竹沥、姜汁，四十帖，诸证皆愈。

嘉定钱远之，二十五岁，以鼓盆之戚，悲哀过度，不能食饮；又十余日，粥亦不能食，随食随吐，二便闭涩。自谓必死，求诊于李。李曰：脉按有力，非死证也。以酒蒸大黄，加桃仁、当归、砂仁、陈皮，蜜丸，与服。凡五服，而下燥屎、干血甚多，病若失矣。数日之间，能食倍常。

震按：此非噎膈，不过忧忿而气闭血瘀，临时关格耳。其所以易愈者，病暴起，而脉有力也。若前二案，未必见效。

易思兰治一人，胸膈胃脘饱闷，腹仍饥而不能食，腰腿酸疼，坐立战摇，日夜卧榻，大便燥结。每日虽进清粥一二钟，食下即呕吐酸水，醋心。众作膈治，不效。易诊左右寸关俱沉大有力，两尺浮、中、沉三候俱紧，按之无力。乃曰：此气膈病也。两寸居上，其脉当浮，今却沉大。左寸沉者，神之郁也；右寸沉者，气之郁也。大者，火也。气有余，即是火。火郁在上，故胸膈饱闷。凡汤水入咽，逆而不下，停于胃口，为火熏蒸，而成酸水矣。两尺俱紧者，此又寒邪从虚而入，主腰腿酸疼，坐立战摇，而不能起矣。法当开导其上，滋补其下，乃以越鞠丸，加苏梗、桔梗、木香、沙参、贝母，作汤服，以畅卫舒中，“火郁发之”之义也；另用八味丸，以补下焦，又塞因塞用之法也。服数日，上则嗳气，下转失气，可以纳谷而自立矣。

周慎斋治一人，年五十五，胸前微痛，无休息时，六脉俱无胃气，惟胃脉略缓。盖胸中受气于丹田，时时心下微痛，乃丹田阳气不到胸中，膈气无疑。脾脉微缓，调理脾胃，犹可迁延。保元汤，加山药、沉香。

又治一女，喉间常起噎哽，饮食难消，舌上干燥，胸前痛如有所伤，两腿无力，面上肉紧，六年矣。方用六味汤，加白芷、细辛各八分。

一人饮食能进，遇子时则作吐作泻。慎斋谓其人必苦忧思，思则脾气郁结，不能散精于肺，下输膀胱，故津液直入大肠而泻也。吐者，脾不健运，不能传化幽门，宿食积于胃中，子时阳生，冲动陈垢，故吐也。宜扶脾为主，用人参、白茯苓、山药各一钱，炙草五分，附子、制乌药三分，姜一片，煎服，愈。

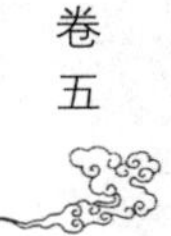

震按：慎斋三案，非真膈证，然治法新奇，可与喻西昌分道扬镳。西昌载膈证三案，亦非真膈证。如李思萱室，以参汤调赤石脂末，是胎前呕哕洞泻也。黄咫旭室，以六君加旋复煎汤调石脂末，是胎前大呕痰沫，二便不通也。倪庆云，先服理中六剂，次用旋复煎汤调赭石末，是呕吐黑臭水，及噫气不绝也。此皆暴病，形似关格，与由噎而膈，以渐加重者悬殊，故不录。

张路玉治朱彦真，酒膈不食，惟日饮热酒一二觥，少顷即作酸呕出，膈间大痛，治久不效。良由平昔好饮热酒，死血留胃口之候。授以人参散，参一两，煎成，加麝香五厘、冰片三厘，三剂，便能进食。盖麝、片善散胃口之痰与瘀血耳。十剂后，改服柏子仁汤而愈。

沈锡蕃，平昔大便燥结，近患噎膈月余。虽素禀丰腴，日来面色皖白，大非昔比。时方谷雨，正此证危殆之际，始求治于石顽。诊得六脉沉涩，按久则衰，幸举指即应。为疏六君子汤，下一味狗宝作散，调服，甫十剂，而呕止食进；再二十剂，而谷肉渐安，起居如故；惟大便尚觉艰难，乃以六味丸，去泽泻，加归、芍、首乌，作汤，服至月余，便溺自如；秋深，更服八味丸，三月而康。

大抵噎膈之人，体肥痰逆者可治，枯津衰者多不可治。同时，有同道王公峻，患此，禀气、病气与沈相类，误信方士，专力委之，而致不起。顾人月，亦患此证，自谓"胀急，不当用参"，日服仙人对坐草而毙。郭孝闻，八月间，噎食艰进，六脉弦劲搏指，延至来春三月，告殂。

然瘦人间有可疗者。昔秦伯源噎膈，形神枯槁，神志郁抑，且不能胜汤药之费。予门人邹恒友，令其用啄木鸟，入麝，熬膏，时嗅其气，以通其结；内服逍遥散，加香、砂，以散其郁。不数剂，所患顿除。厥后，海货行陈君用噎膈，亦用此法而愈。两君至今色力尚强。

又一农人，噎膈不食，时呕清涎如赤豆沙水，此属血瘀于内，可知矣。庸师不审，误用消克破气药，而致绝粒不食。其邻叟怜之，述伊病苦，求救于予。遥拟一方，用桂苓饮，加当归、桃仁、丹皮、牛膝，以熬枯黑糖和蜜虫浆调服，下溏黑如污泥者甚多。当知农人戮力受伤，血郁于内，而致呕逆，但当攻其积血，呕逆自已。孰谓治病不求其本，而可轻议其药哉？

震按：石顽治病，喜用古方，而杂以新药，能生后学之智慧。如此数条，虽皆前贤成法，无甚精义，然录之亦可以充广识见。至如《临证指南》有生姜泻心汤、附子泻心汤、进退黄连汤、《外台》茯苓饮加黄连干姜、理中汤加丁香吴茱，及妙香丸，与鲜地、麦冬、柏仁、杏仁、苏子、松子、芝麻诸汁，亦是前贤成法，总可以治假膈证，不可以治真膈证。试观仲景《金匮》只有反胃，汤药不载。噎膈情形，虽医中之圣，亦无法以治之也。

喑

吕元膺治一僧病，诊其脉，独右关浮滑，余部无恙。曰：右关属脾，络胃，挟舌本。盖风中廉泉，得之醉卧当风而成喑。问之而信，乃取荆沥，化至宝丹饮之，翌日遂解语。

震按：右关浮滑，岂无风与痰，为呕吐、烦懑等证，而独决其醉卧当风以成喑耶？此必于望、闻、问之间参合得之，然亦巧矣。

丹溪治一中年男子，伤寒身热，医与伤寒药，五七日，变神昏而喑。遂作本体虚有痰治之，人参五钱，黄芪、白术、当归、陈皮各一钱，煎汤，入竹沥、姜汁饮之，十二日，其舌始能语一字；又服之半月，舌渐能转运言语，热除而痊。盖足少阴脉挟舌本，脾足太阴之脉连舌本，手少阴别脉系舌本，故此三脉虚，则痰涎乘虚闭塞其脉道，而舌不能转运言语也。若此三脉无血，则舌无血营养亦喑。经曰：刺足少阴脉，重虚出血，为舌难以言。又言：刺舌下，中脉太过，血出不止，为喑。治当以前方加补血药也。

一男子五十余岁，嗜酒，吐血后，不食，舌不能言，但渴饮水，脉略数。与归身、芍、地各一两，参、术二两，陈皮一两五钱，甘草二钱，入竹沥、童便、姜汁少许，二十余帖，能言。若此三脉，风热中之，则其脉弛纵，故舌亦弛纵，不能转运而喑；风寒客之，则其脉缩急，故舌卷而喑。在中风半身不收求之也。

震按：此三条皆治舌喑，非喉喑也。首条，化痰通窍，是实证。次条，伤寒五七日，神昏而喑，岂无实热证用大黄、黄连、石膏者耶？而猥云作体虚有痰治也，魏注云“恐热传少阴心经，此案不可为训”，极是。但细读之，案中不载舌干苔黑、便秘烦躁等证，则所谓神昏者，身热人静而嘿嘿耳，且必有欲言不能言之状也，其脉亦必濡滑无力也。参、芪、术服之数日，病无进退，即可知其对证。观于十二日舌始语得一字，又半月而舌能言，热乃退，全绘一虚证情形矣。凡遇伤寒舌喑者，宜以此条寻绎之，勿竟以陶氏“热传手少阴心经”句笼统为治。第三条，吐血后不食，舌不能言，是虚证无疑矣。渴饮水，脉带数，不与滋阴，而与参、术，翁之见识高哉！

孙兆治曹都使，新造一宅落成，迁入，经半月，饮酒大醉，卧起失音，喑不能言。召孙视之，曰：因新宅故得此疾耳，半月当愈。先服补心气薯蓣丸，继用细辛、川芎，十日其疾渐减，二十日全愈。曹既安，见上，问谁医，曰孙兆。上乃召问曰：曹何疾也？对曰：凡新宅，壁皆湿，地亦阴多，人乍来，阴气未散。曹心气素虚，饮酒至醉，毛窍皆开，阴湿之气从而乘心经，故不能语。臣先用薯蓣丸，使心气壮；然后以川芎、细辛，去湿气，所以能语也。

〔附〕一人惊气入心络，喑不能言。以密陀僧，研细，一匙许，茶调服，遂愈。有人因伐木山中，为野狼所逐，而得是疾，或授以此方，亦愈。盖心开窍于舌，故湿气入心，惊气入心，皆使舌喑也。

丹溪治一人遗精，误服参及升浮剂，遂气壅于上焦而喑，声不出。乃用童便浸香附，为末，调服，疏通上焦，以治喑；又用蛤粉、青黛为君，黄柏、知母、香附佐之，为丸，填补下焦，以治遗，十余日，良愈。江云：本草言尿主久嗽失音，故治喑多用尿白，能降火故也。

一男子，年近五十，久病痰嗽，忽一日感风寒，食酒肉，遂厥气走喉，病暴喑，与灸足阳明别之丰隆二穴各三壮，足少阴照海穴各一壮，其声立出。信哉，圣经之言也。仍以黄芩降火，为君；杏仁、陈皮、桔梗泻厥气，为臣；诃子泻逆，甘草和元气，为佐，服之良愈。

一乡人，力田辛苦，复饥甚，饮食骤饱，倦卧半晌，醒后忽喑哑不言，如是者二十余日矣。高鼓峰诊之曰：劳倦伤脾，饥饱伤胃，阳明之气遏而不升，津液不行，贲门拥涩，故语言不能出耳。以补中益气汤十大剂与之，偶午睡觉，通身汗下，言语如常。

王惟一，数年前虽有血证，而年壮力强，四月间忽患咳嗽，服发散药后，痰中见血数口，继服滋阴药过多，遂声飒而哑，时觉胸中气塞，迁延月余。邀张路玉诊之，脉虽沉涩，而按之益力，举之应指，且体丰色泽，绝非阴虚之候。张曰：台翁之声哑，是金实不鸣，非金破不鸣之比。因疏导痰汤，加人中黄、泽泻，专一涤痰为务，四剂后，痰中见紫黑血数块，其声渐出；而飒未除，更以秋石，兼人中黄、枣肉，丸服，经月而声音清朗。始终未尝用清理肺气、调养营血药也。

震按：四条皆是喉喑，而治法各异，其异处仍合于古训，切于病情，故能取效。若今人之用叫子、芦衣等物，虽若新奇，而与病无涉，效何由得？

咳嗽

张戴人治濦阳刘氏男子，年二十余，病劳嗽咯血，吐唾粘臭不可闻，秋冬少缓，春夏则甚；寒热往来，日晡发作，状如疟；寝汗如水，累服麻黄根、败蒲扇止汗，汗自若也；又服宁神散、宁肺散止嗽，嗽自若也。戴人先以独圣散涌其痰，痰如鸡黄，汗随涌出，昏愦三日不醒；时时饮以凉水，精神稍开，饮食加进；乃与桂苓甘露饮、人参半夏丸，服之不辍，数日乃愈。

又治东门高三郎，咳嗽年半，耳鸣三月矣。嗽脓血，面多黑，身热，喉中不能发声。戴人曰：嗽之源，心火之胜也。秋伤于湿，冬生咳嗽。冬水既旺，水湿相接，隔绝于心火，火不下降，反而炎上，肺金被烁，发而为嗽；金煅既久，声不能发，医者补肺肾，皆非也。令备西瓜、冰雪等物，乃用涌泄之法，继以去湿之药，病日已矣。

丹溪治一男子，三十五岁，因连夜劳倦，不得睡，感嗽疾，痰如黄白脓，嗽声不出。时初春大寒，医与小青龙汤四帖，觉咽喉有血腥气上逆，遂吐血线，自口中左边出一条，顷遂止，如此每一昼夜十余次。诊其脉弦大散弱，左大为甚，人倦而苦于嗽。丹溪云：此劳倦感寒，因服燥热之剂，以动其血，不急治，恐成肺痿。遂与参、芪、术、归、芍、陈皮、炙甘草、生甘草、不去节麻黄，煎成，入藕汁，服两日，而病减嗽止；却于前药去麻黄，又与四帖，而血证除，脉之散大未收敛，人亦倦甚，食少；遂于前药去藕汁，加黄芩、砂仁、半夏，至半月而安。

丹溪治一人，年五十余，患咳嗽，恶风寒，胸痞满，口稍干，心微痛，脉浮紧而数，左大于右，盖表盛里虚。问其素嗜酒肉，有积，后因接内，涉寒冒雨忍饥，继以饱食酒肉而病。先用人参四钱、麻黄（连根、节）一钱五分，与二三帖，嗽止寒除；改用厚朴、枳实、青陈皮、栝蒌、半夏为丸，参汤送下，痞除。

震按：咳嗽，痰血，声不出，今人不过养阴清肺而已，有敢用吐下药者哉？又敢用参、芪、归术、麻黄者哉？至如暴嗽，恶风寒，其脉证皆属表邪，而其因则系里虚。今人不过轻剂散之和之而已，敢以人参、麻黄并用哉？然非麻黄、人参并用，势必淹缠日久，合于"伤风不醒积成痨"之说矣。可见善医者法门广大无边，不善医者小心与大胆均误也。

汪石山治一妇，年三十，质弱，产后咳嗽痰臭。或作肺痈治，愈剧。两脚渐肿至膝，大便溏泄，小腹胀痛，午后发热，面红气促，不能向右卧。汪诊脉虚小而数，曰：凡咳嗽，左右向不得眠者，上气促，下泄泻者，发热不为泻减者，皆逆候也。按此病原于脾，经曰：脾主诸臭，入肺为腥臭，入心为焦臭，入肝为腐臭，自入为秽臭。盖脾不能运行其湿，湿郁为热，酿成痰之臭也。经曰：左右者，阴阳之道路。脾虚则肺失所养，气劣行迟，壅遏道路，故咳嗽气促，不能右卧也。脾虚，必夺母气以自养，故心虚发热而见于午也。脾主湿，湿胜则内渗于肠胃为溏泄，外渗于肌肉为浮肿。今用参、术、甘草补脾，为君；茯苓渗湿，为臣；麦冬保肺气，枣仁安心神，为佐；陈皮、前胡消痰下气，为使；东壁土受阳气最多，用之为引，盖土能解诸臭，亦能补土，取钱氏黄土汤之义也。服一帖，前病略减。病者喜。汪曰：未也。过时失治，午后发热，真阳脱矣；泄而脚肿，脾气绝矣。必数服后，无反复，方是佳兆。

震按：《难经》本文，"心主臭，入肝为臊臭，入肾为腐臭，入脾为香臭"，盖腐即秽也。汪公以"臊臭"作"腐臭"，"香臭"作"秽臭"，换易字面，牵合己说，殊属未妥。何不于"酿成痰臭"之下，继之曰"脾虚则土陷水中，反现所胜之脏之臭而秽也"？第其立方专主于补，不用清热药以解臭，而佐东壁土以解臭，洵是高手。

又按：脾臭主香者，如无病人见饮食，自有馨香气味，即脾脏本体之臭为用也；若病人见饮食，不以为香，反以为恶，是脾失其职，体变而用亦变也。此义，汪公未曾详说。

一人年十九，面白质弱，因劳思梦遗，遂吐血碗余；自是微咳倦弱，后忽身发大热，出疹；疹愈，阴囊痒甚，搓擦水流，敷以壁土，囊肿如盏大，遂去土，以五倍子涂少蜜，炙燥为末，敷之，遂愈；复感风寒，其嗽尤甚，继以左右胁痛。石山诊其脉虚而数，外证畏风寒，呕恶倦动，粪溏气促，曰：此金极似火也。夫心属火而藏神，肾属水而藏志，二经俱属少阴，而上下相通。今劳思则神不宁而梦，志不宁而遗，遗则水不升而火独亢也。肝属木，主藏血，其象震，震为雷。心火既亢，同类相应，引动龙雷之火，载血而溢出于上窍矣。肝脉环绕阴器，亦因火扰而痛痒肿胀也。火胜金，故肺经虚而干咳。皮毛为肺之合，更因火郁而发疹。大肠为肺之府，故亦传导失宜而粪溏。金虚不能平木，木火愈旺而凌脾，脾虚则呕恶食减。经曰：壮火食气。脾肺之气为壮火所食，故倦于动作，而易感风寒也。经言：两胁者，阴阳往来之道路也。为火阻碍，则气不利而痛矣。然火有虚有实，有似火而实非火，故经言“有者求之，无者求之，虚者责之，实者责之”，此治火大法。前证之火，皆虚火也，非水湿所能折，惟甘温之剂可以祛除。且经言“形寒饮冷则伤肺”，又谓“脾胃喜温而恶寒”，当用甘温健其脾，则肺经不虚，而咳嗽气促自愈；肝木有制，而咳嗽吐血自除，虚妄之火亦自息矣。以参、芪各四钱，神曲、山楂各七分，白术、麦冬、贝母各一钱，甘草五分，炒干姜四分，服十余帖，脉数减，嗽渐平。

震按：此证似宜养阴；其复感风寒，似宜清理。即见识高者，亦必先以轻剂解表，后用养阴健脾。乃汪公竟进参、芪各四钱，佐干姜少许，岂今人所能及哉？脉数减，嗽渐平，信非熟地、阿胶所能胜任。

薛立斋治儒者张克明，咳嗽，用二陈、芩、连、枳壳，胸满气喘，清晨吐痰；加苏子、杏仁，口出痰涎，口干作渴。薛曰：侵晨吐痰，脾虚不能消化饮食也；胸满气喘，脾虚不能生肺金也；涎沫自出，脾虚不能收摄也；口干作渴，脾虚不能生津液也。遂用六君、炮姜、肉果补脾，更用八味丸以补土母而愈。

震按：此条不载脉象，以意度之，脉必虚数，观前医之用芩、连，脉数可知矣。若脉虚软不数，谁不能用六君、八味哉？汪、薛二公高处在此。然又不可奉为秘诀，请阅后述诸案，便知法非一例。

〔附〕韩飞霞旅寓北方，夏秋久雨，天行咳嗽头痛。用天水散，以葱姜汤调服，应手取效，日发数十斤。此盖甲已土运，湿令痰壅肺气上窍，但泻膀胱下窍而已，不在咳嗽例也。

李士材治太学史明粦，经年咳嗽，历医无效，自谓必成虚痨。李曰：

不然，脉不数不虚，惟右寸浮大而滑，是风痰未解。必多服酸收，故久而弥盛。用麻黄、杏仁、半夏、前胡、桔梗、甘草、橘红、苏子，五剂知，十剂已。

张远公，三年久嗽，服药无功，委命待尽，偶遇士材而乞诊。李曰：饥时胸中痛否？远公曰：大痛。视其上唇白点如粞者十余处，此虫啮其肺。用百部膏一味，加乌梅、槟榔与服，不十日而痛若失，咳顿止矣。令其家人从净桶中觅之，有寸白虫四十余条，自此不复发。

孙东宿治许卓峰，多酒多怒人也，上吐血，下溲血，咳嗽声哑。医皆以为瘵，辞不治。孙诊其脉，左关弦大，右寸下半指，累累如薏苡子状，乃曰：此有余证也，作瘵治者非。盖其人好酒，酒属湿热，助火生痰，火性炎上，迫肺不降，积而生痰，壅于肺窍，以致失音。此痰壅之哑，非肺痿之哑也。其性又多怒，怒气伤肝，故血妄行而不归经，以致吐血尿血。法宜清热开郁化痰，导血归原，若二地、二冬辈滋阴之药，反助其塞而益其热，声音何由而开？况血随气行，气不清，血又何得归原哉？乃用滑石、青蒿解酒热，为君；贝母、郁金、山栀仁、香附开郁，为臣；杏仁、桔梗、丹皮、丹参、小蓟、甘草化痰清血，为佐使。服十帖，血果止。又以贝母一两，童便浸一日，为末，柿霜，等分，时时抄舌上化下，五日而声音爽矣。

张路玉治包山金孟珍，正月间，忽咳吐清痰，咽痛，五六日后，大便下瘀晦血甚多，延至十余日。张诊其脉，六部皆沉弦而细，此水冷金寒之候也。遂与麻黄附子细辛汤，其血顿止；又与麻黄附子甘草汤，咽痛亦可；而觉心下动悸不宁，询其受病之源，乃醉卧渴引冷饮所致，改用小青龙，去麻黄，加附子，悸即止，咳亦大减；但时吐清痰一二口，乃以桂、酒制白芍，入真武汤中与之，咳吐俱止；尚觉背微恶寒，倦怠，更与附子汤，二剂而安。

震按：咽痛下血，不以风火治，而以辛温燥热药始终获效者，由其善于识脉也。

又治礼科姜如农长媳，喘咳无痰，灼热自汗，而怀妊七月，先曾服和解清肺药二十余剂，其咳转剧，胎渐不安。邀张诊之，六脉皆濡大无力，右手寸关独盛而涩。曰：此热伤肺气也，反与和解药，逼令汗出，致肺气益燥，而咳逆愈甚；不得已，复用苦寒折之，则火转郁伏而不散也。遂用大剂葳蕤，及川芎、杏仁、白薇、甘草，取葳蕤汤之半，更以当归、桔梗、五味、黄芪，益气生津，固肌敛肺，二剂，汗止咳减，胎亦向安；更加生诃子皮，四剂而痊。

又治吴佩玉次女，伤风咳嗽，先前自用疏风润肺止嗽之药，不应，转加呕渴咽痛。石顽诊之，六脉浮滑应指，因与半夏散，三啜而病如失。或问：咳嗽咽痛而渴，举世咸禁燥剂，今用半夏辄效，何也？曰：用药之权衡，非一言而喻也。凡治病必求其本，此风邪挟饮上攻之暴嗽，故用半夏、桂枝，开通经络，迅扫痰涎；兼甘草之和脾胃而致津液，风痰散，营卫通，则咽痛燥渴自已。设泥其燥渴，而用清润，滋其痰湿，经络愈壅，津液愈结，燥渴咽痛，愈无宁宇矣。不独此也。近世治风寒咳嗽，虽用表药，必兼桑皮、黄芩、花粉，甚则知、柏之类。少年得之，必种吐血虚损之根；中年以后得之，多成痰火喘嗽之患。然此辈之妙用，在于预为地步。诊时泛谓阴虚，防变不足之证。初时，元气未衰，服之邪热暂伏，似觉稍可；久之，真气渐伤，转服转甚，安虑其不成虚损耶？及见吐血，则不问何经腑脏，属火属伤，血之散结，色之晦鲜，瘀之有无，概以犀角地黄寒凉止截之剂投之，致血蓄成根，向后或二月一月一发，虽日服前药，不应矣。凡此之类，未遑枚举。尝见一人患项肿发热，延伤寒家视之，则曰“大头伤寒”，以表药发之，并头亦胀，确然大头无疑矣；病家以其治之益甚，又延杂证家视之，则曰“湿热痰火”，以里药攻之，则头与项前左半皆消，但项后右侧偏肿，则又确乎非大头而为杂证矣；病家又以肿在偏旁，疑为痈毒，更延痈疽家视之，则曰“对口偏疽”，以托里敷外药治之，则气血益滞，热不得泄，郁遏竟成溃疡矣。本一病也，治之迥异，证亦屡迁，可见其病随药变之不诬耳。第末俗所趋，非此不足以入时，何怪乎圣人性命之学，沦胥不返，遂至若是耶？

震按：张公此论，曲尽时医丑态。然谓表药必兼桑皮、芩、粉，血证必用犀角、地黄，恐不至众人皆醉如此。至于病随药变，实有其事，所以旧有“不服药，为中医”之说。若欲见病知源，投药辄效，随其寒热虚实，应以温凉补泻，不执一法，不胶一例，变化生心，进退合辙者，其惟丹溪先生乎？丹溪则药随病变，病随药愈，宁有病随药变，药为病困之理哉？《临证指南·咳嗽门》，方法大备，温凉补泻皆全，而轻松灵巧处，与丹溪未易轩轾也。

喘

朱丹溪治一人，病喘不得卧，肺脉沉而涩。此外有风凉湿气，遏其内热不得舒，以黄芩、陈皮、木通各一钱五分，苏叶、麻黄、桂枝各一钱，生姜、黄连各五分，甘草二分，煎服数帖而愈。

又治吴辉妻，孕时足肿，七月初旬，产后二日，因洗浴即气喘，但坐不得卧者，五月矣。恶寒，得暖稍宽，两关脉动，尺寸皆虚无，百药不效。朱以丹皮、桃仁、桂枝、茯苓、干姜、五味、枳实、厚朴、桑皮、紫苏、栝蒌实煎服，一服即宽，三服得卧，病如失。盖作污血感寒治之也。

震按：首案宜用定喘汤，此方尚未妥贴，以黄连与沉涩脉不合也。次案用药似杂，而与病情恰对，毫无可议。丹溪尚有一案，身痛与气喘并作，已收在痛风门，可以同阅。

汪石山治一人，体肥色白，年近六十，痰喘声如曳锯，夜不能卧。汪诊之，脉浮洪，六七至中或有一结，曰：喘病脉洪，可治也。脉结者，痰碍经隧耳。宜用生脉汤，加竹沥，服之至十余帖，稍定；患者嫌迟，更医，用三拗汤、五拗汤，势渐危；于是复以前方，服至三四十帖，病果如失。

又治一妇人，年五十余，素有嗽病，忽一日大喘，痰出如泉，身汗如油，脉浮而洪，似命绝之状。令速用生脉散一帖，喘定汗止；三帖后，痰亦渐少；再于前方加栝蒌实、白术、黄芩、当归、芍药，服二十帖而安。

又一人，年逾六十，病气喘。汪诊之，脉皆萦萦如蛛丝，曰：病不出是夜矣。果如期而逝。

震按：石山三案，以脉洪为可治，脉微细为不治，所当著眼。

又一人，形长，色苍瘦，年四十，每秋凉，病痰嗽气喘不能卧，春暖即安。病此多年，医用紫苏、薄荷、荆芥等以发表，用桑皮、石膏、半夏等以疏内，虽暂轻可，不久复作。汪诊之，脉颇洪滑，此内有郁热也。秋凉则皮肤致密，内热不能发泄，故病作矣。内热者，病本也。今不治其本，徒用发散以虚其外，则愈不能当风寒；疏内以耗其津，则愈增郁热之势。遂进三补丸，加大黄、贝母、栝蒌，丸服；仍令每年立秋，先服滚痰丸四十粒，病渐安。

又一妇，年五十，形色脆弱，每遇秋冬，痰嗽气喘，自汗体倦，或恶心作呕。汪诊之，脉皆浮缓而濡，曰：表虚不御风寒，激内之郁热而然。遂用参、芪各三钱，麦冬、白术各一钱，黄芩、归身、陈皮各七分，甘草、五味各五分，煎服十余帖而安。次年秋间，滞下，腹痛后重，脉皆濡细稍滑。汪曰：此内之郁热欲下也。体虽素弱，经云"有故无殒"。遂以小承气，利两三次，腹痛稍除，后重未退；再以补中益气，加枳壳、黄芩、芍药，煎服；仍用醋浇热砖，布裹，坐之而愈。

震按：秋凉喘嗽之证，近日甚多，若外寒束其内热，不过此证中之一种耳。然已虚实不同如此，故必辨之以脉，乃无差误。

李士材治宋敬夫令嫒，中气素虚，食少神倦，至春初，忽然喘急，闷绝不知人，手足俱冷，咸谓立毙矣。李曰：气虚极而金不清肃，不能下行，非大剂温补，决无生理。遂以人参一两、干姜三钱、熟附子三钱、白术五钱，一服即苏；后服人参七斤余，姜、附各二斤，遂全愈，不复发。

又治孙芳其令嫒，久嗽而喘。凡顺气化痰、清金降火之剂，几于遍尝，绝不取效。一日喘甚烦躁，李视其目则胀出，鼻则鼓扇，脉则浮而且大，肺胀无疑矣。遂以越婢加半夏汤投之，一剂而减，再剂而愈。李曰：今虽愈，未可恃也。当以参、术补元，助养金气，使清肃令行。竟因循月许，终不调补，再发而不可救矣。

文学顾明华，十年哮嗽，百药无功，诊其两寸数而涩。李曰：涩者，痰火风寒，久久盘踞，根深蒂固矣。须补养月余，行吐下之法。半年之间，凡吐下十次，服补剂百余，遂愈；更以补中益气为丸，加鸡子、秋石，服年许，永不复发。

震按：士材三案，一用大剂温补，一用疏解化痰，一用吐下，间以补养，三法如鼎足，治病无偏敧。

孙东宿治少司空凌绎泉，年已古稀，原有痰火之疾。正月初，因劳感冒，内热咳嗽，痰中大半是血，鼻流清水，舌苔焦黄芒刺，语言强硬不清，大小便不利，喘急不能睡，亦不能仰，以高桌安枕，日惟额伏枕上而已。医治半月不瘳。孙诊之，两手脉浮而洪，两关滑大有力，知其内有积热痰火，为风邪所闭，复为怒气所加，故血上逆。议者以高年见红，脉大发热为惧。孙曰：此有余证，诸公认为阴虚，而用滋阴降火，故不瘳；法当先驱中焦痰火积热，后以地黄补血等剂收功可也。乃以栝蒌、石膏各三钱，半夏曲、橘红、桑皮、前胡、杏仁、酒芩、苏子，水煎，冲莱菔汁一小盏，一剂而血止。次日诊之，脉仍浮而洪大，尚恶寒，此因先时不解表，竟用滋阴，又加童便降下太速，以致风寒郁而不散，故热愈甚也。改以定喘汤，一剂而喘减，二剂而热退不恶寒。再诊之，两手浮象已无，惟两关脉鼓指，此中焦痰积胶固，不可不因其时而疏导之。以清中丸，同当归龙荟丸，共二钱，进之，其夜下稠粘秽积甚多。予忆丹溪有云“凡哮喘火盛者，白虎汤加黄连、枳实有功”，正此证对腔法也，与十剂；外以清中丸，同双玉丸，夜服，调理而安。

震按：此人以富贵之体，古稀之年，不能卧，又半月之久，亦殊危矣，乃竟用消痰发表、清火行滞重剂收功。可见病无一定之局，只恐弃活着而走死着，又防活着认得不清，必以半攻半补、不攻不补为持重之法，仍是死着也。后案喻公之蛤蚧二十枚、人参十两，可谓棋逢敌手。

喻嘉言治施眉苍，肺痿喘嗽，吐清痰，肢体痿软，不能举动，脉来虚数。以蛤蚧二十枚，酒浸，酥炙，人参、黑参各十两，蜜丸，时时噙化，不终剂而痊。

孙起伯，肺胀，服耗气药过多。张路玉诊之，脉浮大而重按豁然，饮食不入，幸得溺清便坚。与《局方》七气，每剂用人参三钱，肉桂、半夏曲、炙甘草各一钱，生姜四片，四剂霍然。盖肺胀实证居多，此脉虚大，不当以寻常论也。

又治一尼，肺胀，喘鸣肩息，服下气止嗽药不应，渐至胸腹胀满，脉得气口弦细而涩。此必劳力气上，误饮冷水伤肺，肺气不能收敛所致也。遂与越婢汤，减麻黄，加细辛、葶苈，大泻肺气而安。

震按：此方加减最巧，上案用七气汤成方亦巧。观其论脉溯因，而细心体贴之，乃知其巧。予邑有友范君，哮喘已久，向用《金匮》肾气丸，时效，时不效。吴门缪松心先生诊之曰：伏饮内踞有年，明是阳衰浊泛，但绵延日久，五旬外，痰中杂以血点，阴分亦渐损伤，偏刚偏柔，用药两难措置。仿金水六君煎意，用熟地炭四钱，当归炭一钱，茯苓三钱，炙草四分，川贝一钱半，青盐、陈皮一钱，淡菜（漂）三钱，杏仁三钱（去皮、尖，盐水炒）。半月后复诊，晨用《金匮》肾气丸以治本，晚服苓桂术甘加味以治标，生于术（米泔浸，切片，晒）三两、粗桂木（晒）八钱、炒半夏二两、云苓三两、炙草六钱、杏仁霜一两六钱、鹿脊骨三两，用麻黄四钱煎汤，炙北细辛三钱（晒），水泛丸。此证向来背脊畏寒，甚则哮发，服此方而畏寒除。隔三年，忽起淋浊，茎中痛胀。缪曰：此新病，以泻丙出壬为正治。但素有痰饮，滋腻之品伤阳助湿，究非所宜，当变法治，庶与本证无碍。羊脊骨五钱，小木通一钱，盐水炒黄柏三分，生甘草梢五分，赤白茯苓各半，三钱，水飞辰砂五分，调入服，三剂，淋浊即愈。半年后改定丸方。曰：饮踞中焦，历年已久，前主温煦太阳寒水之脏，与病机极合，用药可无事更张；第溺管有精淋，由来已非旦夕，虽云肾气不坚所致，其降多而升少，亦非所宜。今造一方，以兼顾之。嫩毛鹿角二两（镑）、羊脊骨三两（炙黄，打碎）、生菟丝子三两（晒）、北细辛三钱（晒）、生黄芪皮一两五钱（晒）、蜜水炙麻黄三钱、桂枝粗木七钱（晒）、生于术（米泔水浸，晒干）三两、茯苓三两（晒）、炙黑甘草五钱（炒黄）、半夏一两五钱、杏霜一两五钱、橘红一两（晒），为末，用苡仁煮浆糊丸。后隔数年，已六旬余，换丸方，用熟地四两（水煮）、归身一两五钱、制半夏（炒黄）一两半、云苓三两、橘红（晒）一两、炙黑甘草五钱、生台术三两（米泔水浸，生用）、嫩毛鹿角一两五钱、蛤蚧两对（去头、足，炙）、熟附子七钱、淮牛膝一两四钱、生左牡蛎二两（研细，水飞）、羊脊骨三两（炙黄，打碎）、杏仁三两（去皮、尖、油）、北细辛三钱（晒）、泽泻一两五钱（炒），为末，苡仁煮浆捣丸。以上诸方，摄纳肾阳，温通督脉，疏刷肺气，开豁浊痰，标本悉能照顾，巧更极矣。宜乎服之而宿疾全瘳也。

喘胀

罗谦甫治不潾吉歹元帅夫人，年逾五旬，身体肥盛，值八月中，霖雨不止，因饮酒及湩乳过度，遂病腹胀喘满，声闻于外，不得安卧，大小便涩滞，气口脉大两倍于人迎，关脉沉缓而有力。因思霖雨之湿，饮食之热，湿热大盛，上攻于肺，所谓盛则为喘也。邪气盛则实，实者宜下之，为制平气散。《内经》曰：肺苦气上逆，急食苦以泻之。白牵牛苦寒，泻气分湿热上攻喘满，故用二两，半生半熟，以为君。陈皮苦温，体轻浮，理肺气，用五钱；青皮苦辛平，散肺中滞气，用三钱，以为臣。槟榔辛温，性沉重，下痰降气，亦用三钱；大黄苦寒，荡涤满实，用七钱，以为使。末服三钱，生姜汤调下，两服而喘愈；止有胸膈不利，烦热口干，时时咳嗽，以泻白散，加知母、黄芩、桔梗、青皮，全愈。

程明佑治张丙，中满气喘。众医投分心气饮、舟车丸，喘益甚；一医作气虚治，以参、芪补之，喘急濒死。程诊其脉沉而滑，曰：此痰病也。痰滞经络，脏腑否塞，致生䐜胀。投滚痰丸，初服，腹雷鸣；再服，下如鸡卵者五六枚；三服，喘定气平；继以参苓平胃散出入，三十日而安。

一富翁，素强健，忽病喘满，不咳，不吐痰，日久，腿脚、阴囊尽水肿，倚卧肩息，困极。王中阳曰：非水证也，但胸膈有败痰，宜服滚痰丸。彼不信，针刺放水，备尝诸苦。年余，忽吐臭痰。复诣王，王与龙脑膏一料，服未尽而愈。

震按：胀而兼喘，病热急矣，必非轻剂所能治。此三条是实证治法。若虚寒证，当重用桂、附，如天真丸、黑锡丹、金液丹之类，皆可类推，不得以五子、五皮、沉香、椒目等为稳当法也。

沈宗常治卢陵人，胀而喘，三日食不下咽矣。视脉无他，问何食饮，对以近食羊脂。沈曰：得之矣。脂冷则凝，温熨之所及也。温之，得利而愈。

震按：是案较沈诚庄治肃藩嗜乳酪致病，用浓茶频饮得愈。彼如昭文之鼓琴，此如师旷之杖策矣。

肿 胀

庄季裕云：予自许昌遭金兵之难，忧劳艰危，冲冒寒暑，遂感痎疟，八月起病，至次年春末，尚苦跗肿腹胀，气促不能食，而大便利，身重足痿，杖而后起。得陈子翁，专为灸膏肓俞，七日内灸三百壮，即胸中气平，肿胀俱损，利止而食进；后又加百壮，诸证尽痊，以至康宁。时亲旧见此殊功，灸者数人，宿疴皆除。孙真人谓“若能用心方便，求得其穴而灸之，无疾不愈”，信不虚也。

震按：古人治病多用针灸，今则针灸有专家，凡诊脉处方者，反以卑术视之。不知处方易而针灸难，盖切脉与取穴同一难，而取穴之难，尤难于切脉也。孙真人之言，诚为格言。

宋有里医，为李生治水肿，以药饮之，不效；以受其延待之勤，一日忽为灸水分穴与气海穴，翌早观其面如削矣。因思《明堂》云“若是水病灸大良”，以此穴能分水，不使妄行故耳。

震按：水分穴，可灸，不可针。考《资生经》曰：水肿惟得针水沟，若针余穴，水尽即死，此《明堂》《铜人》所戒也。庸医多为人针水分，杀人多矣。又，《千金方》曰：凡水病，忌腹上出水；出水者，一月死。而今有专门治肿胀者，用铜管子从脐下刺入，出水如射，顷刻盈缶，腹胀即消。以此水露一夜，明晨视之，浮面者是清水，中央者是淡血，沉底者是脂膏。盖病者清浊不分，气血皆变为水，决而出之，去水即去其气血也，虽一时暂快，或半月，或一月，肿胀仍作，再针之亦死，不针之亦死矣。孙真人之言，预知有此诡术耳。

张子和云：余昔过夏邑西，有妇人腹胀如鼓，饮食乍进乍退，寒热更作，而时呕吐，且三载矣。师觋符咒，无所不至，惟俟一死。会十月农隙，田夫聚猎，一犬役死，磔于大树下，遗腥在根上。病妇偶至树根，顿觉昏愦，眩瞀不知人，枕于根侧，口中虫出，其状如蛇，口眼皆具，以舌舐其遗腥。其人惊见，以两袖裹其手，按虫头，极力出之，且二尺许，重几斤，剖而示人，其妇遂愈。此正与华元化治法同，盖偶得吐法耳。

震按：此妄言也。蛇长二尺，重几斤，何以不啮破肠胃耶？子和不过引为偶得吐法耳。然荒唐无证，所谓吐下之神功，大率类此。

又阅孙一奎与吴生问答一条，载：生之堂嫂，病臌三载，腹大如箕，时或胀痛，四肢瘦削。三吴名医，历治不瘳。吴俗，死者多用火葬。烧至腹，忽响声如炮，虫从腹中爆出，高二三丈，烧所之天为昏，俄而坠地，细视之，皆蛔也，不下千万，大者长尺余，虫腹中复生小虫，甚多不可数。而一奎又于万历癸巳至淮阴，有王乡官者子，年十六，新娶后，腹胀大，按之有块，形如削瓜，四肢瘦削，发热昼夜不退，已半年矣。医惟以退热消胀之剂投之，其胀愈甚，其热愈炽，喉中、两耳俱疮。诊之，脉滑数，其唇则红，其腹则疼，又多嗜肥甘。因思诸凡腹痛者，唇色必淡，不嗜饮食，今其若此，得非虫乎？遂投以阿魏积块丸，服之果下虫数十，大者二，一红一黑，长尺余，虫身经线自首贯尾，虫腹中复有虫，大者数条，小者亦三四条。虫下，则热渐减，胀渐消，三下而愈。始信吴生之言为不虚。

震观此二则，较子和之说，稍觉近理；然蛔虫不下千万数，亦属荒唐，第其辨证则佳矣。较之《客座新闻》载“江阴训导治生员腹胀，曰：

脉洪而大，湿热生虫之象，况饮食如常，非臌胀也。以石榴、椿树两项东行根皮，加槟榔各五钱，煎服，泻下一长虫而愈”者，相似。

《儒门事亲》又载：蹴鞠张承应，年几五十，腹如孕妇，面黄食减，欲作水气。或令服黄芪建中汤及温补之剂，小溲涸闭，从戴人疗焉。戴人曰：建中汤，攻表之药也。古方用之攻里，已误也；今更以此取积，两重误也。先以涌剂吐之，置火于其旁，大汗之；次与猪肾散四钱，以舟车丸引之，下六缶，殊不困；续下两次，约三十余行，腹平软，健啖如昔。常仲明曰：向闻人言“泻五六缶，人岂能任?”，及问张承应，渠云果然，乃知养生与攻本自不同。今人以补剂疗病，宜乎不效。

〔附〕周恭《医说续编》云：子和之书，非子和之笔也，特麻征君文之耳。丹溪曰：脾虚不能行浊气，气聚则为水，水溃妄行，当补脾气，自能健运，得以升降，运其枢机，则水自行。此千古圣人之至言也。奈何云“补剂疗病，宜乎不效”？夫人之所赖以生者，元气为之耳。苟罔顾元气，专行峻利之药，能免虚虚之祸耶?

震按：此段驳得极是，即就本条，谓“建中为攻表之药，古人误用以攻里”，已属可笑。方义未明，浪指为攻，可见子和治病，止有“攻”之一字，不必以麻征君代为之讳也。

丹溪曰：杨兄年近五十，性嗜酒，病疟半年，患胀病。自察必死，来求治。诊其脉弦而涩，重则大，疟未愈，手足瘦而腹大，如蜘蛛状。予教以参、术为君，归、芍、川芎为臣，黄连、陈皮、茯苓、厚朴为佐，生甘草些少，作浓汤饮之，一日服三次，彼亦严守禁忌，一月后，疟因汗而愈；又半年，小便长而胀愈。中间虽稍有加减，大意只是补气行湿而已。

又治一女子，禀厚，患胸腹胀满，自用下药，利十数行，胀满如故，脉皆大，按则散而无力。朱曰：此表证，反攻里，当死；赖质厚，时又在室，可救也，但寿损矣。以四物加参、术、陈皮、炙甘草，煎服，至半月，尚未退；自用萝卜种煎浴一度，又虚其表，遂以前方去芍药、地黄，加黄芪，倍白术，大剂浓煎饮之，又以参为丸吞之，十日后，乃得如初病时；然食难化而自利，以参、术为君，肉果、诃子为臣，稍加陈皮、山楂为佐使，粥丸吞之，四五十帖而安。

又治陈时叔，年四十余，性嗜酒，大便时见血，于春间患胀，色黑而腹大，其形如鬼。诊其脉数而涩，重似弱，属阴虚。朱以四物汤，加芩、连、木通、白术、陈皮、厚朴、生甘草，作汤与之，近一年而安。

震按：丹溪三条，一用参、术，加血药、寒药；一用参、术，加血药、温药；一用血药，加寒药，用术，去参。切贴脉证以治，井井有条，可为后世师法。但前后两条，一嗜酒病疟，一嗜酒便血，营阴先亏，自当参用四物。若女子脉大而散，何以不用附子，而犹用四物耶？总之，丹溪善用补药，慎用热药，其慎处亦极是。如述其友俞仁叔，年近五十，得腹胀，自制禹余粮丸服之。丹溪诊其脉，弦涩而数，曰：此丸新制，炼之火邪尚存，温热之药味太多，宜自加减，不可执方。病者曰：此方不可加减。服之一月，口鼻中出黑血，骨立而死。此先几之见，亦难及矣。即此三证，皆以持久得愈，非老手断不能。

项彦章治一女，腹痛，胀如鼓，四体骨立，其六脉弦滑而数。项曰：弦为气结，滑为血聚，此气薄血室，实邪也。其父曰：服芎归辈血药多矣。曰：失于顺气也。夫气，道也；血，水也。气一息不运，则血一息不行。故治血必先顺气，俾经隧得通，而后血可行。乃投苏合香丸，三日而腰作痛。曰：血欲行矣。以硝、黄逐之，下瘀数十块而愈。又，二女病同，一脉虚，一脉纯弦，皆辞不治。果死。

震按：气为血之先，血随气行，故攻瘀先以顺气，极是。然投苏合香丸，三日而腰痛，恐未必也。其得力处，仍赖硝、黄耳。

虞恒德治一族兄，素能饮酒，年五十，病通身水肿，腹胀尤甚，小便涩而不利，大便滑泄。虞曰：或戒酒色盐酱，尚可保全，不然，去生渐远。兄曰：自今日戒起。虞以丹溪法，用参、术为君，加利水道、制肝木、清肺金等药，十帖而小水长，大便实，肿退而安。又半月，友人劝之饮，遂痛饮沉醉，次日疾复如前。虞曰：不可为矣。一月而逝。

震按：此条以饮酒而病复发，又一条以开盐而病复发，皆至于死。故今专门治肿胀者，开列戒单，不可犯丝毫盐酱。考其义，以盐能助肾水之邪，豆与麦面助湿发热也。然胃气旺者固能戒，若胃气弱者，食难进而渐减，亦当顾虑。张路玉用伏龙肝泡水澄之，入青盐以代食盐，用淮麦为面，同赤豆作面而成酱，其法甚巧，似可通融。

薛立斋治一男，素不善调摄，唾痰口干，饮食不美。服化痰行气之剂，胸满腹胀，痰涎愈甚；服导痰理脾之剂，肚腹膨胀，二便不利；服分气利水之剂，腹大胁痛，不能睡卧；服破血消导之剂，两足皆肿，脉浮大不及于寸口。朝用《金匮》肾气丸，夕用补中益气汤，煎送前丸，月余，诸证渐退，饮食渐进；再服月余，自能转侧；又两月而能步履，却服大补

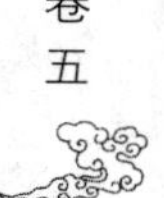

汤、还少丹，又半载而康；后稍失调理，其腹仍胀，服前药即愈。

震按：立斋此法，为胀满虚证的对之方，与下条石山所用香连丸，虽出两路，各能奏功。

汪石山治一妇，年逾四十，瘦长善饮。诊之，脉皆洪滑，曰：可治。《脉诀》云：腹胀浮大，是出厄也。此湿热太重，宜远酒色，可保终吉。遂以香连丸，令日吞三次，每服七八十丸，月余，良愈。

又治一人，年三十余，病水肿，面光如胞，腹大如箕，脚肿如槌，饮食减少。汪诊之，脉浮缓而濡，两尺尤弱。曰：此得之酒色，宜补肾水。家人骇曰：水势如此，视者不曰通利，则曰渗泄，先生乃欲补之，水不益深耶？汪曰：经云“水极似土”，正此病也。水极者，本病也；似土者，虚象也。今用通利渗泄，则下多亡阴，肾水益耗，是愈伤其本病，而增湿土之势矣，岂知“亢则害，承乃制”之旨乎？遂令空腹服地黄丸，再以四物汤，加黄柏、木通、厚朴、陈皮、参、术，煎服十余帖，肿遂减半，三十帖而愈。

震按：汪公论病甚佳，用药非是。就此脉证，宜六君子汤送《济生》肾气丸，何反用地黄丸、四物汤，阴湿柔粘之药？岂以脉之缓濡为湿热，故更佐以黄柏耶？“三十帖愈”，未敢深信。

一妇，形弱瘦小，脉细濡近快；一妇，身中材颇肥，脉缓弱无力。俱病鼓胀，大如箕，垂如囊，立则遮拦两腿，有碍步履。石山视之，曰：腹皮宽縋已定，非药可敛也，惟宜安心寡欲，以保命耳。后皆因产而卒。或曰：病鼓胀，有孕，何也？汪曰：气病而血未病也。产则血亦病，阴阳两虚，安得不亡？又一妇，鼓胀如前，越十余年无恙者，由寡居无所损也。

震按：此案可以警世。女子如此，则男子有胀病而不绝欲者，岂不速其死耶？

赵氏《或问》曰：松江一男子，年三十余，胸腹胀大，发烦躁渴，面赤不得卧而足冷。余以其人素饮酒，必酒后入内，夺于所用，精气溢下，邪气因从之上逆，逆则阴气在上而为膜胀；其上焦之阳，因下逆之邪所迫，壅塞于上，故发烦躁。此因邪从下上，而盛于上者也。于是用吴茱萸、附子、人参辈，以退阴逆；冰冷饮之，以解上焦之浮热。入咽，觉胸中顿爽，少时，腹中气转如牛吼，泄气五七次，明日，其证愈矣。

震按：《准绳》及《治法汇》皆引此条，以其议论高爽，能发《内经》之精微也。惜不言脉，愚意其脉必细而紧，或沉而涩也。若滑大数实，则此方不可用矣。

喻嘉言治刘泰来，年三十二岁，面白体丰，夏月常用冷水灌汗，坐卧巷曲当风，新秋病疟截早，变成胀满，二便俱闭，气喘不食，能坐不能卧，能俯不能仰，势甚危急。医以二便不通，服下药不应，商用大黄二两作一剂。喻曰：伤寒病因发热，致津液枯槁，肠胃干结，乃用下药以开其结，然有“不转失气者，不可攻”之戒，正恐误治太阴经之腹胀也。此病因腹中之气散乱不收，故津水随气横决四溢而作胀，全是太阴不能统摄。一散一结，相去天渊。再用大黄猛剂大散其气，若不胀死，定须腹破矣。病者曰：大黄服过二剂，尚未见行，奈何？喻曰：腹中真气渐散，今晚子丑二时，阴阳交剥之界，必大汗晕眩，难为力矣。急投理中汤，用人参至三钱，次日略加黄连，其胀大减，犹以不大便为忧。喻曰：腹中原是大黄推荡之泄粪，其所以不出者，以膀胱胀大，将大肠撑紧，任凭极力努挣，无隙可出耳。吾当以药通膀胱之气，不治大便，而大便自至也。用五苓散，药才入喉，小便先出，大便随之，顷刻泄下半桶。

震读此案，不禁拍案叫绝，只恨不载脉象若何，难以摩仿。且案末不载胀愈，并有慨叹语气，想未必收功也。但议论高爽，不减赵氏，并录于此，以作胀病之大训天球。

赵氏又曰：嘉定沈氏子，年十八，患胸腹身面俱胀，医治半月，不效。余诊其脉，六部皆不出也。于是用紫苏、桔梗之类，煎服一盏，胸有微汗；再服，则身尽汗，六部和平之脉皆出；一二日，其证悉平。

傅滋治一人，能大餐，但食肉必泄，忽头肿，目不可开，膈如筑，足麻至膝，恶风，阴器挺长。脉左沉，重取不应；右短小，却和滑。令单煮白术汤，空心服，探吐之；后以白术二钱，麻黄、川芎各五分，防风三分，作汤，下保和丸五十丸。吐中得汗，上截居多，肿退眼开，气顺食进。以前方去麻黄、防风，加白术三钱，木通、甘草各五分，下保和丸五十丸，五日而安。

江篁南次子，素食少，五月间，因多食杨梅，至六月，遍身面目浮肿，腹亦膨胀。用苍、白二术，土炒，为君；木通、赤苓、泽泻，为臣；半夏、陈皮、大腹皮、桑白皮、桔梗，为佐；苏梗、厚朴、草果、姜皮，为使。一日两服。另用紫苏、忍冬藤、萝卜种，煎汤，一日浴一次。至四日，肿胀消十之八。乃用参苓白术散，以紫苏煎汤调，日服二次；小水黄，又加木通煎汤，煎药；六帖后，去紫苏，加木瓜、滑石；最后加连翘、栀子，八帖全愈。

震按：此三条皆和平浅近法，却是医门之布帛菽粟，断不可缺。傅、江二案，用药加减，及补泻进退，又有细针密线道理。

〔附〕明成化间，钦天监台官张景芳，得腹胀病，危剧。遇一庞眉叟，授以方，用杏仁、陈皮、海螵蛸，等分，为末，佐以谷树叶、槐树叶、桃枝各七件，午时，汲水煎三四沸，至星上时，再煎一沸，患者就浴，令壮人以手汤中按摩脐之上下百数，少时转失气，病即退矣。

震按：此方不及江氏，当合参之为更妙。他如田螺、大蒜、车前草捣饼贴脐，及蜘蛛随药中煎熟服之，溺长胀退等说，俱不见效，故不录。

李士材治钱赏之，遍体肿急，脐突背平。法在不治，举家坚请用药。以《金匮》肾气丸料大剂煎服，兼进理中汤，五日，不效；乃以人参一两，生附三钱，牛膝、茯苓各五钱，小便忽通，进食。计服人参四斤，附子、桂、姜各斤余而安。

太学何宗鲁，夏月好饮水，一日学院发放，自早起候至未申，为炎威所逼，饮水计十余碗，归寓便胀闷不能食，越旬日，胀如抱瓮，气高而喘。士材曰：皮薄而光，水停不化也；且六脉坚实，其病暴成，法当利之。遂以舟车丸，每服三钱，香薷汤送，再剂而二便涌决如泉；复进一钱五分，腹减如故；用六君子十帖，即愈。

震按：此二案，峻补急攻，如狮子搏象，全副神力。学人要看其病因，观其论脉，即知前贤非粗心大胆也。

又治光禄卿吴伯玉夫人，患腹满而痛，喘急异常，大便不通，饮食不进。医用理气利水药，二十日，不效。李诊之，脉大而数，右尺为甚，令人按腹，手不可近。乃曰：此大肠痈也，脉数为脓已成。用黄芪、角刺、白芷、银花、甘草节之类，加葵根一两，煎一碗，顿服之，未申痛甚，至夜半而脓血大下，昏晕不支，即与独参汤，稍安，更与十全大补，一月而愈。

震按：此案亦胀满证中必不可少之案。

孙一奎治马二尹，年五十五，过食鳗肉卷饼，心腹胀痛。市医遽用硝、黄下之，大便不行，胀痛愈增；继至者，以木香槟榔丸、大小承气汤，连服十日，胀痛益甚，粒米不进，大便并不行，小水亦仅点滴；后医以硝、黄不效，杂进备急丸、白饼子、十枣汤、黑白丑之属，服数日，不惟大便不行，并小便点滴亦无矣，胀不可言。众医大叫称怪。一人为灸中脘三十壮，毫不为动，因断三日后当死。孙至，观其色苍黑，神藏不露，声音亮，惟腹大如覆箕，不能反侧；诊其脉，两手皆滑大，两尺尤有力；询其病源，阅其前方，骇然以为未闻未见也。因思一治法，先进香砂六君子汤，参、术各用二钱。众医皆惊，谓：中满胀痛，二便俱闭，如何用补？况苍黑之人，尤忌参、术乎？孙曰：此非鼓胀证，乃内伤证也。当始伤时，犹在上膈，法当用吐，经所谓"在上者，因而越之"也。不用吐而用下药，以伤其脾，脾伤则失运动之职，是以愈下愈伤，愈伤愈胀，脾气全然不动，药亦全然不行矣。故用六君子以醒其脾，香砂以助其运动；再用吐法，吐出前药，始有生机。此方非治病，乃治药也。且予非虑大便不行，独虑行之不止耳。医曰：求其行而不得，何以不止为虑？孙曰：君试思常人能服硝、黄几何？巴豆、牵牛几何？今幸其未行，药性未动，尚可为计；一行而诸药性动，譬瓶水底漏，其中能蓄点滴哉？危矣。医又问：多服下药，而大便不行，何也？孙曰：此易知之。始为食伤，继为药伤，所伤在上中二焦，下元未损，故两尺脉尚有神气。《难经》曰：人之有尺，如树之有根也。《内经》曰：肾者，胃之关。盖肾主大便，观其色苍黑，神藏气固，皆由根本未动，赖此犹可为耳。服药后，腹中大痛。一奎谓其药力已动，改用人参芦、防风芦、升麻、桔梗各三钱，煎服，少顷，用鹅翎探吐之，前服药物一涌而出十数碗。病者喜曰：目前有光矣。此巳时也。孙曰：酉时大便必行，可备人参数斤，以备不虞。至午，进至宝丹一帖，以温中气；未申间，腹中汩汩有声，浊气下滚，顷刻腹宽数寸；至晚，大便行一次，小水略通。孙即用人参、白术各五钱，炮姜三钱，茯苓二钱，陈皮一钱，木香、甘草各五分，令急煎服。四鼓又大便一次，小水继至，胀痛渐减；次日，大便泻十余次。因以是方，煎、丸并进，计泻七十二日，服人参二斤余而收功。

〔附〕喻嘉言治袁仲卿之子，仆水，救出，大热呻吟。儿科以惊风丸散与服，二日遂昏迷不醒，胸高三寸，颈软息微。喻诊之曰：脉无根，仅如蛛丝，不可为矣。以汤二茶匙，滴入口中，微有吞意。因思病虽因惊而得，其实跌仆水中，感冷湿之气而发热，胃中食物不化，当比夹食伤寒例治。乃以金石寒冷药，镇坠其邪，深入脏腑，神识因而不清；其食停胃中者，得寒凉而不运，所进之药皆在胃口之上，不能透入，转积转多，以致胸高而突。宜以理中药，运转前药，或有生机。即煎理中汤一盏，灌入喉中，大爆一口，果然从前二日所受之药一齐俱出，胸突顿平，颈亦稍硬，但脉仍不出，人亦不醒。喻曰：此为食尚未动，关窍堵塞之故。再灌前药些少，热亦渐退。乃用元明粉一味化水，连灌三次，下黑粪甚多；继以生津药，调理而愈。

震按：以药换药，与孙公先后一辙，故并载于此以便览。

查少川向有哮喘，每发时，以麻黄、石膏、杏仁、枳壳、细茶，大剂煎服，立刻见效。屡发屡服，而嗜酒纵欲，不避风寒，渐至腹大如覆箕，两腿光肿如柱，内外廉疥疮中，清水涓涓不绝，腥气逼人，不能伏枕而卧者五月。医者骇，辞不治。孙东宿至，见其坐高椅之上，气喘身热，又畏寒甚，周遭环火五盆，首戴绒帽，笼以貂套，套外复束一帕，鼻用绒套笼之；诊其脉，浮大无力；睇其色，白中隐青。因问恶寒身热从何时起，答以十日，孙曰：予得之矣。此病是气虚中满，法当温补下元。人徒知利小水，不知小水不利者，由下焦之气不充，不能渗从膀胱故道而行。若利之急，则泛滥而横流肌肤，下于阴囊，甚则胀裂崩塌而出矣。必待下焦元气壮盛，斯能升降变化，水自行而胀自消耳。至如近来之恶寒身热，由寒邪在表而然，合先散之；胸膈焦辣者，乃阴盛格阳，虚阳之火，被寒气驱逼上行，非真热也，亦待下元一温，热自下行。用苏叶、细辛、羌活、防风、苍术、陈皮、白豆蔻、人参、炙草、生姜，一帖而得微汗，遂撤火盆，去首帕；独鼻寒如初，乃用防风、黄芪二两，煎汤熏之，一日三熏，鼻套亦除；但呕恶不止，用人参温胆汤，加丁香，一帖而止。又谓鲤鱼能利水，一日尽二斤，半夜胀极，复告急于孙。孙曰：病势如是，敢纵恣若此乎？等闲之剂，曷能消释？沉思久之，以平胃散一两，入橄榄肉一两，煎服，两剂而定；独腹胀，小水不利，不能伏枕为苦，乃以附子理中汤，加砂仁、补骨脂、赤豆、桂心，连进四帖，小水略长；继以尊重丸，每服五丸，日三服；五日后，小水通利，可贴席而睡矣。

震按：此证甚险恶，用药亦平庸，而投剂辄效，恐未必然。惟防芪熏法及平胃散加橄榄二法，颇巧；理中、尊重二方，补泻互用，亦巧。

周慎斋治一人，腹胀时吐，小便利则大便闭，大便通则小便闭。周曰：此证中气实，故胀；浊阴不降而逆于上，故吐；清阳下陷，填塞下焦，故二便不能齐通。用炮姜三钱，温中而健运；升麻一钱五分，升阳于下；吴茱萸一钱，降浊于上，八帖愈。

又治一女，胀而脉沉，用黄柏、青盐、升麻而愈。门人问其故，慎斋曰：此因命门火郁，使肾之真阳不升，心之真阴不降。故用黄柏以解命门壮火，使水中得升其真阳；用青盐以润心，使无邪火之炽，而得下其真水；水火既济，而复以升麻提其清气，清气一升，浊气自降，而脾肺无内郁之弊，胀证愈矣。盖其本在肾，而标在心，故三药奏效捷也。

震按：慎斋立论最高，定方最奇，然以此三味治胀，殊未敢信。易思兰治齿胀，亦用此方，则于理为近。

张路玉治王庸若，呕逆水肿，溲便涓滴不通。或用五苓、八正，不应。六脉沉细如丝，因与金液丹十五丸，溺如泉涌，而势顿平；后以《济生》肾气，培养而安。

李时珍治一士妻，自腰以下肿，面目俱肿，喘急欲死，不能伏枕，大便溏泄，小便短少。脉沉而大，沉主水，大主虚，乃病后冒风所致，是名风水。用《千金》神秘汤，加麻黄，一服，喘定十之五；再以胃苓汤，吞深师薷术丸，二日，小便长，肿消十之七；调理数日，全安。

震按：金液丹、神秘汤，人所罕用，而善用之则各奏奇功。因思古方具在简册，特患寻不着对头帽子耳。

又按：神秘汤，乃生脉散合二陈汤，去麦冬、茯苓，加紫苏、桑白皮、桔梗、槟榔，以生姜三片为引，施于此证恰好，加麻黄更好。并非八寸三分通行之帽也。

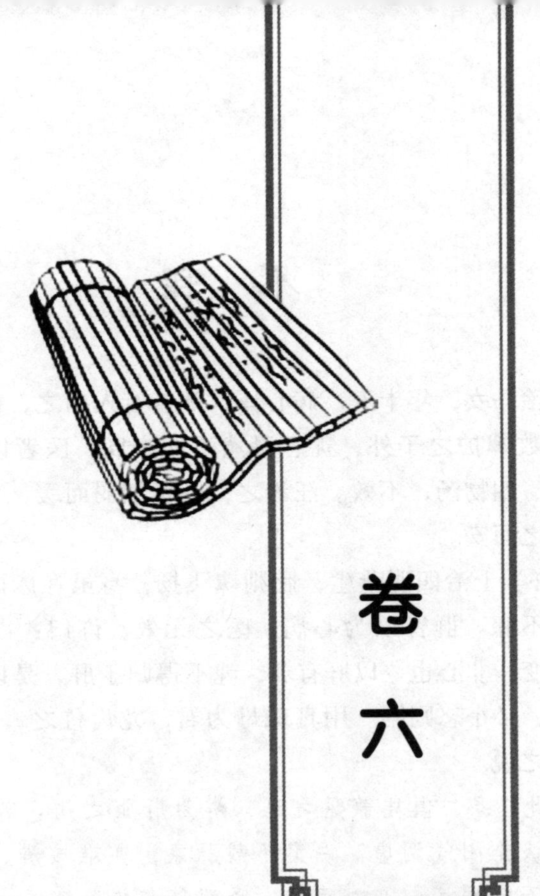

卷六

不寐

汪石山治一女，年十五，病心悸，常若有人捕之，欲避而无所。其母抱之于怀，数婢护之于外，犹恐恐然不能安寐。医者以为病心，用安神丸、镇心丸、四物汤，不效。汪诊之，脉皆细弱而缓，曰：此胆病也。用温胆汤，服之而安。

〔附〕许学士治四明董生，卧则魂飞扬，身虽在床而神魂离体，惊悸多魇，通宵不寐。群皆以为心病，医之无效。许曰：以脉言之，肝经受邪，游魂为变，非心也。以肝有邪，魂不得归于肝，是以卧则飞扬若离体也。肝主怒，必小怒则剧。用真珠母为君，龙齿佐之，因有“龙齿安魂，虎睛定魄”之说。

震按：此二条，俱凭兼见之证，辨为肝胆之病。若汪案之脉细弱而缓，何以不认作阳气两虚？许案不载脉象，亦难核辨。然肝胆之不寐易治，而心之不寐难瘥。盖心藏神，肾藏精与志，寐虽由心，必赖肾之上交，精以合神，阴能包阳，水火既济，自然熟寐。《内经》谓：阳气满则阳跷盛，不得入于阴，阴虚，故目不瞑。又云：阴跷、阳跷，阴阳相交，阳入阴，阴出阳，交于目锐眦，阳气盛则瞋目，阴气盛则瞑目。此是不寐要旨，非肝胆病之不寐也。如人并无外邪侵扰，亦无心事牵挂，而常彻夜不寐者，其神与精必两伤，大病将至，殊非永年之兆，虽投补心补肾之药，取效甚难。即《内经》秫米半夏汤，亦有效，有不效；或初效，继不效。而病者辗转床褥，必求其寐，愈不肯寐，更生烦恼，去寐益远。慈山先生《老老恒言》云：寐有操纵二法。操者，如贯想头顶，默数鼻息，返观丹田之类，使心有所着，乃不纷驰，庶可获寐；纵者，任其心游思于杳渺无朕之区，亦可渐入朦胧之境。此诚慧心妙悟，可补轩岐所不逮。

怔忡

滑伯仁治一人，病怔忡善忘，口淡舌燥，多汗，四肢疲软，发热，小便白而浊。众医以内伤不足，拟进茸、附等药，未决。脉之，虚大而数，曰：是由思虑过度，厥阴之火为害耳。夫君火以明，相火以位。相火，代君火行事者也。相火一扰，能为百病。百端之起，皆由心生。越人云：忧愁思虑则伤心。其人平生志大心高，所谋不遂，抑郁积久，致内伤也。服补中益气汤、朱砂安神丸，空心，进小坎离丸，月余而安。

一人，因事恐怖，心常惕惕，如畏人捕之状。诊其脉，豁豁然虚大而浮，体热多汗。曰：凡病得之从高坠下，惊仆击搏，恶血留滞，皆从中风论，终归厥阴，此海藏之说也。盖厥阴多血，其化风木故也。有形当从血论，无形当从风论。今疾是走无形也，从风家治之，兼化痰散结，佐以铁粉朱砂丸，愈。

吴茭山治一妇，气盛血少，火旺痰多，因事忤意，得怔忡之患，心惕惕然而惊，时发时止，清晨至晚，如此无度。每服镇心金石之药，愈不安。吴诊其脉左弦而大，知血少火旺，右浮滑不匀，气盛痰多也。遂以温胆汤，入海粉、苏子，数服而安；次以安神丸，常服，全愈。

高果哉治钱塞庵相国，怔忡不寐，诊得心脉独虚，肝脉独旺。因述上年驿路还乡，寇盗充斥，风声鹤唳，日夜惊惧而致。高用生地、麦冬、枣仁、元参各五钱，人参三钱，龙眼肉十五枚，服数剂；又用夏枯草、羚羊角、远志、茯神、甘草、人参，大效；仍以天王补心丹，常服，全愈。

震按：怔忡本非重病，而居官者多患之，因劳心太过，或兼惊忧所致。治法不外养血安神，补元镇怯，然亦难效，莫若抛弃一切，淡然漠然，病自肯去。老子曰：内观其心，心无其心。广成子曰：毋劳尔形，毋摇尔精，毋使尔思虑营营，岂惟却病，并可长生。

痫

丹溪治一妇人，有孕六阅月，发痫，手足扬掷，面紫黑，合眼流涎，昏愦每苏。医与镇灵丹五十帖，时作时止，至产后方自愈。其夫疑丹毒发，求治。脉，举弦，按涩，至骨则沉滞数。朱意其痫必于五月复作，应前旧时，至则果作，皆巳（脾）午（心）时，乃制防风通圣散，减甘草，加桃仁、红花，或服或吐，四五剂，渐轻，发疥而愈。

一妇人，积怒嗜酒，病痫，目上视，扬手掷足，筋牵，喉响，流涎，定则昏昧，腹胀疼冲心，头至胸大汗。病与痫间作，昼夜不息。此肝有怒邪，因血少而气独行，脾受刑；肺胃间久有酒痰，为肝气所侮，郁而为痛；酒性喜动，出入升降，入内则痛，出外则痫。乘其入内之时，用竹沥、姜汁、参术膏等药甚多。痫痛间作无度，乘痛时，灸大敦、行间、中脘；间以陈皮芍药甘草川芎汤，调膏与竹沥，服之无数；又灸大冲、然谷、巨阙及大指半甲肉；且言鬼怪，怒骂巫者。朱曰：邪乘虚而入，理或有之。与前药，佐以荆沥除痰，又用秦承祖灸鬼法，哀告“我自去”，余证调理而安。

一少年，夏间因羞怒发昏，手搐如狂，时作时止，发则面紫黑，睾丸能动，左右相过。医与金箔镇心丸、抱龙丸、妙香散、定志丸，不效。脉微弦，六至，轻重有，朱曰：此内素有湿热，因激起厥阴相火，又时令相火，不宜服麝香之药；况肝病先当救脾土，诸药多燥血坏脾者。遂以黄连为君，人参为臣，酒浸芍药和白陈皮为佐，生甘草为使，生姜一片，煎服八帖而安。

一女八岁，病痫，遇阴雨及惊则作，羊鸣吐涎，知其胎受惊也，但病深不愈。乃以烧丹丸，继以四物汤，入黄连、生甘草，随时令加减；且令淡味，以助药力，半年而愈。

汪石山治一人，年三十余，久病痫证，多发于晨盥时，或见知黄狗走前，则昏瞀仆地，手足瘈疭，不省人事，良久乃苏。或作痰火治，而用芩、连、二陈汤；或作风痰治，而用全蝎、僵蚕、寿星丸；或作痰迷心窍，而用金箔镇心丸，皆不中病。汪诊之，脉皆缓弱颇弦，曰：此木火乘土之病也。夫早辰阳分，而狗阳物，黄土色，胃属阳土，虚为木火所乘矣。经曰“诸脉皆属于目”，故目击异物而病作矣。理宜实胃泻肝，而火自息。越人云：泄其肝者，缓其中。遂以参、芪、归、术、陈皮、神曲、茯苓、黄芩、麦冬、荆芥穗，煎服十余帖，病减，再服月余而安。

震按：痫证，案虽少而法颇备，能细阅之，已可长进学问。《临证指南》痫案仅四条，皆用豁痰清火，苦泄肝胆，辛通心络，以治实证则可。若予生平所见，多系虚证，河车六味丸、人参定志丸、天王补心丹、龟鹿二仙胶，服者疾发之期远，势亦渐轻，因不敢浪用克伐药。盖痫与癫狂，虚实不同，癫狂实者八九，痫证虚者八九也。又常见患痫之人，少年多夭折，中年得此病者亦无高寿，其为虚也，可知矣。

癫狂

一男子，落马发狂，起则目瞪狂言，不识亲疏，弃衣而走，骂言涌出，气力加倍，三五人不能执缚。烧符作醮无益，牛黄冰麝不灵，乃求治于戴人。戴人以车轴埋之地中，约高二尺许，上安中等车轮，其辋上凿一穴，如作盆之状；缚狂病人于其上，使之伏卧，以软裀衬之；又令一人于下，坐机一枚，以棒搅之，转千百遭；病人吐出青黄涎沫一二斗许，绕车轮数匝。其病人曰：我不能任，可解我下。从其言而解之。索凉水，与之冰水，饮数升，狂不作矣。

滑伯仁治一僧，病发狂谵语，视人皆为鬼。诊其脉，累累如薏苡子，且喘且搏。曰：此得之阳明胃实。《素问》云：阳明主肉，其经血气并盛，甚则弃衣升高，逾垣妄詈。遂以三化汤，三四下，复进以火剂，乃愈。

沧洲治一人，因恐惧，遂惊气入心，终日逐逐奔走，不避水火，与人语则自贤自贵，或泣或笑。切其脉，上部皆弦滑，左部劲于右。盖溢膻中，灌心胞，因惊而风经五脏耳。即投以涌剂，涌痰涎一颒器；徐以惊气丸服之，尽一剂，病瘳。

〔附〕沧洲又治一人，寓僧舍，病狂，其脉三部皆弦直上下行，而左寸口尤浮滑。曰：此风痰留心胞证也。以药涌吐痰沫四五升，即熟睡竟日；及寤，则病尽去；以安神之剂调之，全愈。

吴茭山治一女子，瘦弱性急，因思过度，得癫疾，或哭或笑，或裸体而走，或闭户而多言。诸疗罔效。吴诊其脉浮而涩，思虑过伤，神不守舍也。用紫河车二具，漂洗如法，煮烂如猪肚，切片，任意啖之，二次即愈；后服定志丸一料，日煎补心汤一服，调理百日后，乃毕婚；次年生子，身肥壮。

〔附〕嘉善朱怀音兄，患癫狂，用消痰清火药而愈；越三年，复发，消痰清火不应，用天王补心丹而愈；越二年，又发，进以前二法皆不应，用归脾汤而愈；越一年，又发，发时口中哼哼叫号，手足牵掣搐掉，如线提傀儡，卧则跳起如鱼跃，或角弓反张，其喊声闻于屋外，而心却明白，但以颤掉之故，口欲语时，已将唇舌嚼坏，如此光景，半刻即止，止则神识昏懞，语言谬妄，又半刻而发如前矣。一吴姓名医，用人参、鹿茸、肉桂、熟地、龙齿、青铅、远、茯等药，服之甚相安，然匝月不见效。乃就正于叶天翁。叶笑曰：渠用贵重之药，必自信为名医。但多费病家之财，与病毫无干涉，即庸医也。吾以轻淡药，二十剂当减半，四十剂当全瘳耳。因叩其掣掉作则心明，掣掉止则神昏之故。曰：操持太过，谋虑不决，肝阴、胆汁两耗，阳跷、阴跷脉空风动，非虚寒也。用白芍、萸肉各一钱五分，白石英、淮小麦、南枣肉各三钱，炙草五分。病人见其方，殊不信。旁人亦以药太轻淡，并两帖为一帖，服十帖，病减半；二十帖，病全瘳矣。

倪维德治一妇，狂歌痛哭，裸裎妄骂，问之则瞪视默默，脉沉坚而结。曰：得之忧愤沉郁，痰与血交积胸中。涌之，皆积痰裹血；后与大剂清其上膈，数日如故。

又一妇，哭笑不常。人以为鬼所凭。倪诊其脉俱沉，胃脘必有所积，有所积必作疼。遂以二陈汤导之，吐痰升许而愈，所谓积痰类祟也。

震按：以上数条，不过吐、下、清三法，惟吴与叶二案为异。又阅《本事方》云：军中有一人，犯法，褫衣，将受刀，得释，神失如痴。与惊气丸一粒，服讫而寝，及觉，病已失矣。江东张提辖妻，因避寇失心，已数年，授以方，随愈。黄山沃巡检妻，狂厥逾年，久医不愈，亦授此方，去附子，加铁粉，不终剂而愈。铁粉非但化痰镇守，至于摧抑肝邪特异。若多恚怒，肝邪太盛，铁粉能制之。《素问》言“阳厥狂怒，治以铁落”，金制木之意也。此谕亦在吐、下、清三法之外者，附载于此。

王中阳治一妇，疑其夫有外好，因病失心狂惑，昼夜言语相续不绝。

举家围绕，捉拿不定。王投滚痰丸八十丸，即睡不语；次夜再进一服，前后两次逐下恶物。患人觉知羞赧，遂饮食起坐如常，五七日能针指，终是意不快。王虑其复作，阴令一人于其前，对旁人曰：可怜某妇人，中暑暴死。患者忻然，问：汝何以知之？说者曰：我适见其夫备后事也。患者有喜色，由是遂痊。王再询其家人曰：患者月水通否？其姑曰：近来月余不进饮食，瘦损羸劣，想不月也。王曰：如血稍鲜时，即来取药。既而报曰：血间鲜红矣。即令服婚合门中滋血汤止之，再服增损四物汤，半月全安，更不举发。

震按：此所谓心病还将心药医也。昔有患贫而病者，医令人诡以财帛与之，遂愈。皆一时权宜之法。然一旦真情忽露，其病必发。不若以正理开导之，使豁然省悟，乃无反复。一人患心疾，见物如狮子。伊川先生教以手直前捕之，见其无物，久久自愈。岂非真能破伪，伪难饰真邪？此圣门正心之学。然使昏愦，此法难用，医者能求其因而解之，即轩岐传心之学矣。

汪石山治一人，年逾三十，形肥色白，酒中为人所折辱，遂病心恙，或持刀，或逾垣，披头大叫。诊其脉濡缓而虚，按之不足，此阳明虚也。宜变例以实之，庶几可免。先有医者，已用二陈汤，加紫苏、枳壳等药，进二三帖矣。闻汪言，即厉声曰：吾治将痊，谁敢夺吾功乎？汪告归。医投牛黄清心丸，如弹丸者三枚，初服颇快，再服燥甚，三服狂病倍发，抚膺号曰：吾热，奈何！急呼水救命，家人守医戒，禁不与。趋楼，见神前供水一盆，一呷而尽，犹未快也；复趋厨下，得水一桶，满意饮之，狂势减半。其不死，幸耳。复请汪治之，以参、芪、甘草，甘温之药，为君；麦冬、片黄芩，甘寒之剂，为臣；青皮疏肝，为佐；竹沥清痰，为使；芍药、茯苓，随其兼证而加减之；酸枣仁、山栀子，因其时令而出入。服之月余，病遂轻。然或目系渐急，即瞀昧不知人，良久复苏。汪曰：无妨，此气血未复，神志昏乱而然。令其确守前方，夜服安神丸，朝服虎潜丸，年余，熟寝一月而安。

震按：此人酒中受折辱，必然肝火郁勃，狂至持刀上屋，大渴恣饮，则痰火实证无疑。大胆者将用戴人之吐下，小心者亦必以黄连、石膏、羚羊、胆星、菖蒲、竺黄等药正治之。其人狂必愈甚，狂愈甚则元气脱，奄然以死，未死仍狂，死乃狂止，而医犹未悟也。幸遇石山之能识脉，用参、芪月余始愈。医可轻言哉？“变例以实之”句，云非常法也，亦当着眼。

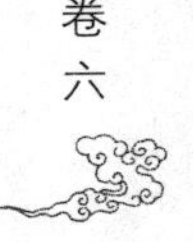

鬼疰

罗谦甫治入国信副使许可道，到雄州，诣罗，诊候。罗诊之，脉乍大乍小，乍长乍短，此乃气血不匀，邪气伤正。本官云：在路到邯郸驿中，夜梦一妇人，著青衣，不见面目，用手向胁下打了一拳，遂一点痛，往来不止，兼之寒热不能食，乃鬼击也。罗曰：可服八毒赤丸。本官言：尝读《明医录》中，见李子豫八毒赤丸，为杀鬼杖子。遂与药三粒，临卧服，明旦下清水二斗，立效。

又治陈庆玉子，因昼卧于水仙庙中，梦得一饼食之，心怀忧虑，心腹痞满，饮食减少，约一载余，渐瘦弱，腹胀如蛊。屡易医药，及巫祷，皆不效。不得安卧。罗诊之，问其病始末，因思之，此疾既非外感风寒，又非内伤生冷，将何据而治？因思李子豫八毒赤丸，颇觉相当，遂与五七丸服之，下青黄之涎斗余，渐渐气调；而以别药理之，数月良愈。

此药有神验，合时必斋戒沐浴，净室澄心修合。方以雄黄、矾石、朱砂、附子（炮）、藜芦、牡丹皮、巴豆各一两，蜈蚣一条，八味为末，蜜丸，如小豆大。每服五七丸，冷水送下，无时。

韶州南七十里古田，有富家妇陈氏，抱异疾。常日无他苦，每遇微风吹拂，则股间一点奇痒，爬搔不定手，已而举体皆然，逮于发厥，凡三日醒；及坐，有声如咳，其身乍前乍后，若摇兀之状，率以百数，甫少定；又经日，始困卧不知人，累夕愈，至不敢出户。更十医，不效。刘大用视之曰：吾得其证矣。先用药一服，取数珠一串来，病家莫省其用。乃得妇人摇兀时，记其疏数之节，已觉微减，然后云是鬼疰。因入神庙，为邪所凭，致精气荡越。法当用死人枕，煎汤饮之。既饮，大泻数行，宿疴脱然。大用云：枕用毕，当送还原处，如迟留，使人癫狂。盖但借其气耳。

又一人，被鬼击，身有青痕作痛，以金银花水煎服，愈。

震按：僧慎柔治痨疰，多用金银花藤，盖本于此。然如传尸痨，实有鬼物凭依者，用之方验；若精血耗损之虚痨，有何关涉？至于死人枕治鬼疰、传尸痨，果有奇效，亦必须医者真能识其证，确系鬼疰与传尸痨，方可用之。否则，贼及枯骨，不有人祸，必有夭殃也。试问吾侪能如徐嗣伯乎？

〔附〕《齐书》曰：徐嗣伯，常有妪，患滞冷，积年不瘥。嗣伯诊之曰：尸疰也，当得死人枕煮服之，乃愈。于是往古冢中取枕，枕已一边腐阙。用长流水煎服，果愈。秣陵人张景，年十五，腹胀面黄。群医莫能治。问嗣伯，告以此为石蛔，极难疗，当得死人枕煮服之。遂取枕，以汤投之，得大利，并蛔虫头坚如石者五升，病瘥。后沈僧翼患眼痛，又多见鬼物，以问嗣伯。嗣伯曰：邪气入肝，可觅死人枕煮服之，服竟可埋于故处。如其言，又愈。王晏问之曰：三病不同，而用死人枕俱瘥，何也？曰：尸疰者，鬼气伏而未起，故令人沉滞。得死人枕，促之魂气飞越，不得复附体，故尸疰可瘥。石蛔者，久蛔也。医疗既癖，蛔虫转坚，世间药不能遣，所以须鬼物驱之，然后可散，故令用此也。夫邪气入肝，故使眼痛而见魍魉，应须邪物以钩之，故用此气，因枕去，故复埋于冢间也。

李士材治文学朱文哉，遍体如虫螫，口舌糜烂，朝起必见二鬼，自谓不祥将死。李诊其寸脉乍大乍小，意其为鬼祟；细察两关弦滑且大，遂断为痰饮之疴。投滚痰丸三钱，虽微有所下，而病人如旧；更以小胃丹二钱与之，复下痰积及水十余碗，遍体之痛减半，至明早，鬼亦不见矣；更以人参三钱、白术二钱煎汤，服小胃丹三钱，大泻十余行，约有二十碗，病若失矣；乃以六君子为丸，服四斤而瘥。

震按：此所谓痰多怪证，亦不为奇。奇者，以大剂参、术煎汤送小胃丹，开后学攻补兼施之法。

邪祟

丹溪治一少年，暑月，因大劳而渴，恣饮梅浆，又连大惊，妄言妄见，病似邪鬼。脉虚弦而带沉数，数为有热，虚弦是惊；又，梅浆停郁中脘，宜补虚清热，导去痰滞乃可。遂与参、术、陈皮、茯苓、芩、连，并入竹沥、姜汁，旬日未效，乃虚未回，痰未导也；以前药入荆沥，又旬日而安。

又治浦江郑姓者，年二十余，秋间大发热口渴，妄言妄见，病似邪鬼。七八日后，请朱治之，脉之，两手洪数而实；视其形肥，面赤带白，却喜露筋。脉本不实，凉药所致。此因劳倦成病，与温补药自安。曰：柴

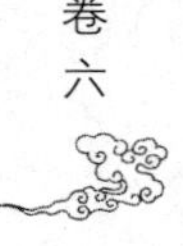

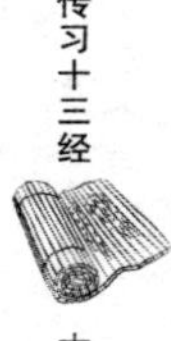

胡七八帖矣。以黄芪附子汤，冷与之，饮三帖后，困倦鼾睡，微汗而解，脉亦稍软；继以黄芪白术汤，至十日，脉渐收敛而小；又与半月而安。

虞恒德治一妇，年近三十，有姿色，得一证，如醉如痴，颊赤面青，略有潮热，饮食不美，其脉乍疏乍数而虚，每夜见白衣少年与睡。一医与八物汤，服数十帖，不效。虞见其家有白狗，卧枕户阈。虞曰：必此所为。命杀狗，取其心血及胆汁，丸安神定志之药，以八物汤吞下。丸药用远志、石菖蒲、川归、黄连、茯神、朱砂、侧柏叶、草龙胆等药。

震按：此三条甚奇，却难效法。首条若在今日，惟有清热导痰耳，敢用人参耶？丹溪则以脉之虚弦，因之大劳，认得清，故虽旬日未效，仍守前药。设有游移，则前功尽弃，病不痊，而谤随之矣。次条脉证俱似实热，乃云“脉本不实，凉药所致”，苟非具大本领者，谁敢道此？然用芪、附、术，而不用人参，想其审证处，必另有会心也。第三条诚系邪魅，然以白衣疑及白狗，近于诡幻。倘仍不效，能无雉罹于罗之叹？汇而录之，以备考订。

张路玉治文学黄稚洁，谵妄颠仆，数月以来，或六七日一发，或二三日一发，或一日二三发，发则大吐涎水血沫，或一日半日而苏，或二三时而苏。医祷不灵，近于邪祟，术士皆言宿孽所致。昼夜恒见亡婢仆妇二鬼缠绵，或时昏愦不省，或时妄言妄见，精气不时下脱，不能收摄。服二冬、二地、连、柏、金樱、石莲之属无算，反加作泻不食。后延张诊之，脉来寸盛尺微，前大后小，按之忽无，举之忽有，知为神气浮散之候。因与六君子加龙齿、菖蒲、远志，送养正丹，间续而进，前后共三七服，是后谵妄颠仆，绝不复发，邪祟亦不复见；惟梦泄，为平时痼疾，不能霍然，更与平补镇心丹，两月而安。其尊人及昆弟亲戚，咸谓“金石之药，能镇鬼神”，曷知从前谵妄皆神气浮散之故？得养正镇摄之功，当无神魂飞越之患矣。因识此，以破杯影弓蛇之惑。

震按：鬼祟岂能病人？不过病似鬼祟耳。或痰或虚，从其脉象以施治法，诸案皆先资之助也。亦有真由鬼祟者，苟非兵荒之疫疠，即系冤怼之凭依。书云：从逆凶。又云：作不善，降之百殃。天夺其魄，死亡随之，巫觋所不祷，何有于医药哉？

梦遗滑精

丹溪壮年，有梦遗证，用凤髓丹、河间秘真丸，虽有小效，遗终不除；改用远志、菖蒲、桑螵蛸、益智仁、韭子、枣仁、牡蛎、龙骨、锁阳等为丸，服之，寻愈。

一人年六十五，精滑常流。丹溪以黄柏、知母、蛤粉、牡蛎、山药，饭丸，盐汤下。

一人，每至夜，脊心热而梦遗。丹溪用珍珠粉丸猪苓丸，遗止；终服紫雪，脊热毕除。

一人虚损，盗汗，遗精，白浊。丹溪用四物，加参、芪、术、牡蛎、五味、杜仲，煎服而愈。

丹溪治郑叔鲁，年二十余，夜读书常至四鼓，忽得疾，卧时但阴器著物便梦遗，不著则否；饮食日减，倦怠少气。盖以用心太过，二火俱起，夜弗就枕，则血不归肝，而肾水渐亏；火乘阴虚，入客下焦，鼓其精房，则精不得聚藏而欲走；因玉茎著物，犹厥气客之，故作接内之梦也。于是上补心安神，中调脾胃升其阳，下用益精生阴固阳之剂，不三月，而疾如失。

一人梦遗白浊，少腹有气耕冲，每日腰热，卯作酉凉；若腰热作，则手足冷，前阴无气来耕；腰热退，则前阴气耕，手足温。又，旦多下气，暮多噫，一旬二旬必遗。朱诊之，脉旦弦搏而大，午尤洪大，知其有郁滞也。先用滚痰丸，大下之；次用加减八物汤，下滋肾丸百粒。若稍与蛤、牡等涩药，则遗与浊滋甚，或一夜二遗。遂改用导赤散大剂，而遗浊皆止。

又，二中年男子，皆梦遗，医与涩药反甚，连遗数夜。丹溪先与神芎丸，大下之；继制猪苓丸，服之皆痊。

镇海万户萧伯善，以便浊而精不禁，百药罔效。丹溪用倒仓法而愈。于此见梦遗属郁滞者多矣。

又一人，每夜有梦。丹溪连诊二日，观其动止，头不仰举，但俯视不正，此必阴邪相着。叩之，不言其状。询其仆，乃言：至庙，见侍女，以手抚摩久之，不三日而寝疾。乃令法师入庙，毁其像，小腹中泥土皆湿。其疾遂瘳。此则鬼魅相感耳。

一老人，年六十岁，患疟而嗽，多服四兽饮，积成湿热，乘于下焦，已岌岌乎殆矣。丹溪诊之，尺数而有力，与补中益气，加凉剂；三日，与黄柏丸，次早尺数顿减。询其有夜梦否？曰：有之，幸不泄耳。是盖年老精衰，固无以泄，从前大热结于精房，今得泄火益阴之药，其火散走于阴窍，疾可瘳矣。再服两日而又梦，疟、嗽全愈。

震按：梦遗原是恶病，此条及《广笔记》载张涟水治纪华山案，却以梦遗愈病。盖此条乃热结下焦，纪生乃郁结中焦，其肾系久不通于心，忽然得通，则伏邪随之而泄，瘀垢随之而下，故本病随愈。亦由两人向来葆养，精元未竭耳。若纵欲者，及素有梦泄者，不能望此侥幸也。

汪石山治一人，年四十余，泄精久之，神不守舍，梦乱心跳。用清心莲子饮，罔效；取《袖珍方》治小便出髓条服之，又服小菟丝子丸，又服四物加黄柏，俱罔效。汪诊之，一日间其脉或浮濡而快，或沉弱而缓，曰：脉之不常，虚之故也。其证初因肾水有亏，以致心火亢极，乘金木，寡于畏，而侮其脾。此心、脾、肾三经之病，理宜补脾为主，兼之滋肾养心，病可疗也。方用人参为君，白术、茯苓、麦冬、枣仁、栀子、生甘草为佐，莲肉、山楂、黄柏、陈皮为使，其他牡蛎、龙骨、白芍、川芎、熟地之类，随其变证而出入之，且曰：必待人参加至五钱，病脱。其人未信。服二十余日，人参每服三钱，溲精减半矣；又月余，加人参至五钱，寻愈。

盛启东治郁文质，遗精，形体羸弱，兼痰嗽交作，日夕不能休。群医治之，转剧。盛视之曰：此阳脱也，急治则生，缓则死。非大料重剂，则不能疗。于是以附子、天雄，合参、苓、白术，昼夜服之，自秋徂冬，约服附子百余枚，厥疾乃瘳。

震阅叶案治项姓者，梦遗，色黄食少，腹胀便溏，用生菟丝、覆盆、蛇床、五味、韭子、益智、补骨脂、龙骨，以建莲粉丸，较之此案，温热稍轻，而灵巧更胜矣。

一友仿之，治一梦遗久者，色悴食减，常加伤风咳嗽，服诸补肾涩精药无效。乃用巴戟、苁蓉、骨脂、鹿茸、阳起石、桂、附等而愈。是又善学盛御医者。

叶天翁又治一人，遗滑，月五六作，兼有腹痛，触冷即痛，痛极昏晕。初以荆公妙香散，不应；乃用鹿茸二钱，人参一钱，雄羊肾十枚，去膜，研，茯神、龙骨各一钱五分，金樱膏三钱，十剂而愈。

江篁南治一壮年，患遗精。医用滋阴降火，罔效；更医，用龙、牡等止涩药，其精愈泄；又服芩、连、知、柏等药甚多，兼服小便，亦罔效；又或作痰火治，作湿热治，盖年余矣。江诊之，左脉浮濡无力，右寸浮散近快，两尺尤弱，不任寻按。其人头晕，腰痛骨酸，畏风，小便黄，腹中时鸣。乃以熟地、远志、人参、归身、桑螵蛸、石莲、茯神、石菖蒲、甘草，十余帖后，精固；惟筋骨犹酸，小便犹黄，腹或至晚犹鸣，前方再加黄柏；兼用补阴丸，加人参、鹿茸、菟丝、桑螵蛸、茯神之类，丸服，两月而愈。

李士材治武科张宁之，禀质素强，纵饮无度，忽小便毕有白精数点。自以为有余之疾，不肯医治。经三月以来，虽不小便，时有精出，觉头目眩运。因服固精涩脱之剂，治疗两月，略不见功。李诊之，六脉滑大，此由酒味湿热，不干精藏。遂以白术、茯苓、橘红、甘草、干葛、白蔻，加黄柏少许，两剂即效，不十日而康复如常人。

周慎斋治一人，知饱不知饥，胸膈饱闷，脾虚也；常起火喉痛，口唇生疮，牙根作胀，齿缝出血，火在上，上盛也；骨酸痛，不能久立，鸡鸣精自遗，下虚也。上盛下虚，所谓“阳精下降，其人夭”，名曰下消，善治不若善养。用补中益气汤，以散上焦之火；六味汤，以实下焦之肾，所以敛火归本也。

震按：向来医书咸云：有梦而遗者，责之心火；无梦而遗者，责之肾虚。二语诚为括要，以予验之，有梦、无梦，皆虚也。不虚则肾坚精固，交媾犹能久战，岂有一梦即遗之理？故治此证者，惟湿热、郁滞二项，勿以虚治。而二项又各分二种：曲蘖之湿热，宜端本丸；膏粱之湿热，宜猪肚丸；积痰之郁滞，宜滚痰丸、神芎丸；伏火之郁滞，宜滋肾丸、猪苓丸。除此二项，必须人参，如荆公妙香散以治心虚，桑螵蛸散以治肾虚，三才封髓丹以治阴虚，固精丸以治阳虚，或分用，或合用。再参之以熟地、萸肉、湘莲、芡实、五味、牡蛎、线胶、金樱膏而已，无余蕴矣。然亦有效，有不效，则因虚者之有小虚，有大虚；而虚者之心，或有嗜欲，或无嗜欲也。

人若于欲事看得雪淡，更极畏怕，则熟寐时亦能醒觉。先贤云：醉犹温克方称学，梦亦斋庄始见功。此为上乘。其次则用刘海蟾“吸、撮、

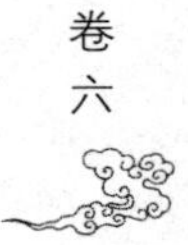

提”三字，做运想功夫。先以“一擦一兜，左右换手，九九之数，真阳不走”之诀，继以“一吸便提，气气归脐；一提便咽，水火相见”之诀，久久行之，功成，可以不泄；尚有欲念，再于上床临睡时，以两手大肉擦热，反向背后，擦肾穴三十六次，肾热则相火不作，夜无淫梦。斯皆应验之金丹，殊胜㕮咀之草药，故不惮饶舌，以告同人。

便浊

丹溪曰：一妇，年近六十，形肥味厚，中焦不清，积为浊气，流入膀胱，下注而成白浊。浊气即是湿痰，用二陈汤，加升、柴、苍白术，四帖，浊减半；觉胸满，因升、柴升动胃气，痰阻而满闷耳，用二陈加炒面、白术、香附，以泄其满。素无痰者，升动亦不闷也。继以青黛、樗皮、蛤粉、黄柏、干姜、滑石为末，神曲为丸，服之全安。

丹溪又治一人，便浊半年，或时梦遗，形瘦。作心虚治，以珍珠粉丸，合定志丸，服之愈。

〔附〕南安太守张汝弼，曾患渴疾白浊，久服补肾药，不效。遇一道人，俾服酒蒸黄连丸。以川连一斤，煮酒浸一宿，甑上累蒸至黑，晒干，为末，蜜丸，桐子大。日午、临卧，酒吞三十丸，遂全瘳。

潘见所，弱冠患白浊，医治三年，不愈。其脉两寸短弱，两关滑，两尺洪滑。孙东宿曰：君疾易愈，第待来春之仲，一剂可瘳，而今时不可。因问何以必待来年，孙曰：经云“升降浮沉必顺之”，又云“天时不可伐”。君脉为湿痰下流证也，洪大而见于尺部，是阳乘于阴，法当从阴引阳。但今冬令，为闭藏之候。冬之闭藏，实为来春发生根本。天人一理，若罔顾天时，而强用升提之法，是伐天和而泄元气，根本既亏，来春何以发生？闻言，不信，别寻医药，仍无效。至春分，东宿以白螺蛳壳（火煅，存性）四两，牡蛎二两，半夏、葛根、柴胡、苦参、川柏各一两，曲糊丸，早晚服，名曰端本丸，不终剂而全愈。

震按：医书向有精浊、溺浊之分，以予验之，浊必由精，溺则有淋无浊也。凡患浊者，窍端时有秽物，粘渗不绝，甚则结盖；溺时必先滴出数点，而后小便随之，小便却清，惟火盛则色黄，亦不混浊。古书乃云“漩面如油，光彩不定，漩脚下澄，凝如膏糊”，此是膏淋与下消证，非白浊也。白浊之因，有欲心萌而不遂者，有渔猎勉强之男色者，有醉酒及用春方以行房，忍精不泄者，皆使相火郁遏，败精瘀腐而成。故白浊多有延成下疳重候，岂溺病乎？《内经》谓“水液混浊，皆属于热”，热甚则为赤浊，或白浊久，而血不及化为精，亦变赤浊，此则危矣。治法，不外养阴清热，佐以坚肾利水，盖癸窍宜闭，壬窍宜通也。初起者，当兼疏泄败精之品，如滑石、冬葵子、牛膝、萆薢之类；日久者，当兼补元实下之品，如人参、熟地、湘莲、芡实之类，亦无甚艰难。兹选四案，湿痰、湿热居其二，盖恐人只守定治肾一法耳。夫湿痰、湿热似非精病，不知湿热内侵肾脏，则精不清而为浊。生生子案，及世人用腐浆冲滑石，或白果浆者，去其湿热，精自固也。湿痰下注肾脏，则精不宁而为浊。丹溪首案，及李士材治武科张姓案，消其湿痰，精自驻也。若系溺病，何以不用淋证门石苇散、八正散等方耶？即日久而元气下陷，有用补中益气汤者，亦以元气得补，才能升举其精，不使渗漏耳。惟夏月冒暑便浊，用辰砂六一散；及筋疝之白物如精，随溲而下，用龙胆泻肝汤，二条方是溺病，然与赤白浊情形原有别也。

五　淋

吴茭山治一妇，患淋数而疼痛，身烦躁。医以热淋治之，用八正散、连子饮，服之愈剧。吴诊脉沉数无力，知气与火转郁于小肠故也。遂与木通、麦稿节、车前子、淡竹叶、麦冬、灯心、甘草梢、腹皮之类，服之而安。盖小肠乃多气少血之经，今病脉系气郁，反用大黄、栀、芩，味厚苦寒之药，寒极伤气，病转加矣。不知血中有热者，乃有形之热，为实热也；气中有热，乃无形之热，为虚热也。凡气中有热者，当行清凉薄剂，无不获效。更分气血多少之经，辨温凉、厚薄之味，审察病机，斯无失也。

中书右丞合剌合孙，病小便数而少，日夜约二十余行，脐腹胀满，腰脚沉重，不得安卧。至元癸未季春，罗谦甫奉旨诊之，脉沉缓，时时带数。常记小便不利者有三，不可一例而论。若津液偏渗于肠胃，大便泄

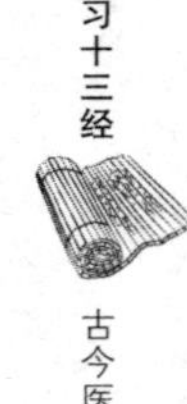

泻，而小便涩少，一也，宜分利而已；若热抟下焦，津液则热涩而不行，二也，必渗泄则愈；若脾胃气涩，不能通利水道，下输膀胱而化者，三也，可顺气，令施化而出也。今右丞平素膏粱，湿热内蓄，不得施化，膀胱窍涩，是以起数而见少也。当须缓之泄之，必以甘淡为主。遂用茯苓为君，滑石甘寒滑以利窍，猪苓、琥珀之淡以渗泄而利水道，三味为臣。脾恶湿，湿气内蓄，则脾气不治。益脾胜湿，必用甘为助，故以甘草、白术为佐。咸入肾，咸味下泄为阴。泽泻之咸，以泻伏水。肾恶燥，急食辛以润之。津液不行，以辛散之。桂枝味辛，散湿润燥。此为因用，故以二物为使。煎用长流甘澜水，使下助其肾气，大作汤剂，令直达于下而急速也。两服，减半；旬日，良愈。

震按：前两案论治淋道理，最为明白晓畅。后两案乃淋证别因，虽由问而知之，而唐公之灵悟，更不可及。

罗又治刘太保，淋疾。刘问曰：近夏月来，同行人多有淋证，气运使然？抑水土耶？罗曰：此间别无所患，独公有之，殆非气运、水土使然。继问公近来多食何物，曰：宣使赐木瓜百余对，遂多蜜煎之，每客至，以此待食，日三五次。曰：淋由此也。《内经》曰：酸多食之，令人癃，夺饮则已。曰：醋味致淋，其理安在？曰：小便主气。经云：酸入于胃，其气涩以收，上之两焦，弗能出入也。不出则留胃中，胃中和温，则下注膀胱之胞，胞薄以懦，得酸则缩蜷，约而不通，水道不行，故癃而涩，乃作淋也。果如言而愈。

唐与正治吴巡检，病不得前溲，卧则微通，立则不能涓滴。医遍用通小肠药，不效。唐因问吴常日服何药，曰：常服黑锡丹。问何人结砂，曰：自为之。唐洒然悟曰：是必结砂时，铅不死，硫黄飞去，铅砂入膀胱，卧则偏重，犹可溲；立则正塞水道，以故不能通。令取金液丹三百粒，分为十服，煎瞿麦汤下之。膀胱得硫黄，积铅成灰，从水道下，犹累累如细砂，病愈。

丹溪治一老人，因疝疼二十年，多服苍术、乌、附等药，疝稍愈；又患淋十余年，其间服硝、黄诸淋药，不效。忽项右边发一大疽，连及缺盆，不能食，淋痛愈甚，叫号困惫，时当六月，脉短涩，左微似弦，皆前乌、附积毒所致。凝积滞血，蓄满膀胱，脉涩为败血，短为血耗，忍痛伤血，叫号伤气，知其溺后有如败脓者。询之，果然。遂先治淋，令多取土牛膝根、茎、叶，浓煎汤，并四物汤大剂与之，三日，痛与败脓渐减；五七日，渐止，疮势亦定，盖四物能生血也。但食少，疮未收敛，用四物加参、芪、白术熬膏，以陈皮、半夏、砂仁、木香煎取清汁，调膏与之，逐渐能食，一月疮安。

震按：土牛膝汁，治血淋最效，以其能疏通滞血也。脉涩者，更宜之。丹溪合四物同用，因脉兼短耳。即不短，亦宜之。涩为血瘀，亦主血虚也。

〔附〕周慎斋治一人，年老，因入房，忍而不泄，小便不利，诸药不效。此肾虚而气滞血凝也。用土牛膝捣汁，酒服二碗，小便出物，长三寸、长六寸者二虫而愈。

丹溪又治一男子，患淋久，囊大如球，茎如槌，因服利药多，痛甚，脉微弱如线。以参、归、术，加肉桂、元胡各一钱，木通、山栀、赤芍、赤茯苓、甘草梢等药，一服痛稍减，二服不溲利，四服愈。

薛立斋治大尹刘天锡，内有湿热，大便滑利，小便涩滞；服淡渗之剂，愈加滴沥，小腹腿膝皆肿，两眼胀痛。此肾经虚热在下焦，淡渗导损阳气，阴无以化。遂用地黄、滋肾二丸，小便如故；更以补中益气，加麦冬、五味，兼服而康。

震按：服利药既多，脉微弱如线，法必宜补矣。犹兼延胡、赤芍、木通、赤苓、山栀等利血利水药者，以其证仍痛甚也。可见淋证宜利者多，惟薛案所叙病因、病情，必该用所用三方。其合滋肾丸者，以小便仍涩滞也。若果阳虚脉微，又当用《金匮》肾气丸，与知、柏不宜。至如叶氏治淋，有虎杖、麝香、大黄、牵牛、两头尖、威喜丸、连、柏、胆、荟、参、茸、八味等方，较薛氏法多而且备矣。

孙东宿治丁耀川令堂，年四十四，常患胃脘痛，孀居茹素十五年。七月中，触于怒，吐血碗许，不数日平矣；九月又怒，吐血如前，加腹痛；至次年二月，忽里急后重，肛门大疼，两胯亦痛，小便短涩，出惟点滴，痛不可言。腰与小腹之热如滚汤泡，日惟仰卧不能侧，一侧则左胯并腿痛甚。小便疼，则肛门之痛减；肛门疼，则小便之痛减；遇惊恐，则下愈坠而疼。经不行者两月。往常经来时，腰腹必痛，下紫黑血块甚多，今又白带如注。口渴，通宵不寐，不思饮食，多怒，面与手足虚浮，喉中梗梗有痰，肌肉半消。孙诊之，脉仅四至，两寸软弱，右关滑，左关弦，两尺涩。据脉，上焦气血不足，中焦有痰，下焦气凝血滞，郁而为火。盖下焦之疾，肝肾所摄，腰胯乃肝之所经，而二便乃肾之所主也。据证，面与手足虚浮，则脾气极弱，饮食不思，则胃气不充。不寐，由过于忧愁思虑，而心血不足，总为七情所伤故耳。《内经》云：二阳之病发心脾，女子不月。此病近之，且值火令当权之候，诚可虑也。所幸者，脉尚不数，声音清亮耳。因先为开郁清热，条达肝气，保过夏令后，再为骤补阴血，必戒绝怒气，使血得循经，方可获生也。初投当归龙荟丸，以撤下部之热；继以四物汤、胆草、知、柏、柴胡、泽兰，煎吞滋肾丸，连服四日，腰与小腹之热始退；后以香薷、石苇、胆草、桃仁、滑石、杜牛膝、甘草梢、柴胡，煎吞滋肾丸，大小便痛全减。

东宿曰：族侄孙伍仲，三十岁，善饮好内，小便血淋疼痛。予以滑石、甘草梢、海金沙、琥珀、山栀、青蒿，以茅草根煎膏为丸，每晨，灯心汤送三钱而愈。后五年，因子迟，服补下元药过多，血淋又发，小便中痛极，立则不能解，必蹲下如妇女状，始能解出，皆大血块，每行一二碗许。诸通利清热药，遍尝不应。脉俱洪数。予以五灵脂、蒲黄、甘草梢各二钱，小蓟、龙牙草各三钱，二帖而痛减半；血仍旧，改用瞿麦、山栀、甘草梢各二钱，茅根、杜牛膝、车前草叶各三钱，生地、柴胡、川柏、木通各一钱，四帖，痛全减，血全止，惟小便了而不了，六脉亦和缓不似前矣；后以四君子，加葛根、青蒿、白芍、升麻、知、柏，调理万全。

震按：上条不用补，次条不用养阴，认证最清。设效立斋、景岳，狃于归脾汤、补中益气、六味、生脉者，必为二证之戈矛矣。

又治李寅斋，患血淋，几二年，不愈。每发十余日，小水艰涩难出，窍痛不可言。将发，必先面热牙疼，后则血淋。前数日饮汤水欲温和，再二日欲热，又二日非冷如冰者不可，烦渴之甚，每连饮井水二三碗。其未发时，大便燥结，四五日一行，发则泻而不实。脉左寸短弱，关弦大，右寸下半指与关皆滑大，两尺俱洪大。据此，中焦有痰，肝经有瘀血也。向服滋阴降火，及淡渗利窍之剂，皆无效。且年六十有三，病已久，血去多，何可不兼补治？当去瘀生新，提清降浊，用四物汤，加杜牛膝补新血，滑石、桃仁消其瘀血，枳实、贝母以化痰，山栀仁以降火，柴胡升提清气，二十帖，而诸证渐减；再以滑石、知母、黄柏各一两，琥珀、小茴、肉桂各一钱五分，元明粉三钱，海金沙，没药各五钱，茅根汁熬膏为丸，每服一钱，空心及晚，茅根汤送下而愈。

又治祝芝岗秀才，每喜酒后御女，行三峰采战、对景忘情之法，致成血淋，自仲夏至岁杪，未愈。便下或红或紫，中有块如筋膜状，或如苏木汁色，间有小黑子，三五日一发，或劳心，或劳力，或久立坐亦发，百治不效。东宿观其色白而清，肌肉削甚；诊其脉左寸沉弱，关尺弦细，右寸略滑。据此，必肺经有浊痰，肝经有瘀血，总由酒后竭力纵欲，淫火交煽，精离故道，不识澄心调气、摄精归源之法，以致凝滞经络，流于溺道，故新血行至，被阻塞而成淋浊也。三五日一至者，盈科则溢耳。先与丹参、茅根浓煎服，小便以瓦器盛之，少顷即成金色黄砂；乃用肾气丸，加琥珀、海金沙、黄柏，以杜牛膝连叶捣汁，熬膏，为丸，调理；外以川芎三钱、当归七钱，杜牛膝草根煎服。临发时，用滑石、甘草梢、桃仁、海金沙、麝香为末，以韭菜汁、藕汁调服，去其凝精败血，则新血始得归原，而病根可除矣。三月，全愈。

震按：前案云“何可不兼补治”，而所谓补者，不过四物汤耳。其余则皆消瘀及清利药也。次方知、柏各一两，小茴、肉桂各钱半，即滋肾丸意；而重用滑石、元明粉、没药、海金沙为佐，茅根汁为丸，仍是清利兼消瘀。以六旬之老，二年之久，治法如此，信乎血淋之宜通不宜补矣。后案用肾气丸，加黄柏、琥珀、海金沙，以杜牛膝汁熬膏为丸，是于温补下元药中，佐清利湿热，疏通瘀窍之法，较前案稍异。而煎方之芎、归、杜牛膝，末药之滑石、金沙、桃仁、麝香、韭汁、藕汁，仍是行瘀通窍，并无参、芪、熟地等药，大旨约略可见。

李士材治邑宰严知非，患淋经年，痛如刀锥。凡清火疏利之剂，计三百帖，病势日甚。至岁暮，李诊之曰：两尺数而无力，是虚火也。从来医者皆泥“痛无补法”，愈疏通则愈虚，愈虚则虚火愈炽。遂以八味丸料，加车前、沉香、人参，服八剂，痛减一二，而频数犹故。原医者进云：淋证作痛，定是实火，若多温补，恐数日后必将闷绝不可救矣。知非疑惧，复来商之。李曰：若不宜温补，则服药后病势必增；今既减矣，复何疑乎？朝服补中益气汤，晚服八味丸，逾月而病去其九，更倍用参、芪，十四日而霍然。

张路玉治太史沈韩倬，患膏淋，小便频数，昼夜百余次。昼则滴沥不通，时如欲解，痛似火烧；夜虽频进，而所解倍常，溲中如脂如涕者甚多。先曾服清热利水药，半月余，其势转剧，面色痿黄，饮食艰进。张诊之，脉得弦细而数，两尺按之益坚，而右关涩大少力。此肾水素亏，加以劳心思虑，肝木乘脾所致，法当先实中土，使能堤水，则阴火不致下溜，清阳得以上升，气化通而疼涩瘳矣。若用清热利水，则气愈陷而精愈脱，溺愈不通耳。乃定补中益气汤，用人参三钱，服二剂；痛虽少减，而病者求其速效，改进四苓散，加知母、门冬、沙参、花粉，甫一服，彻夜痛苦倍甚；于是专服补中益气，兼六味丸，用紫河车熬膏代蜜，调理，服参尽斤余而安。

震按：淋证，如孙东宿之治法，经也；此二案之治法，权也。经权合宜，皆审脉以为辨。庄子曰：匠石觉而诊其梦。梦何以诊？诊之为言审也。向来但云“诊脉”，未达“诊”字之义。不知善诊即是善审，审得明白，病自显然。推之望、闻、问、切素称“四诊”，可见四件都要细审也。

溺闭

李东垣治长安王善夫，病小便不通，渐成中满，腹大，坚硬如石，腿脚亦胀裂出水，双睛凸出，昼夜不得眠，饮食不下，痛苦不可名状。服甘淡渗泄之药，皆不效。李曰：病深矣，非精思不能处。因记《素问》有云：无阳则阴无以生，无阴则阳无以化。又云：膀胱者，州都之官，津液藏焉，气化则能出矣。此病小便癃闭，是无阴而阳气不化也。凡利小便之药，皆淡味渗泄为阳，止是气药，阳中之阴，非北方寒水阴中之阴所化者也。此乃奉养太过，膏粱积热，损北方之阴，肾水不足；膀胱，肾之室，久而干涸，小便不化，火又逆上而为呕哕，非膈上所生也。独为关，非格病也。洁古云：热在下焦，填塞不便，是关格之法。今病者内关外格之病悉具，死在旦夕，但治下焦可愈。随处以禀北方寒水所化大苦寒之味者黄柏、知母，桂为引用，丸如桐子大，沸汤下二百丸。少时来报，服药须臾，前阴如刀刺火烧之痛，溺如瀑泉涌出，卧具皆湿，床下成流，顾盼之间，肿胀消散。李惊喜曰：大哉，圣人之言，岂可不遍览而执一者乎？其证小便闭塞而不渴，时见躁者是也。凡诸病居下焦，皆不渴也。二者之病，一居上焦，在气分而必渴；一居下焦，在血分而不渴。血中有湿，故不渴也。二者之殊，至易别耳。

震按：前贤之不可及者，以其善悟经旨，而创立治法耳。若今人不过寻章摘句，即旧时成法，尚未通晓，岂能另标新义，恰合病情乎？

朱丹溪治一人，小便不通。医用利药，益甚，脉右寸颇弦滑。此积痰在肺，肺为上焦，膀胱为下焦，上焦闭则下焦塞。如滴水之器，必上窍通，而后下窍之水出焉。以药大吐之，病如失。

李士材治郡守王镜如，痰火喘嗽正甚时，忽然小便不通，自服车前、木通、茯苓、泽泻等药，小腹胀闷，点滴不通。李曰：右寸数大，是金燥不能生水之故。惟用紫菀五钱、麦冬三钱、北五味十粒、人参二钱，一剂而小便涌出如泉。若淡渗之药愈多，反致燥急之苦，不可不察也。

江右袁启莘，平素劳心，处事沉滞，时当二气，小便不通。用六一散，不效；再用苓、泻、木通、车前等，又不效。李诊两寸洪数，知为心火刑金，故气化不及州都也。用黄连、茯神、牛膝、人参、麦冬、五味，一剂而愈。

士材曰：先兄念山，谪官浙江按察，郁怒之余，又当盛夏，小便不通，气高而喘。服胃苓汤四帖，不效。余曰：六脉见结，此气滞也。但用枳壳八钱、生姜五片，急火煎服，一剂稍通，四剂霍然矣。

孝廉俞彦直，修《府志》劳神，忽然如丧神守，小便不通。士材曰：寸微而尺鼓，是水涸而神伤也。用地黄、知母各二钱，人参、丹参各三钱，茯苓一钱五分，黄柏一钱，二剂稍减，十剂而安。

王金坛曰：一妇人年五十，初患小便涩，医以八正散等剂，展转小便不通，身如芒刺加于体。予以所感霖淫雨湿，邪尚在表，因用苍术为君，附子佐之，发其表，一服得汗，小便即时便通。

又治马参政父，年八旬，初患小便短涩，因服药分利太过，遂致闭塞，涓滴不出。予以饮食太过，伤其胃气，陷于下焦，用补中益气汤，一服小便通。因先多用利药，损其肾气，遂致通后遗尿，一夜不止，急补其肾然后已。凡医之治是证者，未有不用泄利之剂，安能顾其肾气之虚哉？

〔附〕《本事方》云：顷在毗陵，一贵官妻，小便不通，脐腹胀痛不可忍。众医皆作淋治，如八正散之类，皆治不通，病益甚。许曰：此血瘕也，非瞑眩药不可去。乃用桃仁煎，初服至日午，大痛不可忍，卧少顷，下血块如拳者数枚，小便如黑豆汁一二升，痛止，得愈。此药猛峻，气虚血弱者，宜斟酌之。

震按：仲景云"小便利者为有血，小便不利者为无血"，乃辨伤寒蓄血之规矩也。此却因蓄血而小便闭，岂非规矩又贵变通乎？

孙东宿治一富家妇，当仲秋，大小便秘者三日，医以巴豆丸二服，大便泻而小便愈秘，胀闷，脐突二寸余，前阴胀裂，不能坐卧，啼泣欲尽。

此转脬病也。柏树东行根皮一寸，滑石三钱，延胡、桃仁、当归、瞿麦各一钱，水煎，入韭菜汁半杯，服后食顷，而小便稍行；玉户痛甚，小便非极力努之则不出，改用升麻、桔梗、枳壳、延胡，煎成，调元明粉二钱，乃提清降浊之意，大小便俱行而愈。

僧慎柔治一妇，年五十，小便时，常有雪白寒冰一块，塞其阴户，欲小便，须以手抠出方溺，否则难。慎柔曰：此胃家寒湿，因脾胃虚寒，凝结而下坠，至阴户口而不即出者。脾胃之气，尚未虚脱，但陷下耳。用六君加姜、桂，二十剂，全愈。

震按：小便不通，乃至危至急之候。此集所选仅十一条，似乎简略，然诸法毕备，并不重复。学者苟能触类引伸，定有无穷变化。

小便不禁

丹溪治一妇，患心中如火一烧，便入小肠，急去小便，大便随时亦出，如此三年，求治。脉滑数，此相火送入小肠经。以四物加炒连、柏、小茴、木通，四帖而安。

李士材治方伯张七泽夫人，饮食不进，小便不禁。李曰：六脉沉迟，水泉不藏，是无火也。投以八味丸料，兼进六君子加益智、肉桂，三剂减，数剂而安。

文学俞元倩，忧忿经旬，忽然小便不禁。医皆以补脬固肾之剂投之，凡一月而转甚。李曰：六脉举之则软，按之则坚，此肾肝之阴有伏热也。用丹皮、茯苓各二钱，苦参八分，甘草梢六分，黄连一钱，煎成，调黄鸡肠与服，六剂而安。适有医云：既愈，当大补之。数日后，仍复不禁，再来求治。曰：肝家素有郁热，得温补而转炽，遂以龙胆泻肝汤，加黄鸡肠服之，四剂即止；更以四君子，加黄连、山栀，一月而痊。

震按：丹溪案是相火送入小肠，此案是肝肾阴中伏热，病情微有不同，须看其用药亦微有不同处。

张路玉治吴兴闵少江，年高体丰，不远房室，得一病，已十三年。过劳心嗔恚，或饮食失宜，则小便频数，滴沥涩痛不已，至夜略得交睫，溺即遗出，觉则阻滞如前。凡服人参、鹿茸、河车无算，然皆平稳无碍；触犯丹皮、白术，即胀痛不禁。张曰：此病名胞痹，因膏粱积热于上，作强伤精于下，湿热乘虚结聚于膀胱之内胞也。用肾沥汤，颇有效。但原其不得安寝，寝则遗溺，知肝虚火扰，而致梦魂不宁，疏泄失职。所以服牡丹，疏肝之药则胀者，不胜其气之窜，以击动阴火也；服白术，补脾之药亦胀者，不胜其味之浊，以壅滞湿热也；服参、茸、河车，温补之药无碍者，虚能受热，但补而不切于治也。更拟加减桑螵蛸散，用羊肾汤泛丸服，更戒以绝欲，乃安。

震按：寤则淋涩，寐则溺遗，原与不禁有别，故以胞痹证治，其论药病不合处，理精义确。后来叶氏处方，最讲此旨。再观下二案，病情同而治法不同，用药俱有妙解。能细参之，庶不犯“枳朴归芩，到手便撮”之诮。

黄元吉，年六十余，因丧明蓄妾，而患小便淋涩；春间因颠仆，昏愦遗尿；此后遂不时遗溺，或发或止；至一阳后大剧，昼日溺涩不通，非坐于热汤，则涓滴不出，交睫便遗之不禁。张诊其脉，或时虚大，或时细数，而左关尺必显弦象，此肾气大亏，而为下脱之兆也。乃与地黄饮子数服，溺涩稍可，遗亦少间；后与八味丸，除丹皮、泽泻，加鹿茸、五味、巴戟、远志，调理而痊。

陕客亢仁轩，年壮色苍，体丰善啖，患胞痹十余年，其脉软大而涩涩不调，不时蹲踞于地，以手揉其茎囊，则溲从谷道点滴而渗，必以热汤沃之，始得少通，寐则有时而遗，其最者中有结块如橘核之状，外裹红丝，内包黄水，杂于脂腻之中。此因恣饮不禁，酒湿乘虚袭入髓窍，故有是患。因令坚戒烟草、火酒、湿面、椒蒜、糟醋、鸡豕、炙煿等味，与半夏、茯苓、猪苓、泽泻、萆薢、犀角、竹茹，作汤，四剂，势减二三；次与肾沥汤，加萆薢，数服，水道遂通，溲亦不痛；但觉食不甘美，后以补中益气，加车前、木通，调之而安。石顽曰：又有胞痹二证，一因挟妓致病，用肾沥汤、加减八味丸收功；一因阴虚多火，用肾沥汤、生脉散合六味丸收功。若萆薢分清，渗水伤精之味，咸为切禁。此人则肥盛多湿，故先与清胃豁痰之药，然后理肾调脾，治各有宜耳。

孙东宿治南都大司马袁洪溪，冲暑理事，致发热燥渴，因食冰浸瓜梨、新藕，遂成泄泻，小水短少。医以胃苓汤，加滑石、木通、车前子利之而泻止；大便又因之结燥，艰涩不堪，乃用润肠丸，复泻不止；又进以前通利之剂，泻虽止，而小水不能流通直遂，脐下胀急，立起解之则点滴不出，卧则流之不竭，以频取溺器，致通宵不寐。治半月余，而精神削，寝食废。诸医俱不识，将认为癃，则立解时点滴不出；认为闭，卧则涓涓而流；谓气虚下陷，心血不足，而补中益气与安神丸服皆无效。孙诊其脉，两寸短弱，关缓大，两尺洪大。语之曰：此余暑未解，而司马素善饮，湿热流于下部也。今已下午，恐脉未准，俟明早细察定方。司马曰：望子久矣，姑求一剂，以邀夜间一睡。孙不得已，以益元散三钱，煎香薷汤进之，略无进退。次早复诊，六脉如昨。思之而恍然悟曰：此证尿窍不对也。司马曰：名出何书？孙曰：《内经》云，膀胱者，脬之室也。脬中湿热下坠，故立解而窍不对，小水因不得出；卧则脬不下坠，而尿渗出膀胱，亦以窍不对，虽涓涓而流，终不能通达直遂，故了而不了也。治惟提补上中二焦元气，兼清下焦湿热，斯得矣。又有一法，今气虚下陷已久，一两剂未能取效，安得睡耶？但此不寐，非心血不足，因著心防闲小便，而不敢寐也。暂将布袋衬于席上，任其流出，而不必防闲，免取便器，自然熟睡矣。方用补中益气汤，加黄柏、知母，如法果愈。

震按：起立则溺闭，眠卧则不禁，与张氏案又有别。尿窍不对之说，从唐与正治吴巡检案悟来。

小便涩数

薛立斋治商主客，素膏粱，小便赤数，口干作渴，吐痰稠粘，右寸关数而有力。此脾肺积热，移于膀胱。用黄芩清肺饮，调理脾肺；再用滋肾丸、六味丸，以滋肾水，寻愈。

司徒边华泉，少便频数，涩滞短赤，口干吐痰。此肾经虚而热燥，阴无以化。用六味、滋肾二丸而愈。

大司徒许函谷，因劳发热，小便自遗，或时不利。此因肝火阴挺，不能约制。午前用补中益气，加山药、黄柏、知母，午后服地黄丸，月余，全愈。

司马李悟山，小便如淋，茎中作痛，口干吐痰。此因思色，精降而内败。用补中益气、六味地黄，寻愈。

一儒者，发热，饮水不绝，每如厕，小便涩痛，大便牵痛。此精极复耗所致。用都气丸及补中益气，幸其自守谨笃，寻愈；后兼肢体畏寒，喜热饮食，用八味丸。

县令顾荣甫，尾闾痒而小便赤涩，左尺脉洪数。属肾经虚热，法当滋补。渠不然其言，服黄柏、知母等药年许，高骨肿痛，小便淋沥，肺肾二脉洪数无伦。薛曰：子母俱败，鲜克济矣。果寻卒。

震按：小便数，有热有虚。数而少，为实热，宜渗之；频数不可略忽，又复短少，日数十次，或有余沥，为肾大虚之候；数而多，色黄者，为阴虚，宜滋阴；数而多，色白，体羸者，为阳虚，升者少，而降者多，宜补火。立斋诸案，具备诸法。

二便不通

王中阳治一人，弱冠未婚，病遗沥日久。每作虚寒脱泄治之，愈甚。王诊其六部弦数，不记至数，人已骨立，不能自支，乃曰苦哉。此三焦不利，膀胱蓄热，五淋病也。患者曰：膏血砂垢，每溺则痛不可言。遂用《局方》五淋散，加山栀、赤芍、木通、瞿麦、鲜车前、滑石，作大剂，入灯心二十茎，煎服，五七日，全愈。无奈频发，一日忽来告急云：九日便溲俱不通，秘闷将死。王即令用细灰，于患人连脐带丹田作一泥塘，径如碗大，下令用一指厚灰，四围高起，以新汲水调朴硝一两许令化，渐渐倾入灰塘中，勿令漫溢横流，须臾，大小便迸然而出，溺中血条如指。若非热解气快，其如龟窍之小，何由连出三四日恶物，复得回生？再令服黄连解毒丸，三载约四斤，乃不复发。

丹溪治一妇，痹疼后，大小便不通。此痰隔中焦，气聚下焦。二陈加木通，煎服，再一服，探吐之。

李时珍曰：外甥柳乔，素多酒色，病下极胀痛，二便不通，不能坐卧，立哭呻吟者，七昼夜。医用通利药，不效。遣人叩予，予思此乃湿热之邪在精道，壅胀隧路，病在二阴之间，故前阻小便，后阻大便，病不在大肠、膀胱也。乃用楝实、茴香、穿山甲诸药，入牵牛加倍，煎服，一服减，三服平。牵牛达右肾命门，走精隧，人所不知。

震按：二便不通，脉实者，八正散倍大黄，或倒换散亦妙。若形弱及老人，或病后、产后有此，悉从虚秘治，润燥养阴为主，下用导引法。若体健神旺，二便秘涩者，必脾胃气滞不转输，加以痰饮、食积阻碍浊道，脉沉实者，升、柴、二陈、二术汤。今所选王案，取其外治之法，及服黄连解毒丸三载，为大奇。而李时珍之用甲片、牵牛，走精隧，以通淤塞，为更奇，直可与东垣滋肾丸并垂天壤。

大便秘结

虞恒德治一妇，年五十余，身材瘦小，得大便燥结不通，饮食少进，小腹作痛。虞诊之，六脉皆沉伏而结涩，作血虚治，用四物汤，加桃仁、麻仁、煨大黄等药，数服不通，反加满闷；与东垣枳实导滞丸及备急丸等药，下咽片时即吐出，盖胃气虚，而不能久留性速之药耳。遂以备急丸，外用黄蜡包之，又以细针穿一窍，令服三丸。盖以腊匮者，制其不犯胃气，故得出幽门，达大小肠也。明日下燥屎一升许。继以四物汤加减，煎吞润肠丸。如此调理月余，得大便如常，饮食进而安。

一男子，因出痘，大便秘结不通。儿医云：便实为佳兆。自病至痘疮愈后，不如厕者凡二十五日，肛门连大肠痛甚，叫号声彻四邻。用皂角末及蜜煎导法，内服大小承气汤，及枳实导滞丸、备急丸，皆不效。计无所出。虞曰：此痘疮余毒郁热，结滞于大小肠之间而然。以香油一大盏令饮，自朝至暮，亦不效。乃令婢者口含香油，以小竹筒一个，套入肛门，以油吹入；过半时许，病者自云“其油入肠内，如蚯蚓渐渐上行”；再过片时许，下黑粪一二升，困睡而安。

薛立斋治一妇，年七十三，痰喘内热，大便不通，两月不寐，脉洪大，重按微细。此属肝肺肾亏损，朝用六味丸，夕用逍遥散，各三十余剂，计所进饮食百余碗，腹始痞闷；乃以猪胆汁导而通之，用十全大补调理而安。若间前药，饮食不进，诸证复作。

汪石山治一妇，因改醮，乘轿劳倦，加以忧惧，成婚之际，遂病小腹胀痛，大小便秘结不通。医以硝、黄三下之，随通随闭，病增胸膈胃腕胀痛，自汗食少。汪诊之，脉皆濡细近快，心脉颇大，右脉觉弱。汪曰：此劳倦忧惧伤脾也，盖脾失健运之职，故气滞不行，以致秘结。今用硝、黄，但利血，而不能利气。遂用人参二钱，归身一钱五分，陈皮、枳壳、黄芩各七分，煎服而愈。

李时珍曰：一宗室夫人，年几六十，平生苦肠结病，旬日一行，甚于生产。服养血润燥药，则腻膈不快；服硝、黄通利药，则若罔知。如此三十余年矣。予诊其人，体肥膏粱，而多忧郁，日吐酸涎碗许乃宽，又多火病。此三焦之气壅滞，有升无降，津液皆化为痰饮，不能下滋肠腑，非血燥比也。润剂留滞，硝、黄徒入血分，不能通气，俱为痰阻，故无效也。乃用牵牛末，以皂荚膏丸，与服，即便通利。自是但觉肠结，一服即瘥，亦不妨食，且复精爽。盖牵牛走气分，通三焦，气顺则痰逐饮消，上下通快矣。

高果哉治温相国体仁，初谢政归乌程，患大便燥结不通，胸膈塞闷而不食，肾脉沉小而无神。以枳壳五钱、苁蓉二两，洗净，水煎服即效；后又秘结，以当归、生首乌，大剂煎服，遂全愈。

李士材治少宰蒋恬庵，服五加皮酒，遂患大便秘结，腹中胀闷，服大黄一钱，通后复结。李曰：肾气衰少，津液不充，误行疏利，是助其燥矣。以六味汤，加人乳一钟、白蜜五钱，三剂后即通，十日而康复矣。

文学顾以贞，素有风疾，大便秘结，经年不愈。士材曰：此名风秘，治风先治血，乃大法也。用十全大补汤，加秦艽、麻仁、杏仁、防风、煨皂角仁，半月而效，三月以后，永不患矣。

张景岳治朱翰林太夫人，年近七旬，于五月时，偶因一跌，即致寒热。医为之滋阴清火，用生地、芍药、丹皮、黄芩、知母之属，其势日甚。张诊之，见其六脉无力，虽头面上身有热，而口则不渴，且足冷至股。乃曰：此阴虚受邪，非跌之为病，实阴证也。遂以理阴煎，加人参、柴胡，二剂而热退，日进粥食二三碗。而大便以半月不通，腹且渐胀。群议燥结为火，复欲用清凉等剂。张谓：如此之脉，如此之年，如此之足冷，若再一清火，其原必败，不可为矣。经曰“肾恶燥，急食辛以润之”，正此谓也。仍以前药，更加姜、附，倍用人参、当归，数剂而便即通，胀即退，日渐复原矣。

震按：花溪峻药急攻，妙在腊包穿窍；而香油解毒，妙在上饮下吹。薛案、汪案之用补，轻重不同；高公、李公之用润，淡厚微别。李时珍之牵牛、皂荚，疏通迥异硝、黄；张景岳之姜、附、参、归，辛热远殊寒滑。精华既录，浅陋可删。

交肠

石顽曰：交肠证，虽见于方书，而世罕见。绿石山詹石匠之妇，产后五六日，恶露不行，腹胀喘满，大便从前阴而出。省其故，缘平昔酷嗜烟酒，所产之儿，身软无骨，因而惊骇，遂患此证。余以芎归汤，加莪术、肉桂、炒黑山楂，一服，恶露通，而二便如常。

又，陆圣祥之女，方四岁，新秋患血痢，而稀粪出于前阴。作冷热不调食积治，与五苓散，服香连丸，二剂而愈。

又，钱吉甫女，年十三，体肥痰盛，因邻居被盗，发热头痛，呕逆面青，六脉弦促，而便溺易位。此因惊气乱，痰袭窍端所致也。与四七汤，下礞石滚痰丸，开通痰气而安。

喻嘉言曰：姜宜人，得奇证，二便俱从前阴而出。拟之交肠，有似是实非者。交肠乃暴病，骤然而气乱于中；此证乃久病，以渐而血枯于内，迥然不同也。原夫疾之所始，以忧思伤脾，脾不统血，下行如崩漏，在癸汛久绝之年，实名脱营。脱营，宜大补急固。乃以崩漏法，凉血清火为治，则脱出转多，胞门子户之血，日渐消亡，转将大肠之血运转而渗入胞囊，久之大肠之血亦尽，而大肠之气附血而行者，孤而无主，涣散错乱，幽门不能泌别，进入渗血之径，酿为谷道。岂可用交肠所列之方，以五苓再辟其水道乎？是必大肠之旧路复通，乃可拨乱返正。今病中多哭泣，所谓脏燥者多泣，大肠已废而不用也。来春枣叶生时，大肠绝而死矣。果验。

震初习医时，里有金姓裁缝，年二十余岁，雨途道滑，臀仆坐地，亦无痛苦；次日，腹中欲去大便，而转矢气，从阳具出，自觉大便不往后去，转向前走，阳具中痛苦不堪，其粪逼细如稻柴心而出。震师金上陶先生，用补中益气汤，一服即愈；四五日，病复再发，用此汤，不效矣。小便行时，并不带粪，粪来亦不夹杂小便，尿孔渐为干粪撑大，痛苦莫可名言，大肠竟废而不用。是时吴郡名医王、叶、薛诸公皆在，遍求之，皆不能疗。吾师断其次年三月死。当届期，人已羸瘠不堪，然犹能饮食，二便之迭从阳具出者，反习以为常，痛苦亦减，似可未死。忽一日，小便顿闭，大便仍来；闭三日，而小便从鼻孔涌出，其色黑，立死。似与喻案病机仿佛。予近日治一舟人，蛔虫从阳具出，蛔活，有一折叠而出者，痛不可言，三日出蛔五条，从此阴吹甚喧。投以补中益气汤，得愈。

百合病

石顽治内翰孟端士尊堂，因久不见其子，兼闻有病，遂虚火上升，自汗不止，心神恍惚，欲食不能食，欲卧不能卧，口苦，小便难，溺则洒淅头晕，已及一岁。历更诸医，每用一药，辄增一病。用白术，则窒塞胀满；用橘皮，则喘息怔忡；用远志，则烦扰哄热；用木香，则腹热咽干；用黄芪，则迷闷不食；用枳壳，则喘咳气乏；用门冬，则小便不禁；用肉桂，则颅胀咳逆；用补骨脂，则后重燥急；用知、柏，则小腹枯瘪；用芩、栀，则脐下引急；用香薷，则耳鸣目眩，时时欲人扶掖而走；用大黄，则脐下筑筑，少腹愈觉收引。遂致畏药如蝎，惟日用人参钱许，入粥饮和服，聊藉支撑。交春，虚火倍剧，火气一升，则周身大汗，神气骎骎欲脱；惟倦极少寐，则汗不出，而神思稍宁；觉后少顷，火气复升，汗亦随至，较之盗汗迥殊。直至仲春，邀石顽诊之，其脉微数，而左尺与左寸倍于他部，气口按之似有似无。诊后，款述从前所患，并用药转剧之由，曾遍省吴下诸名医，无一能识其为何病者。石顽曰：此本平时思虑伤脾，脾阴受困，而厥阳之火尽归于心，扰其百脉致病，病名百合。此证，惟仲景《金匮要略》言之甚详，本文原云“诸药不能治”，所以每服一药，辄增一病，惟百合地黄汤为之专药。奈病久，中气亏乏逮尽，复经药误，而成坏病。姑先用生脉散，加百合、茯神、龙齿，以安其神；稍兼萸、连，以折其势。数剂，稍安，即令勿药，以养胃气，但令日用鲜百合煮汤服之。交秋，天气下降，火气渐伏，可保无虞。迨后，仲秋，端士请假归省，欣然勿药而康。后因劳心思虑，其火复有升动之意，或令服左金丸而安；嗣后稍觉火炎，即服前丸。第苦燥之性，苦先入心，兼之辛燥入肝，久服不无反从火化之虞。平治权衡之要，可不预为顾虑乎？

震按：百合病，载于《金匮》，原云“百脉一宗，悉致其病”。钱塘李珉臣归重心肺二经，以心主血脉，肺朝百脉也。此言与百合地黄汤恰合，

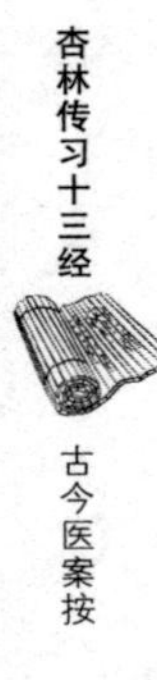

今观孟夫人案，实由思子郁结，病在心肝，大半似百合病形，石顽遂附会之耳。然不用《金匮》成方，可云老手。若日饮百合汤，何关得失耶？

人渐缩小

吕缙叔以制诰知颍州，忽得疾，身躯日渐缩小，临终仅如婴儿。古无此疾，终无人识。

正德初，楚人姓潘行三者，身甚肥壮，卒之日，缩如婴儿。人皆莫知其由。后询之，平生服硫，以致如此。始信吕缙叔之事不妄。

人暴长大

皇甫及者，生如常儿，其父为太原少尹，甚钟爱之。至太和十三年，年十四矣，忽暴长大，逾时而身越七尺，带兼数围，长啜大嚼，三倍于昔。明年秋，无疾而逝。

震按：《列子》载：僬侥国人，长一尺五寸。《论衡》载：汉光武时，颍川张仲师，长一尺二寸。《博物志》载：齐桓公时，李子昂，长三寸三分，游于海鹄嗉中。此短小之至者也。

《河图玉版》载：龙伯国人，长三十丈。《谷梁传》载：叔孙得臣杀长狄侨如，身横九亩，断其首而载之，眉见于轼。《语林》载：齐武帝时，孟业为幽州牧，肥重千斤。此长大之至者也。

然奇形异状，亦天地所生成耳。《山海经》载者更多，总皆穷荒绝域，莫可査究。若中国之人，或渐缩小，或暴长大，岂非怪哉？是即其人死亡之兆也。至于元察部将魏淑，渐渐缩小，竟作婴孩；其母、妻襁抱之，又渐渐长大，复还原体，其主帅仍官之。此则怪中之怪，无关于病，故不收录。

诸虫

汪石山治一妇，每临经时，腰腹胀痛，玉户淫淫虫出，如鼠粘子状，绿色者数十枚，后经水随至。其夫问故，汪曰：厥阴风木生虫，妇人血海属于厥阴，此必风木自甚，兼脾胃湿热而然也。正如春夏之交，木盛湿热之时，而生诸虫是也。宜清厥阴湿热。即令以酒煮黄连为君，白术、香附为臣，研末，粥丸，空腹吞之，月余，经至，无虫，且妊矣。

〔附〕休宁西山金举人，病小腹痛甚，百药不效。一医为灸关元十余壮，次日茎中淫淫而痒，视之有虫出，以手扯去之，虫长五六寸，连日出虫七条，痛不复作。初甚惊恐，旋即绝迹。此因其人善饮御内，膀胱不无湿热，遇有留血瘀浊，则附形蒸化为虫矣。虫为艾火所攻，势不能容，故从溺孔出也。以是知痨虫、寸白虫，皆由内之湿热蒸郁而生，非是外至者也。

又，吴茭山治一产后，恶露不通，小腹结块疼痛，寒热如疟。用琥珀膏贴之，块软而虫从阴户出。亦云：尿胞湿热生虫。

张景岳曰：一人患心腹大痛，或止或作，痛不可忍。凡用去积、行气等药，百方不效。但于痛极时，须用拳捶之，痛得少止，莫测其故。忽一胡僧见之，曰：余能治也。令病者先食香饵，继进一丸，打下一硬嘴异虫，遂愈。此因虫啮肠脏，所以痛极；捶之则五内震动，虫亦畏而敛伏；不捶则虫得自由，所以复作。此亦验虫奇法。

震按：古人论虫病，皆以为湿热所生。然景岳治胡宅小儿呕泻吐蛔案，蛔至千百条，日用参、附而蛔尚日生，究竟以温补收功，则"湿热"二字不足尽之也。至于逐虫之药，如蔡康积患寸白虫，医者令其空腹饥甚之时，炙猪肉一脔，置口中咀嚼而勿咽，以引虫头向上；觉胸中如万箭攻攒，即饮以药，方入虫口。其药乃研槟榔细末，取石榴东行根煎汤调服耳。祛虫大法，不过如是。然云"此虫惟月三日以前虫头向上"，而许叔微又云"肺虫惟初四、初六日上行"，则所谓"上浣虫头向上，中浣虫头向横，下浣虫头向下"之说，又不可执也。至如喉中之应声虫畏蓝汁，腹中之应声虫畏雷丸，书曾备载，世皆未见。况灸疮内鲜血飞如蝴蝶，皮肤下虫走声如儿啼，临卧浑身虱出，头皮时有蛆行，可比《齐谐》之志怪，谁逢夏氏之《奇方》？

一人在姻家，过饮醉甚，送宿花轩，夜半酒渴，欲水不得，遂口吸石槽中水碗许；天明视之，槽中俱是小红虫，心陡然而惊，郁郁不散，心中如有蛆物，胃脘便觉闭塞；日想月疑，渐成痿膈，遍医不愈。吴球往视之，知其病生于疑也。用结线红色者，分开剪断，如蛆状；用巴豆二粒，同饭捣烂，入红线，丸十数丸。令病人暗室内服之，又于宿盆内放水，须臾欲泻，令病人坐盆，泻出前物，荡漾如蛆，然后开窗，令亲视之，其病从此解，调理半月而愈。

震按：吴公之法巧矣。然再佐以杀虫药同丸，亦无不可。

汪石山治一人，形长而瘦，色白而脆，年三十余。得奇疾，遍身淫淫循行如虫，或从左脚腿起，渐次而上至头，复下于右脚，自觉虫行有声之状。召医诊视，多不识为何病。汪诊其脉，浮小而濡，按之不足，兼察形视色，知其为虚证矣。《伤寒论》曰：身如虫行，汗多亡阳也。遂仿此例，而用补中益气汤，多加参、芪，以酒炒黄柏五分佐之，服至三十帖，遂愈。

〔附〕一人遍身皮底浑浑如波浪声，痒不可忍，抓之血出不止，名气奔。用人参、苦杖、青盐、细辛各一两，水煎，服之愈。

中　毒

一人服水银僵死，微有喘息，肢体如冰。闻葛可久能治奇疾，求之。可久视之曰：得白金二百两，可治。病家谢以贫不能重酬。可久笑曰：欲得白金煮汤，热浴其体耳。因向富家借得之，且嘱之曰：浴时如手足动，当来告我。有顷，手足引动，往告之。复谓曰：眼动及能起坐，悉来告我。一如其言。乃取川椒二斤，置溲桶中，坐病人于椒上，久之，病脱去，其水银已入椒矣。盖银汤能动水银而不滞，川椒能来水银而聚之。《酉阳杂俎》云：椒可以来水银。葛公之学，博矣。

〔附〕《甲志》云：绍兴中，英州僧希赐，见有客船自番禺来，舟中士人携一仆，脚弱不能行。舟师悯之，曰：吾有一药，治此病如神，饵之而瘥者，不可胜计。乃入山求草，时已薄暮，且微醉，得草即渍酒，授病者，令天未明服之。如其言，药入口，即呻吟云：肠胃如刀割截痛。迟明而死。士人已咎舟师。舟师恚曰：何有此？即取昨夕所余药，自渍酒服之，不逾时亦死。盖此山多断肠草，人误食之辄死。舟师所取药，为根蔓所缠，醉不暇择，径投酒中，以此致祸。因知草药不可妄用也。

又，歙客经潜山，见蛇腹胀甚，啮一草，以腹磨，顷之胀消，蛇去。客念此草必消胀毒，取置筐中，夜宿旅邸。邻房有过客，为腹胀所苦。客取药，就釜煎一杯，饮之，顷间，其人血肉俱化为水，独遗骸骨。急挈装而逃。至明，主人不测何为，及洁釜炊饭，则釜遍体成金。乃密瘗其骸。既久，客至，语其事。

震按：《金匮要略》二十四卷、二十五卷载诸中毒，治法甚详。如水银入人耳及六畜等皆死，以金银著耳边，水银即吐。葛公之法，原有所本，而更参他书，以广其法，故不可及。《金匮》又云：煮荠苨、甘草汁饮，通除诸毒药。若舟师、歙客之药，其毒太急，圣人亦不能预防也。

骨哽

窦梦麟曰：隆庆三年正月，盐商胡小溪家人媳妇，年二十三岁，怀娠九月矣。一日食鱼，鱼哽喉间，至半日，呕吐，继之以血碗许，鱼骨尚在喉中；忽吐出一条，约有二尺余，形如小肠，阔五分，内有所食鱼菜粉皮饭未化，家人为推入口中，尚余五寸，其夫复纳入之，遂昏倦。自此呕吐不止，汤亦不能进。延予治之，即将炭火一盆，放病榻前，以好醋一碗沃之，使醋气盈满其室，以清其神；用牛黄清心丸一服，觉腹有微痛；再用四物汤，加人参、阿胶、红花、丹皮，五六帖，病全愈。盖此妇所吐之肠，有类于肠耳。若肠出而断，顷刻立毙，岂有得生之理？此吐出者，肺之系也。因呕吐太甚，被气冲逆，而断其连肺之一头，随吐而出；今既纳入，复吐不已，气不平耳。故用醋汤以醒其神，牛黄丸以清其心，煎剂以补其气血，自然安妥。医者意也，全在活法，书此以为世劝。

震按：此案治法颇佳，但云“吐出者为肺系”则谬。夫谷肉果菜，由食管入胃，岂由肺系入肺？即如刀伤者，断食管可治，断气管必死。今云

"断其连肺之一头"，是人安得活？观其叙证曰"家人推纳入口"，则原未断也。然究系何物，或者即食管耶？又不详明骨哽何以脱去，疏漏殊多矣。只缘《类案·骨哽门》无有义理可取者，所载橄榄细嚼，及核磨汁，与贯众煎汁，或白饧糖吞咽之，治鱼骨哽，俱叙其方之所自来耳。南硼砂含咽，治火肉骨哽亦然。然以斯种入集，又不胜收矣。故鱼骨哽者，有楮叶捣汁频咽，水老鸦翅羽烧灰水服，及其干屎研末水服，并以水和涂喉外，水獭爪爬喉咙下，皆妙法也。而皂角末吹鼻中，得嚏即出，为尤妙。昔贤云：凡诸骨并竹木刺，哽塞咽喉不出者，不可频以干物压下；若刺骨坚利者，愈压则愈深入矣。惟以鹅翎，微蘸桐油，入喉探吐，则刺必随吐顺拔而出，为势最顺；或以韭菜之类，勿切，煮半熟，略嚼咽下，少顷探吐，势必牵挂而出。斯真大有义理。宝公所治之证，其哽骨谅亦随呕吐去，只存呕吐所伤之病，应如是治。

误吞金铁

刘遵道，草窗先生族弟也。有渔人误吞钓钩，遵道令熔蜡为丸，从其线贯下，钩锐入蜡，即拽而出。

咸平中，魏公在潭州，有子弟戏吞钓钩，至喉中，急引之，钩着肉，不能出。魏公大怖。时有莫都料，性甚巧，以一蚕茧，剪如钱大，用手揉四面令软，以油润之，仍中通一窍，先穿上钩线，次穿大念佛数珠三五枚，令儿正坐开口，渐添引数珠，俟之到喉，觉至系钩处，乃以力向下一推，其钩已下而脱，即向上急出之，见茧钱向下裹定钩线须而出，并无所损。

张姓女子八岁，将母金镨子一只剔齿，含口中，不觉咽下，胸膈痛不可忍，忧惶无措。一银匠，以羊胫炭三钱，米饮调下，明日，即从大便出。

王氏子，甫周岁，其母以一铁钉与之玩弄，不觉纳之口中，吞入喉间。其父号呼求救，景岳往视之，但见其母倒提儿足，以冀其出，口鼻皆血，危剧之甚。因晓之曰：若有倒悬可以出钉，而能无伤命者哉？因速令抱正，遂闻啼声，此盖钉已下咽，不在喉矣。其父曰：娇嫩之脏，安能堪此？哀求甚切。张实计无所出，姑取本草一玩，觊启其机，见所载曰“铁畏朴硝”，遂得一计，乃用活磁石一钱、朴硝二钱，并研为末，以熬熟猪油，加蜜和调，与之吞尽，是夜三鼓，忽解下一物，大如芋子，莹如蓴菜，润滑无棱，药护其外，拨而视之，则钉在其中矣。系京中钉鞋所用蘑菇钉也。盖硝非磁石不能使药附钉，磁石非硝不能逐钉速出，非油则无以润，非蜜则未必吞。合是四者，则著者著，逐者逐，润者润，同功合力，裹护而出矣。

江应宿治一人，犯事，自吞黄金二钱，心中愦愦，无可奈何；少顷，其事得释，欲求生，邀江治之。四肢厥冷，六脉沉伏。计无所出，因思银工熔金，必用硼砂，硼能制金，急市四钱，为末，粥丸，分二次服下，少顷，煎承气汤利下，硼裹金从大便出而安。

江又载：凡人溺死者，及服金屑未死者，以鸭血灌之，可活。

误吞水蛭蜈蚣

吴少师，忽得疾，数月间，肌肉消瘦，每饮食下咽少时，腹如万虫攒攻，且痒且痛，皆以为劳瘵也。张锐为切脉，戒曰：明日早且忍饥，勿啖一物。吴如其言。时方剧暑，令取行路黄土一盂，以温酒二升，投土搅匀在内，使吞之；少顷，再以土酒送宣药百粒，随即肠胃掣痛，洞泻秽恶斗许，有马蝗千余，宛转盘结，俱已困死。吴亦惫甚，卧久，方餐粥，三日而平。始言去年夏夜出师，中途燥渴，命候兵持盂挹涧水，甫入口，似有物，未暇吐之，则竟入喉矣，自此遂得病。锐曰：虫入肠胃里，势渐滋生，常日遇食时，则聚丹田间，吮咂精血，饱则散而四处。苟惟知杀之，而不能扫尽，无益也。故请枵腹以诱之，此虫喜酒，又久不得土味，乘饥毕集，乃可以一药洗空之耳。

震按：水蛭生于淤泥，故以其所嗜者诱，使聚而攻下之，巧矣。然有人饮刈蓝作靛之水，而蛭亦泻出，更觉简便。及读《灵兰要览》，附载一条云：余于幼时，见水蛭，恶而溺之数四，化为水；又一日，见之，滴以蜜一匙，即缩不动，久之亦化为水。嗣后，虽经阴雨，而不复活。二物之制蛭如此。而昔人有吞蛭者，医者治之，乃极劳扰，惜乎其不知此也。观金坛之说，笑鸡峰之张皇矣。震以为抵当丸用蜜丸，或仲景又先见及此耶？

金庄一农夫，夏天昼寐于地，蜈蚣入其口，既寤，喉仲介介如梗状，咯不能出，咽不能下，痛痒不定，甚为苦楚。一医以鸡卵数枚劈破，入酒调匀，顿服；仍以大黄为末，和香油饮之，顷刻泻出，蜈蚣尚活。盖蜈蚣被鸡卵拘挛其足，不能舒动，以利药下之，故从大便而出。鸡性好食蜈蚣，亦取相制之意耳。

村店妇，用火筒吹火，不知筒内藏有蜈蚣，惊窜入喉，竟下胸臆。妇人求救无措，适有过客，教宰小猪一个，取血，令妇人顿饮之；须臾，以生油一口，灌妇人，遂恶心，其蜈蚣滚在血中吐出；继与雄黄细研，水调服，愈。

一人忽患脑痛，或止或作，数发而不得其由。一日将午饷，就案而睡，适有鸡肉一盘在旁，梦中忽喷嚏，觉有物出鼻中，视之，乃蚰蜒在鸡肉上。自此脑痛不复作。蚰蜒，状类蜈蚣而细，好入人耳，往往食人脑髓，髓尽人毙。北方多有之。

〔附〕一人蚰蜒入耳，痒痛并作，至不可忍，用生油灌之而愈。

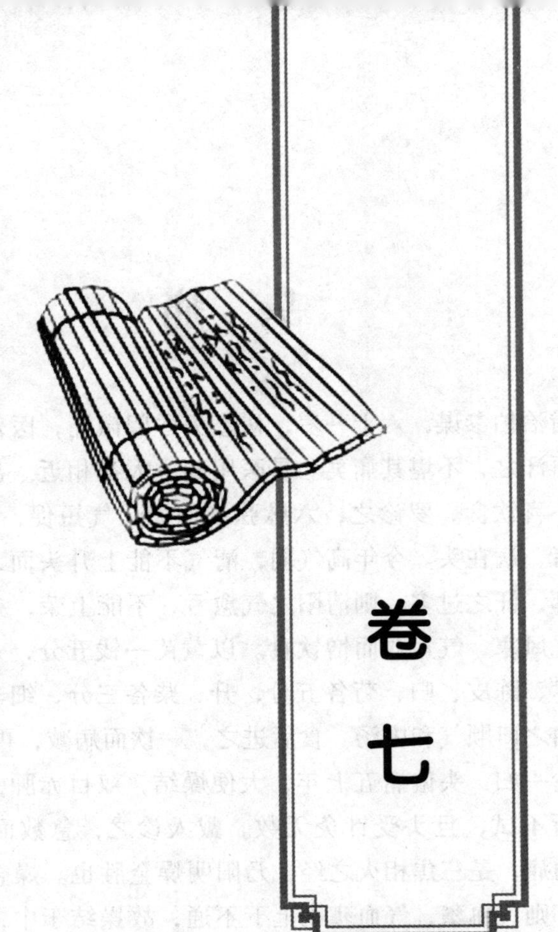

卷七

头 痛

罗谦甫治柏参谋，六十一岁，初患头昏闷微痛，医作伤寒治，汗后其痛弥笃；再汗之，不堪其痛矣。易医用药，大都相近。甚至痛不能卧，且恶风寒，不喜饮食。罗诊之，六脉弦细而微，气短促，懒言语。《内经》云：春气者，病在头。今年高气弱，清气不能上升头面，故昏闷耳。且此证本无表邪，汗之过多，则清阳之气愈亏，不能上荣，亦不得外固，所以头痛楚而恶风寒，气短弱而憎饮食。以黄芪一钱五分，人参一钱，炙甘草七分，白术、陈皮、归、芍各五分，升、柴各三分，细辛、川芎、蔓荆子各二分，名之曰顺气和中汤。食后进之，一饮而病减，再饮而病却。

戴人治一妇，头偏痛五七年，大便燥结，双目赤肿，眩晕。凡疗头风之药，靡所不试，且头受针灸无数。戴人诊之，急数而有力，风热之甚也。此头角痛，是三焦相火之经，乃阳明燥金胜也。燥金胜，乘肝则肝气郁，肝气郁则气血壅，气血壅则上下不通，故燥结于中，寻至失明。以大承气汤，倍加芒硝，下泄二十余行；次服七宣丸、神功丸以润之，目豁首轻，燥泽结释而愈。

薛立斋治刘尚宝，怒则太阳作痛，用小柴胡，加茯苓、山栀，以清肝火；更用六味，以生肾水，遂不复作。

李士材治少宰蒋恬庵，头痛如破，昏重不宁。风药、血药、痰药，久治无功。李曰：尺微寸滑，肾虚水泛为痰也。地黄四钱，山药、丹皮、泽泻各一钱，茯苓三钱，沉香八分，日服四帖，两日辄减六七；更以七味丸，人参汤送，五日，其痛若失。

孙东宿治蔡乐门令眷，头痛如破，发根稍动则痛延满头，晕倒不省人事，逾半时乃苏，遍身亦作疼；胸膈饱闷，饮汤水，停膈间不下，先一日吐清水数次，蛔虫三条。原为怒起，今或恶风，或恶热，口或渴，或不渴，大便秘，脉则六部皆滑大有力。孙曰：此痰厥头痛证也。先以藿香正气散，止其吐；继以牛黄丸、黑虎丹，清其人事；头仍疼甚，又以天麻、藁本各三钱，半夏二钱，麻黄、薄荷、白芷、陈皮、生姜、葱白煎服，得少汗，而头痛少止；至晚，再服之，五更痛止大半，而人事未全清。孙谓：此中焦痰盛，非下不可。乃用半夏五钱、巴霜一分，面糊丸，每服三十丸，生姜汤送下，午后大便行三次，皆稠粘痰积也。由此饮食少进，余证差可；惟遍身仍略疼，改用二陈汤，加前胡、藁本、薄荷、黄芩、石膏、枳壳、石菖蒲，调理而安。

僧慎柔治一贵介，年三旬，先因齿痛，用石膏三钱煎服，顷即满头皆肿痛，牙龈、上腭肿势尤甚，天明稍退，盖得阳气故也。诊之，右关细涩，左关洪，左尺亦涩。慎柔谓：须纳气下达，方得脉和，定方，名羌活散火汤。羌活（酒炒）五分、防风三分、酒连一分、酒芩二分、白茯苓一钱、人参二钱、甘草五分、半夏一钱、破故纸一钱、枸杞子一钱，二剂，其细涩脉即粗大，是阳气下行矣，头痛稍止。可见前头痛是下焦无阳，阴火上冲。服至八剂，头痛全止，齿根肿犹未退，脉则益和。曰：将愈矣，此阳气已至恙所。果四五日后，出脓少许而瘳。

震按：罗案是气虚头痛，张案是积热头痛，薛案是肝火头痛，李案是肾虚头痛，孙案是痰厥头痛，僧案是阳升不降头痛。六种之外，又有因风痛者，抽掣恶风，鼻塞眼胀；因寒痛者，恶寒战栗，面惨肢冷；因湿痛者，头痛且重，天阴转甚，或四肢疼肿，面目浮肿。此皆外因也。内因则气虚之外，血虚更多；积痰之外，积食亦有。丹溪云“肥人头痛，多是湿痰；瘦人头痛，多是血虚有火”，斯诚要言。然因虽数端，靡不兼风。无风，人只作眩，不作痛也。故古方中川芎茶调散、大追风散，颇亦取效。痛久则成头风，其方更繁，不能缕述。真头痛乃死证，外灸百会穴，内进参附汤、黑锡丹，或冀挽回，实未试验。寻常头痛，亦有死者。高阳生云：头痛短涩应须死，生平曾见之矣。头与腹俱痛，有五证：臭毒、伤酒、伤湿、不伏水土、疮毒入腹也。有头痛止则腹痛，腹痛止则头痛，此属脾阴虚，胃火随气上下，芎、归、芍药、木香、香附、黄连、葱白。又有头痛，诸药不效，其痛更甚者，或因督脉为病，宜用茸朱丹，次则香茸八味丸。复有雷头风，另是一项，乃内郁痰火，外束风热。大头风，即大头瘟，或痛或不痛，或溃或自消，死生反掌。至如眉棱骨痛，系足少阳风热与痰，最能伤目，至两耳出脓，则危矣。宜以浓茶一碗探吐之，次用清上药，如选奇汤、清空膏之类。妇人注目针绣，往往眉骨酸痛，必须益阴养血。

〔附〕子和治一僧，头热而痛，且畏明，以布围其顶上，置冰于其中，日数易之，此三阳蓄热故也。复灼炭火于暖室，出汗涌吐，三法并行，至七日而瘥。

一人稚年气弱，于气海、三里穴，时灸之。及长，成热厥头痛，虽严冬，喜朔风吹之，其患辄止；少处暖及近烟火，其痛即作，此灸之故也。东垣治以清上泻火汤，寻愈。

一室女，近窗做女工，忽患头疼甚，诸药不效。一医徐察之，窗外畜鹅，知为鹅虱飞入耳内咬而痛也。以稻秆煎浓汁灌之，虱死而出，遂不痛。

一人患头风，自颐下左右有如两蚯蚓徐行入耳，复从耳左右分上顶，左过右，右过左，顶上起疙瘩二块，如猪腰然，前后脑如鼓声然，冷痛甚，须重绵帕裹包，疼甚，四肢俱不为用。医效罔奏。后得一方，用四物各一钱、皂角刺一钱、萆薢四两、猪肉四两，水煎，去药渣，将汁同肉食之，服至二十剂，减十之三；四十剂，减十之六；百剂乃安。江氏曰：此非头风也。其人曾患霉疮，头块坟起，皆轻粉结毒，故萆薢为君，四物养血，皂刺为引。其毒深，故多服取效也。

震按：萆薢，当是土茯苓。《广笔记》治霉疮头痛，方更佳。但治病必以脉为凭，丹方有效，有不效，且录之不胜录。上四条，虽不载脉，然证颇疑难，法殊整暇，定当入选。他如江篁南治从婶，以补中益气，加川芎、细辛、蔓荆子；翟文炳治陆母，先与抑青丸，继以补中益气二条，只叙见证，未可摹仿。且陆母证甚繁杂，抑青丸一服而愈，其然岂其然乎？

又，《南唐书》载：其相冯延巳，苦脑中痛，累日不减。太医令吴廷绍，密诘厨人曰：相公平日嗜何等物？对曰：多食山鸡、鹧鸪。廷绍曰：吾得之矣。投以甘豆汤而愈。盖山鸡、鹧鸪，皆食乌豆、半夏，故以此解其毒。

震按：此与《名医录》所载“王夫人，面上忽生黑斑点，日久满面皆黑。识者云：病因日食斑鸠，而斑鸠尝食半夏苗，故中其毒。乃用生姜一片，捣汁，将滓焙干，却用生姜汁煮糊丸，服一月愈”，其博物同，而用药之辛甘、温平不同矣。

心脾痛

罗谦甫治江淮漕运使崔君长子，年二十五，体丰肥，奉养膏粱，时有热证，因食凉物，服寒药，至元庚辰秋，久疟不愈。医用砒霜截药，新汲水送下，禁食热物，疟不止，反加吐利，腹痛肠鸣，时复胃脘当心而痛。屡医，罔效。延至次年四月，因劳役烦恼，前证大作。罗诊之，脉弦细而微，手足稍冷，面色青黄不泽，情思不乐，恶烦冗，食少，微饱则心下痞闷，呕吐酸水，发作疼痛，冷汗时出，气促闷乱不安，须人额相抵而坐。《内经》云：上气不足，头为之苦倾；中气不足，溲便为之变，肠为之苦鸣；下气不足，则为痿厥心悗。又曰：寒气客于肠胃之间，则卒然而痛，得炅乃已。炅者，热也。非甘辛大热之剂，则不能愈。为制扶阳助胃汤，炮干姜一钱五分，人参、草豆蔻、炙草、官桂、白芍各一钱，陈皮、白术、吴茱、益智各五分，炮熟附子二钱，姜、枣煎，服三帖，大势皆去，痛减过半。至秋，先灸中脘三七壮，以助胃气；次灸气海百余壮，生发元气，滋荣百脉；以还少丸服之，则善饮食，添肌肉。明年春，灸三里二七壮，乃胃之合穴也，亦助胃气，又引气下行；春以芳香助脾，育气汤，加白檀香；戒以惩忿窒欲，慎言节食，一年而平复。

滑伯仁治一妇人，盛暑洞泄，厥逆恶寒，胃脘当心而痛，自腹引胁，转为滞下，呕哕不食。医以中暑霍乱疗之，益剧。脉三部俱微短沉弱，不应呼吸。曰：此阴寒极矣，不亟温之，则无生理。《内经》虽曰“用热远热”，又曰“有假其气，则无禁也”，于是以姜附温药，服之七日，诸证悉去；再以丸药，除其滞下而安。

丹溪治一人，以酒饮牛乳，患心疼年久，饮食无碍，虽盛暑，饮食身无汗。医多以丁、附治之，羸弱食减。每痛，以物拄之，脉迟弱弦而涩，大便或秘结或泄，又苦吞酸。时七月，以二陈汤，加芩、连、白术、桃仁、郁李仁、泽泻，每旦服之，屡涌出黑水若烂木耳者。服之二百余帖，脉涩渐退，至数渐添，纯弦而渐充满。时冬暖，意其欲汗，而血气未充，以参、芪、归、芍、陈皮、半夏、甘草，服之痛缓，每旦夕一二作；乃与麻黄、苍术、芎、归、甘草等药，才下咽，忽晕厥，须臾而苏，大汗，

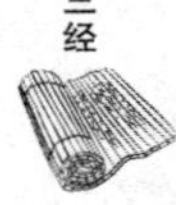

痛止。

一妇，春末，心脾疼，自言腹胀满，手足寒过肘膝，须绵裹火烘，胸畏热，喜掀露风凉，脉沉细涩，稍重则绝，轻似弦而短，渴喜热饮，不食。以草豆蔻丸，三倍加黄连、滑石，神曲为丸；白术为君，茯苓为佐，陈皮为使，作汤，下百丸，服至二斤而愈。

震按：二条脉象俱似虚寒，而丹溪以湿热治者。上条，屡服热药不效，且年久饮食无碍，大便或秘或泄，知其为停饮也。此条，以胸前畏热喜凉，及脉沉细涩为据。所谓稍重则绝者，以细涩故也，与阔大而软之为虚寒不同矣。故加黄连、滑石。遍观丹溪案，凡脉弦细涩者，俱不用温药，想其阅历多而认得真也。又一妇，心与头互换作痛，用清空膏而愈，亦云"瘦弱，脉涩"，以四物加桃仁、酒芩、陈皮、甘草调理。

虞天民治一妇，四月间多食青梅得病，日间胸膈中大痛如刀锥，至晚胸中痛止，而膝骱大痛，盖痰饮随气升降故也。医作胃寒治，与姜、桂、丁、沉、荜茇、乌、附之类，病反剧，加口渴，小水淋漓。虞诊其六脉洪数而滑，知为痰病，令熬竹沥，服三日，口不渴，小水亦不淋沥；但胸中与膝互痛如旧，用萝卜子，研汁小半碗，吐痰半升，至夜痛尤甚而厥，此引动其猖狂之势也；再用吐法，不效；一日清晨，以藜芦末一钱、麝香少许，酸浆水调服，始大吐，其痛如脱，调理而安。

震按：此条与丹溪治许文懿公案仿佛。许因中脘有食积痰饮，续冒寒湿，抑遏经络，气血不行，津液不通，痰饮上升则为痹疼，下降则为胯痛，须涌泄之。乃以甘遂末一钱，入猪腰子内，煨食之，连泄七行，次日胯痛止而足能步。复又大作呕吐，不食烦躁，气弱不语。朱谓：多年郁结，一旦泄之，徒引动其猖狂之势。随连用吐剂，大吐之；更以朴硝、滑石、黄芩、石膏、连翘等一斤，浓煎冷饮，四日尽四斤；后又腹微满，二便闭，脉歇至于寅卯时。朱谓：卯酉为手足阳明之应，此胃与大肠积滞未尽。二日内令服紫雪至五两，得稍安；又小溲闭痛，饮以萝卜子汁半盂，得吐立通；又小腹满痛，不可扪摸，神思不佳，以大黄、牵牛作丸，连下之，得如烂鱼肠、柏油条者，而神思渐安，脉乃不歇，自病半月，不食不语，惟脉皆平常弦大；次年行倒仓法，全愈。朱公此案，宛似戴人，较之花溪更加险峻，故节录附此。又一童子，久疟初愈，心脾疼，六脉伏，痛稍减时，气口紧盛，余皆弦实而细。意其宿食，以小胃丹十余粒，服十二次。药尤狠，恐难学。

游以春治一嫠妇，年三十余，忽午后吐酸水碗许，至未时，心前作痛；至申时，痛甚晕去，不省人事；至戌，方苏。每日如此，屡治不效。游至，用二陈下气之剂，亦不效。熟思之，忽忆《针经》有云“未申时，气行膀胱”，想有瘀血滞于此经致然。遂用归尾、红花各三钱，干漆五钱，煎服，吐止，痛定，晕亦不举；次日复进一帖，第三日加大黄、桃仁饮之，小便去凝血三四碗而痊。

震按：先吐酸水，然后心前作痛，医者必认胃病，而以痰气兼湿热治，否则兼寒湿治耳。乃从所发之时，想到气行于小肠、膀胱，果得小便去凝血而愈。《内经》所谓“病在上，求之下”也，岂庸手所能办？

孙东宿治查良川，怒后食鱼，骨哽喉中，即以馒头、粽肉等压之，骨虽下，便觉胸膈不快；又服消骨药两日，胸膈胀痛殊甚，饮食悉从背后而下，恶寒发热，六脉弦数。因思骨哽之后，用硬物压之，伤其胃脘，必有瘀血停蓄膈间，将食管逼在背后，故饮食觉从背后下也。今但消去瘀血，庶使食管复元。以五灵脂为君，山楂、延胡、桃仁、枳壳为臣，赤芍、丹皮、香附、山栀仁、柴胡、石菖蒲为佐使，水煎，入韭菜汁一杯，饮之，大便泻一次，即胸膈宽快，痛减大半，饮食乃从右边而下，右边喉胸稍痛，吞物甚艰苦，吐出痰皆血腥气；改以山栀、赤芍、归尾、桃仁、刘寄奴、五灵脂、丹皮、穿山甲，煎，入韭菜汁服之，两帖全瘳。

震按：同一瘀血致痛，上条难辨，此条易认，因硬物吞压，启其思路耳。然想到食管逼在背后，思路巧极。

歙溪吴入峰之室，胃脘作痛，两胁胀急，痛一阵则汗出一番，两颧红，唇口亦红，饮食、汤水饮之立吐，不受者三日夜矣。孙东宿诊之，两寸脉洪大，两尺沉微。孙以井水半碗，百滚汤半碗，名曰阴阳汤，用此调元明粉一钱五分，服之，不惟不吐，痛减半矣；少顷，大便行三次；因食豆腐及粥太早，而痛复作，唇脸皆红。此必有虫，故如是也。与桂枝、白芍、甘草、乌梅、川椒、五灵脂、杏仁，水煎，痛乃定其大半；再与苍术、厚朴、山楂、枳实、茯苓、延胡、香附，一帖，全止；但心背皮肤外疼，不能著席而睡，以芎、归、苓、术、橘、半、厚朴、腹皮、香附、甘草，调养，全愈。

震按：阴阳汤调元明粉，亦一医痛急着；续用三方，皆纯正可宗。

给谏章鲁斋，暑月心中大痛，服香薷饮，痛势转增。李士材曰：寸口弦急，痰食交结也。服香砂二陈汤，两帖，痛虽略减，困苦烦闷；更以胃

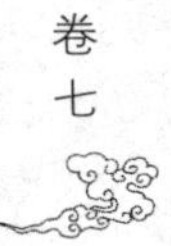

苓汤，加半夏二钱、大黄三钱，下黑屎数枚，痛减三四；仍以前汤，用大黄四钱，下胶痰十数碗，始安。

章生公，在南都应试，八月初五，心口痛甚，至不能饮食。李诊之，寸口涩而软，与大剂归脾汤，加人参三钱、官桂一钱。生公曰：痛而骤补，实所不敢，得无与场期碍乎？李曰：第能信而服之，可以无碍；恐反投破气之药，其碍也必矣。遂服之，不逾时而痛减；更进一剂，并饮独参汤，两日而愈。场事获竣。

王金坛曰：予读中秘书时，馆师韩敬堂先生，常患膈痛，诊其脉洪大而涩。予用山栀仁、赤曲、通草、麦芽、香附、芎、归，煎汤，加姜汁、韭汁、童便、竹沥，饮之而止。一日，劳倦忍饥，痛大发，亟邀予至卧房，问曰：晨起痛甚，不得待公，服家兄药，药下咽，如刀割，痛益甚，不可忍，何也？予曰：得非二陈、平胃、乌药、紫苏之属乎？曰：然。曰：是则何怪乎其增病也？夫劳饿而发，饱逸则止，知其虚也。饮以十全大补汤，一剂而痊。

震按：李公二案，一用峻下，一用大补，皆以脉为凭。王公一案，先用行血通气，后用十全大补，先凭于脉，后凭于因。乃知丹溪以“脉因证治”名书，扼其要而病无遁情也。

李时珍治一人，素饮酒，因寒月哭母受冷，遂病寒中，食必佐以姜、蒜，至夏酷暑，又多饮水，兼怀怫郁，因病右腰一点胀痛，牵引右胁，上至胸口，则必欲卧，发则大便里急后重，频欲登圊，小便长而数，或吞酸，或吐水，或作泻，或阳痿，或厥逆。或得酒少止，得热少止。但受寒，食寒，或劳役，或入房，或怒，或饥即发，止则诸证泯然，甚则日二三发。服温脾、胜湿、滋补、消导药，皆微止，随发。时珍思之，此乃饥饱劳逸，内伤元气，清阳陷遏，不能上升所致。遂用升麻葛根汤，合四君子，加柴胡、苍术、黄芪煎服，仍饮酒一二杯助之。其药入腹，则觉清气上行，胸膈爽快，手足和暖，头目精明，诸证如扫。每发，一服即止。若减升麻、葛根，或不饮酒，则效便迟。大抵人年五十以后，其气消者多，长者少，降者多，升者少，秋冬之令多，春夏之令少，若禀受弱而有前诸证者，并宜此药活法治之。

震按：此种病近来颇多，每从右胁胀痛至中脘，或吞酸，或吐水，或作泻，肢冷不食。予每以二陈汤，加香附、白芍、苍术、良姜、草蔻、胡卢巴等，服之颇效。但易于发，发久则渐重。欲其不发，殊苦无策。观此病饮酒少止，得热少止，似有间可寻矣。乃不用温药，而以升、柴、葛、二术、参、升阳益胃，实得力于东垣，惜不载脉象为恨。然云“每发，一服即止”，则亦不能不发也。

一妇人，胃脘痛，勺水不入，寒热往来。或从火治，用芩、连、栀、柏；或从寒治，用姜、桂、茱萸。展转月余，形体羸瘦，六脉弦数，几于毙矣。高鼓峰曰：此肝痛也，非胃脘也。其病起于郁结生火，阴血受伤，肝肾枯干，燥迫成痛。医复投以苦寒、辛热之剂，胃脘重伤，其能瘳乎？急以滋肾生肝饮与之，一昼夜尽三大剂，五鼓熟寐，次日痛定觉饿矣；再用加味归脾汤，加麦冬、五味，十余剂而愈。

震按：江应宿治一男子，心脾痛，六脉弦数。曰：此火郁耳。投姜汁炒黄连、山栀泻火，为君；川芎、香附开郁，陈皮、枳壳顺气，为臣；反佐以炮姜，从治。一服而愈。再与平胃散，加姜炒黄连、山栀，神曲糊丸服，永不发。与此案脉同治异，可合参之。

尝阅《临证指南》，治脘痛，大半是肝邪犯胃，或挟痰，或挟瘀，或兼寒，或兼热；再辨胃之虚实，肝之寒热，而错综参伍以为治。即紫金丹，栝蒌薤半桂枝汤，泻心和枳实、姜汁，异功加归、芍，总皆古法，不立新方。其用石决明、桑寄生、阿胶、生地、杞、苓、石斛等，以养胃汁，即鼓峰滋肾生肝法也；其用苏木、人参、桃仁、归尾、郁金、栀仁、琥珀、茺蔚，以红枣肉丸，即孙东宿治查良川法也。惟缓逐其瘀，用蜣螂、䗪虫、灵脂各一两，桃仁二两，桂枝尖（生用）五钱，蜀漆（炒黑）三钱，老韭白根捣汁丸，以虫豸入血搜逐，及诸配合之药，为最巧。又，阳微浊凝，用炒川椒一钱，炮干姜钱半，炮黑乌、附各三钱，大剂辛热驱寒，不加监制之药，为最猛。惟此二方，有大力量。然《指南》全部，亦仅数年之医案，岂足概先生之一生？自刊行以来，沾溉后学，被其惠者良多。而枵腹之辈，又藉此书易于剿袭，每遇一证，即抄其辞句之精华，及药方之纤巧而平稳者，录以应酬，竟可悬壶。无论大部医书畏如望洋，即小部医书亦束之高阁，惟奉《指南》，乐其简便，而不知学之日益浅陋也。嗟乎，岂《指南》误人乎？抑人误《指南》乎？

〔附〕薛生白先生治嘉善一人，胃脘痛，胸膈痞塞，向作痰治，气治，均不效。有前辈与控涎丹，服数日，大泻不止，上稍舒，而体倦甚；遂进六君子汤，数帖后，精神复，而痛胀如前矣。薛用千金子煎汤，磨沉香、木香、檀香、降香、丁香，服一月而全愈。服时亦作泻。薛云：无妨。故

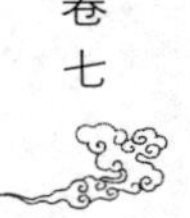

守其法而收功。

杭州议叙部郎叶醴醇，少年时，脘痛不能食，身极羸瘦。上海杜良一先生，用《纲目》厚朴煎丸，每晨以人参二钱，煎送丸药三钱，服一月，而痛除根，食大进，身遂肥胖。

厚朴煎丸：厚朴（去皮，锉用）、生姜二斤（连皮，切片），以水五升同煮干，去姜，焙朴，以干姜四两、甘草二两，再同厚朴，以水五升煮干，去草，焙姜、朴，为末，用枣肉、生姜同煮熟，去姜，捣枣和丸，梧子大，每服五十丸。

腹　痛

丹溪治一人，六月投渊取鱼，至秋深雨凉，半夜小腹痛甚，大汗，脉沉弦细实，重取如循刀责责然。与大承气汤加桂，二服，微利，痛止；仍连日于申酉时复痛，坚硬不可近，每与前药，得微利，痛暂止；于前药加桃仁泥，下紫黑血升余，痛亦止，脉虽稍减，而责责然犹在；又以前药加川附子，下大便五行，有紫黑血如破絮者二升有余；又伤食，于酉时复痛，在脐腹间，脉和，与小建中汤，一服而愈。

震按：小腹痛甚，大汗，脉如循刀责责，昧者必认为真脏脉矣；否则，认其病因是寒，惟用桂、附耳。丹溪连以温药下之，殊不可及。最难者，痛止复作，不改前方，陡加桃仁；迨瘀下痛止，仍不改前方，又加附子；至愈后伤食复痛，忽变前方而用建中，总由指下认得真，故攻补毫无疑惑也。下条虞案，受寒为重，又误于寒下，故先投温补及艾灸，而后进温下之药，与前案稍别。然皆确切不移，彼此难换。若认脉不清，必至两误。

虞天民治一人，壮年，寒月入水网鱼，饥食冷粥，腹大痛，二昼夜不止。医用大黄丸、大承气，下粪水而痛愈甚。诊其六脉沉伏而实，面青黑色。虞曰：此大寒证，及下焦有燥矢作痛。先与丁附治中汤一帖，又灸气海穴二十一壮，痛减半；继以巴豆、沉香、木香，作丸如绿豆大，生姜汁送下五粒，下五七次而愈。

又一妇，年五十余，小腹有块，作痛二月余。一医作死血治，与四物加桃仁等药，不效；又以五灵脂、延胡索、乳香、没药、三棱、莪术等丸服，又不效。其六脉沉伏，两尺脉绝无。虞曰：乃结粪在下焦作痛耳，非死血也。用金城稻藁，烧灰，淋浓汁一盏服之；过一时许，与枳实导滞丸一百粒催之，下黑粪如梅核者碗许，痛遂止；后以生血润肠之药十数帖，调理平安。

震按：尺脉沉实，则为下焦结粪。今两尺绝无，而断结粪，又见取脉之巧，非出一途。若死血则脉必涩，前已历载多案矣。

汪石山治一人，年五十余，瘦黑理疏，忽腹痛，午后愈甚。医治以快气之药，痛益加。乃曰：午后血行于阴分，加痛者，血滞于阴也。四物加乳、没服之，亦不减。汪诊之，脉浮细而结，或五七至一止，或十四五至一止。经论“止脉，渐退者生，渐进者死”，今止脉频则反轻，疏则反重，与《脉经》实相矛盾。汪熟思少顷，曰：得之矣。止脉疏而痛甚者，以热动而脉速；频而反轻者，以热退而脉迟故耳。病属阴虚火动无疑。且察其病起于劳欲，劳则伤心而火动，欲则伤肾而水亏。以参、芍补脾，为君；熟地、归身滋肾，为臣；黄柏、知母、麦冬清心，为佐；山楂、陈皮行滞，为使；人乳、童便，出入加减。惟人参加至四五钱，遇痛进之则愈。或问：诸痛，与瘦黑人，及阴虚火动，参、芪在所当禁，今用之顾效，何取？汪曰：诸痛禁用参、芪者，以暴病形实者言耳。若年高，气血衰弱，不用补法，气何由行？痛何由止？经曰“壮者气行则愈”是也。

震按：汪公之察病情，讲病因，精细无比，故参、芪、归、地、麦冬、知、柏、乳、溺，并非腹痛门所列之方，而竟能奏效。愚者遇某病，即于某病门捡方以治，一望迷津，何尝得济？况诸书所载方法，此有彼无，彼详此略，将恃何种为宝筏耶？

一妇人，年近五十，病腹痛，初从右手指冷起，渐上至头，头如冷水浇灌，而腹大痛，则遍身大热，热退则痛止，或过食，或不食，皆痛。每常或一年一发，近来二三日一发，远不过六七日。医用四物，加柴胡、香附，不应；更医，用四君、木香、槟榔，亦不应；又用二陈，加紫苏、豆蔻；又用七气汤等剂，皆不应。汪诊脉皆微弱，似有似无，或一二至一止，或三五至一止，乃阳气大虚也。独参五钱、陈皮七分，煎服十数帖而愈。夫四肢者，诸阳之末；头者，诸阳之会。经曰：阳虚则恶寒。又曰：一胜则一负，阳虚，阴往乘之，则恶寒；阴虚，阳往乘之，则发热。今指稍逆冷，上至于头，则阴胜阳负，可知矣。阳负则不能健运而痛大作，痛作而复热者，物极则反也；及其阴阳气衰，两不相争，则热歇，痛亦息矣。仲景曰：血虚气弱，以人参补之。故用独参汤，而数年之痛顿愈。

震按：此条脉象较上条为易认，然用参，不用附，岂以其大冷后发大热，宜补不宜温耶？学人亦当体会之。

一人面色苍白，年四十六，素好酒色犬肉，三月间，因酒兼有房事，遂病腹左痛甚，后延腹右，续延小腹，以及满腹皆痛，日夜叫号，足不能伸，卧不能仰，汗出食阻。自用备急丸，利二三行而随止，痛仍不减。汪诊其脉皆细快，右脉颇大于左，独脾脉弦而且滑，扶起诊之，右脉亦皆细数。恐伤酒肉，用二陈加芩、楂、曲进之，不效；再用小承气汤，仍不利；蜜煎导之，仍不利；乃以大承气汤，利二三行，痛减未除；令其住药，只煎山楂汤饮之，次日，烦躁呕恶，渴饮凉水，则觉恶止爽快。诘朝诊脉，皆隐而不见，四肢逆冷，烦躁不宁，时复汗出。举家惊愕，疑是房后阴证，拟进附子理中汤。汪曰：此治内寒逆冷也。《活人书》云：四逆无脉，当察证之寒热。今观所患多属于热，况昨日脉皆细数，面色近赤，又兼酒后而病，六脉虽绝，盖由壮火食气也。四肢者，诸阳之末，气被壮火所食，不能营于四肢，故脉绝而逆冷也。此类伤暑之证，正合仲景所谓“热厥者多，寒厥者少，急用大承气汤下之”之例。向虽下以大承气，其热尚未尽，难以四逆汤证与比。今用附子热药，宁不助火添病耶？如不得已，可用通脉四逆汤，尚庶几焉。以其内有童便、猪胆汁，监制附毒，不得以肆其虐也。连进二服，脉仍不应，逆冷不回，渴饮烦躁，小便不通，粪溏反频，腹或时痛；更进人参白虎汤二帖，躁渴如旧；更用参、术各三钱，茯苓、麦冬、车前各一钱，五味、当归各五分，煎一帖，脉渐见如蛛丝。汪曰：有生意矣。仲景论脉绝，“服药，微续者生，脉暴出者死”是也。左手足亦略近和，不致冰人，右足手逆冷如旧，但口尚渴，便尚溏，一日夜约十余度，小便不通。汪曰：渴而小便不利者，当利其小便、遂以天水散，冷水调服，三四剂，不应；再以四苓散，加车前、山栀，煎服二帖，小便颇通，但去大便而小便亦去，不得独利。汪曰：小便未利，烦渴未除，尽由内热耗其津液也；大便尚溏者，亦由内热损其阳气，阳气不固而然也。遂用参、术各三钱，茯苓一钱五分，白芍、车前、门冬各一钱，山栀七分，五味五分，连进数服，至第九日，逆冷回，脉复见，诸证稍减，渐向安。

震按：此证反复甚多，所用之方又皆重剂，然寒热互用，而卒能以补收功者，因其身不热，神不昏，与伤寒温疫有别，故可从容挽救也。大抵腹痛由于停食，而房后元气必虚，连下之则虚极，故逆冷脉绝。通脉四逆汤非误，白虎汤殊误，赖有人参。设不用人参，此证早难活也。

王中阳治一燕人，久患冷气满腹，上攻下注，大痛不堪，痛阵拥上，即吐冷涎而止，一日一作，饮食不进，遂成骨立。屡用温补，不效。王诊之，六脉弦长劲急，两畔别有细脉，沸然而作，状如烂绵。曰：此必胸膈有臭痰在内。病者曰：然。众医皆作冷气，因补治下元，日久无效，自觉胸中痞闷。今闻此说，令我大快。遂投滚痰丸，临睡服之，夜半吐黑绿冷涎败水无数；再服七十丸，其病如脱；以六君子调理而愈。

震按：王隐君治病，不曰痰，即曰火，可作戴人之法嗣。但腹痛因痰诚有之，此种脉象，更要留心。

薛立斋治太守朱阳山，因怒，腹痛作泻，或两胁作胀，或胸乳作痛，或寒热往来，或小便不利，饮食不入，呕吐痰涎，神思不清。此肝木乘脾土，用小柴胡，加山栀、炮姜、茯苓、陈皮，合左金，一剂即愈。

震按：立斋治腹痛，凡兼胸胁作胀，呕吐不食，或吞酸嗳腐，或手足厥冷，皆谓肝木乘脾；多用补中益气及六君子，间有吞左金丸者，或香砂六君子加木香、炮姜、吴茱；其载脉，皆曰弦紧、弦长，或弦洪、弦数，何均用参、术，不可易辙耶？

孙东宿治吴勉斋，年近五十，有腹痛疾，或作或止，性极急，多躁多怒，今痛在当脐，不间昼夜。市里医者为下之，已五日，大便虽泻，痛则尤甚，饮食不进，手足清冷，形神俱倦，脉仅四至，重按则伏而有力。此由攻克太过，寒凉伤脾，脾虚则中气不运，积反凝滞，以故大便虽泻而积不行，痛终不减也。治当创建中气为主，中气一回，痛当立止。先与王海藏五神丸二钱，滚水送下，以止其痛。此丸补接元气，安和五脏，升降阴阳，极有神应，故名五神。再用小建中汤，调肝养脾。盖脐下乃肝经部位，惟此汤乃对证剂也。但以桂心换桂枝，加香附，服后痛止。次日，进粥太频，且食鸭汁，撼动余积，腹又作痛，且加胀满，面有浮气，里急后重，与四平丸而渐定；外以二陈加香附、砂仁、苍术、山楂，腹中始觉宽快，三日无恙。又纵恣口腹，大啖过饱，腹中大痛，欲吐之则食已下膈，欲泻之则食未入肠，自喊叫云：可取木香槟榔丸、大承气汤，急与我下之，虽死无撼。孙曰：据痛虽甚，腹则不坚，顾今日适届冬节，《礼》曰“先王于至日闭关，安静以养微阳”，安敢以大寒峻剂而汩天和乎？设不得已，只须柏树东行根上白皮，长流水煎饮之，果泻三五行，痛减大半；再与小建中汤和之，痛又旋减。惟脐下尚不脱然，常常以热手重熨之，大便欲行，及至厕，则又不解。知其血少而气不调，用熟地三钱、白芍一钱、杏仁二钱、乌药一钱、木香五分，煎服，下黑粪甚多。十年腹痛沉疴，从此再不复萌。

东宿曰：一染匠妇，腹痛两月矣。或以为寒，为热，为气，为虚，为食积，为虫，愈医愈痛。一医与大膏药一个，满腹贴之，痛益剧，乃揭去膏药，即粘牢不可起，火熨油调，百计不能脱分寸，如生在肉上相类，无可奈何。买舟就诊，及抵岸，而尽力搀扶，不能动一步。予往视之，见其面色苍黑，手上皮肤燥若老松树皮，六脉皆洪数。叩其不能举步之由，妇曰：非力弱不能行，乃左脚不可动，动即痛应于心，是以一步不能举也。予思色脉皆非死候，胡治而益剧？此必肠痈，左脚莫能举，是其征也。与营卫返魂汤，加金银花为君，酒、水各半煎，一帖，痛稍减；二帖，下黑臭脓半桶，腹上膏药自脱，由热去而膏脱也，痛遂全减，调理而安。

震按：前案用药巧，此案审病巧，俱可启迪后学。

缪仲淳曰：包海亭夫人，患腹痛，连少腹，上支心，日夜靡间，百药不效。予诊其脉，两寸关俱伏，独两尺实大，按之愈甚。询知其起自暴怒，风木郁于地中。投以川芎（上）、柴胡（中）、升麻（下），下咽，嗳气数十声，痛立已；已而作喘，予知升之太骤也，以四磨饮与之，遂平。

震按：风木郁于地中，宜用逍遥散，去白术，加香附、郁金，为正治；或参入川楝、半夏、橘红、牡蛎等药。兹因两尺实大，按之愈甚，故用三样升提药；然已升之太骤而作喘，四磨饮降得恰好。

喻嘉言治叶茂卿男，出痘，未大成浆，其壳甚薄，两月后尚有着肉不脱者。一夕腹痛，大叫而绝。喻取梨汁，入温汤灌之，少苏；顷复痛绝，灌之又苏；遂以黄芩二两，煎汤，和梨汁与服，痛止；令制膏子药频服，不听。其后忽腹大无伦，一夕痛叫，小肠突出脐外五寸，交纽各二寸半，如竹节壶顶状；阳物绞折，长八九寸，明亮如灯笼，奇怪可畏。喻以黄芩、阿胶二味，日进十余剂；三日后，始得小水；五日后，水道通利，脐收阳缩而愈。门人因询其义，答曰：夫人一身之气，全关于肺，肺清则气行，肺浊则气壅。肺主皮毛，痘不成浆，肺热而津不行也。壳著于肉，名曰甲错，甲错者多生肺痈。痈者，壅也。岂非肺气壅而然欤？腹痛叫绝者，壅之甚也。壅甚则并水道亦闭，是以其气横行于脐中，而小肠且为突出；至于外肾弛长，尤其剩事矣。吾以黄芩、阿胶清肺之热，润肺之燥，治其源也。气行而壅自通，源清斯流清矣。缘病已极中之极，惟单味多用，可以下行取效，故药止二味，而奏功甚捷耳。试观禽畜之类，有肺者有水，无肺者无尿。故水道不利，而成肿满，以清肺为急，即此义通之。后人以五苓、五皮、八正等方治水者，总之未悟此旨；至于车水放塘，种种劫夺膀胱之剂，则杀人之事矣，尚可用欤？

周慎斋曰：一人年二十余，房事不节，因食酒店饮食，遂火挟脐起，上入胸膈，腹内痛，外皮抽进，如有物闭住胸中。用消导者有之，用温补者有之，服药愈多，而病愈凶，自分以为必死。予诊之，思相火自下冲上，直至于头面。今火起于脐，至胸而止，乃因色欲过度，真阳不足，丹田有寒也。作痛者，脾虚有寒，土无火生也。用乌药二钱，以制附子一枚，每用附子三分，水煎服。盖附子扶阳，乌药破滞，只此一味，煎汤极清，清则下行甚速，故五日见效。服附子百枚，而痛自愈。

震按：喻公以黄芩、阿胶，日进十余剂；周公以乌药制附子，每次用三分，皆五日见效，可称绝对。然服附子至百枚，以每次用三分计之，功程毋乃太远乎？

腰 痛

东垣治一人，露宿寒湿之地，腰痛不能转侧，胁搐急作痛月余。“腰痛论”云：皆足太阳、足少阴血络有凝血作痛，间有一二证属少阳胆经外络脉病，皆去血络之凝，乃愈。经云：冬三月禁针。只宜服药，通其经络，破血络中败血。以汉防己、防风各三分，炒曲、独活各五分，川芎、柴胡、肉桂、当归、炙草、苍术各一钱，羌活一钱五分，桃仁五粒，酒煎服，愈。

震按：此条虽云“去血络中瘀血”，其实温寒胜湿之药为多，治其得病之因也。

丹溪治徐质夫，年六十余，因坠马，腰疼不可转侧，六脉散大，重取则弦小而长，稍坚。朱以为恶血虽有，未可驱逐，且以补接为先。遂令煎苏木、人参、黄芪、芎、归、陈皮、甘草，服至半月后，散大渐敛，食亦进；遂与熟大黄汤，调下自然铜等药，一月而安。

震按：跌伤有瘀，似宜先逐瘀而后补，丹溪则以年之老，脉之散大，反先补而后逐瘀，是其学问之高也。昧者必以为补住恶血，惧不敢补，则尽力逐之，瘀终不去，而变端起矣。损伤且然，况内病乎？观此案及治叶先生痢疾案，而知“补住邪气，补住恶血”之为谬谈也。大抵元气果虚，则补药惟元气受之，而或邪或瘀，不相干涉；若元气不虚，则补药为邪助长，为瘀增痛，诚非所宜。要在能辨其虚与不虚耳。

刘立之治一妇人，患腰痛，已历年，诸药不效。刘诊之曰：病虽危殆，然一夕可安。主人讶焉，乃请其药。答曰：不须药，但用铅粉二三十两，壮士五人，大铃五七枚足矣。于是主家悉备。刘命撤去床帐幔，移置屋中，以米饮和铅粉，置病妇腰周回，令其舒卧；壮士一人，摇铃绕床急走，使其声不绝，人倦即易之；至夜半后，其妇稍能自起立，既而腰痛顿释。举家拜云：师，神医也。愿闻其意。刘云：此病因服水银所致，水银客腰间，不能出，故疼不已。今用铅粉，粉乃水银所化，为金之母。取金音，以母呼子，母子合德，出投粉中，则病愈矣。

震按：此法异想天开，较之葛可久浴以银汤，坐以川椒者，各臻神化，并绝跻攀。

李士材曰：徽州太学方鲁儒，精神困倦，腰膝异痛不可忍。皆曰“肾主腰膝”，而用桂、附。绵延两月，愈觉四肢痿软，腰膝寒冷，遂恣服热药，了无疑惧。比予视之，脉伏于下，极重按之，振指有力。因思阳证似阴，乃火热过极，反兼胜己之化，小便当赤，必畏沸汤。询之，果然。乃以黄柏三钱，龙胆草二钱，芩、连、栀子各一钱五分，加生姜七片为向导，乘热顿饮，移时便觉腰间畅快，三剂而痛若失矣；用人参固本丸，日服二两，一月而痊安。

震按：此与景岳治董翁腰痛相同，但张案则脉洪滑而小水不通，故用大分清饮，倍加黄柏、胆草，小水通而腰痛顿止。

祝茹穹治张修甫，腰痛重坠，如负千金，惟行房时不见重。服补肾等丸，总不效。祝曰：腰者肾之府，肾气虚，斯病腰；然何以行房时不见重？必瘀血滞之也。故行房时，肾摇而血行，行即不瘀，遂不见其重也。以黄柏、知母、乌药、青皮、桃仁、红花、苏木、穿山甲、木通各一钱，甘草五分，姜、枣煎，二剂而愈。

震按：瘀血腰痛，古人原有治法，而想到行房时肾摇，血即不瘀，岂非明哲乎？然行瘀多用肉桂，此反用知、柏者，岂于脉中见相火之强耶？

孙东宿曰：吴东星，冒暑应试，落第而怏怏，因成疟。自中秋延至十月，疟虽止，而腰痛甚，且白浊，咳嗽，肌肉大削。药剂乱投，如大羌活汤、地黄汤，及连、柏、桂、附、参、茸等皆用过，痛剧欲死，叫撼四邻。予脉之，左弦细，右滑大，俱六至，口渴，眼赤。予知其昔患杨梅疮，余毒尚伏经络，适因疟后，气血不足，旧毒感动，故痛而暴也。以归、芍、甘草、牛膝、苡仁、木通、白藓皮、钩藤，用土茯苓四两，煎汤代水，煎药数服，而痛止嗽缓；乃以酒后犯房，次日腰如束缚，足面亦疼，左眼赤，小水短，足底有火，从两胯直冲其上，痛不可言。予于前方去木通、白藓、土茯苓，加石斛、红花、生地、黄柏，调理三日，证无进退。时值祁寒，因大便燥结，误听人用元明粉，一日夜服至两许，便仍不行，而腰痛愈猛，两足挛缩，气息奄奄，面色青惨，自觉危急。诊之，六脉俱伏，痛使然也。予曰：君证虽热，便虽燥，但病不在肠胃，而在经络筋骨间，徒泻肠胃何益？且闭藏之月，误泻则阳气亏乏，来春无发生根本矣。今四肢拘缩，腰胯痛极者，由天寒而经络凝涩也。寒主收敛，法当温散寒邪之标，使痛定，然后复治其本。乃用桂心、杜仲、炙甘草、苍术、破故纸、五加皮，连与二剂，痛定而四肢柔和，饮食始进。予曰：标病已去，顾今严寒，不可治本，须俟春和，为君拔去病根。渠不信，任他医用滋阴降火，久而无效。至次年三月，予乃以煨肾散进，大泻五六度，四肢冰冷。举家大恐。予曰：病从此去矣。改进理脾药数帖，神气始转，腰胯柔和，可下床举步矣。盖此系杨梅疮余毒伏于经络，岂补剂所能去哉？予故先为疏通湿热，方用补剂收功也。后仍以威灵仙末子二钱，入猪腰子内，煨熟食之，又泻一二度，病根尽拔；改用熟地、归、芍、苡仁、牛膝、黄柏、丹参、龟板，调理全安。

震按：此案病情反复，孙公能随其病机，曲折以赴之。就所录者，已有七次治法，惟始终汇载，方知其中间有效，有不效，而终底于效，乃可垂为模范。苟逸其半而存其半，则不知来路之渊源，未明结局之成败，何以评其是非乎？因不禁慨然于《临证指南》矣。

喻嘉言治张令施之弟，伤寒坏证，两腰偻废，卧床彻夜痛叫，百治不效。喻诊其脉亦平顺，痛则比前大减，乃曰：病非死证，但恐成废人矣。此证之可以转移处，全在痛如刀刺，尚有邪正互争之象；若全然不痛，则邪正混为一家，相安于无事矣。今痛觉大减，实有可忧。因谛思病情，必

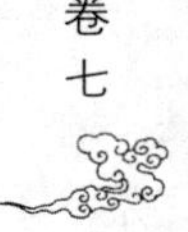

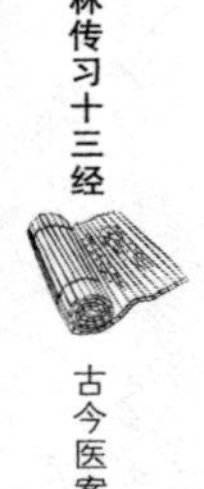

由热邪深入两腰，血脉久闭，不能复出，止有攻散一法；而邪入既久，正气全虚，攻之必不应。乃以桃仁承气汤，多加肉桂、附子，二大剂与服，服后即能强起；再为丸服，至旬余全安。此仿仲景治结胸证，附子泻心汤法。结胸者，在上之证，气多，故附子与大黄同用，以泻心；腰偻者，在下之症，血多，故合桃仁、肉桂，以散腰间之血结也。后用此法治江生，二剂而愈。

震按：此人无火象见，故可多加桂、附。若不受热药，则奈何？试为西昌广其义，如大黄䗪虫丸、复元活血汤，或可为桂、附分途之法乎？再如黎峒丸、山羊血、石羊胆，与针砭法，皆可一致思也。

背痛

汪石山治一人，年逾三十，季夏日午行房，多汗，晚浴，又近女色，因患白浊。医用胃苓汤，加右眼作痛；用四物汤，入三黄，服之，睡醒口愈加苦，又加左膝肿痛。仲冬不药，浊止，渐次延至背痛，不能转侧，日轻夜重，嚏则如绳索撮腰胁，痛楚不堪，呵气亦应背痛，时或梦遗。次年正月，汪诊之，脉皆缓弱无力，脾虚可知；左脉滑者，血热也。遂以参、芪各二钱，苓、术、归身、麦冬各一钱，牛膝、神曲、陈皮、黄柏各七分，甘草、五味各八分，煎服三十余帖；仍以龟板、参、芪、黄柏各二两，熟地、萸肉、枸杞、杜仲、归、茯、牛膝各一两，丸服，寻愈。

卢不远治浦江张二如，病脊膂痛，难于起拜，形伛偻，楚甚。卢诊之，谓曰：此房后风入髓中，骨气不精，故屈伸不利。用龟鹿四仙胶，服三月，以填骨髓；佐透冰丹二十粒，以祛肾风，遂全愈。

祝茹穹治一人，患心重如千斤下坠，背弯不能直，每发时疼痛难忍，眼珠直出，舌俱咬碎，无药可疗。祝曰：此必打铜锡生理，终日用力，伤于饥饱；间以欲事，或因偷情为人所惊，精不得泄。用槌则弯背，惊则心血走，不泄则肾气逆，以气裹血，渗留胞络，遂成兹证。究之，果打铜匠也。乃以麻黄、羌活各一钱，茯神、香附、归尾、赤芍各八分，甘草四分，两剂，发汗而心轻；再以熟大黄三钱，赤芍、槟榔、枳实、黄柏、黄芩各一钱，两剂，便通而背直；服八味地黄丸一料，而用力生理如常时矣。

震按：汪案养阴益气，卢案补精搜风，祝案汗下以通经，温纳以固肾，俱真实学问，非肤浅伎俩。尚有未备者，背属太阳，若暴痛，则审其脉浮紧为伤寒，脉沉缓为寒湿，麻黄汤、羌活胜湿汤可酌用也。脊系督脉，若久痛，则审其热而痛为阴虚，冷而痛为阳虚，麋茸六味、鹿茸八味可分用也。若肩背痛则兼肺经，腰背痛则兼肾经，又当各求其因而治之。更有胸与背互换作痛，项与背牵连作痛，背痛彻心，心痛彻背，散在诸书，均宜博览。

胁痛

张戴人治一人，病危笃，自述曰：我别无病，三年前，隆暑时，出村野，有以煮酒馈予者，冷饮数升，便觉左胁下闷，渐作痛，结硬如石，至今不散，针灸摩药，殊无寸效。张诊之，两手俱沉实而有力。先以独圣散吐之，一涌二三升，气味如酒，其痛即止，后服和脾安胃之剂而愈。

震按：胁下结硬如石，的系积块，若宗“养正积自除”之说，而用参、术，何异助纣为虐？幸遇戴人，以涌法起其沉疴，亦赖脉之沉实有力耳。因知善于切脉，则如礼乐与干戈，俱能戡乱致治也。

虞天民治一人，年四十余，因骑马跌仆，次年左胁胀痛。医与小柴胡汤，加青皮、龙胆草等药，不效。诊其脉，左手寸尺皆弦数而涩，关脉芤而急数，右三部惟数而虚。虞曰：明是死血证。用抵当丸一剂，下黑血二升许；后以四物汤加减，调理而安。

震按：橘泉翁治一老，八十余，左胁大痛，肿起如覆杯，手不可近，谓有瘀血在脾中。而立斋治一人，右胁胀痛，喜用手按，谓是肝木克脾土，而脾土不能生肺金；若内有瘀血，虽单衣，亦不敢著肉。此可以树辨证之洪范矣。又，李士材治李明奇，素雄壮，忽左胁痛，手不可近。用左金丸、泻肝汤，至月余，痛处渐大，右胁亦痛，不能行动，神气如痴，惚惚若有所失，面色黄，两关脉促。谓其蓄血已深，非快剂不下。用桃仁承气汤，一服，不动；再加干漆、生大黄五钱，下血块十余枚，遂痛止神清；惟见困倦，先与独参汤，再用八珍汤调理，三月而康。此与橘泉之用

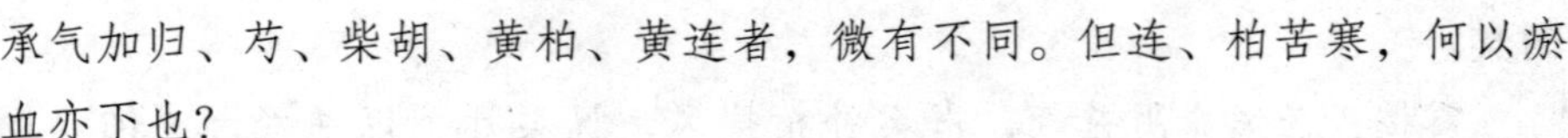

承气加归、芍、柴胡、黄柏、黄连者，微有不同。但连、柏苦寒，何以瘀血亦下也？

薛立斋治一妇人，饮食后，因怒，患疟，呕吐。用藿香正气散，二剂而愈。后复怒，吐痰甚多，狂言热炽，胸胁胀痛，手按少止，脉洪大无伦，按之微细。此属肝脾二经血虚，以加味逍遥散，加熟地、川芎，二剂，脉证顿退，再用十全大补而安。此证若用疏通之剂，是犯虚虚之戒矣。

震按：薛翁自己之注释，及后金坛之垂戒，学人所当切记。

石山治一人，客维扬，病胁痛。医以为虚，用人参、羊肉补之，其痛愈甚；一医投龙荟丸，痛减。汪诊脉弦濡而弱，曰：脾胃为痛所伤，尚未复。遂以橘皮枳术丸，加黄连、当归，服之而安。越五年，腹胁复痛，彼思颇类前病，欲服龙荟丸，未决。汪诊之，脉皆濡弱而缓，曰：前病属实，今病属虚，非前药可治也。以人参为君，芎、归、芍药为臣，香附、陈皮为佐，甘草、山栀为使，煎服，十余帖，痛止，食进。

震按：此人之脉，先后皆濡弱，惟弦与缓不同，而先用清，后用补者，岂以弦为肝火，缓属脾虚耶？然弦而濡弱，亦宜补，不宜清矣。观立斋治马庠生之母，左胛连胁作痛，其脉右关弦长，按之软弱，左关弦洪，按之涩滞。薛曰：郁怒伤肝脾。六君加芎、归而愈。则弦脉又不得尽责之肝火也。

王金坛曰：云中秦文山，掌教平湖，每患胁痛，遇劳忍饿则发，以书介家兄来求方。予以参、芪、术、地黄、芎、归、萸肉、枣仁、牛膝、木瓜、石斛、苡仁、柏子仁、桃仁之属，令常服之。后来谢云：自服药后，积久之疾，一朝而愈，不复发矣。闻魏昆溟吏部，亦以劳饿得胁痛，无大病也。而医者投以枳壳、青皮，破气之药，痛愈甚，不数日而殒。予故著之，以为世戒。

一人，六月途行，受热过劳，性又躁暴，忽左胁痛，皮肤上一片红如碗大，发水泡疮三五点，脉七至而弦，夜重于昼。医作肝经郁火治之，以黄连、青皮、香附、川芎、柴胡之类，进一服，其夜痛极，且憎热，次早视之，皮肤上红大如盘，水泡疮又加至三十余粒；医教以水调白矾末敷，仍于前药加青黛、龙胆草进之，夜痛益甚，胁中如钩摘之状，次早视之，红及半身矣，水泡又增至百数。乃求王古潭，为订一方，以大栝蒌一枚，重一二两者，连皮捣烂，加粉草二钱、红花五分，进药少顷，即得睡，比觉，已不痛矣。盖痛势已急，而时医执寻常泻肝正治之剂，又多苦寒，愈添其燥，故病转增剧。水泡疮发于外者，肝郁既久，不得发越，乃侮所不胜，故皮腠为之溃也。栝蒌，味甘寒，经云“泄其肝者，缓其中”；且其为物，柔而滑润，于郁不逆，甘缓润下，又如油之洗物，未尝不洁，此其所以奏效之捷也欤？

震按：金坛之妙解，从儒理中流露出来。俗人初见此方，毫不解其何意也。但此方适合此证耳。后之学人，勿遽执为锦囊秘策。

孙东宿治李悦斋夫人，胸胁大腹作痛，谵语如狂，寅卯辰三时少轻，午后及夜痛剧咬人，昼夜不睡，饮食不进者，十八日。究其故，原有痰火与头疼、牙疼之疾；又因经行三日后，头疼，发寒热，医以疟治，因大恶热，三四人交扇之，而两手浸冷水中，口噙水而不咽，鼻有微衄；又常自悲自哭，目以多哭而肿，小水直下不固，喉梗梗吞药不下；脉则左弦数，右关洪滑。孙曰：此热入血室证也。误服刚燥之剂，而动痰火，以致标本交作。诸人犹谓：热入血室，惟夜间谵语如见鬼，何至胸胁疼剧咬人耶？孙曰：仲景云，经水适来适止得疾，皆作热入血室治。痛极咬人者，乃胃虚虫行求食而不得，故喉中梗梗然也。即以小柴胡，加桃仁、丹皮，而谵语减；次日以安蛔汤与服，而疼止食进。

震按：痛极咬人，合以喉中梗梗，认为蛔饥求食，亦属偶然应验。若欲据以辨证，恐不足凭。

膝痛

徐可豫治吴兴沈中刚内子，膝肿痛，右先剧，以热熨则攻左，熨左攻右，俱熨则雷鸣上胸，已而背悉若受万棰者，独元首弗及。发则面黛色，脉罔辨，昏作旦辍，日尪弱甚。医望色辄却，谓勿救。徐视脉竟，曰：是湿淫所中，继复惊伤胆，疾虽剧，可治。即令以帛缠胸少间，探咽喉间，涌青白涎沫几斗许。涌定，徐曰：今兹疾发，至腹则弗上面，面弗青矣。至昏，膝痛，仍加熨，鸣果弗及胸，止三鼓已定，皆如徐言。越三昏，不复作，遂痊。

震按：湿则生痰，惊则痰阻，古有“惊痰沃胆”之说，所以面青也。

痰随气动，所以升降作痛也。一吐而愈，是得戴人心法者。

鹤膝风

州守张天泽，左膝肿痛，胸膈痞满，饮食少思，时作呕，头眩痰壅，日晡殊倦。用葱熨法，及六君加炮姜，诸证顿退，饮食稍进；用补中益气加蔓荆子，头目清爽，肢体康健；间与大防风汤十余剂，补中益气三十余剂而消。

一妇人，发热口干，月经不调，半载后，肢体倦怠，二膝肿痛。作足三阴血虚火燥治之，用六味地黄丸，两月余，形体渐健，饮食渐进，膝肿渐消，半载而痊。

震按：此是立斋医案，虽仅二条，而治法大备。盖鹤膝风乃足三阴经亏损，寒湿乘虚而入，故所用四方是要药。若欲作脓，或溃后，又宜十全大补汤；若兼头晕吐痰，小便频数，须佐以八味丸，皆要法也。惟初起时，以葱熨，或雷火针，使其内消为妙。又，预防法：用艾绒缝入护膝，将大红绢作里面，著肉缚之，昼夜不脱，可免此病。

脚　气

东垣治一朝贵，年近四十，身体充肥，脚气始发，头面、浑身支节微肿，皆赤色，足胫赤肿，痛不可忍，手近皮肤，其痛转甚，起而复卧，卧而复起，日夕苦楚。春间，李为治之，其人以北土高寒，故多饮酒，积久伤脾，不能运化，饮食下流之所致。投以当归拈痛汤一两二钱，其痛减半；再服，肿悉除；只有右手指末微赤肿，以三棱针，刺指爪甲端，多出黑血，赤肿全去；数日后，因食湿面，肢体觉痛，再以枳实五分、大黄（酒煨）三钱、当归一钱、羌活一钱五分，名曰枳实大黄汤，利两行而痛止。夫脚气，水湿之为也。面滋其湿，血壅而不行，故肢节烦痛。经云：风能胜湿。羌活辛温，透关节去湿，故以为主；血留而不行则痛，当归之辛温散壅止痛，枳实之苦寒治痞消食，故以为臣；大黄苦寒，以导面之湿热，并治诸老血留结，取其峻快，故以为使也。

张戴人治毗陵马姓，患肾脏风，忽一足发肿如瓠，自腰以下巨细通为一律，痛不可忍欲转侧，两人扶之方可动。或欲以铍刀决之。张曰：此肾脏风攻注脚膝也。乃以甘遂一两、木鳖子二个（一雄一雌），为末；獖猪腰子二个，批开，药末一钱糁匀，湿纸裹数重，慢火煨熟，五更初细嚼，米饮下，积水多则利多，少则利少也。宜软饮将息。若病人一脚，切看左右，如左脚，用左边腰子；右脚，用右边腰子。药末只一钱。辰巳间，下脓水如水晶者数升，即时痛止；再以赤乌散涂贴其膝，方愈。

项彦章治史佥宪，足病，发则两足如柱，溃黄水，逾月乃已，已辄发。六脉沉缓，沉为里有湿，缓为厥为风。此风湿毒，俗名湿脚气是也。以神芎丸、舟车神佑丸，大下浊水而愈。

震按：此二条，即北方治法也。

赵良仁云：予至吴中，有徐孟达，患两足酸重，不任行动，发则肿痛；一日，于不发时诊脉，三部皆大，搏手如葱管，无力；身半以上则肥盛。盖其膏粱妾御，嗜欲无穷，精血不足，湿热太盛。因用益精血于其下，清湿热于其上，二方与之。或言“脚气无补法”，故不肯服。三月后痛作，一医用南方法，治不效；一医用北法泻之，即死于溺器上。吁，业岐黄者，虚实之辨，盍可以忽乎哉？

丹溪治一妇，足肿，用生地、黄柏、苍术、南星、红花、牛膝、龙胆草、川芎，治之而愈。

立斋治一妇人，脚患筋挛骨痛，诸药不应，脉紧。用大防风汤，二剂顿退，又二剂而安。

江应宿曰：予友人佘近峰，贾秣陵，年五十余，患脚痛，卧不能起，年余，胫与腿肉俱消。邑医徐古塘，昔患痹疾，治愈，求其成方。初用当归拈痛汤，二服，效；次用十全大补汤，加枸杞子、防己、牛膝、萆薢；朝用六味地黄丸，加虎胫骨、牛膝、川萆薢、鹿角胶，服三年，矍铄如初。徐云：久久服之，自获大益，幸勿责效于旦夕。信然！

震按：脚气之病，近来罕见。或有足胫赤肿，痛不可忍者，即俗所谓流火也；或有手足互换而痛，肢节微肿，或热或赤色者，即书所谓行痹也。治法不外去湿清热凉血，亦有用术、附、桂枝者，要在辨其虚实，及湿热、寒湿之分耳。戴人、项公之治法，殊可不必。若东垣案，全似周痹治法。拈痛汤，分消其湿热也；枳实大黄汤，驱逐其湿热也。若朱案，亦痹证治法。薛案、江案用补，稍觉不同。外有柳柳州所纂干脚气，左胁有块，大如石，瘖绝且死。以杉木节、橘叶、槟榔、童便煎，利之而愈。蔡元长，忽如有虫自足心行至腰间，即晕绝，灸风市穴而愈。及杨梅仁治童贯，捶田螺敷两股治董守约，今仅存其说，未有合其证而可以试用者，故不详录。

孙东宿曰：一贫士，两足不酸不痛，每行动，绝不听其所用，或扭于左而又坠于右，或扭于右而又坠于左，之字而行，不能一步正走。此亦目之希觏，书所未载。予臆度之，由筋软不能束骨所致，故行动则偏斜扭坠也。夫筋者，肝之所主，肝属木，木纵不收，宜益金以制之。用人参、黄芪、白芍，以补肺金；苡仁、虎骨、龟板、杜仲，以壮筋骨；加铁华粉，以专制肝木，炼蜜丸，早晚服之，竟愈。

震按：此非脚气，而附于此者，从其类，以便览也。

〔附〕张季明曰：一士人，得脚弱病，百药不效。予令其用杉木为桶，濯足；又令排樟脑于两股间，以脚绷系定，月余，而安健如初。

江篁南治一少年，夏月因以冷水浸两足跟，又坐湿地，患足跟肿痛，不能移步，致卧数月。乃教以干土坂一块，挖一凹如足跟大，炭火烧红，去火，用醋一碗沃之，任其渗干，即以足跟临土坂，初略悬高熏之，渐渐近之，其下体骨节皆酸快不可言，且有微汗，连换土砖，熏三四日而愈。

予西席钟沧柱先生，少年得脚弱病，酸楚无力，兼小便艰难，欲便必久立始通。服大补肝肾药，不应，乃求治于何嗣宗先生。用六味地黄丸，加黄牛腿骨髓一具而愈。因悟前之治病者，道在迩而求诸远也。何系江南大名家，当时佳案必多。惜余生也晚，不获亲炙其风徽，无从抄录。

脚上诸证

薛立斋治阁老靳介庵，脚指缝作痒出水，肿焮脚面。敷止痒之药，不应；服除湿之药，益甚。薛诊之曰：阴虚，湿热下注也。用六味地黄、补中益气而愈。

一儒者，脚心发热作痒，搔掏，滚水浸，溃而出水，肌体骨立，作喝吐痰。用益气汤、六味丸年余，元气复，而诸证愈。

一儒者，脚踝肿硬色白，两月余矣。用大防风汤，及十全大补，兼服而消。后场屋不利，饮食劳倦，证复作，盗汗内热，饮食不化，便滑肌瘦，复加头晕，或头痛痰涌。此肾不纳气，用八味丸、益气汤，百余剂而安。

孙东宿曰：一人生杨梅疮后，偶遭一跌，环跳脱出，不能复入窠臼，疼痛殊甚，两足因长短不齐。予思不能复入窠臼者，以瘀血流入窠臼，占满故窍，致骨不得复入也。今但消去瘀血，必以行气活血之剂为主，以下行向导之剂佐之，庶可复原。用陈年窖中砖瓦（洗净，煅过）四两，生地、杜牛膝、骨碎补、丹参、赤芍各一两五钱，自然铜三两，蒲黄、车前子、苏木各一两，鹿角二两，元明粉五钱，各为末，以茅草根一斤、红花四两煎膏，拌晒前药，再以蜜丸，服之，得效。

震按：薛氏立方平正，孙公用药灵巧，均堪师法。但砖瓦宜用尿坑中者，不宜粪窖中者。

施笠泽治少司成张侗初，患足胫痛三年矣。诊之，脉沉细而涩。曰：此下焦元气不足，不能荣养筋骨，当用滋补舒筋之剂。服后微效，因劳旋作，再诊之，脉兼浮数，元气愈耗矣。为制人参膏，及河车天乙丸，间服，元气渐壮，独两胫作楚不能忍；因制万灵膏，去樟脑，加韶粉、苏合、麝香，以软帛紧系两胫；仍令饮甘草汤，不顷刻而痛若失。此膏良验，方载《本草纲目》。后用黄芪建中汤，加参、归，调理全安。

震按：此条与前案俱以方之不同而选之。

面　病

罗谦甫治杨郎中之内，年五十余，体肥盛，春患头目昏闷，面赤热。多服清上药，不效。罗诊其脉，洪大而有力。《内经》云：面热者，足阳明病。《脉经》云：阳明经气盛有余，则身以前皆热。况其人素膏粱，积热于胃，阳明多血多气，本实则风热上行，诸阳皆会于头，故面热之病生矣。先以调胃承气汤七钱、黄连二钱、犀角一钱，疏利三两行，撤其本热；次以升麻加黄连汤，去经络中风热上行，则标本之病俱退矣。方以升

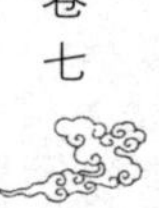

麻、葛根各一钱，白芷七分，甘草、炙白芍各五分，连、芩（酒制）各四分，川芎、生犀末各三分，荆芥穗、薄荷叶各二分，水半盏，先浸川芎、荆芥穗、薄荷；另以水二盏半，煎至一盏半，入先浸三味同煎，至一盏。食后，温服，日三服。忌湿面、五辛之物。

真定府维摩院僧，年六十余，体瘠弱。初冬，头面不耐寒，气弱不敢当风行，诸法不效。罗诊其脉，弦细而微，且年高，常食素茶果，此阳明之经本虚。《脉经》云：气不足，则身以前皆寒栗。又加诵经文损气，由此胃气虚，经络之气亦虚，不能上达头面，故大恶风寒。先以附子理中丸数服，温其中气；次以升麻汤加附子，行其经络。方以升麻、葛根各一钱，白芷、黄芪各七分，炙甘草、草豆蔻仁、人参各五分，黑附炮七分，益智三分，连须葱白同煎，数服良愈。或曰：升麻汤，加黄连，治面热；加附子，治面寒，有何依据？答曰：出自仲景。盖诊杨氏脉，阳明标本俱实，宜先攻其里，后泻经络中风热，故升麻汤加黄连，以寒治热也；尼僧，阳明标本俱虚寒，宜先实其里，次行经络，故升麻汤加附子，以热治寒也。仲景，群方之祖，信哉！

震按：此二条，罗公自注甚明，由其熟读《内经》，故能切实发挥。下二条，讲面黑之理，亦极有精义。

又治一妇，三十余岁，忧思不已，饮食失节，脾胃有伤，面色黧黑不泽，环唇尤甚，心悬如饥，饥不欲食，气短而促。罗曰：人身心肺在上，行营卫而光泽于外，色宜显而不藏；肾肝在下，养筋骨而强壮于内，色当隐而不见；又必赖脾胃在中，传化精微，以灌四旁，冲和而不息，若其气一伤，则四脏失所。今忧思不已，脾胃气结而不行；饮食失节，脾胃气耗而不足，故使阴气上溢于阳中，而黑色见于面。又，经云：脾气通于口，其华在唇。今水反侮土，故黑色见于唇。此阴阳相反，病之逆也。“上古天真论”云：阳明脉衰于上，面始焦。可知阳明之气不足。乃用冲和顺气汤，以葛根一钱五分，升麻、防风各一钱，白芷、黄芪各八分，人参七分，甘草四分，白芍、苍术各三分，以姜、枣煎。巳午前服，取天气上升之时，使人之阴气易达也。数服而愈。此阴出乘阳治法也。

有人因灸三里，而满面黑气。医皆以为肾气浮面，危候也。有人云：肾经有湿气上蒸于心，心火得湿，成烟气，形于面。面属心，心肾之气常相通，如坎之外体即离，离之外体即坎，心肾未尝相离也。耳属水，其中虚，则有离之象；目属火，其中满，则有坎之象，抑可见矣。以去湿药治之，如五苓散、黄芪、防己之类，皆可用。

〔附〕兴国初，有任氏，色甚美，聘进士王公甫。谓甫不遂寸禄，愁郁不乐，面色渐黑，自惭而归母家，求治。一道人曰：是可疗也。以女真散，酒下二钱，日两服，数日间，面变微白，一月如旧。赂得其方，乃黄丹、紫菀，等分为末耳。

震按：此因愁郁而致面黑，此方恐未必效。又有触受秽臭，面色忽黑者，宜焚沉、檀，却能著效。

余杭人和倅，将赴官，因蒸降真木犀香，自开甑而仆甑面上，为热气所熏，面即浮肿，口眼皆为之闭。更数医，不能治。一医云：古无此证，以意疗之。乃取僧寺久用炊布，烧灰存性，随敷而消，未半月，愈。盖以炊布受汤上气多，反用以出汤毒，犹以盐水取盐味耳。此心法之巧也。

震按：釜盖气水，以治烧酒毒，即同此义。

耳

张友夔，壮岁，常苦两耳痒，日一作，遇其甚时，殆不可耐，挑剔无所不至，而所患自若也。常以坚竹三寸许截之，拆为五六片，细刮如洗帚状，极力撞入耳中，皮破血出，或多至一蚬壳而后止，明日复然。失血既多，为之困悴。适有河北医士周敏道至，询之，曰：此肾脏风虚，致浮毒上攻，未易以常法治也。宜买透冰丹服之，勿饮酒，啖湿面、菜蔬、鸡猪之属，能尽一月为佳。夔用其戒，数日痒止，而食忌不能久；既而复作，乃著意痛断累旬，耳不复痒。

震按：此种奇痒，断非寻常之药所能治。若寻常耳痒，或风或火，亦易治也。

立斋治一人，年二十，耳内出水作痛，年余矣。脉洪数，尺脉为甚，属肝肾二经虚热。用加减地黄丸料，一剂而愈。

又一男子，每交接，耳中作痛，或作痒，或出水，以银簪挖入，甚喜阴凉。此肾经虚火，用加减八味丸而愈。

又一妇人，因怒发热，每经行，两耳出脓，两太阳作痛，以手按之，痛稍止，怒则胸胁、乳房胀痛，或寒热往来，小溲频数，或小腹胀闷。皆属肝火血虚，用加味逍遥散，诸证悉退；以补中益气，加五味而痊。

震按：以上三案，或凭脉，或凭证，亦皆易辨。惟用加减八味丸者，谅其尺脉必微弱，或虚大，故加温药以导纳之；若尺脉洪数，似宜用知柏地黄丸。

〔附〕一妇人，于壁上取鸡翎卷耳，适蜈蚣生子在翎上，带入耳中，生小蜈蚣，穿脑内，且痛且痒，百药莫效。一医令烧鸡肉热，置一器内，留一小孔盖上，令病者以耳受之，鸡香熏入，蜈蚣悉攒鸡肉上，其病立愈。

石山治一人，年近六十，面色苍白，病左耳聋，三十年矣。近年来，或头左边及耳皆肿，溃脓，脓从耳出甚多，时或又肿复脓，今则右耳亦聋，屡服祛风、去热、逐痰之药，不效。汪诊左手心脉浮小而快，肝肾沉小而快，右脉皆虚散而数。此恐乘舆远来，脉未定耳。来早脉皆稍敛，不及五至，非比日前之甚数也。夫头之左边及耳前后，皆属于少阳也。经曰：少阳多气少血。今用风药、痰药，类皆燥剂。少血之经，又以燥剂燥之，则血愈虚少矣。血少则涩滞，涩滞则壅肿。且血逢冷则碍，今复以寒剂凝之，愈助其壅肿，久则郁而为热，腐肉成脓，从耳中出矣。渐至右耳亦聋者，脉络相贯，血气相依，未有血病而气不病也。故始则左病，而终至于右亦病矣。是为病久，气血两虚，且年六十，气血日涸，而又出外劳伤气血，又多服燥剂以损其气血，脓又大泄以竭其气血，则虚而又虚，可知矣。以理论之，当滋养气血，气血健旺，则运行有常，而病自去矣。否则，不惟病不除，而脑痈、耳疽抑亦有不免矣。人参二钱，黄芪三钱，归身、白术、生姜各一钱，鼠粘子、连翘、柴胡、陈皮各六分，川芎、片芩、白芍各七分，甘草五分，煎服，十数帖而愈。

震按：汪公之议论精微而又显畅，用药亦标本兼赅，真有掉臂游行之乐。即初诊时乘舆远来，脉未定而不足凭之说，更可为卤莽者鉴戒。

江应宿治上舍孙顺吾，患耳鸣重听，人事烦冗，杂治半年不愈。江视之，脉数滑。以二陈，加瞿麦、萹蓄、木通、黄柏，一服知，二服已。

震按：耳鸣同，而此案与下案法各不同，若易而用之，彼此无效。故知治病之难，难于识病也。

喻嘉言治大司马王岵翁，耳鸣。论曰：肾之窍，开于耳。耳之聪，司于肾。肾主闭藏，因肝木为子，能疏泄母气而散于外。故凡谋虑郁怒之火一动，耳窍不清，听远稍碍，较之聋病，尚属天渊。聋病者，窍中另有一膜，遮蔽外气，不得内入，故以开窍为主，而方书所用菖蒲、麝香等药，及外填、内攻等法，皆为此而设。至于高年之人，肾气既衰，阴气不自收摄，越出上窍，耳中如蛙鼓蚊锣，鼓吹不已，外入之声为其内声所混，听之不清；若得气不逆上，听必自清。当用磁石为主，以其重能达下，性主下吸，又能制肝木之上吸；再以地黄、龟胶等群阴之药辅之，更用五味子、山茱萸之酸以收之，令阴气自守于本宫，不上触于阳窍，则空旷无碍。犹之收视而视愈明，返听而听愈聪之理也。方书治少壮人，痰火鸣聋，用滚痰丸多效者，以黄芩、大黄、沉香之苦，最能下气；而礞石之重坠，大约与磁石之用相仿也。

震按：《丹铅续录》载，王万里，患耳痛。魏文靖公谓：《易》之坎，为耳痛，恐则伤肾所致。其论与此颇同，而用青盐、鹿茸、雄、附为剂，则药之阴阳各别，要当以脉辨之。

鼻

江篁南治一壮年，患鼻齄，胸膈不利。医用苦寒驱风败血之剂，服之年余，其人倦怠，甚目不欲开。江诊视，右寸脉浮洪带结，余部皆沉细而软。曰：鼻齄虽是多酒所伤，然苦寒驱风败血之药，岂宜常服？经曰：苦伤气。又曰：苦伤血。况风药多燥，燥胜血，服之积久，安得不倦怠耶？且目得血而能视，目不欲开者，血伤；倦怠者，气伤也。所谓虚其虚，误矣。治宜化滞血，生新血。四物加炒片芩、红花、茯苓、陈皮、甘草、黄芪，煎服；兼服固本丸，日就强健，鼻齄亦愈。

震按：前医未必无功，但苦于只守一法，而不知变通耳。江公方亦平淡，即能强健，且鼻齄皆愈者，以前药原对病，服之太久，致伤气血，却只是倦怠，目不欲开，无大虚证，故略与更张，稍兼补养，便可霍然。至其化滞血，生新血，四物加片芩、红花，实鼻齄良法。

江应宿治王晓，鼻塞，气不通利，浊涕稠粘。屡药不效，已经三年。宿诊视两寸浮数，曰：郁火病也。患者曰：昔医皆作脑寒主治，子何悬绝若是耶？经曰：诸气膹郁，皆属于肺。河间云：肺热甚则出涕。故热结郁滞，壅塞而气不通也。投以升阳散火汤，十数剂，病如失。

震按：韩懋治鼻息，臭而痛，以白矾末加硇少许，吹之，化水而消。其药太峻。又谓：此厚味壅湿热，蒸于肺门，如雨霁之地突生芝菌。乃用胜湿汤，加泻白散，二剂而愈。其说甚是。至于《类案》所载鼻中毛出长一二尺，渐粗如绳，又鼻流腥臭水，碗盛之有铁色虾鱼走跃，此则莫须有矣。

祝茹穹治游成宇，患一证，遍身畏寒，夏月亦须棉袄，夜即烘火，鼻中全然不闻香臭；鼻孔有一物如豆大，痒极，若以手爪入，则又痛极；惟以黄泥入鼻，知为土气；常半月不开口，无医能治。祝曰：证有奇证，医有奇方。令觅一间极小房，四面砌砖，不许漏风，而四面俱锥一孔，地下掘一小坑，仅盘大，可容人面，然后锁闭病人于房内；用艾百斤，渐从四面孔内烧入，自晨至午，烧至三四十斤，烟塞满房，不能容鼻；遂伏地而寻空隙，得盘大之小坑，以鼻抵之，须臾觉鼻息通畅，自午至子，遍身热极，将棉袄俱脱；天明开门看时，其鼻中赘疣已落，不畏风寒；服补中益气汤，十剂，全愈。究此病所以，因居楼上，木气太甚，冬月用火太多，无缝可泄，木又生火，积久成痼，热在脏腑，寒在皮肤。用艾以炙皮肤之寒，而通脏腑之窍，木入土而朽，火入土而熄。观其病时，惟闻有土气，固已得治法矣。

震按：此法甚奇，然亦甚险，不可学也。夫人生于气，如鱼生于水。若以十笏小房，闭人于内，四面糊之，不通一窍，半日而人死矣。以其与天地之气隔绝也。今虽四面有孔，孔既极小，又以艾烟熏入，掘地之坑仅容人面，恐呼吸皆烟，闷极无逃，岂不危殆？

发脱眉落

丹溪治一女子，十七八岁，发尽脱，饮食起居如常，脉微弦而涩，轻重皆同。此厚味成热湿痰在膈间，复因多食酸梅，以致湿热之痰随上升之气至于头，熏蒸发根之血，渐成枯槁，遂一时脱落。治须补血升散。乃用防风通圣散，去硝，惟大黄酒炒三次，兼以四物，合作小剂与之；月余，诊其脉，知湿热渐解，乃停药，淡味二年，发长如初。

立斋治一儒者，因饮食、劳役及恼怒，发脱落。薛以为劳伤精血，阴火上炎所致。用补中益气，加麦冬、五味；及六味地黄丸，加五味，眉发顿生如故。

震按：发乃血之余，枯焦者，血不足也；若忽然脱落，或头皮痒，须眉亦落，乃血热生风，风摇木落之象。酒客膏粱多此，脉数者，用通圣散宣泄风热，次用六味地黄丸，如下条治法。又有劳伤精血，及恼怒阴火上炎而致者，宜用此条治法。

又治一男子，年二十，巅毛脱尽。亦先以通圣散宣其风热，次用六味地黄丸，不数日，发生寸许，两月复旧。

江应宿见一男子，眉毛脱落，遇方士，教服鹿角胶，每日清晨酒化一二钱，半年眉发长，年余复旧。

震按：发落，补肾，宜兼补心。若眉落，宜兼补肝，以眉禀木气而侧生也。但肝为风脏，眉落多是患风之征，防成疠风。至于须落，必系肾虚，以须禀水气而下生也。《魏书》：李元护为齐州刺史，姬妾十余，声色自纵，情欲既甚，肢骨消削，须长二尺，一时落尽。又，《北史》载：王颁痛父僧辨为陈武帝所杀，至隋灭陈后，召父时壮士，潜发其陵，剖棺，见陈武帝须皆不落，其本皆出自骨中。此虽赋形不同，亦可见肾气之独厚，故勇略殊常也。

目

东垣治一人，因多食猪肉煎饼，同蒜醋食之，后复饮酒大醉，卧于暖炕，翌日，二瞳子散大于黄睛，视物无的实，以小为大，以短为长，卒然见非常之处，行路踏空，百治不效。曰：经云，五脏六腑之精气，皆上注于目而为之精，精之窠为眼，骨之精为瞳子。又云：筋骨气血之精为脉，并为系，上属于脑。又云：瞳子黑眼法于阴。今瞳子散大者，由食辛热物太甚故也。辛主散，热则助火，上乘于脑中，其精故散，精散则视物亦散大也。夫精明者，所以视万物者也。今视物不真，精且衰矣。盖火之与气，势不两立。经曰：壮火食气，壮火散气。手少阴、足厥阴所主，上连目系。邪之中人，各从其类。风与热循此道而来攻，故头目肿闷，而瞳子散大，皆由血虚阴弱所致也。当除风热，凉血益血，以收耗散之气，则病愈矣。用滋阴地黄丸。经云：热淫所胜，平以咸寒，佐以苦甘，以酸收之。以黄芩、黄连大苦寒，除热邪之盛，为君；当归身辛温，生熟地黄苦甘寒，养血凉血，为臣；五味酸寒，体轻浮，上收瞳子之散大；人参、甘草、地骨皮、天门冬、枳壳苦甘寒，泻热补气，为佐；柴胡引用，为使。忌食辛辣物助火邪，及食寒冷物损胃气，药不能上行也。

震按：此案讲致病之源流，论用药之道理，最精最当，孟子所谓规矩方圆之至也。

魏夫人，目翳暴生，从下而起，其色绿，瞳痛不可忍。东垣曰：翳从下而上，病从阳明来也。绿非五色之正，此肾肺合而为病。乃以墨调腻粉合之，却与翳色相同，肾肺为病，明矣。乃泻肾肺之邪，入阳明之药，为使，既效矣。他日，病复作者三，其所从来之经，与翳色各异。因悟曰：诸脉皆属于目，脉病则目从之，此必经络未调，则目病未已也。因视所不调者治之，疾遂不作。

震按：此辨翳色甚巧。后之复发者三，翳色各异，合以“诸脉皆属于目”之经文，自当恍然。虽不载方药，而云“视所不调者治之”，亦可以意会矣。

省郎中张子敬，年六十七，病眼目昏暗，唇微黑色，皮肤不泽，六脉弦细而无力。一日，出示治眼二方，问：可服否？罗谦甫曰：此药皆以黄连大苦之药为君，诸风药为使。夫人年五十，胆汁减而目始不明。《内经》云：土位之主，其泻以苦。诸风药亦皆泻土，年近七十，脾胃虚而皮肉枯，重泻其土，使脾胃之气愈虚，而不能运行荣卫之气，滋养元气，胃气不能上行，膈气吐食，诸病生焉。此药不可服。只宜慎言语，节饮食，惩忿窒欲，此不治之治也。张以为然。明年春，除关西路按察使，三年致仕还，精神清胜，脉亦和平，此不妄服寒药之效也。《内经》曰“诛伐无过，是谓大惑”，岂不信哉？

震按：专门眼科，常用黄连，观罗公之论，皆当警省。至于“不治之治”四句，确为明目秘方。若不依此调理，而仅不服寒药，亦属无益。

丹溪治一老人，目忽盲，他无所苦。以大虚治之，急煎人参膏一斤，服二日，目稍有见。一医与青礞石药。朱曰：今夕死矣。果然。

震按：此案即《内经》所谓“气脱者，目不明”也。后薛立斋一案，用六味地黄丸加麦冬、五味，即《难经》所谓“脱阴者，目盲”也。下二条，一系受湿，一系瘀血，亦皆用补药为君，总由忽然而盲，不因赤昏肿痛所致，及翳障肉所蔽，则因五脏之精华内竭，不复上聚于目，故非补不可也。

一壮年，忽早起视物不见，就睡片时，略见而不明，食减倦甚，脉缓大，四至之上，重则散而无力。意其受湿所致，询之，果卧湿地半月。遂以白术为君，黄芪、茯苓、陈皮为臣，附子为使，十余帖，愈。

一人形实，好热酒，忽目盲，脉涩。此热酒伤，胃气污浊，血死其中而然也。以苏木作汤，调人参末，服二日，鼻及二掌皆紫黑。朱曰：滞血行矣。以四物加苏木、桃仁、红花、陈皮煎，调人参末服，数日而愈。

吕沧洲治一人，病二目视物皆倒植，屡治不效。曰：视一物为二，视直为曲，古人尝言之矣；视物倒植，诚所未喻也，愿闻其因。彼曰：某尝大醉，尽吐所饮酒，熟睡达曙，遂病。吕切其脉，左关浮促，余部皆无恙。即告之曰：当伤酒大吐时，上焦反复，致倒其胆府，故视物皆倒植。此不内外因而致内伤者也，法当复吐，以正其胆府。遂授藜芦、瓜蒂，为粗末，水煎，俾平旦顿服，涌之，涌毕，视物不倒植。

淮安陈吉老，儒医也。有富翁子，忽病视正物皆以为斜，凡几案、书册之类，排设整齐，必更移令斜，自以为正，以至书写尺牍皆然。父母忧之。医者不谙其疾，或以吉老告，遂携子求治。既诊脉后，令其父先归，留其子，设乐开宴，酬劝至醉乃罢。扶病者坐轿中，使人舁之，高下其手，常令倾倒辗转，久之，方令登榻而卧，达旦酒醒，遣之归家，前日斜视之物，皆理正之。父母跃然而喜，往问治之之方。吉老云：醉中尝闪倒，肝之一叶搭于肺上，不能下，故视正物为斜；今复饮之醉，则肺胀，展转之间，肺亦垂下矣。药安能治之哉？富翁叹服。

震按：吕、陈二案，骤闻其说，似无对证；及观其法，著有成验，真可谓隔垣之见矣。量古人决不造谎，以欺天下后世也。鼻端生赘，脑后下针，世间原有此种仙术，第如余之庸暗，终在将信将疑之间耳。再考钱仲阳案，方巧而理显，则平淡中之神奇矣。

钱仲阳治一乳妇，因悸而病，既愈，目张不得瞑。钱曰：煮郁李酒饮之，使醉，即愈。所以然者，目系内连肝胆，恐则气结，胆衡不下。郁李能去结，随酒入胆，结去胆下，目能瞑矣。饮之，果验。

孙真人奉旨治卫才人，眼疼。前众医不能疗，或用寒药，或用补药，加之脏腑不和。孙诊之，肝脉弦滑，非壅热也。乃年壮血盛，肝血并不通。遂问宫人，月经已三月不通矣。用通经药，经行而愈。

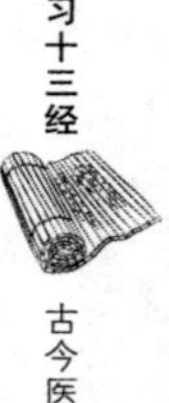

震按：肝脉弦滑，能不误认为风痰病眼乎？因肝藏血而知其血盛不通，诚切当矣。然犹问官人，始得停经三月之信，并不先言据脉当停经也。真人尚如此，奈何讳疾者每不言，以责其断病耶？此正犯东坡所谓“我欲困医，而我病亦适为医所困”耳。

石山治一妇，年逾四十，两眼昏昧，咳嗽头痛，似鸣而痛，若过饥，恶心。医以眼科治之，病甚。翁诊脉皆细弱，脾部尤近弦弱，曰：脾虚也。东垣云：五脏六腑皆禀受于脾，上贯于目，脾虚则五脏之精气皆失所司，不能归明于目矣。邪逢其身之虚，随眼系入于脑，则脑鸣而头痛。心者，君火也，宜静，相火代行其令；劳役运动，则妄行，侮其所胜，故咳嗽也。医不理脾养血，而以苦寒治眼，是谓治标不治本。乃用参、芪各一钱五分，麦冬、贝母各一钱，归身八分，陈皮、川芎、黄芩各七分，甘草、菊花各五分，麦芽四分，煎服二帖，诸证悉除。

薛己治给事张禹功，目赤不明，服祛风散热药，反畏明重听，脉大而虚。此因劳心过度，饮食失节。以补中益气，加茯神、枣仁、山药、山茱萸、五味，顿愈；又劳役复甚，用十全大补，兼以前药，渐愈；却用补中益气加前药而痊。东垣云：诸经脉络皆走于面而行空窍，其清气散于目而为精，走于耳而为听。若心烦事冗，饮食失节，脾胃亏损，心火太甚，百脉沸腾，邪害孔窍，而失明矣。况脾为诸阴之首，目为血脉之宗，脾虚则五脏之精气皆失其所。若不理脾胃，不养气血，乃治标而不治本也。

震按：此二案专治脾虚，并不治目，而目亦愈。盖治脾虚即所以治目，由于诊脉得其要领也。惟同用参、芪，汪案则佐以麦冬、贝母、川芎、黄芩、菊花，因有咳嗽头痛，尚带一二分客邪耳；薛案则纯补，兼佐酸收，因曾服祛风散热药，反畏明重听，追补之得愈，而劳役复甚，其虚为尤甚耳。

一儒者，日晡，两目紧涩，不能瞻视。此元气下陷，用补中益气，倍加参、芪，数剂而愈。

震按：楼全善云，阳虚则眼棱紧急，阴虚则瞳子散大。故目紧涩，宜用参、芪，东垣有说可考；但佐使之药，宜辛味疏散，忌芍药、五味之类酸收耳。

一男子，年二十，素嗜酒色，两目赤痛，或作或止，两尺洪大，按之微弱。薛谓：少年得此，目当失明。翌早索途而行，不辨天日。众皆惊异。与六味地黄丸，加麦冬、五味，一剂，顿明。

一人患眼疾，每睡起则眼赤肿，良久却愈。百治莫效。师曰：此血热，非肝病也。卧则血归于肝，热血归肝，故令眼赤肿也。良久却愈者，人卧起，血复散于四肢故也。遂用生地黄汁，浸粳米半升，渗干，曝令透骨干，三浸三干，用瓷瓶煎汤一升，令沸，下地黄米四五匙，煎成薄粥汤，放温，食半饱后，饮一二盏即睡，如此两日，遂愈。生地黄汁凉血故也。

一妇病热，目视壁上皆是红莲花满壁。医用滚痰丸下之，愈。

一人眼前常见禽虫飞走，捉之即无。乃肝胆经为疾。用酸枣仁、羌活、元明粉、青葙子各一两，为末，每水煎二钱，和渣服，日三服。

赵卿，良医也，有机警。一少年，眼中常见一小镜子，诸医不效。赵诊之，与少年期，来晨以鱼鲙奉候。少年及期赴之，延于内，且令从容，俟客退方接，俄而设桌，施一瓯芥醋，更无他味，卿亦未出；迨日中，久候不至，少年饥甚，且闻醋香，不免轻啜之，逡巡又啜之，觉胸中豁然，眼花不见，因竭瓯啜之；赵卿方出，少年以啜醋惭谢，卿曰：郎君先因吃太多，芥醋不快，又有鱼鳞在胸中，所以眼花；适来所备芥醋，只欲郎君因饥以啜之，果愈此疾。烹鲜之会，乃权诈也。

震按：以上四条，皆异疾奇方，可备参考。但眼科证候甚多，所选诸案，十不得一。须以治目各种书籍广搜遍阅，方有见解；而手法尤宜从师学习，切戒草率。

一妇人，眼中忽有血如射而出，或缘鼻下，但血出多时，即经不行。乃阴虚相火之病，遂用归尾、生地黄、酒芍，加柴胡、黄柏、知母、条芩、侧柏叶、木通、红花、桃仁，水煎，食前服，数剂而愈。

震按：眼衄多是肾阴虚，肝火旺；此却是倒经，由于血出多，即经不行，可以问而知之也。

孙东宿治孙如亭令正，年过四十，眼偶赤肿，两太阳疼痛，大便不行者三日；平时汛期一月仅两日，今行四日未止。眼科余云谷，医治逾候，肿赤不消，而右眼内眦突生一白泡，垂与鼻齐，大二寸余。余见而骇走，以为奇疾，莫能措剂，又见其呕吐眩运，伏于枕上，略不敢动，稍动则眩愈极，吐愈急，辞不治。孙诊之，两寸关脉俱滑大有力，两尺沉微。孙曰：此中焦有痰，肝胆有火，必为怒气所触而然。《内经》云：诸风掉眩，皆属肝木；诸逆冲上，皆属于火。盖无痰不能运也。眼眦白泡，乃火性急速，怒气加之，气乘于络，上而不行，故直胀出眼外也。古壮士一怒而目眦裂，与白泡胀出眦外理同。肝为血海，故血亦来不止。治当抑其肝木，清镇痰火，则诸症自瘳。先用姜汁益元丸，压其痰火，以止呕吐；再以二陈汤，加酒连、酒芩、天麻、滑石、吴茱萸、竹茹、枳实，一帖，眩吐俱定，头稍能动；改用二陈，加芩、连、谷精草、夏枯草、香附、吴茱萸、苡仁，四剂，目疾全愈，血海亦净。

震按：此案现证甚怪，治法甚稳。因知医病只要明理，毋庸立异也。

周慎斋治一人，丧子，悲哀太过，两目肿痛，用独参汤而愈。盖悲哀则伤肺，金虚则木寡于畏，肝火上逆而目痛。人参补肺，肺王则木沉火降也。

震按：两目肿痛，用独参汤，奇矣；及讲明其理，始知是正，非奇。然亦须审兼见之证，与脉象若何。盖木寡于畏，肝火上逆，目既肿痛而或赤，脉若弦大而且数，口渴内热，投以此方，不虞其痛之丧明乎？

报国澄和尚，患眼疾二年，服祛风清热药过多，致耳鸣嘈嘈不止，大便常苦燥结，近来左眼上微翳，见灯火则大如斗，视月光则小如萤。询诸方家，俱莫能解，因以质之石顽。石顽曰：此水亏而阴火用事也。试以格物之理参之。如西洋玻璃眼镜，以十二镜编十二支为一套，无论老少，其间必有一者能察秋毫，则知人眼有十二种偏胜，故造眼镜者亦以十二等铅料配之，取铅以助阴精，料以助阳气也。若铅料之轻重，与眼之偏胜不相当，则得之反加障碍矣。月乃至阴之精，真水内涸，不能泛滥其光，所以视之甚小；设加之以铅重者，则视月必大矣。灯本燃膏之焰，专扰乎阴，不能胜其灼烁，所以见之甚大；设加之以料重者，灯火必愈大矣。合脉参证，知为平昔劳伤心脾，火土二脏过燥，并伤肾水真阴也。遂疏天王补心丹与之。他如中翰徐燕及，见日光则昏迷如蒙，见灯火则精彩倍常。此平昔恒劳心肾，上盛下虚所致。盖上盛则五志聚于心包，暗侮其君，如权党在位，蒙蔽九重；下虚则相火失职，不能司明察之令，得灯烛相助其力，是以精彩胜于常时。此与婴儿"胎寒夜啼，见火则止"之义不殊。未识专事眼科者，能悉此义否？

震按：此论实有格物妙义，而于施治方法，殊少发挥，后之阅者，似难则效。然余辑是书，只从旧案拔其精粹，非为对证检方，分门寻法者设也。理已讲明，方可会悟，所谓中道而立，能者从之。

咽喉

罗谦甫治征南元帅不邻吉歹，年七旬，春间东征，南回至楚邱，因过饮，腹痛肠鸣自利，日夜约五十余行，咽嗌疼痛，耳前后赤肿，舌本强，涎唾稠粘，欲吐不能出，以手曳之方出，言语艰难，反侧闷乱，夜不能卧。罗诊得脉浮数，按之沉细而弦，即谓中丞粘公曰：仲景云，下利清谷，身体疼痛，急当救里，后清便自调，急当救表，救里四逆汤，救表桂枝汤。总帅今胃气不守，下利清谷，腹中疼痛，虽宜急治之，比之嗌咽，犹可少缓。公曰：何谓也？答曰：《内经》云：疮发于咽嗌，名曰猛疽。此病治迟则塞咽，咽塞则气不通，气不通则半日死，故宜急治。于是遂砭刺肿上，紫黑血出，顷时肿势大消。遂用桔梗、甘草、连翘、鼠粘子、酒黄芩、升麻、防风，等分，每服约五钱，水煎清，令热，漱之，冷，吐出之。咽下，恐伤脾胃，自利转甚。再服，涎清，肿散，声出。后以神应丸，辛热之剂，以散中寒，解化宿食而燥脾湿。丸者，取其不即施行，则不犯其上焦，至其病所而后化，乃治主以缓也。不数服，利止，痛定。后胸中闭塞，作阵而痛。复思《灵枢》有云：上焦如雾，宣五谷味，熏肤充身泽毛，若雾露之溉，是为气也。今公年高气弱，自利无度，致胃中生发之气，不能滋养于心胃，故闭塞而痛。经云：上气不足，推之扬之；脾不足者，以甘补之。用异功散，甘辛微温之剂，温养脾胃；加升麻、人参，上升以顺正气。不数服，而胸快利，痛止。《内经》云：调气之方，必别阴阳，内者内治，外者外治，微者调之，其次平之，胜者夺之，随其攸利，万举万全。又曰：病有远近，治有缓急，毋越其制度。又曰：急则治其标，缓则治其本。此之谓也。

震按：一人之病，而有寒热两歧者，当分缓急后先施治，此案即是成例，断勿学混沌汤，作一网兜之计也。但凉解药漱而弗咽，恐亦无益；其涎清肿散者，想得力于砭刺耳。然今之喉证，用刀者往往受害，此又气运及风土俱有不同所致。

〔附〕杨立之，自广府通判归楚州，喉间生痈，既肿溃，而脓血流注，日夕不止，寝食俱废。医生束手，适杨吉老赴郡，二子邀之至，熟视良久，曰：不须看脉，已知之。然此疾甚异，须先啖生姜片一斤，乃可投药，否则无法也。语毕，即出。其子有难色，曰：喉中溃脓痛楚，岂能食生姜？立之曰：吉老医术通神，其言不妄，试取一二片啖我，如不能进，屏去，无害。遂食之。初时殊为甘香，稍复加至半斤许，痛处已宽，满一斤，始觉味辛辣，脓血顿尽，粥食入口，了无滞碍。明日，招吉老，谢而问之。曰：君官南方，多食鹧鸪，此禽好啖半夏，久而毒发，故以姜制之。今病源已清，无服他药。

一人咽喉间生肉，层层相叠，渐渐肿起，有窍，出臭气。用臭橘叶，煎服而愈。

一人但饮食若别有一咽喉，斜过膈下，径达左胁而作痞闷，以手按之则沥沥有声。以控涎丹十粒服之，少时痞处热，作一声，转泻下痰饮二升，再食，正下而达胃矣。

江应宿治一人，悬中下而赤。皆以为热，遍施凉药，不效。此中气虚，用补中益气而愈。

马铭鞠治倪仲昭，患喉癣，邑中治喉者遍矣。喉渐渐腐去。饮食用粉面之烂者，必仰口而咽，每咽，泣数行下。马曰：此非风火毒也，若少年曾患霉疮乎？曰：未也。父母曾患霉疮乎？曰：然，愈三年而得我。马以为此必误服升药之故。凡患此疮者，中寒凉轻粉之毒，毒发于身；升药之毒，毒发于愈后所生子女，毒深者且延及于孙若甥。倘不以治结毒之法治之，必死。以甘桔汤为君，少入山豆根、龙胆草、射干，每剂用土茯苓半斤浓煎，送下牛黄二分，半月而痊。竟不用吹药。后询知伊父母，果服升药愈，愈后曾口碎，故遗毒如此之烈也。

景岳治一来宅女人，年近三旬，患虚损，更兼喉癣疼痛，多医罔效。张诊其脉，则数而无力；察其证，则大便溏泄；问其治，则皆退热清火之剂，然愈清火而喉愈痛。因知其本非实火，而且多用寒凉，以致肚腹不实，总亦格阳之类也。遂专用理阴煎及大补元煎之类，出入间用，不半月而喉痛减，不半年而病全愈。

又治王蓬雀，年出三旬，患喉痹十余日，头面浮大，喉颈粗极，气急声哑，咽肿口疮，痛楚之甚。一婢倚背，坐而不卧者，累日矣。及察其脉，则细数微弱之甚；问其言，则声微似不能振者；询其所服之药，则无非芩、连、知、柏之属。此盖以伤阴而起，而复为寒凉所逼，以致寒盛于下，而格阳于上，即水饮之类，俱已难入，而尤畏烦热。张曰：危哉！再迟半日，必不救矣。遂与镇阴煎，以冷水顿冷，徐徐使咽之，用毕一煎，过宿而头项肿痛尽消如失；继进五福饮，数剂而起。

震按：古人喉证案无甚佳者，以上数条，亦取其不同者而选之。王蓬雀案，治法最佳，然此人能受温补，故一剂即效。亦有投以温补而不效者，即阳证阴脉之死候也。未可谓景岳之法概能活人。余乡有戚许君，初起外感发热，继则左耳门生小疖，溃腐。认为聤耳，敷以药，溃腐不退，通耳肿赤，延及头面皆肿赤，痛极，汗大出，身热反得凉，颇能进食，似觉稍安；越三日，忽又发热，左耳前后连头面肿痛更甚，渐神昏谵语。盖因连日出门登厕，复受风邪所致。内外科皆以脉小而数，按之无力，虑其虚陷。余友李昆阳兄至，曰：是为耳游风，非致命之疮，重复冒风，故现险象。外敷以药，内用大剂风药散之，而肿痛与身热俱退，惟神昏谵语不减；两日后，昏谵更甚，汤粥入口即吐，手足厥冷，呃逆不止，势又危极。李以箸抉其口视之，则咽喉腐烂，悬雍赤紫肿大，如茄子下坠，脉仍细数，右手尤软。乃曰：连日不食，胃气大虚，故呕且呃。命以白米三升，大锅煮粥，取锅面团结之粥油与食，遂纳而不吐；复用药搅洗喉间之腐秽，随以石膏四五两、竹叶一大把，煎汤与漱且服，服竟夜，神昏稍醒，呃止厥回；又进大剂芩、莲、白虎、栀、翘等药，数日得愈。此与景岳之案冰炭相反。因思凡为医者，读古人书，断不可执其一说，自以为是也。

唇

高果哉治魏子一，未发时，常患嘴唇干燥。自服麦冬一两、生地四钱、元参二钱、五味一钱、甘草六分、乌梅三个，虽有小效，而病根不去。果哉云：此证宜用神水。其法：以铅熔化，散浇于地，成薄片，取起，剪作长条数块，以一头钻眼，悬吊于锅，锅内置烧酒，烧酒之上，仰张一盆，与铅片相近，锅下燃火，使酒沸而气上冲于铅片，铅片上有水滴下盆内，谓之神水。取服之，以此水从下而上，能升肾中之水，救上之燥干也。

震按：神水亦古方所载，而得高公之释，其义始明。

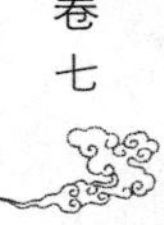

口

程仁甫治一妇，年近四十，信来求药，云：不时悬腭堕下，劳苦即衄血，或偏身作痛。程虽未诊视，按经云：喉舌之疾，皆属痰火。推察其原，又是阴血不足，不能制上焦虚火，而前证作矣。必滋下焦阴血，使水升火降，病当不举。若峻用正治之药，上焦之火未去，而中寒之疾复生，前病何由得愈？八物汤，加桔梗、陈皮、贝母、元参，喉痛甚加荆芥、薄荷，丸用加减八味丸加黄柏，久服而安。

一人口内生肉球，有根，线长五寸余，吐球出，方可饮食，以手轻按，痛彻于心。水调生麝香一钱，频服之，三日，根化而愈。

舌

薛己治一妇人，善怒，舌本强，手臂麻。薛曰：舌本属土，被木克制故耳。用六君，加柴胡、芍药治之、

一男子，舌下牵强，手大指次指不仁，或大便秘结，或皮肤赤晕。薛曰：大肠之脉散舌下，此大肠血虚风热，当用逍遥散，加槐角、秦艽治之。

一人舌肿胀，舒出口外。以蓖麻油，蘸纸捻，烟熏之而愈。

一人伤寒，舌出寸余，连日不收。用梅花片脑糁舌上，应手而收，重者用五钱，方愈。

一妇人，产子，舌出不能收。医有周姓者，令以朱砂末敷其舌，仍令作产子状，以二女掖之，乃于壁外潜累盆盎置危处，堕地作声，声闻而舌收矣。江曰：舌乃心之苗，此必难产而惊，心火不宁，故舌因用力而出也。今以朱砂镇其心火，又使倏闻异声以恐下。经曰“恐则气下”，故以恐胜之也。

《本事方》曰：一妇人，舌肿满口，不能出声。用蒲黄一味，为末，

糁之，一宿即愈。

《良方》曰：一士人，无故舌出血，仍有小穴。一医云：此名舌衄。炒槐花为末，糁之而愈。

牙 齿

东垣治一妇人，年三十，齿痛甚，口吸凉风则暂止，闭口则复作，乃湿热也。足阳明贯于上齿，手阳明贯于下齿，阳明多血聚，加以膏粱之味，助其湿热，故为此病。用黄连、梧桐泪苦寒，薄荷、荆芥穗辛凉，治湿热为主；升麻苦辛，引入阳明，为使；牙者骨之余，以羊胻骨灰补之，为佐；麝香少许入内，为引。作细末擦之，痛减半。又以调胃承气，去硝，加黄连，以治其本，二三行而止，其病良愈，不复作。

一人，因服补胃热药，致上下牙疼痛不可忍，牵引头脑，满面发热大痛。足阳明之别络入脑，喜寒恶热，乃是手阳明经中热盛而作也，其齿喜冷恶热。以清胃散治之而愈。

震按：齿痛不属阳明，即属少阴。此二条与后易案，乃两大局正面文章也。

《卫生十全方》云：一人牙齿日长，渐渐胀开口，难为饮食。盖髓溢所致，只服白术，愈。魏云：可见肾虚者不宜服术。

易思兰治一人，患齿病，每遇房劳，或恼怒，齿即俱长，痛不可忍，热汤、凉水俱不得入。发必三五日，苦状难述，竟绝欲。服补阴丸、清胃饮，俱不效。易诊其脉，上二部俱得本体，惟二尺洪数有力，愈按愈坚。乃曰：沉濡而滑者肾脉，洪数有力者心脉，今于肾部见心脉，是所不胜者侮其所胜，乃妻入乘夫，肾中火邪盛矣。清胃饮，惟胃脉洪数者为宜，今胃脉平和，清之何益？肾主骨，齿乃骨余，火盛而齿长，补之何益？况有干姜，更非所宜。乃用黄柏三钱，以滋水泄火；青盐一钱，为引；升麻一钱，升出肾中火邪。药入口，且漱且咽，服后即觉丹田热气上升，自咽而出，再进二帖，病即全愈。

震按：此案医理讲得最精，由于脉象诊得的真，而更运以巧思，斯发无不中矣。清胃散之庸，诚不足责；即泛用滋阴药，亦难应手。只此三

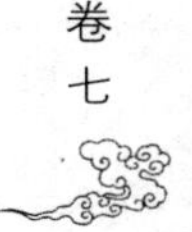

味，铨解甚明，信乎缺一味不可，多一味不必也。余乡有患齿痛数年，诸药不效者，叶天士先生用山萸肉、北五味、女贞子、旱莲草各三钱，淮牛膝、青盐各一钱而全愈。此取酸咸下降，引肾经之火，归宿肾经。可与易公之方并垂不朽，而其义各别。

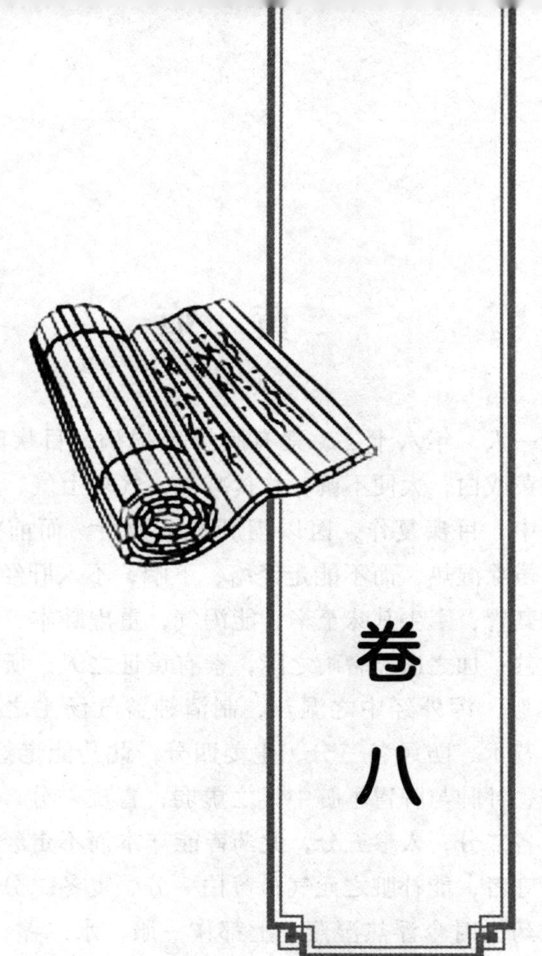

卷八

黄疸

东垣治一人，年六十二，素有脾胃虚损病，目疾时作，身面目睛俱黄，小便或黄或白，大便不调，饮食减少，气短上气，怠惰嗜卧，四肢不收。至六月中，目疾复作，医以泻肝散下数行，而前疾增剧。李谓：大黄、牵牛，虽除湿热，而不能走经络，下咽，不入肝经，先入胃中。大黄苦寒，重虚其胃；牵牛其味至辛，能泻气，重虚肺本，嗽大作。盖标实不去，本愈虚甚；加之适当暑雨之际，素有黄证之人，所以增剧也。此当于脾胃肺之本脏，泻外经中之湿热，制清神益气汤主之。茯苓、升麻各二分，泽泻、苍术、防风各三分，生姜四分，此药能走经，除湿热而不守，故不泻本脏，补肺与脾胃本脏中气之虚弱；青皮一分，橘皮、生甘草、白芍药、白术各二分，人参五分，此药皆能守本而不走经，不走经者，不滋经络中邪，守者，能补脏之元气；黄柏一分、麦冬二分、人参二分、五味子三分，此药去时令浮热湿蒸。上都作一服，水二盏，煎至一盏，去渣，稍热，空心服。火炽之极，金伏之际，而寒水绝体于此时也。故急救以生脉散，除其湿热，以恶其太甚。肺欲收，心苦缓，皆酸以收之；心火盛，则甘以泻之，故人参之甘，佐以五味子之酸。孙思邈云：夏月常服五味子，以补五脏气是也。麦门冬之微苦寒，能滋水之源于金之位，而清肃肺气；又能除火刑金之嗽，而敛其痰邪。复微加黄柏之苦寒，以为守位，滋水之流，以镇坠其浮气，而除两足之痿弱也。

震按：此案讲得冗杂不清，药又太轻，岂能取效？然尚属纯正，道理亦颇有发明处，故选之。

罗谦甫治兀颜正卿，二月间，因官事劳役，饮食不节，心火乘脾，脾气虚弱；又以恚怒，气逆伤肝，心下痞满，四肢困倦，身体麻木，次传身目俱黄，微见青色，颜黑，心神烦乱，怔忡不安，兀兀欲吐，口恶生冷，饮食迟化，时下完谷，小便癃闭而赤黑，辰巳间发热，日暮则止，至四月尤盛。罗诊其脉浮而缓，《金匮要略》云：寸口脉，浮为风，缓为痹，痹非中风，四肢苦烦，脾色必黄，瘀热以行，趺阳脉紧，为伤脾，风寒相搏，食谷则眩，谷气不消，胃中苦浊，浊气下流，小便不通，阴被其寒，热流膀胱，身体尽黄，名曰谷疸。以茵陈叶一钱，茯苓五分，栀子仁、苍术（去皮，炒）、白术各三钱，生黄芩六分，黄连、枳实、猪苓（去皮）、泽泻、陈皮、汉防己各二分，青皮（去白）一分，作一服，以长流水三盏，煎至一盏，名曰茯苓栀子茵陈汤，一服减半，二服良愈。《内经》云：热淫于内，治以酸寒，佐以苦甘。又，湿化于火，热反胜之，治以苦寒，以苦泄之，以淡渗之。栀子、茵陈苦寒，能泻湿热而退其黄，故以为君。《难经》云：苦主心下满。以黄连、枳实苦寒，泄心下痞满；肺主气，今热伤其气，故身体麻木，以黄芩苦寒，泻火补气，故以为臣。二术苦甘温，青皮苦辛温，能除胃中湿热，泄其壅滞，养其正气。汉防己苦寒，能去十二经留湿；泽泻咸平，茯苓、猪苓甘平，导膀胱中热，利小便而去癃闭也。

至元丙寅六月，时雨霖霪，人多病湿温。真定韩君祥，因劳役过度，渴饮凉茶，及食冷物，遂病头痛，肢节亦疼，身体沉重，胸满不食。自以为外感内伤，用通圣散二服，加身体困甚。医以百解散，发其汗；越四日，以小柴胡汤二服，复加烦热躁渴；又六日，以三一承气汤下之，躁渴尤甚；又投白虎加人参、柴胡饮子之类，病愈增；又易医，用黄连解毒汤、朱砂膏、至宝丹之类；至十七日后，病势转增，传变身目俱黄，肢体沉重，背恶寒，皮肤冷，心下痞硬，按之则痛，眼涩不欲开，目睛不了了，懒言语，自汗，小便利，大便了而不了。罗诊其脉紧细，按之空虚，两寸脉短不及本位。此证得之因时热而多饮冷，加以寒凉寒药过度，助水乘心，反来侮土，先囚其母，后薄其子。经云：薄所不胜，乘所胜也。时值霖雨，乃寒湿相合，此为阴证发黄，明矣。罗以茵陈附子干姜汤主之。《内经》云：寒淫于内，治以甘热，佐以苦辛。湿淫所胜，平以苦热，以淡渗之，以苦燥之。附子、干姜辛甘大热，散其中寒，故以为主；半夏、草豆蔻辛热，白术、陈皮苦甘温，健脾燥湿，故以为臣；生姜辛温以散之，泽泻甘平以渗之，枳实苦微寒，泄其痞满，茵陈苦微寒，其气轻浮，佐以姜、附，能去肤腠间寒湿，而退其黄，故为佐使也。煎服一两，前证减半，再服悉去。又与理中汤服之，数日，气得平复。或者难曰：发黄皆以为热，今暑隆盛之时，又以热药治之而愈，何也？罗曰：主乎理耳。成无已云：阴症有二，一者始外伤寒邪，阴经受之，或因食冷物，伤太阳经也；一者始得阳证，以寒治之，寒凉过度，变阳为阴也。今君祥因天令暑热，冷物伤脾，过服寒凉，阴气大胜，阳气欲绝，加以阴雨寒湿相合，发

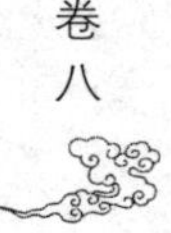

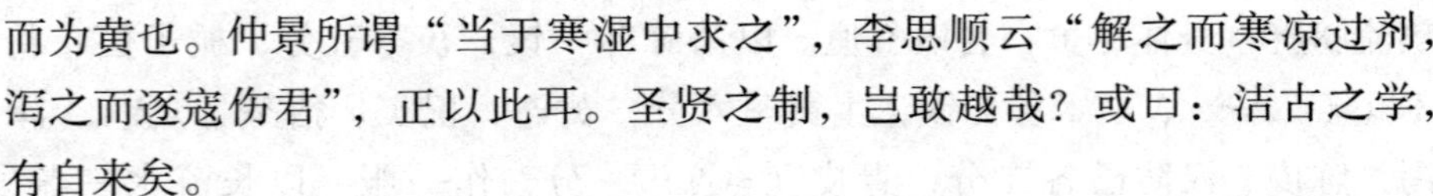

而为黄也。仲景所谓“当于寒湿中求之”，李思顺云“解之而寒凉过剂，泻之而逐寇伤君”，正以此耳。圣贤之制，岂敢越哉？或曰：洁古之学，有自来矣。

震按：此二案，前系湿热，后系湿寒，病固易辨；而论治论药，悉本《内经》，由其学有根柢也。

虞天民治一人，年三十余，得谷疸证，求治。以胃苓汤，去桂，加茵陈，数十帖，黄退。自以为安，不服药十数日，后至晚目盲不见物。虞曰：此名雀目，盖湿痰盛而肝火有余也。用猪肝，煮熟，和夜明砂，作丸，服之，目明如故，来谢。虞曰：未也。不早服制肝、补脾、消痰之剂，必成蛊胀。伊不信。半月后，腹渐胀，痞满，复求治。仍以胃苓汤，倍二术，加木通、麦冬，煎汤，下褪金丸，一月而安。

江篁南治犹子三阳，患疸证，皮肤目睛皆黄，小溲赤，左脉弦而数，右三部原不应指，今重按之隐隐然指下；证见午后发热，五更方退。以茵陈五苓散，除桂，加当归、栀子、黄柏、柴胡，数服；继用人参养荣汤，乃八物，除芎，加芪、陈皮、五味、姜、枣，兼人乳、童溲，热退三日，已而复作，间日发于午后，肌热灼指，脉近弦，乃作疟治之而愈。后数年，复患目睛黄，午饭难克化，则小溲黄，以黄芪建中汤，除桂，加白术、陈皮、茯苓、半夏、神曲、麦芽、姜少许而退。

震按：此二案治法皆平易中正，但前之鼓胀，后之疸症，皆新病，不因久病致变，故与所用诸方恰合。

缪仲淳曰：太学顾仲恭，遭鼓盆之戚，复患病在床。一医诊视，惊讶而出，谓其旦晚就木。因延予诊之，左手三部俱平和，右手尺寸亦无恙，独关部杳然不见；谛视其形色虽尫羸，而神气安静。予询之曾大怒乎？曰：然。予曰：此怒则气并于肝，而脾土受邪之证也。经云“大怒则形气绝”，而况一部之脉乎？甚不足怪。第脾家有积滞，目中微带黄色，恐成黄疸。两三日后，果遍体发黄。服茵陈利水平肝顺气药，数剂而痊。

震按：《金匮要略》云，病疸当以十八日为期，治之十日以上瘥，反剧者，为难治。就余生平所验，分毫不爽。有先因他病而后发黄者，有先发黄而后现他病者，必于半月一月之内退尽其黄，则他病亦可治；设或他病先瘥而黄不能退，至一年半载仍黄者，必复现他病以致死。大抵酒伤，及有郁结，与胃脘痛，皆发黄之根基；而泄泻，肿胀，不食，乃发黄之末路。若时行病，发黄，亦多死，谚所谓瘟黄也。惟元气实者，审其为瘀血，为湿热，逐之清之，得黄退，热亦退，乃可无虞。古人医案，俱未有说及久黄者，可为余言之一证。即如此条，关脉不见，亦云“数剂而痊”，要知因于大怒，偶然不见耳。若并未动怒，关脉连日不见，目中微带黄色，即为脾绝之征，死无疑矣。

身　痒

倪仲贤治吴陵盛架阁内子，左右肩背上下患痒，至两臂、头面皆然，屡以艾灼痒处，暂止复作，如是数年。老人切其脉曰：左关浮盛，右口沉实，此酒食滋味所致也。投以清热化食行滞之剂，其痒遂止。

江汝洁治一妇人，患上身至头面俱痒，刺痛起块。众医皆谓大风等证。江诊得左手三部俱细，右手三部皆微实，大都六脉俱数。经曰：微者为虚，弱者为虚，细者气血俱虚。盖心主血，肝藏血，乃血虚无疑。肾藏精，属水，其部见微，乃为水不足；水既不足，相火妄行无制，以致此疾。经曰：诸痛疮痒，皆属心火。右手寸脉实，实者，阳也。《脉经》曰：诸阳为热。乃热在肺分，火克金故也。且肺主皮毛，皮毛之疾，肺气主之。胸膈及皮毛之疾，为至高之疾也。右关微实，乃火在土分，土得火则燥。肌肉之间，脾气主之。肌肉及皮毛痛痒，皆火热在上，明矣。右尺微实，火居火位，两火合明，阳多阴少。治宜补水以制火，养金以伐木。若作风治，未免以火济火，以燥益燥也。乃以生地、白芍各一钱，参、芪各六分、连翘、丹皮各六分，麦冬八分，柏皮、防风、甘草各四分，五味子九粒，黄连四分，水煎温服；渣内加苦参一两，再煎洗，十数剂而安。

立斋治一女子，十二岁，善怒，遍身作痒。用柴胡、川芎、山栀、芍药以清肝火，生地、当归、黄芩以凉肝血，白术、茯苓、甘草以健脾土而愈。半载后，遍身起赤痕，或时眩晕。此肝火炽甚，血得热而妄行。是夜，果经至。

意庵治一人，因田间收稻，忽然遍身痒入骨髓。用食盐九钱，泡汤三碗，每进一碗，探而吐之，如是者三，而痒释矣。

一小儿，遍身作痒。以生姜捣烂，以布包，擦之而止。

震按：河间谓痒为美疾，以其搔爬有趣，且与身命无伤也。然亦有屡

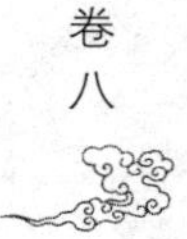

治不效者，以不得病因，而漫以凉血祛风为治耳。今观倪、江、薛三案，见解、用药俱精细周到，可见昔贤虽遇轻证，亦不肯忽略。

麻 木

东垣治一妇，麻木，六脉中俱得弦洪缓相合，按之无力，弦在其上，是风热下陷入阴中，阳道不行；其证闭目则浑身麻木，昼减夜甚，觉而目开，则麻木渐退，久乃止；惧而不睡，身体重，时有痰嗽，觉胸中常有痰而不利，时烦躁，气短促而喘，肌肤充盛，饮食、二便如常。惟畏麻木，不敢合眼为最苦。李曰：麻木为风，皆以为然。然如久坐而起，亦有麻木，喻如绳缚之人，释之则麻作，良久自已，此非风邪，乃气不行也。经云：阳病瞋目而动轻，阴病闭目而静重。《灵枢》云：开目则阳道行，阳气遍布周身，闭目则阳道闭而不行，如昼夜之分，以此知其阳衰而阴旺也。时痰嗽者，秋凉在外，而湿在上也；身重脉缓者，湿气伏匿于脾也；时烦躁者，经脉中阴火乘其阳分也。法当升阳助气，益血，微泻阴火，去湿，通行经脉，调其阴阳则已，非脏腑之本有邪也。黄芪五分，人参三分，甘草（炙）四分、（生）一分，陈皮、归身各二分，佛耳草四分，白芍三分，草豆蔻、苍术各一分半，白术二分，黄柏（酒洗）、苓、泽、升麻各一分，水煎服，八帖而愈。名曰补气升阳和中汤。

一人年七旬，病体热麻，股膝无力，饮食有汗，妄喜笑，善饥，痰涎不利，舌强难言，声嗄不鸣。李诊脉，左手洪大而有力，是邪热客于经络之中也。二臂外有数瘢，问其故，对以燃香所致。李曰：君病皆由此也。人身经脉，手之三阳，从手表上行于头，加以火邪，阳并于阳，势甚炽焉。故邪热妄行，流散于周身而为热麻；热伤元气，则沉重无力；热泄卫气，则多汗；心火盛，则妄喜笑；脾胃热，则消谷善饥；肺金衰，则声不鸣。仲景所谓“因火为邪，焦骨伤筋，血难复也”。《内经》云：热淫所胜，治以苦寒，佐以苦甘，以甘泻之，以酸收之。用黄柏、知母之苦寒，为君，以泻火邪，壮筋骨；又，肾欲坚，急食苦以坚之。黄芪、生甘草之甘寒，泻热补表；五味子酸，止汗，补肺气之不足，以为臣。炙草、当归之甘辛，和血润燥；升、柴之苦平，行少阳、阳明二经，自地升天，以苦发之者也，以为佐。命其方曰清阳补气汤。又缪刺四肢，以泻诸阳之本，使十二经络相接，而泄火邪，不旬日而愈。

震按：东垣论病，悉本《内经》，简明确切，能发其所以然之故；用药亦本《内经》，以药性气味，配合脏腑经络，绝无粉饰闲词，而轩岐要旨，昭然若揭，诚非挽近可及。第药止一二分至四五分，何太少耶？岂以气味配合得当，机灵而径捷耶？后贤常云：愿学仲景，不学东垣。然东垣以极轻之分两，能愈疑难之久病，亦正易学。

吴茭山治一妇，夏月乘凉，夜多失盖，因得冷风入骨，两足麻木，疼痛不已。服祛风止痛药，不效。与大防风汤，数服，其疾渐轻；仍以乌头粥服，三晨而愈。

震按：上二案所用诸药细腻熨贴，此案所用二方直捷爽快，俱与病情吻合，遂各见其妙。

李士材治文学陆文湖，两足麻木。自服活血之剂，不效；改服攻痰之剂，又不效；经半载后，两手亦麻，左胁下有尺许不知痛痒。李曰：此经所谓著痹也。六脉大而无力，气血皆损。用神效黄芪汤，加茯苓、白术、当归、地黄，十剂后，小有效；更用十全大补，五十余剂，始安。

少宰蒋恬庵，手足麻痹，目中睹一成两。服补血药，不应；改服脾药，精神困倦。李诊得寸口脉大，两尺独涩，此心肾不交，水泛为痰之故也。乃取地黄丸料，作煎剂，倍用泽泻、茯苓，入青盐少许，凡六剂，而歧视遂收；乃兼进参、芪安神之剂，一月而康复如常。

震按：上条气血兼补，原系古人成法。此条用地黄汤，因两尺脉涩，故先补肾，继以参、芪，仍是治麻成法。后案张公以参汤下紫雪，则别有洞天矣，由其病根在痰火也。开眼则麻，确是东垣对面文章，讲得最好。

张路玉治洋客巴慈明妇，产后，眩晕心悸，神魂离散，若失脏腑之状，开眼则遍体麻木，如在云雾中，必紧闭其目，似觉稍可，昼日烦躁，夜则安静。专事女科者，用四物等血药，则呕逆不食；更一医，用姜、附等热药，则躁扰不宁，其脉虚大而数，按之则散，举之应指。此心火浮散之象，因难产受惊，痰饮乘虚袭入心包络中，留伏膈上，有入无出，所以绵延不已。盖目开则诸窍皆开，痰火堵塞心窍，所以神识无主；目闭则诸窍皆闭，痰火潜伏不行，故得稍安。与东垣所言合眼则阳气不行之麻木迥殊。况昼甚夜轻，明是上焦阳位之病。与理痰清火之剂，诸证渐宁。然或因惊恐，或因饮食，不时举发，此伏匿膈上之痰，无从搜涤也。乘发时，用独参汤下紫雪，开通膈膜；仍与前药调补，半载而康。

震按：麻多在于手足者，以四末道远气馁，则卫行迟而难到也。故麻不兼木，必属气虚，否则风痰。凡脉浮而软，或大而弱者，气虚也；脉浮而滑，按之不衰者，风痰也。若麻木兼作，则有寒湿、积痰、死血之殊，其脉有沉迟、滑实与沉涩而芤之分矣。宜详辨之。

痹

东垣治一人，冬时忽有风气暴至，六脉弦甚，按之洪大有力；其证手挛急，大便秘涩，面赤热，此风寒始至于身也。四肢者，脾也，以风寒之邪伤之，则搐如挛痹，乃风淫末疾，而寒在外也。《内经》曰“寒则筋挛”，正谓此也。素饮酒，内有实热乘于肠胃之间，故大便秘涩而面赤热。内则手足阳明受邪，外则足太阴脾经受风寒之邪。用桂枝二钱、甘草一钱，以却其寒邪，而缓其急缩；黄柏二钱，苦寒滑，以泻实润燥，急救肾水；升麻、葛根各一钱，以升阳气，行手阳明之经，不令遏绝；桂枝辛热，入手阳明之经，为引用，润燥；复以甘草，专补脾气，使不受风寒之邪，而退贼邪，专益肺经也；佐以人参补气，当归和血润燥。作一帖，水煎服，令暖房中摩搓其手，遂安。

震按：此案寒热补散并用，恰与标本俱合。但东垣立方，分量甚轻，此却重用者，盖以风寒大病，逐邪宜急，不比他证，调理脾胃，只取轻清，以升发元气也。

丹溪治一少年，患血痢，用涩药取效，致痛风叫号。此恶血入经络也，血受湿热，久必凝浊，所下未尽，留滞隧道，所以作痛，久则必成枯细。与四物汤，加桃仁、红花、牛膝、黄芩、陈皮、生甘草，煎，入生姜汁，研潜行散，入少酒，饮之，数十帖；又刺委中，出黑血三合而安。

震按：此是痢后痛风，其法至今传用。但因涩药留滞湿热，以成瘀血，故用此方。倘又有别因者，不得以此概论。

一人贫劳，秋深，浑身发热，手足皆疼如煅，昼轻夜重。服风药，愈痛；气药，不效。脉涩而数，右甚于左，饮食如常，形瘦如削。盖大痛而瘦，非病致也。用苍术、酒黄柏各一钱五分，生附一片，生甘草三分，麻黄五分，研桃仁九个，煎，入姜汁，令辣，热服，四帖；去附，加牛膝一钱，八帖后，气喘促不得眠，痛略减。意其血虚，因多服麻黄，阳虚被发动而上奔。当补血镇坠，以酸收之，遂以四物汤，减川芎，倍芍药，加人参二钱、五味子十二粒，与二帖，定；三日后，数脉减大半，涩如旧，仍痛，以四物加牛膝、参、术、桃仁、陈皮、甘草、槟榔，生姜三片，五十帖而安；后因负重复痛，再与前药，加黄芪三分，又二十帖，愈。

震按：身发热，疼如煅，脉涩而数，右甚于左，应属血虚有热，所谓热痹证也，宜用生地、龟板、天冬、黄柏、丹皮、黑栀、秦艽、防己、牛膝、红花、银花、木通等药可愈。或仲景栀子柏皮汤，大剂与之，亦佳。若二妙之苍术，已不相宜。附子一片，何用？麻黄五分，太过。至因多服麻黄，虚阳上升而喘，议与酸收，是矣。遽用人参二钱，窃恐痹痛转增，然云“喘定，数脉大减”，异哉！或者脉数无力耶？则前之麻黄已误，后之桃仁、槟榔，义又何居？予素服膺丹溪，此则不敢阿其所好也。再阅下案，讲究病因，传变道理，真不可及矣。

一人患背胛缝一线痛，起上胯骨，至胸前侧胁而止，昼夜不住，脉弦而数，重取左豁大于右。意其背胛，小肠经；胸胁，胆经也。必思虑伤心，心脏未病，而小肠腑先病，故痛从背胛起；及虑不能决，乃归之胆，故痛至胸胁，及小肠火乘胆木，子来乘母，是为实邪。询之，果因谋事不遂而病。用人参四分、木通二分，煎汤，使吞龙胆丸，数服而愈。

一壮年，厚味多怒，秋间，于髀枢左右发痛一点，延及膝骭，痛处恶寒，昼静夜剧，口或渴，膈或痞。医用补血及风药，至次年春，痛甚，食减形瘦，膝肿如碗，脉弦大颇实，寸涩甚，大率皆数，小便数而短。作饮食痰积在太阴、阳明治之。以酒炒黄柏一两，生甘草梢、犀角屑、盐炒苍术各三钱，川芎二钱，陈皮、牛膝、木通、芍药各五钱，遇暄热加黄芩二钱，为末。每三钱，与姜汁同研细，煎令带热，食前服之，日夜四次；半月后，脉减，病轻，去犀角，加牛膝、龟板、归身尾各五钱，如前服；又半月，肿减，食增，不恶寒，惟脚痿软，去苍术、黄芩。夏，加炒柏一两五钱，余依本方，内加牛膝；因中年，加生地黄五钱；冬，加桂枝、茱萸。病遂愈，仍绝酒肉、湿面、胡椒。

震按：此案现证甚杂，而作饮食痰积在太阴、阳明治，诚为扼要之论。然方中无消食消痰药，想以醇酒厚味，酿成湿热耳。故湿热与风寒，乃痹证两大纲。

一人项强，动则微痛，脉弦而数实，右为甚。作痰热客太阳经治之。以二陈汤，加酒洗黄芩、羌活、红花而愈。

一村夫，背伛偻，足挛，成废疾，脉沉弦而涩。以煨肾散与之，上吐下泻，过一月，又行一次，凡三四帖而愈。

一人湿气，脚挛拳，伸不直。用当归拈痛汤，加杜仲、黄柏、川芎、白术、甘草、枳壳，愈。

震按：此三条亦皆从湿热治，但因所兼之证而变换其药，仍是殊途同归也。

薛立斋治一妇人，自汗盗汗，发热晡热，体倦少食，月经不调，吐痰甚多，已二年矣。遍身作痛，天阴风雨益甚。用小续命汤，而痛止；用补中益气、加味归脾汤，三十余剂，诸证悉愈。此皆郁结伤脾，不能输养诸脏所致，故用前二汤，专主脾胃。若用寒凉降火，理气化痰，复伤生气，多致不起。

一妇人，因怒，月经去多，发热作渴，左目紧小，头项动掉，四肢抽搐，遍身疼痛。此怒动肝火，肝血虚而内生风。用加味逍遥，加钩藤，数剂，诸证渐愈；又八珍汤，调理而安。

一妇人，历节作痛，发热作渴，饮食少思，月经过期，诸药不应，脉洪大，按之微细。用附子八物，四剂而痛止；用加味逍遥而元气复，六味丸而月经调。

一妇体胖，素内热，月经失调，患痛风，下体微肿，痛甚，小便频数，身重脉缓。证属风湿，而血虚有热。先用羌活胜湿汤，四剂，肿渐愈；用清燥汤，数剂，小便渐清；用加味逍遥，十余剂，内热渐愈；为饮食停滞，发热仍痛，面目浮肿，用六君子加柴胡、升麻而愈；又因怒气，小腹痞闷，寒热呕吐，此木侮脾土，用前药加山栀、木香而安。惟小腹下坠，似欲去后，此脾气下陷，用补中益气而愈；后因劳役怒气，作呕吐痰，遍身肿痛，月经忽来，寒热，用六君子，加柴胡、山栀，以扶元气，清肝火，肿痛、呕吐悉退；用补中益气以升阳气，健营气，月经、寒热渐瘥。

震按：此四案，即于暗中摸索，亦知为薛派治法。然而散风寒、补元气、胜湿、清燥、滋肝、益肾、平补、温补诸法毕具，诚为对证发药之良工也。

汪石山治一妇，年逾五十，左脚膝挛痛，不能履地，夜甚于昼，小腹亦或作痛。诊其脉，浮细缓弱，按之无力，尺脉尤甚。病属血衰，遂以四物汤，加牛膝、红花、黄柏、乌药，连进十余帖而安。

震按：石山亦长于补。如此案之脉，人尽知其宜补矣。投以此方，恐病深药浅，岂能十余剂而安乎？

韩飞霞治一都司，因哭弟成疾，饮食全绝，筋骨、百节、皮肤无处不痛，而腰为甚。一云肾虚，宜补；或云风寒，宜散。韩曰：此亦危证。其脉涩，正东垣所谓非十二经中正疾，乃经络奇邪也。必多忧愁转抑而成，若痰上，殆矣。补则气滞，散则气耗，乃主以清燥汤，连进三瓯，遂因睡至五鼓，无痰，觉少解，脉之减十之三，遂专用清燥汤加减与之，十剂而愈。

震按：此证甚危，此论甚佳。乃以清燥汤一方收功者，盖五志过极，皆为火郁，此方连、柏以清火；苍、曲以散郁；郁热能蒸湿，二苓、泽泻以渗湿；湿热甚则脾土衰，二术、人参以助脾补元；湿热胜则肺金困，参、芪、麦冬、五味助金以制木，使不生火；又，火亢者，水必亏，故兼归、地养血；再合升、柴之升清，苓、泻之降浊，恰与经络奇邪吻合。所谓奇邪者，乃奇经之邪，故云非十二经中正疾也。

吴茭山治一男子，瘦弱，因卧卑湿之地，遂头目眩晕，畏见日光，寒热时作，四肢历节疼痛。或作风治，或作虚治，将及半年，俱不效。吴诊脉曰：寸口脉，沉而滑，两尺弦，此溢饮、湿痰也。当汗吐之，虽虚羸，不当用补药。乃以控涎丹一服，却用曝干棉子一斗燃之，以被围之，勿令气泄，使患人坐，熏良久，倏然吐出黑痰升许，大汗如雨，痛止，身轻，病遂愈。

震按：此系痹痛之由于痰饮者。叶氏医案亦曾用之。

李士材治盐贾叶作舟，遍体疼痛，尻髀皆肿，足膝挛急。曰：此寒伤荣血，筋脉为之引急，《内经》所谓痛痹也。用乌药顺气散，七剂而减；更加白术、桂枝，一月而愈。

震按：此案用温燥发散药，乃风寒湿三气成痹正治法。

孙东宿治行人孙质庵，患痛风，手足节骱肿痛更甚，痛处热，饮食少，诊之脉皆弦细而数，面青肌瘦，大小腿肉皆削。曰：此病得之禀气弱，下虚多内，以伤其阴也。在燕地，又多寒。经云：气主煦之，血主濡之。今阴血虚，则筋失养，故营不荣于中；气为寒束，百骸拘挛，故卫不卫于外；荣卫不行，故肢节肿痛而热，病名周痹是也。治当养血舒筋，流湿润燥，俟痛止后，继以大补阴血之剂，实其下元可也。乃以五加皮、苍术、黄柏、苍耳子、当归、红花、苡仁、羌活、防风、秦艽、紫荆皮，二十剂，而筋渐舒，肿渐消，痛减大半；更以生地、龟板、牛膝、当归、苍术、黄柏、晚蚕砂、苍耳子、秦艽、苡仁、海桐皮，三十剂，而肿痛全减。行人大喜。孙曰：公下元虚惫，非岁月不能充实，须痛戒酒色，则培补乃效。丸方以仙茅为君，人参、鹿角胶、虎胫骨、枸杞、牛膝为臣，熟地、茯苓、黄柏、苍耳子、晚蚕砂为佐，桂心、秦艽、泽泻为使，蜜丸。服百日，腿肉长完，精神复旧。

震按：此案论治、处方俱极精当。叶案有蓝本于此者。

文学闵屡楼令室，躯肥性躁，患痛风，痛处略肿，呻吟喊叫，手足不能举动。医用归、芎、地黄、人参、牛膝之类，其痛愈加，已逾七月。东宿曰：此乃湿痰凝滞经络作痛，须以燥湿流动之剂疏决一番，但初服不效，须十帖见功耳。因用二陈，加乌药叶、苍术、僵蚕、海桐皮、南星，至六七帖，痛如故；乃以芫花（醋炒过）三分、海金砂一分，为末，白汤送下；至晚，泻一次，下稠痰半盆，足痛减大半，稍能动止；更后，腹中大痛而厥，冷汗淋漓，面青息断。举家以为死矣。执而诊之，手冷如冰，但六脉俱在，惟沉伏耳。知其为痛极使然，用生姜汤灌之而苏。语侍女曰：适来腹中痛甚，耳后火光溅出，肛门如焚，大响一声，不知泻下何物。群看之，乃血鳅一条，长六寸，阔半寸余，鳞目俱在，盆中尚能游动。众皆悚骇。此证本由痰作，治者特为行痰，初不知其有虫如是。第药中有芫花，乃杀虫物，故偶中耳。次日，手足皆能动，仍以二陈汤，加苡仁、红花、五加皮，四帖脱然。

震按：此案末药方甚佳，所谓若药不瞑眩，厥疾不瘳也。然其痛并不由于虫，虫下之时，必痰血俱下，故得愈耳。且云血鳅则为湿热蒸其瘀血所成，复何疑耶？

祝茹穹治闽闱典试，半月前忽腿疼，两脚筋缩，脚跟缩粘至腿，寸步不能行，将一月，屡药无效。咸以此为痿痹证。祝曰：非也。察其脉，左寸忽洪忽涩，迟数无定栖。因此人好饮冷酒，酒新则性热燥，冷饮又犯寒湿，寒热相搏，遂有此病。乃以川乌二钱（去皮、脐）、麻黄二钱（二股梢，一股根）、苍术一钱（以甘草汁拌炒）、白蒺藜一钱（去刺，酒蒸熟，焙干），同为末，每服一钱二分，用老酒热冲服，盖被出汗，一服即能行动，三服愈。

震按：此病甚重，所用川乌、麻黄虽属狠药，然以治痛风，亦甚平常，恐未必速效至此。

〔附〕叶天士先生治嘉善周姓，体厚色苍，患痛风，膝热而足冷，痛处皆肿，夜间痛甚；发之甚时，巅顶如芒刺，根根发孔觉火炎出，遍身躁热不安，小便赤涩，口不干渴，脉沉细带数。用生黄芪五钱、生于术三钱、熟附子七分、独活五分、北细辛三分、汉防己一钱五分，四剂，而诸证皆痊；惟肿痛久不愈，阳痿不举，接用知、柏、虎膝、龟板、苁蓉、牛膝，不应；改用乌头、全蝎各一两，穿山甲、川柏各五钱，汉防己一两五钱，麝香三钱，马料豆（生用）二两，茵陈汤泛丸，每服一钱，开水下而全愈。

震按：此与《指南》所载治鲍姓周痹，用蜣螂、全蝎、地龙、穿山甲、蜂房、川乌、麝香、乳香，以无灰酒煮黑大豆汁泛丸者，各有妙义，非浅见寡闻者所能窥测。后张路玉案用安肾丸，亦有巧思，又与叶案之蠲痛丹、木防己汤诸方可谓同工异曲。

张路玉治包山劳俊卿，年高挛废。山中诸医，用木瓜、独活、防己、豨莶、威灵仙之类，将半年余，乃致跬步不能动移；或令服八味丸，亦不应，诊其脉尺中微浮而细，时当九夏，自膝至足皆寒冷如从水中出。知为肾虚，风雨所犯，而成是疾。遂授安肾丸，终剂而能步履，连服二料，绝无痿弱之状矣。

痿

东垣治一人，壮年，病脚膝痿弱，脐下、尻臀皆冷，阴汗臊臭，精滑不固。或以鹿茸丸治，不效。李诊之，脉沉数而有力。即以滋肾丸治之，以寒因热用，引入下焦，适其病所，泻命门相火之胜，再服而愈。

震按：阴汗臊臭，精滑不固，脉沉数有力，显系下焦湿热。东垣自云“泻其相火之胜”，所谓肾热则骨痿也。

丹溪治一人，形肥味厚，多忧怒，脉常沉涩。春，病痰气，医以为虚寒，用燥热香窜之药；至夏，两足弱，气上冲，食减。朱曰：此热郁而脾虚，痿厥之证作矣。形肥而脉沉，未是死证；但药邪太盛，当此火旺之

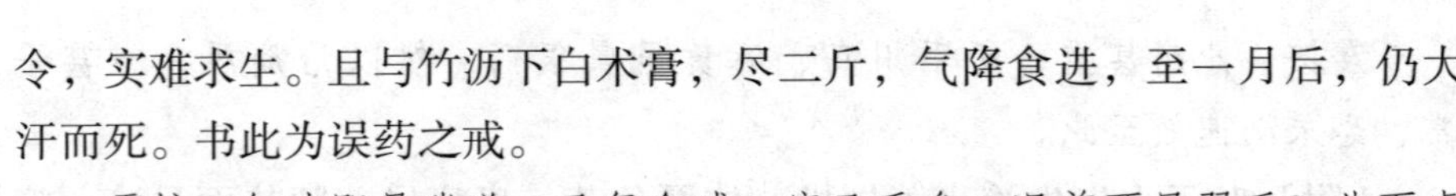

令，实难求生。且与竹沥下白术膏，尽二斤，气降食进，至一月后，仍大汗而死。书此为误药之戒。

震按：气冲即是喘逆，又复食减，病已重矣，况兼两足弱乎？此下虚上盛之候。其谓“形肥而脉沉，未是死证”，即《平脉篇》“肥人责浮”之义，盖指脉非应死之脉，实死于药也。

滑伯仁治一妇，始病疟，当夏月，医以脾寒胃弱，久服桂、附等药；后疟虽退，而积火燔炽，致消谷善饥，日数十饭犹不足，终日端坐如常人，第目昏不能视，足弱不能履，腰胯困软，肌肉虚肥。至初冬，伯仁诊之，脉洪大而虚濡。曰：此痿证也，长夏过服热药所致。盖夏令湿当权，刚剂太过，火湿俱甚，肺热叶焦，故两足痿易而不为用也。遂以东垣长夏湿热成痿之法治之，日食益减，目渐能视，至冬末，忽下榻行步如故。

震按：东垣长夏湿热成痿法，即清燥汤也，用于此证最妥。合上案观之，可谓喜用辛燥热药者戒。

石山治一人，因久坐腰痛，渐次痛延右脚，及左脚，又延及左右手，不能行动。或作风治而用药酒，或作血虚而用四物，一咽即痛；盖覆稍热，及用针砭，痛甚；煎服熟地黄，或吞虎潜丸，又加右齿及面痛甚。季秋，汪诊之，脉濡缓而弱，左脉比右较小，或涩，尺脉尤弱。曰：此痿证也。彼谓痿证不当痛。汪曰：诸痿皆起于肺热。君善饮，则肺热可知。经云“治痿独取阳明”，阳明者，胃也。胃主四肢，岂特脚耶？痿兼湿重者，则筋缓而痿软；兼热多者，则筋急而作痛。因检《橘泉传》示之，始信痿亦有痛。又，经云“酒客不喜甘”，熟地味甘，而虎潜丸益之以蜜，则甘多助湿而动胃火，故右齿面痛也。遂以人参二钱，黄芪一钱五分，白术、茯苓、生地黄、麦门冬各一钱，归身八分，黄柏、知母各七分，甘草四分，煎服五帖，病除，彼遂弃药；季冬复病，仍服前方而愈。

震按：此案讲病最精，用药则未敢深信。既云热多者筋急而痛，且现下右齿面痛，何以重用参芪甘温之药，其些微之知柏，宁有益耶？

一人形肥色黑，素畏热而好饮，年三十余，忽病自汗如雨，四肢俱痿，且恶寒，小便短赤，大便或溏或结，饮食亦减。医作风治，用独活寄生汤、小续命汤，罔效。仲夏，汪视之，脉沉细而数，约有七至。曰：此痿证也。丹溪云：断不可作风治。经云“痿有五，皆起于肺热”，只此一句，便知其治之法矣。经又云“治痿独取阳明”，盖阳明，胃与大肠也，胃属土，肺属金，大肠亦属阳金。金赖土生，土亏，金失所养，而不能下生水，肾水涸火盛，肺愈被伤。况胃主四肢，肺主皮毛。今病四肢不举者，胃土亏也；自汗如雨者，肺金伤也。故治痿之法，独取阳明，而兼清肺经之热。正合东垣清燥汤，服百帖，果愈。

震按：脉沉细而数，约有七至，郁热深矣。何不直清其热，而仅用清燥汤，清补兼施之药耶？盖痿本虚证，加之自汗如雨，饮食减少，则肺胃愈虚。故用此方，补土以生金，益水以制火，治其本也；连、柏苦寒，苓、泻淡渗，治其标也。古人治病，审慎周到如此，亦知其必中，故能持久以收功。

立斋治其师佥宪高如斋，自大同回，谓薛曰：余成风病矣。两腿逸则痿软而无力，劳则作痛如针刺，脉洪数而有力。立斋曰：此肝肾阴虚火盛而致，痿软无力，真病之形；作痛如锥，邪火之象也。用壮水益肾之剂而愈。高曰：向寓宦邸，皆以为风，恨无医药，若服风剂，岂不殆哉？

震按：此脉洪数而有力，故用壮水益肾之药，若脉数而无力，当用地黄汤，合生脉散、补血汤矣。下案二证，虚象显然，犹用风药，死复何疑？

一男子，足痿软，日晡热。薛曰：此足三阴虚，当用六味、滋肾二丸补之。一妇人，腿足无力，劳则倦怠。薛曰：四肢者，土也。此属脾虚，当用补中益气及还少丹主之。俱不从其言，各执搜风、天麻二丸，并愈风丹而殒。

江应宿北游燕，路过山东，孙上舍长子文学，病瘵，延江诊视。曰：无能为矣。经云：大肉已脱，九候虽调，犹死。而况于不调乎？时夏之半，六脉弦数，既泄且痢，脾传之肾，谓之贼邪，病已极矣。不出八月，水土俱败，至期而逝。敢辞。孙曰：内人请脉之。形容豫顺，语音清亮，不显言何证。诊毕，孙问何病，江曰：寸关洪数，尺微欲绝，足三阳脉逆而上行，上实下虚，此痿证也。病虽久，可治。孙曰：何因而得此？江曰：经云“悲哀太过则胞络绝，胞络绝则阳气内动，发则心下崩，数溲血也。大经空虚，发为肌痹，传为脉痿。有所失亡，所求不得，则发肺鸣，鸣则肺热叶焦，发为痿躄”，此之谓也。孙曰：果因哭子忧伤，两脚软弱无力，不能起者，七越岁矣。或以风治而投香燥，或认虚寒而与温补，殊无寸效。江曰：湿热成痿，正合东垣清燥汤例，但药力差缓，难图速效。以独味杜仲，空心，酒、水各半，煎服，日进清燥汤，下潜行散；兼旬，出房门；无何，病瘵子死，哀伤，复作。

震按：上实下虚之病甚多，何以知为痿证？殆于形容豫顺，语音清亮，而不起床，可权衡以决之。

〔附〕葛可久治同郡富人女，年可十七八，病四肢痿痹，不能自食，目瞪。众医莫能治。葛视之，笑曰：此不难治。乃令悉去房中香奁、流苏之属，发地板，掘土为坎，畀女子其中，扃其扉。戒家人：俟其手足动而作声，当报我。久之，手足果动而呼。投药一丸，明日，自坎中出矣。盖此女平日嗜香，而脾为香气所蚀故也。

震按：香为脾臭，何以蚀脾？意者香能开窍，香极则诸窍大开，脉缓筋弛，关键尽撤，故身软目瞪不食也。畀入土坎者，诸毒得土而化，且土为万物之母，四肢百骸得土气则生气自复也。仍合"治痿独取阳明"之义。

李士材治太学朱修之，八年痿废，累治不效。李诊之，六脉有力，饮食如常。此实热内蒸，心阳独亢，证名脉痿。用承气汤，下六七行，左足便能伸缩；再用大承气，又下十余行，手中可以持物；更用黄连、黄芩各一斤，酒蒸大黄八两，蜜丸，日服四钱，以人参汤送，一月之内，去积滞不可胜数，四肢皆能展舒。李曰：今积滞尽矣。煎三才膏十斤与之，服尽，而应酬如故。

崇明倪君俦，四年不能起于床，日服之药，寒凉十六，补肾肝者十三。李诊其脉，大而无力，此营卫交虚。以十全大补，加秦艽、熟附各一钱，朝服之；夕用八味丸，加牛膝、杜仲、远志、萆薢、虎骨、龟板、黄柏，温酒送七钱，凡三月，而机关利。

又治兵尊高悬圃，患两足酸软，神气不足。向服安神、壮骨之药，不效；改服滋肾，合二妙，加牛膝、苡仁之属，又不效。纯用血药，脾胃不实。李诊之，脉皆冲和，按之亦不甚虚，惟脾部重取之则涩而无力。此土虚下陷，不能制水，则湿气坠于下焦，故膝胫为患耳。进补中益气，倍用升、柴，数日即愈。夫脾虚下陷之证，若用牛膝下行之剂，则愈陷而病愈甚矣。

震按：此三案，精妙绝伦，以药对脉，确切不移。首案连用承气，继用参汤送寒下药，皆是独取阳明治法。末案补中益气，与大黄补泻不同，总归乎取阳明也。《临证指南》首列轻清治肺二方，实宗肺热成痿之旨，第恐力薄难效，其用二妙、茵陈、萆薢、茯苓皮、蚕砂、海金砂、防己、胆草、寒水石等，直清湿热，较之清燥汤反胜一筹。不涉虚者，允宜仿此。又有治下虚上实，而用犀角地黄汤，去芍药，加元参、连翘、桑叶、钩藤，似乎专理上实，罔顾下虚，然云“头目如蒙，入夏阳升为甚，议清营热以熄内风”，想其人脉必弦数，有热甚生风之象，未可兼顾下虚；或他日再诊，而后滋填下焦，亦未可定。至于滋填下焦方，有用虎潜加减者；有用四斤金刚健步及地黄饮子加减者；有用熟地、苁蓉、巴戟、远志、鹿角霜、桑椹、苍术、小茴，以金毛脊，酒蒸熟，水熬膏，为丸者；有用苁、戟、杞、膝、青盐、线胶、茯苓、沙苑、鹿筋胶、羊肉胶、牛骨髓、猪脊髓者。却无参术补阳明法，亦无承气泻阳明法。惟脾肾双补丸有人参，然其案重在晕麻瘕泄，尚未痿厥，非以治痿也。统观之，不外清湿热，益肝肾，岂二种病情偏多耶？或案有遗逸，未能详备耶？

癥瘕

《史记》曰：临淄女子薄吾病甚，众医皆以为寒热笃，当死。臣意诊其病，曰：蛲瘕为病，腹大，上肤黄粗，循之戚戚然。臣意饮以芫花一撮，即出蛲可数升，病已，三十日如故。蛲得之寒湿，寒湿气郁笃不发，化为虫。臣意所以知薄吾病者，切其脉，循其尺，其尺索刺粗而毛美奉发，是虫气也。其色泽者，中脏无邪气及重病。

震按：此条辨证最佳。上肤黄粗者，腹大而腹上肤黄粗也。循之戚戚然者，如以手摸老松树皮之枯燥也。其尺索刺粗者，亦是枯燥之象。然仓公望毛发润美，面色又光泽，知为虫病也。若“齐中尉潘满如病小腹痛，谓之遗积瘕，病由于酒且内，当溲血死”一条，不讲证，但讲脉，辞义古奥难明，不敢因其讲脉而录之。

隋有患者，饥而吞食，至胸即便吐出。医作噎膈、反胃治之，无验。有老医任度，视之曰：非此三疾，盖因食蛇肉不消而致，但揣心腹上有蛇形也。病者曰：素有大风，常食蛇肉，风稍愈，复患此疾。遂以大黄、芒硝饮之而愈。此蛇瘕也。

〔附〕春夏间，蛇精及液沾菜上，人误食之，腹内生蛇。须用赤头蜈蚣一条，炙为末，分二服，酒下。

徐文伯，善医术。宋明帝宫人，患腰痛牵心，发则气绝。众医以为肉瘕。文伯视之曰：此发瘕也。以油灌之，即吐物如发，稍引之，长三尺，头已成蛇，能动；悬柱上，水沥尽，惟余一发而已。遂愈。

〔附〕《唐书》载：甄权弟立言，善医。时有尼明律，年六十余，患心腹臌胀，身体羸瘦，已经二年。立言诊之曰：腹内有虫，当是误食发为之耳。因令服雄黄，须臾吐一蛇，如手小指，惟有眼，烧之犹有发气，其疾乃愈。又一人，好饮油，每饮四五升，方快意，乃误吞发入胃，血裹化为虫也。亦用雄黄五钱，水调服，愈。

乾德中，江浙间有慎道恭，肌瘦如劳，惟好食米，阙之则口出清水，情似忧思，食米顿便如常。众医莫辨。后遇蜀僧道广，以鸡屎及白米各半合，共炒为末，以水一盏调，顿服，良久，病者吐出如米形，遂瘥。病源谓米瘕是也。

《续搜神记》载：一人共奴俱患鳖瘕，奴前死，遂破其腹，得白鳖尚活。有人乘马来看鳖，适白马尿，正落鳖上，即缩头；寻复以马尿灌之，鳖化为水。其主曰：我将瘥矣。即服之，如言而愈。

〔附〕一人患鳖瘕，痛有来止，或食鳖即痛。用鸡屎一升，炒黄，投酒中，浸一宿，焙为末，原浸酒调下而愈。

《宣室志》载：永徽中，崔爽者，每食生鱼三斗乃足，后饥，作鲙未成，忍饥不禁，遂吐一物如虾蟆，自此不复能食鲙矣。

《太平御览》载：元嘉中，有人啖鸭肉，乃成瘕病，胸满面赤，不得饮食。医令服秫米，须臾烦闷，吐一鸭雏，身、喙、翅、背已成就，惟左脚故缀昔所食肉，遂瘥。

《南史》载：褚澄治李道念，有冷疾五年。澄曰：汝病是食白瀹鸡子过多。取蒜一斤，令煮服之，吐一物如升，涎裹之，乃是鸡雏，羽、翅、爪、距皆见，凡十三头，而病愈。

震按：蛇鳖有毒，鲙系生食，固有成瘕者。若食鸭肉与白瀹鸡子而生雏，将食猪肉者生小猪，食羊肉者生小羊乎？未可信也。

《明皇杂录》载：一黄门，奉使交广回。周顾谓曰：此人腹中有蛟龙。上惊问黄门曰：卿有疾否？曰：臣驰马大庾岭，时大热，因口渴，遂饮水，觉腹中坚痞如石。周用硝石、雄黄煮服之，立吐一物，长数寸，大如指，鳞甲具，投之水中，俄顷，长数尺；复以苦酒沃之，如故，以器覆之，明日，已生一龙矣。上甚为之惊讶。

〔附〕《广异记》载：一患者，饮食如故，发则如癫，面色青黄，小腹胀满，状如妊孕。医诊其脉，与证皆异，而难明主疗。忽有一山叟曰：闻开皇六年，灞桥人患此病，盖因三月八日水边食芹菜得之，有识者曰：此蛟龙瘕也，为龙游于芹菜之上，不幸食之而病也。遂以寒食饧，每剂五合，服之数剂，吐出一物，形虽小，而状似蛟龙，且有两头，获愈。

石藏用，蜀人，良医也，名甚著。一士人，尝因承檐溜盥手，觉为物触入指爪中，初若丝发然，既数日，稍长如线，伸缩不能如常，始悟其为龙伏藏也。乃扣治疗之方于石。石曰：此方书所不载，当以意去之，归可末蜣螂涂指，庶不深入胸膜，冀他日免震雷之患。士人如其言。后因迅雷，见火光遍身，士人惧，急以针穴指，果见一物自针穴跃出，不能灾。

《名医录》载：汾州王氏，得病右胁有声如虾蟆，常欲手按之，不则有声，声相接。群医莫能辨。闻留阳山人赵峦善诊，求之。赵曰：此因惊气入于脏腑，不治而成疾，故常作声。王氏曰：因边水行次，有大虾蟆，跃高数尺，蓦作一声。予不觉惊叫，便觉右胁牵痛，自后作声常似虾蟆也。峦乃引王氏《脉诀》"右关脉伏结，积病也"，正当作积病治，用六神丹，泄下青涎，类虾蟆之衣，遂瘥。

《齐谐记》云：隆安中，江夏安陆县有人姓郭名坦，得天行病后，遂大善食，一日消斗米，家贫不能给，行乞于市。一日，大饥不可忍，人家后门有三畦薤，因窃啖之，尽两畦，便大闷极，卧地，须臾大吐，吐一物如笼，因出地渐小。主人持饭出，食之，不复食，因撮饭着所吐物之上，即化为水。此病寻瘥。

桓宣武有一督将，因时行病后虚热，便喜饮茗，必一斛二斗乃饱，裁减升合，便以为大不足。后有客造之，更进五升，乃大吐，一物出，如升大，有口，形缩绉，状似牛。客乃令置之盆中，以斛二斗复茗浇之，此物吸之都尽，而止觉小胀；又增五升，便悉混然从口中涌出。既吐此物，遂瘥。或问客：此何病？答曰：此病名斛茗瘕。

《夷坚志》载：一人自幼好酒，片时无酒，叫呼不绝，全不进食，日渐羸瘦。或执其手，缚柱上，将酒与看，而不与饮，即吐一物如猪肝，入酒内。其人自此遂恶酒。

又，镇阳有士人，嗜酒，日尝数斗，至午夜，饮兴一发，则不可遏。一夕大醉，呕出一物如舌，视无痕窍，至欲饮时，眼遍其上，矗然而起。家人沃之以酒，立尽，至日常所饮之数而止。遂投之猛火，爆裂为十数片。士人由是不能饮。

震按：此种案，可助麈谈，难充诊则。惟诸病名，亦所当知，故选其不同者，而删其同者。但嗜茗嗜酒，尚非怪异。如鲜于叔明嗜臭虫，权长孺嗜人爪，刘邕嗜疮痂，唐舒州刺史张怀肃、左司郎中任正名、李栋服人精，《唐书·高仙芝传》载贺兰进明好啖狗粪，明初僧宗泐嗜粪浸芝麻、杂米煮粥，驸马都尉赵辉喜食女人阴精、月水，南京祭酒刘俊喜食蚯蚓，吴江妇人喜食死尸肠胃，此种皆系癖疾，惜无有治之者，遂作小说传流至今，令人绝倒耳。

积块

显庆寺僧应公，有沉积数年，每于四更后，心头痛硬，不能安卧，须起行寺中。习以为常，人莫知为何病，因求治于戴人。戴人令涌出胶涎一二升，如黑矾水，继出黄绿水；又下之，去脓血数升。自尔胸中如失巨山，饮饵无算，安眠至晓。

果园刘子平妻，腹中有块如瓢，十八年矣。经水断绝，诸法不治。戴人令一月内涌四次，下六次，所去痰约一二桶，其中有不化之物，如菜叶者，如烂鱼肠者。觉病积如刮，渐渐而平；及积既尽，块痕反如臼，略无少损。至是面有童色，经水复行。

修弓杜匠其子妇，年三十，有孕已岁半矣。每发痛，则召收生妪，以为将产也。一二日复故。凡数次，乃问戴人。戴人诊其脉涩而小，断之曰：块病也，非孕也。《脉诀》所谓涩脉如刀刮竹行，主丈夫伤精，女人败血。治法，下有病，当泻之，用舟车丸百余粒；后以调胃承气汤，加当归、桃仁；三两日，又以舟车丸、桃仁承气汤，泻青黄脓血，杂然而下，每更衣，以手向下推之揉之则出后；二三日，又用舟车丸、猪肾散、通经散等，连下数日；俟晴明，当未食时，以针泻三阴交；不再旬，病已失矣。

震按：子和此种治验约十余条，其载脉象也，不曰沉细，则曰沉迟，此条则曰小而涩。而其用药也，积在上者，茶调散、三圣散、瓜蒂散为主；积在下者，舟车丸、神丸、承气汤、通经散为主；积在中者，兼而用之。凡吐下约数十次，盈五六缶。此种病人，岂非项籍、樊哙之流亚耶？然如樊将军，鸿门会切生彘肩啖之，又当怒时，不见其成积也。故曰：壮盛人无积，虚人则有之。洁古“养正，积自除”之论，最有见识。何麻知几辈侈张其说，以惑世诬民耶？

又按：子和系睢州人，河南水土厚实，或有此理。后人师其意而用倒仓法，亦以吐泻去积。王金坛极赞之，谓肠胃中得肉液充满，流行如洪水泛涨，浮槎陈朽皆推逐荡漾而出，沉疴悉去矣。然徐东皋曰：此法惟宜用于元气实者，若虚损、劳瘵、臌胀、反胃，真病已成，六脉无力者，皆不可用。予见不善用者，往往杀人。观此说，益惕然于三圣、三花辈之难以轻试矣。

陈自明云：予族子妇，腹中有大块如杯，每发，痛不可忍。予诊之，知为血瘕，投黑神丸，尽三丸，块气尽消，终身不复作。

震按：黑神丸，载在《济阴纲目》，以弹子大一丸，分四服。据云：痃气十服，膈气、癥瘕五服，血瘕三丸，当瘥。想系神效之方。并注：漆有飞补之力。但世间有一种人，沾染漆气，即患漆疮者，若误投之，宁不为害？所当慎也。予又见一妇，先因痞块经闭，里医用生漆，厚涂纸上，阴干，煅灰，同诸行血药服之，数服后，顿下鲜血盈桶，遂困惫不堪，就予治，虽大进补剂，终淹成弱证而死。所谓飞补者，安在哉？

丹溪治一妇人，死血、食积、痰饮成块，或在两胁动作，腹鸣嘈杂，眩晕身热，时发时止。用黄连一两（用茱萸、益智各炒其半，去茱、益不用），香附（童便浸）、楂肉各一两，萝卜子一两五钱，三棱、莪术（俱醋煮）、桃仁（留尖，去皮）、青皮、麦芽曲、山栀、台芎各五钱，炒为末，炊饼丸，服。

又治吕宗信，年六十，素好酒，因行暑途，得疾，足冷过膝，上脘有块如拳，牵引胁痛，不可眠，饮食减半，却不渴。已自服生料五积散三帖。朱诊之，六脉俱沉涩而小，按之不为弱，皆数，右甚，大便如常，小便赤色。遂用大承气汤，将大黄炒熟，加黄连、干葛、芎、芍、甘草作汤，以蒌仁、黄连、半夏、贝母为丸，至二十帖，块减半，遂止药，至半月，饮食复进，诸证悉除。

丹溪曰：一妇，年四十余，面白形瘦，性急，因有大不如意，乳房下贴肋骨间结一块，渐长掩心，微痛，膈闷口苦，饮食减四之三。两手脉微而短涩，予知其月经不来矣。为之甚惧，勿与治。思至半夜，其人尚能出外见医，梳妆言语如旧，料其尚有胃气。遂以人参、白术、当归、川芎，佐以气药，大剂与之；外用琥珀膏，贴块上，防其块长，两三月间，约服二百帖，食及平时之半，脉渐充；仍与前药，吞润下丸，又百余帖，月经行，不及两日而止，涩脉减三分之二；时天气热，意其经行时必带紫色，仍与前药，加醋炒三棱，吞润下丸，以抑青丸十五粒佐之，又经一月，块消其半，月经及期，尚欠平时半日，饮食甘美如常，但食肉不觉爽快。予令止药，且待来春木旺时区处。至次年六月，忽报块一夜大作，比旧反加指半，脉略弦，左略怯于右，至数日，平和。自言饱食后则块微闷，食行却自平。予意其必有动心事激之，问之，果然。仍于前药中，加炒黄芩、黄连，少以木通、生姜佐之，去三棱，煎汤，吞润下丸；外以琥珀膏贴之，半月，经行而块散。此是肺金为火所烁，木邪胜土，土不能运，清浊相干，旧块轮廓尚在，皆因气血未能尽复，故浊气稍留，旧块复起也。补其血气，使肺不受邪，木气平而土气正，浊气行而块自散矣。

又一妇人，年三十六，家贫多劳，性偏急，自七月经断，八月小腹下有块偏左，如掌大块起即痛，至半月后，腹渐肿胀，食减，夜发热，其脉十月间得虚微短涩，左尤甚。初与白术一斤，和白陈皮半斤，作二十帖，煎服；外以三圣膏贴块上，经宿则块软，再宿则块小，近下一寸。旬日后，食进热减，又与前药一料，加木香三两；每帖研桃仁九个，尽此剂，病除。

丹溪又曰：一婢，色紫稍肥，性沉多忧，年四十，经不行三月矣。小腹当中一块，渐如炊饼，脉皆涩，重按稍和，块按则痛甚，试扪之，高半寸。与《千金》硝石丸，至四五次。彼忽自言乳头黑，且有汁，恐是孕。予曰：涩脉无孕之理。又与三五帖，脉稍虚豁。予悟曰：药太峻矣。令止前药，用四物汤，倍白术，佐以陈皮、炙甘草，至三十帖，候脉充，再与硝石丸，至四五次。忽自言块消一晕，便令勿与。又半月，经行痛甚，下黑血近半升，内有如椒核者数十粒，而块消一半。又来索药，晓之曰：块已破，勿再攻，但守禁忌，次月经行，当自消尽。已而果然。大凡攻击之药，有病即病受之，邪轻则胃受伤矣。夫胃气，清纯中和者也，惟与谷肉果菜相宜；药石皆偏胜之气，虽参、芪，性亦偏，况攻击者乎？此妇胃气弱，血亦少，若待块尽而却药，胃气之存者几希矣。

又一妇，因经水过多，每用涩药，致气痛，胸腹有块十三枚，遇夜痛甚，脉涩而弱。丹溪曰：此因涩药，致败血不行。用蜀葵根煎汤，再煎参、术、青皮、陈皮、甘草梢、牛膝，入元明粉少许，研桃仁调，热服二帖，连下块二枚。以其病久血耗，不敢顿下，乃去葵根、明粉，服之，块渐消。

震按：丹溪诸案，消补兼施，而佐清肝者居多，间有用攻击者。《内经》所谓大积大聚，其可犯也。又不得矫子和之弊，而一味培补，反蹈养痈豢寇之害。但丹溪用药，轻重次第，各合机宜，非比子和千篇一律。

王金坛曰：予内弟于中甫，饮茶过度，且多愤懑，腹中常漉漉有声，秋来发寒热似疟。以十枣汤料，黑豆煮，晒干，研末，枣肉和丸，芥子大，而以枣汤下之。初服五分，不动；又服五分，无何，腹痛甚，以大枣汤饮，大便五六行，皆溏粪无水，时盖晡时也；夜半，乃大下数斗积水而疾平。当其下时，瞑眩特甚，手足厥冷，绝而复苏，举家号泣，咸咎药峻。嗟乎，药可轻用哉？

张三锡曰：曾治一少年，体薄弱，且咳血，左边一块，不时上攻作痛。左金、芦荟俱不应。诊其脉，三部虽强，而细涩不流利，因作阴虚治。四物加知、柏、元参、丹皮，不六剂，顿愈。此阴虚似肝积也。由此推之，虽因部分名积，诊视之际，犹当详审。惟圆机者，乃不昧此。

震按：此二条，一系饮积，以证与因断之；一系阴虚似肝积，以脉断之，即圆机也。两家垂训，裨益尤多。

喻嘉言治袁聚东，年二十岁，生痞块，日进化坚削痞之药，渐至毛瘁肉脱，面黧发卷，殆无生理。喻视之，少腹脐旁三块，坚硬如石，以手拊之，痛不可忍，其脉两尺洪盛，余俱微细。谓曰：此由见块医块，不究其源而误治也。初起时，块必不坚，以峻猛之药攻至，真气内乱，转护邪气为害，如人厮打，纽结一团，迸紧不散，其实全是空气聚成。非如女子月经凝而不行，即成血块之比。观两尺脉洪盛，明是肾气传于膀胱，因服破气药多，膀胱之气不能传前后二便而出，乃结为石块耳。治法须内收肾气，外散膀胱之气，以解其结，三剂可愈也。先以理中汤，加附子五分，块即减十之三；再用桂、附大剂，腹中气响甚喧，三块一时顿没；然有后虑者，肾气之收藏未固，膀胱之气化未旺，倘犯房室，块必再作，乃用补肾药，加桂、附，多加河车，为丸，取其以胞补胞，而助膀胱之化源也。服之后，方不畏寒，腰围渐大，年余且得子。

震按：此人克伐太过，换以温补，未足为奇；惟两尺脉洪盛，非此诠解，谁不面涩？至于桂、附、河车，同补肾药，为善后计，则与肾气传膀胱之论紧切不泛，非通套治痞成法可比。

李士材治郡守于鉴如，每酒后腹痛，渐至坚硬，得食辄痛。李诊之

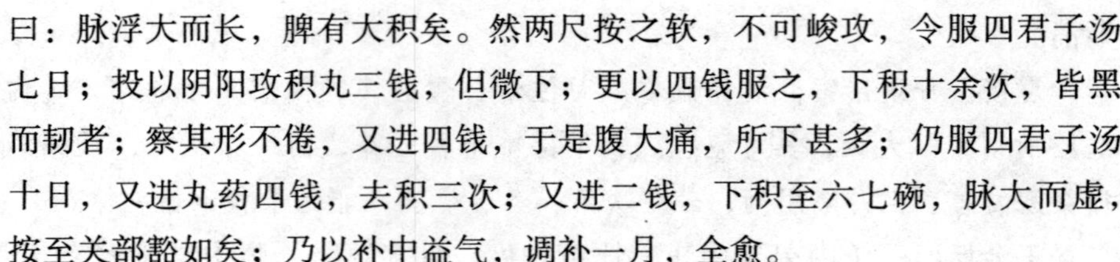

曰：脉浮大而长，脾有大积矣。然两尺按之软，不可峻攻，令服四君子汤七日；投以阴阳攻积丸三钱，但微下；更以四钱服之，下积十余次，皆黑而韧者；察其形不倦，又进四钱，于是腹大痛，所下甚多；仍服四君子汤十日，又进丸药四钱，去积三次；又进二钱，下积至六七碗，脉大而虚，按至关部豁如矣；乃以补中益气，调补一月，全愈。

震按：脉浮大而长，为脾有大积，较之丹溪诸案，或沉涩而小且数，或微而短涩，或虚微短涩，或脉涩而弱者，大不同矣。须于临证时，能以古人各种脉法，俱为我之正鹄，庶期中的。若两尺按之软，不可峻攻，固是正理，然亦要看得灵变。盖两尺软为虚，则喻案之两尺洪盛，宁不认为实而峻攻之耶？故又当以形色及病情参讨也。

给谏侯启东，腹中嘈痛。士材按其左胁，手不可近。凡饮食到口，喉间若有一物接之者然。李曰：脉大而数，腹痛呕涎，面色痿黄，此虚而有湿，湿热相兼，虫乃生焉。当煎人参汤，送槟黄丸，以下虫积。虫若不去，虽补何益乎？病者畏不敢用，后竟不起。

震按：此是虫积，犹之饮积，俱无块者耳。彼肯服十枣丸而愈，此不肯服槟黄丸而殂。因知病之宜补宜攻，总贵用其所当用，诚不可专守洁古之说为稳着也。

周慎斋治一妇，素善怒，左胁下有块，身肥大，经将行，先一二日，且吐且下。此肝木乘脾，脾虚生痰不生血也。善怒胁块，肝气亢也；吐下者，脾气虚也。身肥则多痰，痰盛者中焦多湿，故经行时气血流通，冲动脾湿，且吐且下也。久而不治，必变中满。宜理脾燥湿，白术一两、半夏五钱、生姜七钱、沉香二钱，共末，白糖和服。

一人左胁下有块，右关脉豁大。周用乌药一两，以附子五钱浓煎制之，将乌药日磨二三分，酒送下，俟积行动，乃以补中益气汤加附子服之，丸用六君子。

震按：慎斋书云，凡积，不可用下药，徒损真气，病亦不去；当用消积药，使之溶化，则除根矣。积去，须大补，诚格言也。即此二案，亦平淡之神奇。又尝考消积之方，如桃仁煎用大黄、虻虫、芒硝，黑神丸用生漆、熟漆，东垣五积丸俱用川乌、巴霜，《局方》圣散子、三棱煎丸俱用硇砂、干漆，此皆峻厉之药，用而中病，固有神效，若妄尝轻试，鲜不败事矣。《千金》硝石丸，人参、硝、黄并用，丹溪犹以为猛剂，治婢一案，每与补药迭进，此真善治病者也。丹溪治积聚案，有数十条，轻重曲折，适至病所，惜不能重载。

再阅叶氏医案积聚门，只用鸡肫皮、莱菔子、蛤粉、芥子、蜣螂、䗪虫、青、朴等，并无古方狠药，其理尤可想见。予曾亲见叶先生治一妇，产后著恼，左边小腹结一块，每发时，小腹胀痛，从下攻上，膈间、乳上皆痛，饮食入胃即吐，遍医不效。先生用炒黑小茴香一钱、桂酒炒当归二钱、自制鹿角霜一钱五分、生楂肉三钱、川芎八分、菟丝子一钱五分，水送阿魏丸七分，八剂而愈；次用乌鸡煎丸原方半料，永不复发。又一人患疟疾，补早，左胁成痞，连于胃脘，按之痛甚。用炒桃仁为君，佐以阿魏、穿山甲、鳖甲、麝香，丸服，全消。此二条，较之《临证指南》所载者，为更佳，故附于此。

予又亲见杭州一富家妇，患痞块，用黑神丸，大效。每痛作，呕胀不堪，服此即愈；数十服后，百苦皆除；然半年外，以他病暴殒。因思漆身为癞之言，脏腑岂堪常漆耶？清纯冲和之气，耗丧于此药而不觉也。

再观丹溪治方提领，用参、术、归、芍等煎汤，下保和丸二十五、龙荟丸十五。治冯氏女，先用左金丸、青六丸，后用参橘桃芍丸。治卢子裕，疟后食酒肉，而成块在左胁，用参、术、柴、苓、枳壳煎汤，下阿魏五、保和二十、抑青十、与点十、攻块五。攻块者，青皮、三棱、桃仁、桂枝、海藻，醋调，神曲为丸也。治下邳钱郎，用保和二十、温中二十、抑青十，以白术、木通、三棱汤下。此等方法，皆补药与磨积相半，而必兼清肝之药，大抵因怒成块者居多也。

又如陈里长男，饱食牛肉、豆腐，成块在右胁，脉弦而数。即明告以此人必性急，块上不可按，按则愈痛，痛则必吐酸黄苦水。而用荔核、山楂、枳实、山栀、茱萸、人参、姜汁以止痛，继用皂角煎汁制半夏，合黄连、石碱，用糖球膏为丸，以消块。此仍是治肝为主，磨积为助。学人能逐案细绎之，自有悟处。

王海藏载万病紫菀丸，云：李灵，患肥气，日服五丸，经一年，泻出肉鳖二枚，愈；李知府妻梅氏，带下血崩七年，骨痿著床，日服五丸至十丸，取下肉块如鸡子状，愈。以及赵侍郎泻出青蛇七条，王氏泻出癞虫如马尾者二升。今览其方，巴霜、川乌甚少，余如人参、黄连、皂荚、川椒等皆平庸药，不若耆婆万病丸之芫花、甘遂、蜈蚣、芫青、石蜥蜴等之有毒也，何以能著奇功？惜未试之。

又按：阿魏丸方甚多，如《医林》阿魏十四味，内有石碱、风化硝；

小阿魏丸七味，乃棱、蓬、胡椒、青皮、木麝二香；《心统》消积阿魏丸共八味，内有三棱、莪术、牵牛、穿山甲；丹溪阿魏丸，治肉积者，只四味。又，《医林》小阿魏丸，即丹溪治陈里长男之三味，却无阿魏；犹之琥珀膏，只大黄、朴硝各一两，为末，以大蒜捣膏贴之，并无琥珀也。总须对证择用之。

前阴病

东垣治一人，前阴臊臭，又因连日饮酒，腹中不和，求治。曰：夫前阴者，足厥阴肝之脉络，循阴器，出其挺末。凡臭者，心之所主，散入五方，为五臭，入肝为臊。当于肝经泻行间，是治其本；后于心经泻少冲，乃治其标。如恶针，当用药除之。酒者，气味俱阳，能生里之湿热，是风燥热合于下焦为邪。经云：下焦如渎。又云：在下者，引而竭之。酒是湿热之物，亦宜决前阴以去之，治以龙胆泻肝汤，又治阴邪热痒。柴胡梢二钱，泽泻二钱，车前子二钱，木通五分，生地黄、当归梢、草龙胆各三分，作一服，水煎，以美膳压之。

震按：龙胆泻肝汤治前阴病之由于湿热者，今人亦因此案而知之。然此案分量之轻重，与此病则为恰合，非不可移易之数，又当随病情损益为妥。

丹溪治一人，年少，玉茎挺长，肿而痿，皮塌常润，磨股不能行，二胁气上冲。先以小柴胡，加黄连，大剂，行其湿热；次又加黄柏，降其逆上之气，挺肿渐收及半。但茎中有一坚块未消，遂以青皮为君，佐以散风之剂，为末，服之；外以丝瓜汁，调五倍子末，敷之而愈。

一人色苍黑，年五十余，素善饮，忽玉茎坚挺，莫能沾裳，不可屈腰作揖，常以竹篦为弯弓状，拦于玉茎之前，但小溲后即欲饮酒，否则气不相接。盖湿热流入厥阴经而然也。专治厥阴湿热而愈。

震按：此亦龙胆泻肝汤证。上案之用小柴胡加黄连者，以两胁气上冲也。下案不认作肝火湿热，洵是高手。于此见辨病宜详细，不容少涉模糊。

一妇产后，因子死，经断不行者半年，一日少腹忽痛，阴户内有物如石硬塞之，而痛不禁。众医不识。青林曰：此石瘕病也。用四物，加桃仁、大黄、三棱、槟榔、元胡索、附子、泽泻、血竭，为汤，二剂而愈。

薛立斋治一妇人，胸膈不利，内热作渴，饮食不甘，肢体倦怠，阴中闷痒，小便赤涩。此郁怒所致，用归脾，加山栀、芎、归、芍药而愈；但内热晡热，用逍遥散，加山栀，亦愈；后因劳役发热，患处胀肿，小便仍涩，用补中益气，加山栀、茯苓、丹皮而愈。

一妇人，阴中突出如菌，四围肿痛，小便频数，内热晡热，似痒似痛。此肝脾郁结之病，盖肝火湿热而肿痛，脾虚下陷而重坠也。先以补中益气，加山栀、茯苓、车前、青皮，以清肝火，升脾气，渐愈；更以归脾汤，加山栀、茯苓、川芎调理；更以生猪脂，和藜芦末，涂之而收。

一妇人，阴中挺出一条，五寸许，闷痛重坠，水出淋涩，小便涩滞。夕与龙胆泻肝汤，分利湿热；朝与补中益气汤，升补脾气，诸证渐愈。再与归脾，加山栀、茯苓、川芎、黄柏间服，调理而愈。后因劳役或怒气，下部湿痒，小水不利，仍用前药而愈。亦有尺许者，亦有生诸虫物者，用此法治之。

一妇人，阴内痛痒，内热倦怠，饮食少思。用参、芪、归、术、陈皮、柴胡、炒栀、车前、升麻、芍药、丹皮、茯苓，治之而愈。若阴中有虫痒痛，亦属肝木，以桃仁研，和雄黄末，纳阴中，以杀之；仍用清肝解郁，或以鸡肝纳之，取虫之法也。

立斋又曰：余奉侍武庙汤药，劳役过甚，饮食失节，复兼怒气，次年春，茎中作痒，时出白津，时或痛甚，急以手紧捻乃止。此肝脾之气虚也。服地黄丸，及补中益气加黄柏、柴胡、山栀、茯苓、木通而愈。丁酉九月，又因劳役，小便淋沥，茎痒窍痛，仍服前汤加木通、茯苓、胆草、泽泻，及地黄丸而愈。

一男子，茎中痛，出白津，小便秘，时作痒。用小柴胡，加山栀、泽泻、炒连、木通、胆草、茯苓，二剂，顿愈；又兼六味地黄丸而瘥。

震按：立斋诸案，治法详备，可补东垣、丹溪之未逮，且以补药解郁平肝，又开一局。盖院使擅长于补，其用参、芪、归、术，如布射僚丸，百发百中也。末案纯用清理，又知其非一味蛮补者。

〔附〕一男子，阴肿大如升，核痛。医莫能治。捣马鞭草，涂之而愈。

一人茎头肿大如升，光如水泡。以二陈，加升麻、青黛、牡蛎，二剂而愈。

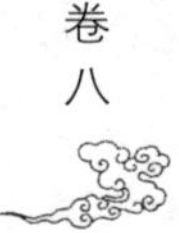

一人玉茎硬不痿，精流不歇，时如针刺，捏之则胀。乃为肾满漏疾。用韭子、破故纸各一两，为末，每三钱，日三服，即止。

一人在山亭裸体而卧，其阴茎被飞丝缠绕，阴头肿欲断。以威灵仙汁入水，浸洗而愈。

阳痿

周慎斋治一人，年二十七八，奇贫鳏居，郁郁不乐，遂患阳痿，终年不举。温补之药不绝，而证日甚，火升于头，不可俯，清之降之皆不效，服建中汤稍安。一日读本草，见蒺藜一名旱草，得火气而生，能通人身真阳，解心经之火郁。因用斤余，炒香，去刺，成末，服之效，月余，诸证皆愈。

张景岳曰：余尝治一强壮少年，遭酷吏之恐，病似胀非胀，似热非热，绝食而困。众谓痰火，宜清中焦。余诊之曰：此恐惧内伤，少阳气索，而病及心肾，大亏证也。遂峻加温补，兼治心脾，一月而愈。愈后，虽形健如初，而阳寂不举。余曰：根蒂若斯，肾伤已甚，非少壮所宜之兆，速宜培养心肾，庶免他虞。彼不肯信，未及半载，竟复病而殁。可见恐惧之害，其不小者如此。

〔附〕一少年新婚，欲交媾，女子阻之，乃逆其意，遂阴痿不举者五七日。以秃笔头，烧灰，酒下二钱而起。

震按：巢氏《病源》以肾间动气为人之根本，故老年而能御女，七十岁至八十岁犹生子者，其动气之禀于生初者独厚也。厚则刚，阳自不痿。生子之时，已是大寿，至不能生子而死，谅必又有数年，岂非耄耋乎？亦有六十岁左右即阳痿者，必不能至大寿，须任其自然，绝意淫欲，尚可延龄；设以兴阳药内服外洗，求为御女之事，不数年而死矣。又如壮年无病而阳痿，其人多夭；少年虚损而阳痿，其死立至，皆由肾间动气早衰也。

动气，即命门真火，所以生长元气，煦燠元阴，故气曰阳气，精曰阳精，其盈亏俱得于先天，盈者虽斫丧而无伤，亏者虽葆养而不足，并非药石所能扩充。乃《扁鹊新书》载王超老淫故事，而云保命之法：灼艾第一，丹药第二，附子第三。此说荒唐，断不可信。又考宗筋聚于前阴，前阴者，足之三阴，及阳明、少阳、冲、任、督、跷，九脉之所会；而九脉之中，阳明为之长。《内经》云：阳明者，五脏六腑之海，主润宗筋。所以胃强善啖之人，其于欲事必强，反是则痿而不举，或举而不坚，是胃气能为肾气之助。古云“精生于谷”，又云“男子精盛则思色”，其道理可喻矣。《新书》之言，不过如宋人揠苗耳。况丹药之害，可胜言哉？

阴　吹

张路玉治一仆人之妇，经闭三月，少腹痛贯彻心，而阴吹不已。与失笑散一服，瘀血大下，遂不复作。又治一贵妇，小产后，寒热腹痛，亦病阴吹。与山楂炭，熬焦黑糖为丸，用伏龙肝煮水，澄清，煎独参汤，送三钱。一服，结粪大下；再进，瘀血续行而愈。始悟猪膏发煎，实为逐瘀而设也。

〔附〕一妇人，阴肿坚硬。用枳实八两，碎，炒令热，故帛裹熨，冷则易之。

脱　肛

东垣治一女子，脱肛。用糯米一勺，浓煎饮，去米，候温，洗肛温柔；却先以砖一片，火烧通红，用醋沃之，以青布铺砖上，坐肛于青布上，如热则加布令厚，其肛自吸入而愈。

〔附〕一人大肠头出寸余，干即自脱落，随又出，名截肠病。用芝麻油，器盛坐之，饮大麻子汁数升，愈。

薛立斋治余时正，素有痔，每劳役，脱肛肿痛出水。此中气下陷，用补中益气，加茯苓、芍药，十余剂而愈。

震治一人，脱肛肿痛出水，尺脉洪数。用樗根白皮、川柏、诃子肉、没石子、鳖头灰而愈。其人好酒形实，乃湿热下注，非气虚下陷也。

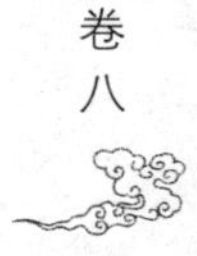

痔

一妇，产后痔作，疮有头如赤豆大，或下鲜血，或紫血，大便疼，与黑神散；又多食肉太饱，湿热在大肠所为，以郁李仁（去皮）、麻仁、槐角各七分，枳壳、皂角仁各五钱，苍术、归尾、生地各三钱，大黄（炒）一钱六分，煎服。

震按：此方，与酒煮黄连丸，及脏连丸，皆治痔痛下血之正法也。余如干柿烧灰饮下，四时取其方，柏叶烧灰调服，亦佳。而道场慧禅师所云：平直量骨脊与脐平处椎上灸七壮，或年深，更于椎骨两旁各一寸灸如上数，无不除根者。此法犹可试。若骆谷驿吏用柳枝煎浓汤洗痔，随以艾炷灸痔上三五壮，因大泻鲜血秽物，极痛楚，而痔随泯迹。此则不敢轻试者矣。予一徐姓友，先患内痔，复生外痔，外则肿痛出脓血，内又胀痛异常。每登圊后，内痔坠出，欲捺之进内，碍于外痔，欲俟其自收，则相抵痛极，以致行坐不得，昼夜侧卧而已。内服芩、连、槐花等药，外抹熊胆及冰片、田螺水等法，总不应；痛甚，汗多困乏，稍进人参，则痛益加，无计可施。诊之，右关尺沉大有力。因忆丹方有用荞麦面，以猪胆汁收丸者，令其制服。计服猪胆二十枚，而内外之痔亦皆泯迹。

陆上舍，冬患痔作痛，右寸浮大，左寸口洪数。立斋曰：冬见夏脉，当壮水之主，以镇阳光。彼以为迂，别服芩、连之剂。薛谓其侄曰：令舅氏肾水不能生肝木，殁于春，验矣；今令叔肾水不能制心火，当殁于夏。至甲辰六月，薛复视之，痰涎上涌，日夜不寐，脉洪大而数，按之无力，左尺绝无，足膝肩髆逆冷。薛曰：事急矣。彼云：但求少延数日，以待嗣子一见。始用参、芪、归、术、炮姜之类，及六味丸料，加肉桂，至本月而殁。五行之理，信然。

瘴气

陈三农治制府王姓，感冒瘴气，寒热头疼，胸膈饱闷，眩晕恶心，脉数而洪。用藿香正气散，加厚朴、槟榔、羌、防、苏叶，一剂而寒热退，头不疼；减去羌、苏、防风，加草豆蔻、半夏、枳壳，恶心胀闷皆愈。

又治梧州方姓，头疼身痛发热，恶心饱闷，脉弦而数。用羌、防、芎、苏、藿、半、槟榔、苍、朴、橘、草，二服而减；因饱胀未全退，加草果、草豆蔻，方愈。要知恶心饱胀，乃瘴气之异于感冒也。

端州李别驾，镶蓝旗人，年四十余，能骑射，署雷州府时，善搏虎。不避风雨寒暑，涉溪陟岭，染瘴已深，其所感风寒暑湿，不一而足矣。又以谢谒上台，到省过劳，积邪所感，猝然皆发。医者略为解散，即用补剂，而邪气大作，寒热神昏谵语，脉空数无根，神气散乱。补泻兼施，毫无一效。三农诊之，脉如水上纛，刻刻欲脱，寒热间作。盖受病既深，精气两虚，邪气正炽，法在不治。勉拟五积散，加附子、人参，去麻黄，而易羌活。其家见立方，有难色，置不用。后医有认阴疟阳虚，而进《金匮》肾气加参者；有谓虚证似疟，而以补中倍加参、附者，三剂而神昏气喘，虚汗如雨，足冷而脱矣。不知此证初实受瘴气，屡感屡深，今则乘虚而发。古云：伤寒偏死下虚人。况瘴气而风寒暑湿备感者乎？

两广总制石公子，年甫十龄，六月感冒风暑，寒热头疼，已用葛根，加羌、防解表矣；后复寒热不减，气喘腹胀，再用小柴胡汤加消导，不应；神昏喘急，寒热间作，时或泄泻似痢，腹痛，不知名为何病也。陈往视，已二十余日矣。脉数无力，神气昏乱。举家惊惶。按其腹，时痛时胀；观其神，时静时躁，手足或冷或热，虚汗不已。此外邪初感者为药而解，久积者未曾清理，加之以饮食失调，元气欲脱，故虚象显露。细思外邪内陷变病之证，元气已亏，救本为急，且扶住元神，再筹治病之策。因用理中汤，加桂、附，腹痛稍缓，泄泻顿减，手足亦暖；然发热不退，小便赤浊不利，因用《金匮》肾气丸作汤，二服，小便方利，寒热愈加。此元气渐回，病证乍现，风寒、暑湿、食积种种不清，若欲返本还元，正尔变端不一。仍朝用六君子汤，加柴胡、干葛、神曲、干姜；夜用六味汤，加参、桂。旬日后，寒冷拘挛，眼目翻白，切牙呻吟。举家惊恐恸哭，以为无救矣。陈曰：此名寒战，正气将回，积邪欲出，从此一变，反有复生之机。自未至酉，始得大汗如雨，手足软怠，不语，熟睡。人情虽少定，而错愕未安也。天明，方能言语。然虚证日变，潮热汗多，则用补中，合建中，加附子；不能安寝，则用归脾汤；元气弱，则用十全大补汤；腹痛滑泻，则用理中六君汤。如是调摄三阅月，方得返本还元而奏功也。

震按：瘴气者，山岚郁毒之气也，何以可用温补？况系髫年，外邪正炽，而参、姜、桂、附，靡不应手，奇矣。自非熟悉其风土病情者，岂敢轻试乎？陈三农亦曰：此证与江、浙、楚、豫北方各省所患外感内伤迥异，总之瘴气为得病之根，变证便尔不同。医家治之，当别具手眼，静心揣摩，参以各论，庶几有得。

正红旗孙公，病已月余。陈诊其脉空豁，恍惚不定，重按无根；神昏谵语，寒热大作；加之咳嗽痰喘，转侧不能，昼夜伏几，呻吟而已；且胸膈饱闷，足冷恶寒。询知夏秋积劳，寒暑皆受，一月以前，初感头疼身痛，憎寒壮热咳嗽。医者用桔梗、杏仁、干葛、羌、苏，汗而不解；复用桑皮、前胡、苏子、橘、半、知、贝、黄芩，亦不应；因寒热更甚，有用小柴胡，加栀子、元参、薄荷，清痰退热，而咳嗽更甚。不知此证夏秋暑湿、风寒兼感而发，尚未得汗，何能解散？遂用五积散，二剂而得汗如淋，咳嗽亦减，可以伏枕，惟寒热未退。积久病深，元气已亏，气上喘，小便如油短数，其火从下而上，上盛下虚，肾气虚惫。因用《金匮》肾气加沉香，二服而气平便顺。然潮热如故，时有呓语，人亦忘识。乃知精神耗散，极宜大补。午后用参附六君汤，朝用肾气丸，次序并进，经月，方思饮食，呓语亦退，虚汗亦止，神气始安，方识平日交往之人。凡用人参、附子，共斤许。精神稍复，然面目黎赤，肌血不华。再用还少丹，加桂、附、河车、鹿角胶，月余；又用十全大补汤，二十余剂，元气日长，而饮食如常矣。

震按：三农云，此与李别驾等一病形，彼以不信予药而殒，然则李若信之，亦必用大温大补也。瘴气有此种治法，殊属可骇。或者两粤地方天暖湿蒸，有发泄而无收藏，人之阳气外越，故病重者多以亡阳为治乎？

康熙戊寅十一月，高鹾使公子，患似痢非痢，红多白少，身恶寒微热。询知自夏秋以来，由川北随任之粤，久积暑湿，感冒而发。用平胃加羌、防、紫苏、藿香，一剂而寒热退；再加槟榔、木香而瘳，或曰：痢疾所忌燥药，今用苍术而愈，何也？曰：常人痢疾，因暑令火热之气，燥药乃天时之忌，故不可用；今以积湿之气，发于隆冬外感，乃得力之药也。所谓治病必搜其原耳。

梁溪棋师周西候之弟，开铜山于英德。其山下有水，人浣其衣，则腻垢皆去，咸以为奇物也。以其近便，炊爨亦用之。未几，人皆黄胖，身软腹胀而无力，饮食倍进，寒热间作，善啖鸡豕诸肉，则胃腹稍安。在厂同事，毙者不一，因至省会，求救于陈。用平胃、正气，治其病；后以益气、六君，补其受毒水克削之愆而安。此即粤西太平、柳州、南宁毒水瘴之一班也。

一时开山同病而返省者数人，有陈某似疟非疟，以疟治，势渐笃。三农诊之，脉已细紧而数，饮食不进。乃曰：若欲治之，何不于一月以前？虽病笃，而元气尚在。今病已深，精神殆尽矣，何药可施乎？旋毙。

又，同事一人，似痢非痢，寒热间作。医以香、连、硝、黄，消攻清理，日剧尫羸。因易一医，曰：可以进补。用白术五分、茯苓四分、陈皮二分，病虽不甚，热亦不减。三农诊其脉，恍然不定，重按已绝，虽饮食尚可，所谓行尸耳；邪火浮载，真精告竭矣。辞之，阅二日而死。

震按：瘴气为病，情形不一，非亲历其地者，莫能知也。故所叙诸案，不敢妄断。三农久游两粤，言之甚详，向来诸书未载，今录于后。瘴者，障也，天地自然之气，为崇山峻岭障蔽不舒而然也。再加之以春夏之交，万物发生之际，乖戾郁遏，人多染患，是以道路行役者恒多，而安闲居室者恒少也。闽之仙霞，粤之庾岭，阳闭于阴，阳瘴为多。粤西近高、雷、廉者，粤东之余气，证亦相似。其庆远、柳州、太平，近于交趾诸郡，千山万壑，屏障于南，反阻塞其阳威之气，为山之阳，阴闭于阳，每成阴瘴。阴湿蕴毒，故阴瘴尤重也。

寻常瘴

春夏之交，乍寒乍热，其气忽然蓊郁，忽然发泄，更衣不时，感冒不一。本地人患者不知，医者无书可考，客寓者每曰水土不服，委之于数而已。其证似风寒，头痛寒热，而又恶心胀闷，似痢非痢，似疟非疟者是也。宜九味羌活汤加减，平胃散、藿香正气散、二陈汤。此证粤中无时无之，无人觉之。虚弱之体，感而即发；敦厚之人，感不骤发，积久而成，浑浑漠漠，脉证茫然，难治难愈。

暑湿瘴

闽、粤皆有之。夏秋之时，久雨阴湿，忽然暑热，山岚之气，自下蒸上。人在气交之中，有一种胀闷不可当之势，此即瘴疠时也。人能知觉者，即以玉枢丹，水磨，服之，立解；平胃散，加槟榔，亦佳。

毒水瘴

粤西于云、贵接壤处，有水，能毒人；其山产五金，皆有毒，况产五色信石者乎？山坞熬信，水流下溪，人不知，误吞，则腹胀绞肠而不救矣。初感而轻，用玉枢丹、紫金锭、行军散、平胃、正气散，亦有得生者。

黄茅瘴

三四月，草深偃俯，久雨湿烂，而时令蒸郁，其性上炎。一种郁勃之气，入虚人口鼻，即患瘴闷。轻者用平胃、藿香正气散，重者苏合丸、七香丸、诸葛行军散，即愈。广东高、雷、廉，及广西左右两江，皆有之。

孔雀瘴

五六月，雨水泛溢，有孔雀处，其屎积于木叶茸草间，随涧水流下，人误吞之于炊爨间，必患腹胀而痛闷，轻者正气、平胃散，调玉枢丹而愈；重者行军散、七香散、紫金锭可治之；最重者，非药可解。此广西庆远、思恩、太平，近交趾处居多，镇远、泗城州、柳州亦有之。

桂花瘴

全州、桂林、梧州、平乐皆有之。八九月间，香气如桂，此瘴最急，触人口鼻即倒仆，此为中瘴。必须同行之人，就其鼻旁，掘一穴，通地气，亦有得生。但腹痛饱胀，头晕恶心，重者立危；轻者平胃、正气散，下玉枢丹而活。有善避者，见有黑气如雾，其香必至，即刳一地穴，以身俯地上，口鼻向土潭穴中，勿使香气入穴，即解矣。其气不及一饷即散。故此地人枵腹行路，必用大蒜、烧酒，亦避之之意；或先以行军散，搐鼻亦妙。又，近云南、交趾地方，有糯米饭香，即病而绝，俗名江米瘴，亦可类治。

蚯蚓瘴

二三四月，泥水泛滥，人犯之，腹胀疼楚，如蚯蚓状者，青筋蟠现于肚腹，兴起痕高。轻则以蒜捣汁，及土浆敷腹，亦用玉枢丹、紫金锭，姜汁灌入，次进苏合七香以通之。

蚺蛇瘴

三四五六七月，蚺蛇交媾，秽浊之气顺水流下，人或犯之，胸腹胀痛异常，口鼻有腥气。轻则紫金锭、玉枢丹、行军散、苏合丸，用之亦有得生，重者一二日即死。

大凡治病之道，寒证用热药，热证用寒剂，人所共晓。此如举业题之正面易做，而侧取为难。更有外有余而内不足，有内真实而外假虚，阳证似阴，阴证似阳，其中精微深奥之处，差之毫厘，缪以千里。瘴疠虽从山川地气，随时令而得，亦必乘人本虚，方乃受病。其阳虚火衰者，一时受瘴，因轻而不觉，瘴证变为本病，必虚寒而腹胀满，大便泄泻，恶寒，手足冷者是也。阴虚火旺者，瘴轻而不觉，瘴后现为本病，必头晕口渴发热，腹胀恶心便赤者是也。再审五脏六腑，各有素常、偏患，衰弱、壮实之分，皆当以此类推。并须消息其夏秋，劳逸行役，阴晴暑湿，起居所履，庶几有得。至如瘴脉，初感洪数，虚者大而芤，实者弦而滑；久则变迁，亦总以无力为虚，有力为实也。

震按：三农治瘴之方，与古方微有不同，将来刊于《古今经验方按》，此不及录。与治瘴相宜，若仍古方之旧者，不录。吾吴地有痧气，夏月更多，或腹痛，或胀闷昏仆，若不救之，亦立死。此与瘴气病情仿佛，刮痧放痧，以行军散点眼，以痧药及紫金锭灌喉，皆可立愈。并非疑难证，不必更立一门。而有侈张其说者，如王养吾著《晰微补化全书》，立六十四卦象方，至谓各种杂证多由痧气变迁，成案亦富，然不外散风清暑、豁痰消瘀、破气攻结诸法，而牵扯入痧，徒滋眩惑，不足取也。较之吴又可《温疫论》指诸杂证为疫，同一附会耳。

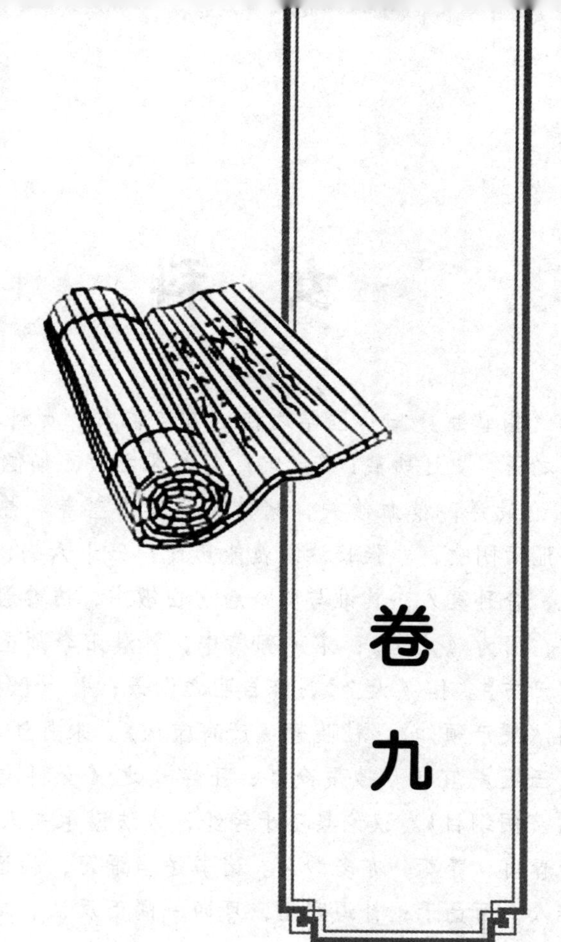

卷九

女 科

叶杏林《指掌赋》曰：医学之传，首自黄农；女科之始，则由扁鹊。邯郸为带下之医，史迁所载；《产宝》著愈风之散，华佗所传。病机不等，巢元方之立论最详；精血攸关，褚侍中之遗书甚善。热入血室，脏燥悲伤，胃气下泄而阴吹，非张长沙，孰能辨此？三十六病，转女为男，巧夺造化之枢机，舍孙真人，其谁与归？唐·白敏中，访昝殷《备集验方》三百七十八首，而为《产宝》；宋·郭稽中，补濮阳李师圣《产论》二十一篇，以为《产方》。作《大全》，陈自明之勋最；补《医按》，薛立斋之功多。高宾刻《便产须知》，杜荍著《产育宝庆》。朱丹溪之《百问》可传，陈无择之《三因》宜读。搜罗众善，王宇泰之《女科准绳》；分晰群方，武叔卿之《济阴纲目》。议论具备于经纶，方法谨承夫家秘。东垣、河间，各有名言；春甫、养葵，亦多妙义。诸书悉当诵习，临证自探渊微。学问思辨，不辞人十而己千；补泻寒温，可即一隅而反四。功行满，则青城有望；怠惰久，则白首无成。

经 水

东垣治一妇，年三十余，每洗浴后，必用冷水淋身，又尝大惊，遂患经来时必先小腹大痛，口吐涎水；经行后，又吐水三日，其痛又倍至六七日，经水止时，方住。百药不效。诊其脉，寸滑大而弦，关尺皆弦大急，尺小于关，关小于寸，所谓前大后小也。遂用香附三两，半夏二两，茯苓、黄芩各一两五钱，枳实、延胡、丹皮、人参、当归、白术、桃仁各一两，黄连七钱，川楝、远志、甘草各五钱，桂三钱，吴茱萸一钱五分，分十五帖，入姜汁两蚬壳，热服之；后用热汤洗浴，得微汗，乃已。忌当风坐卧，手足见水，并忌吃生冷。服三十帖，全愈。半年后，因惊忧，其病复举，腰腹时痛，小便淋痛，心惕惕惊悸。意其表已解，病独在里。先为灸少冲、劳宫、昆仑、三阴交，止悸定痛；次用桃仁承气汤，大下之，下后用醋香附三两，醋蓬术、当归身各一两五钱，醋三棱、延胡索、醋大黄、醋青皮、青木香、茴香、滑石、木通、桃仁各一两，乌药、甘草、砂仁、槟榔、苦楝各五钱，木香、吴茱萸各二钱，分作二十帖，入新取牛膝湿者二钱、生姜五片，用荷叶汤煎服，愈。

震按：冷水淋身致病，似宜温经散寒；后因惊忧复病，似宜调气安神。乃前则寒药多于热药，继则灸心与心胞络、膀胱及脾之穴，即能止悸定痛；痛已定而复用桃仁承气大下之，立法甚奇。且前月参，后不用参，而大下之后又用棱、术、桃、黄、青、槟等二十帖，几如国手下子，不可思议，诚非明季清初诸医所能及也。

丹溪治一妇，年四十八岁，因有白带，口渴，月经多，初来血黑色，后来血淡，倦怠食少，脐上急。以白术一钱五分，红花（豆大）、陈皮、白芍各一钱，木通、枳壳各五分，黄芩、砂仁、炙甘草各三分，煎汤，下保和丸三十粒、抑青丸三十粒。

震按：初来血黑，后来血淡，是本虚而标热也。来既多，又倦怠食少，虚象显然，何以不用补药？试观第四条，女年十五之案，则此案治法似未尽善。或者此妇之脉弦大而数耶？下二案，如黄浆，如黑豆汁，制方极当。

一妇，行经色淡若黄浆，心腹嘈杂。此脾胃湿痰故也。以二陈汤，合四物，入细辛、苍术，数服即止。

一妇子，经水下如黑豆汁。此络中风热也。以四物，加黄芩、川连、荆芥穗、蔓荆子，数服，血清色转。

一女，年十五，脉弦而大，不数，形肥。初夏时，倦怠，月经来时多。此禀受弱，气不足摄血也。以白术一钱五分，生芪、陈皮各一钱，人参五钱，炒柏三分。

一妇，年四十余，月经不调，行时腹疼，行后又有三四日淋沥，皆秽水，口渴面黄，倦怠无力。以白术一两，归身尾、陈皮各七钱，黄连三钱，木通二钱，生芪、黄芩各二钱，炙甘草一钱，分作八帖，下五灵脂丸四十粒，食前服。

震按：此案用药，白术、黄连、归身、归尾用得最好，芪、芩嫌其太轻，更好在五灵脂丸。

一妇，年二十余，形肥，痞塞不食，每日卧至未，饮薄粥一盏，粥后必吐水半碗，仍复卧，经不通三月矣。前番通时，黑色。脉辰时寸关滑有力，午后关滑，寸则否。询之，因乘怒饮食而然。遂以白术一两五钱，厚朴、黄连、枳实各一两，半夏、茯苓、陈皮、山楂、人参、滑石各八钱，砂仁、香附、桃仁各五钱，红花二钱，分作十帖。每日服一帖，各入姜汁二蚬壳；间三日，以神佑丸、神秘沉香丸微下之；至十二日，吐止，食渐进；四十日，平复如故。

震按：饮薄粥一碗，必吐水半碗，卧不能起，将认作大虚证矣。其辨在于痞塞，及经停之前虽通而黑色也。此内火食积，郁成湿热，上则饮停，下则瘀阻，实证似虚耳。辰时寸关脉滑有力者，辰为气血注胃之时，胃满甚而连及上焦；午后惟关滑，独显胃实之象矣。方主消痰消食，破气活血，加黄连、滑石以清湿热；仍兼人参以鼓舞胃气，使诸药得行其疏通之力；再佐姜汁之辛，以开道路，又治呕吐。此真纪律之师，有胜无败者也。然犹有病深药浅之虑，隔三日，以二丸微下，则直捣贼巢，病根可拔矣。

吕沧洲治一女，在室，病不月。诸医疗，皆不得其状。视之，腹大如娠；求其色脉，即怪。语之曰：汝病，非有异梦，则鬼灵所凭耳。女不答，趋入卧内，密语其侍妪曰：我去夏追凉庙庑下，薄暮，过木神，心动，是夕梦一男子，如暮间所见者，即我寝，亲狎，由是感病。我惭赧，不敢以告人，医言是也。妪以告吕。吕曰：女面色乍赤乍白者，愧也；脉乍大乍小者，祟也。病因与色脉符，虽剧，无苦。乃以桃仁煎，下血类豚肝者六七枚，俱有窍如鱼目，病已。

震按：此即鬼胎，亦易识别。惟云“病因与色脉符，虽剧，无苦”，一秘诀也。桃仁煎颇狠，然非此药，不能去此病。

俞子容治一妇，寡居，郁结成疾，经事不行，体热如炙，忽吐血若泉涌。医用止血药，不效。俞以茅草根，捣汁，浓磨沉香，服至五钱许；日以酽醋贮瓶内，火上炙热，气冲两鼻孔，血始得降下，遂不复吐，经事乃行。

震按：此是倒经，故降其气而血自降。茅根汁磨最妙，尤妙在热醋熏鼻，但经倒犹可生，经枯则必死耳。

石山治一妇，瘦小，年二十余，经水紫色，或前或后，临行腹痛，恶寒喜热，或时感寒，腹亦作痛，脉皆细濡近滑，两尺重按略洪而滑。汪曰：血热也。或谓：恶寒如此，何谓为热？曰：热极似寒也。遂用酒煮黄连四两，香附、归身尾各二两，五灵脂一两，为末，粥丸，空腹吞之而愈。

震按：脉细濡近滑，两尺亦于重按略洪而滑，又不兼数，殊难认为大热。乃重用黄连而愈，汪公指下真有得心应手之乐。

一妇，年二十一岁，六月，经行，腹痛如刮，难忍求死，脉得细软而快，尺则沉弱而近快。汪曰：细软属湿，数则为热，尺沉属郁滞也。以酒煮黄连八两、炒香附六两、五灵脂（半炒，半生）三两、归身尾二两，为末，粥丸，空心，汤下三四钱，服至五六料；越九年，得一子；又越四年，经行两月不断，腹中微痛，又服前丸而愈；续后经行六七日，经止则流清水，腹中微痛，又服前丸而痛亦止；又经住只有七八日，若至行时，或大行五六日，续则适来适断，或微红，或淡红，红后常流清水，小腹大痛，渐连遍身，胸背腰腿骨里皆痛，自巳至酉乃止，痛则遍身冷热，汗大出，汗止痛减，尚能饮食。自始痛至今，历十五年，前药屡服屡效，今罔效者，何也？汪复诊之，脉皆洪滑无力，幸其尚有精神。汪曰：此非旧日比矣。旧乃郁热，今则虚寒，东垣曰“始为热中，终为寒中”是也。经曰：脉至而从，按之不鼓，乃阴盛格阳。当作寒治。且始病时形敛小，今则形肥大矣。医书曰“瘦人血热，肥人气虚”，岂可同一治耶？所可虑者，汗大泄而脉不为汗衰，血大崩而脉不为血减耳。其痛日重夜轻，知由阳虚不能健运，故亦凝滞而作痛。以证参脉，宜用助阳，若得脉减痛轻，方为佳兆。遂投参、芪、归、术大剂，加桂、附，一帖，来早再诊，脉皆稍宁；服至二三十帖，时当二月，至五月，病愈。盖病有始终寒热之异，药有前后用舍不同，形有肥瘦壮少不等，岂可以一方而通治哉？

震按：细软而数，为湿热；洪滑无力，为虚寒，的系辨脉要旨。汪公自跋数语，尤属治病要诀。然前之黄连，终嫌太过，久服不换，亦恐非宜。

一妇，经行，必泻三日然后行，诊其脉皆濡弱。曰：此脾虚也。脾属血属湿，经水将动，脾血已先流注血海，然后下流为经。脾血既亏，则虚而不能运行其湿。令作参苓白术散，每服二钱，一日米饮调下二三次，月余，经行不泻矣。

一妇，年逾四十，形长色脆，病经不调，右脉浮软而大，左脉虚软而小，近快，常时经前作泄；今年四月，感风咳嗽，用汤洗浴，汗多，因泄一月；六月，复因洗浴，发疟六七次，疟虽止，而神思不爽；至八月尽，而经水过多，白带时下，泻泄，遂觉右脚疼痛，旧曾闪挫脚跟，今则假此延痛，臀腿、腰胁、尻骨、胫项左边筋皆掣痛，或咳嗽一声，则腰眼痛如刀扎，日轻夜重，叫号不已，幸痛稍止，饮食如常。因思月水过多，白带时下，日轻夜重，泄泻无时，亦属下多亡阴，宜作血虚治，然服四物止痛之剂益甚。九月，汪复诊视，始悟此病乃合仲景所谓“阳生则阴长”之法矣。夫经水多，白带下，常泄泻，皆由阳虚陷下而然，命曰阳脱是也。日轻夜重，盖日阳旺，而得健运之职，故血亦无凝滞之患，而日轻也；夜则阴旺，而阳不得其任，失其健运之常，血亦随滞，故夜重也。遂以参、术助阳之药，煎服六七帖，痛减。此亦病证之变，治法殊常，故记之。

震按：前案之理易明，此案之脉亦易认为虚，惟近快而合以足之延痛，颇似湿热耳。然久泻复疟，经水过多，白带时下，显系参、术对证，何云治法殊常耶？

一妇人，年逾四十，形色颇实，常患产难、倒生，经水不调，或时遍身骨节疼痛，食少倦怠自汗。汪诊之，两手脉皆不应，而右关轻按隐隐然微觉动也。疑脉出部，以指寻按经渠、列缺穴分，亦不应。甚怪之。乃叩其夫，曰：有孕时，医诊亦言无脉，后服八物汤，幸而易产，得一子。汪曰：此由禀赋本来脉不应也，无足怪。可见天下事变无穷，果难一一以常理测也。如《脉经》所谓，但道其常而已。两手无脉，不伤其生，又不妨于胎孕，岂《脉经》所能尽耶？

震按：人有一手无脉者颇多，若两手无脉者则少。此乃母胎中，或襁褓时，蹙锉其经隧，致脉不通，原非病也。石山又诊一妇，左手无脉，而动于腕臂外廉阳溪、偏历之分，是即今所谓反关脉耳。汪乃曰：左脉离其部位，其病难以脉知，诚然；反关脉，多洪大，且可推动，果不足以审病情。

又按：丹溪治一妇，久疟，食少经闭，两手无脉。每日与三花神佑丸十余粒，津咽之，月余，食进，脉出；又半月，脉愈；又一月，经行。此则因病而无脉，非向来无脉也。

一妇，产后，经行不止，或红或白或淡，病逾八月，面色黄白，性躁，头眩脚软。医用参芪补药，病益加；用止涩药，不效。汪诊之，右脉濡弱无力，左脉略洪而快。曰：右脉弱者，非病也。左脉偏盛，遂觉右脉弱耳。宜主左脉，治以凉血之剂。遂以生地、白芍、白术各一钱，黄芩、阿胶、归身各八分，陈皮、香附、川芎、椿根皮、茯苓各六分，柴胡、甘草各五分，煎服二十余剂而愈。

震按：右脉濡弱无力，而汪公乃以左脉偏盛为主，其取舍异矣。且曰“右脉弱非病”，则经水之或白或淡，及面色黄白，头眩脚软，非右脉弱之为病。汪公盖因曾用参芪而病益加，则右脉不足凭，当以凉血之剂，专主左脉为治耳。

又治一妇，年逾三十，无子。汪诊其脉近和，惟尺部洪滑。曰：子宫有热，血海不固也。其夫曰：然，每行人道，经水即来。乃以丹溪大补丸，加山茱萸、白龙骨止涩之药，以治其内；再以乱发灰、白矾灰、黄连、五倍子，为末，以治其隐处，果愈，且孕。

立斋治一妇人，每交接则出血作痛，敷服皆凉血止痛之剂，不时出血甚多。此肝伤不能藏血，脾伤不能摄血也。用补中益气、归脾二汤而愈；外亦以乱发、青布，烧灰，敷之。

又一妾，证同前，按其脉，两尺沉迟而涩。用补血散寒之剂，不愈。偶检《千金方》，以蛇床子散，绵裹，纳其中，二次，遂愈。

震按：以上三案，病同而治法各异，可见病以脉为断也。立斋首案不载脉，然敷服皆凉血止痛之剂，不效，则舍补无他法矣。此又可以意会也。

又一妇人，经候过期，发热倦怠。或用四物、黄连之类，反两月一度，且少而成块；又用峻药通之，两目如帛所蔽。薛曰：脾为诸阴之首，目为血脉之宗，此脾伤五脏皆为失所，不能归于目矣。遂用补中益气、《济生》归脾二汤，专主脾胃，年余寻愈。

震按：此案可比人天法眼，若不补脾胃，而用血药、凉药以治目，亡无日矣。

一妇人，年四十，劳则足跟热痛。薛以阴血虚极，急用圣愈汤而痊。后遍身瘙痒，误服风药，发热抽搐，肝脉洪数。此乃肝家血虚，火盛而生风，以天竺黄、胆星为丸，用四物、麦冬、五味、芩、连、炙草、山栀、柴胡煎送而愈。

一妇人，多怒，经行或数日，或半月方止，三年后，淋沥无期，肌体倦瘦，口干内热，盗汗如洗，日晡热甚。用参、芪、归、术、茯神、远志、枣仁、麦冬、五味、丹皮、龙眼、炙草、柴胡、升麻，治之，获愈。此证先因怒动肝火，血热妄行；后乃脾气下陷，不能摄血归源，故用前药。若胃热，亡津液，而经不行，宜清胃；若心火亢甚者，宜清心；若服燥药过多者，宜养血；若病久气血衰，宜健脾胃。

震按：前案治血热生风，此案治脾虚下陷，迥然不同。但前案易认，此案内热倦瘦，盗汗口干，日晡热甚，已近痨怯病形，幸未咳嗽经停耳。若认为痨怯，而用清火，则必死。

立斋曰：一妇性急，每怒，非太阳、耳项、喉齿、胸乳作痛，则胸满吞酸，吐泻少食，经行不止。此皆肝火之证，肝自病则外证见，土受克则内证作。余先以四物，加白术、茯苓、柴胡、炒栀、炒龙胆，清肝养血；次用四君子，加柴胡、芍药、神曲，合左金，以培土制肝，渐愈。惟月经不止，是血分有热，脾气尚虚。以逍遥散，倍用白术、茯苓、陈皮；又以补中益气，加酒炒芍药，兼服而安。

一妇人，月经不调，晡热内热，饮食少思，肌体消瘦，小便频数；服济阴丸，月经不行，四肢浮肿，小便不通。曰：此血分也。朝用椒仁丸，夕用归脾汤，渐愈；乃以人参丸代椒仁丸，两月余，将愈；专用归脾汤，五十余剂而痊。一妇，月经不调，小便短少；或用清热分利之剂，小便不利，三月余，身面浮肿，月经不通。曰：此水分也。遂朝用葶苈丸，夕用归脾汤，渐愈；乃用人参丸，间服而愈。以上二证，作脾虚水气，用分利等药而没者，多矣。

震按：立斋治病，善于温补；若攻伐之药，非其所长。今此三案，首案是其本色，后二案全宗陈氏《良方》治法。其椒仁丸中，有芫花、芫青、斑蝥、信砒，峻毒之品，竟毅然用之，虽兼佐归脾汤，而毒药力猛，甚为担险；即葶苈、人参二丸，亦非轻剂，乃二病皆痊。譬之名将，或攻或守，或奇或正，总操必胜之着，虽履险而如夷也。

一妇，内热作渴，饮食少思，腹内近左，初如鸡卵，渐大四寸许，经水三月一至，肢体消瘦，齿颊似疮，脉洪数而虚，左关尤甚。此肝脾郁结之证。外贴阿魏膏，午前用补中益气汤，午后以加味归脾汤，两月许，肝火少退，脾土少健；仍与前汤送下六味地黄丸，午后又用逍遥散送归脾丸，又月余。日用芦荟丸，以大皂角、青黛、芦荟、朱砂、麝香各一钱；另以干虾蟆，用皂角等分，烧存性，为末一两，入前项药，同为末，蒸饼丸，如麻子大。每日二服，空腹以逍遥散下，日晡以归脾汤下。喜其谨疾，调理年余而愈。

震按：古方治癥瘕，有芦荟丸，用芦荟、黄连、胡黄连、木香、芜荑、青皮各五钱，当归、茯苓、陈皮各一两五钱，炙草七钱，米糊丸。

云：治疳瘕，肌肉消瘦，发热，饮食少思，口干作渴，齿颊生疮等证。与此方大同小异，而叙证悉同。《济阴纲目》注谓：小儿疳积腹胀者宜用，疑与妇人非宜，意其误收。今观此案，而后知集书者之不误收也。

孙东宿治马二尹媳，每月汛行，子户旁辄生一肿毒，胀而不痛，过三五日，以银簪针破，出白脓盏许而消，不必贴膏药而生肉，无疤痕。但汛行即发，或上下左右无定所，第不离子户也。内外科历治数年，不效，且致不孕。因询于孙，沉思两日而悟曰：此中焦湿痰，随经水下流，壅于子户也。经下而痰凝，故化为脓，原非毒，故不痛。用白螺蛳壳（火煅，存性）为君，南星、半夏为臣，柴胡、甘草为佐，面糊丸，早晚服之，遂愈。

震按：孙公颖悟，殊不可及。“原非毒，故不痛”，亦格致名言。

〔附〕一寡妇，体弱，每逢月事，声哑。沈尧封曰：肝肾之络，俱上连肺，精血下注，肺中必枯，故哑。用地黄、天冬、肉苁蓉、归身等大补精血，病反甚；加细辛五分，通厥、少之络，才入口，声即出；后用八味丸调理，经来不哑。

震按：今人称月事为天癸者，谬也。经云：女子二七而天癸至，任脉通，太冲脉盛，月事以时下。又云：男子二八而肾气盛，天癸至，精气溢泻。若天癸即月事，丈夫有之乎？顾名思义，谓是天一之真水，乃精血之源头也。盖男女皆有精，《易》云“男妇媾精”可据。然指天癸为精，亦不妥。天癸为精，不该又云“精气溢泻”矣。后贤讲受孕之道，有“阳精、阴血”，“先至、后冲”等说，亦谬。夫男女交接，曾见女人有血出耶？交接出血是病，岂能裹精，及为精所裹哉？大约两情欢畅，百脉齐到，天癸与男女之精偕至，斯入任脉而成胎耳。男胎、女胎，则由夫妇之天癸有强弱、盈虚之不同也。任脉、督脉皆起于前后两阴交之会阴穴，督总诸阳，任总诸阴，任脉隶足少阴，冲脉隶足阳明，所谓冲为血海，任主胞胎也。经云：前阴总宗筋之所会，会于气街，而阳明为之长。阳明水谷之精华，变化成血，以灌输太冲，太冲脉盛，月事以时下矣。既孕，则血聚以养胎，不能输入太冲，故月事不下。由此辨之，任脉通而天癸至，冲脉盛而月事下，明系两项矣。

师尼寡妇异治

许学士治一尼，恶风倦怠，乍寒乍热，面赤，心怔忡，或时自汗。是时疫气大行，医见其寒热，作伤寒治之，用大小柴胡汤杂进，数日，病急。许诊视，告之曰：三部无寒邪脉，但厥阴弦长而上鱼际，宜服抑阴等药。乃以生地二两，赤芍一两，柴胡、秦艽、黄芩各五钱，为细末，蜜丸，如梧桐子大。每服三十丸，乌梅汤吞下，日三服，良愈。

薛立斋治一寡妇，因怒致不时寒热，久而不已，肝脉弦紧。用小柴胡，加生地，治之而愈。但见风，寒热仍作。此是脾胃气虚，用加味归脾、补中益气二汤，兼服而止。

一放出宫女，年逾三十，两胯作痛，肉色不变，大小便中作痛如淋，登厕尤痛。此瘀血渍入隧道为患，乃男女失合之证也，难治。后溃不敛，又患瘰疬而殁。此妇在内久怀忧郁，及出外为人妾，又不如愿，致生此疾。可见瘰疬、流注乃七情气血损伤，不可用攻伐，皎然矣。按“精血篇”云：女人天癸既至，逾十年，无男子合，则不调；未逾十年，思男子合，亦不调。不调则旧血不出，新血误行，或渍而入骨，或变而为肿，或虽合而难子。合多则津枯虚人，产多则血枯杀人。

江篁南治一贵妇，寡居，月候不调，常患寒热，手足或时麻木，且心虚惊悸，或心头觉辣，诸治不效。诊其肝脉弦出左寸口，知其郁而有欲，心不遂也。乃以乌药、香附二味投之，二服，诸证俱减。

震按：欲男子而不得，则相火内郁，郁久必致气血暗耗，阴阳交争，自生寒热，不皆由精血离位，渍入隧道而变寒热也。故失合之证成痨者，多非药可愈。江氏讲肝脉弦出寸口，谓肝主疏泄，今肝火不泄，逆而上行。此说却通。又，魏氏云：今人脉上鱼际者，十居其五，或左或右，或左右皆然，阴虚火盛之人类多见之，不可定为郁病。此说亦是。

崩漏

西园公，不知何郡人，曾治一妇人，年六十二岁，患血崩不止。以黄连解毒汤四帖，后服凉膈散合四物六帖，即愈。此妇因悲哀太过，则心系急，肺布叶举，而上焦不通，热气在中，血走而崩，故效。

震按：此即血热崩漏治法。然悲哀太过，伤肺伤心，致元气暴虚而崩者，当用人参，如归脾汤之类，断不可用凉膈散，须以脉辨之。

王汝言治一妇，患胎漏，忽血崩甚，晕去，服童便而醒；少顷复晕，急服荆芥；随醒随晕，服止血、止晕之药，不效。忽又呕吐，王以其童便、药汁满于胸膈也。即以手探吐之，末后吐出饮食及菜碗许。询之，曰：适饭后著恼，少顷遂崩不止。因悟曰：因饱食，胃气不行，故崩甚；血既大崩，胃气益虚而不能运化，宜乎崩晕不止，而血药无效也。急宜调理脾胃，遂用白术五钱，陈皮、麦芽各二钱，煎，一服晕止，再服崩止；遂专理脾胃药，十数服，胃气始还；后加血药，服之而安。若不审知食滞，而专用血崩、血晕之药，岂不误哉？

震按：此与食中相似。因知见病医病，不究其来历者，最误事也。

归大化之内，患崩血昏愦，发热不寐。或谓血热妄行，投以寒剂，益甚；或谓胎成受伤，投以止血，亦不效。乃延立斋诊之，曰：此脾虚气弱，无以统摄血耳。法当补脾，而血自止矣。用补中益气，加炮姜，不数剂而效。惟终夜少睡，惊悸，另有八物汤，更不效。复叩诸先生，曰：杂矣。乃与归脾汤，加炮姜，以补心脾，遂如初。

震按：八物汤亦气血兼补，而责其杂者，以血药太多，不专主心脾也。可见用药须与证恰对，一毫假借不得。

江汝洁治叶廷杰之内，十月病眼若合即麻痹，甚至不敢睡，屡易医，渐成崩疾。江诊得左手三部，举之略弦，按之略大而无力；右手三部，举按俱大而无力。经曰：血虚，脉大如葱管。又曰：大而无力为血虚。又曰：诸弦为饮。又曰：弦为劳。据脉观证，盖由气血俱虚，以致气不周运，而成麻痹。时医不悟，而作火治，药用寒凉过多，损伤脾胃，阳气失陷而成崩矣。以岁运言之，今岁天冲主运，风木在泉，两木符合，木盛而脾土受亏，是以土陷而行秋冬之令；以时候言之，小雪至大雪之末，六十日有奇，太阳寒水司令，厥阴风木客气加临其上，水火胜矣。经曰：甚则胜而不复也。其脾大虚，安得血不大下乎？且脾裹血，脾虚则血不归经而妄下矣。法当大补脾经为先，次宜补气祛湿，可得渐愈矣。以人参三钱，黄芪二钱，甘草四分，防风、荆芥、白术各一钱，陈皮八分，水煎，食远服，一剂分作三服，不数剂而安。

震按：脉大而无力，乃气虚之确据，何可指定为血虚？况麻属气虚，先哲之成言也。气虚不能摄血则崩，参、芪在所必用；惟左手脉举之略弦，似有风邪，少加荆、防亦是。微嫌议论拖沓，借司天运气，以张大其说，反觉宽泛耳。

易思兰治一妇，患崩，去血极多，用止血药，崩愈甚，卧床月余，羸瘦食少，面青爪黑，气促痰喘。易诊之，心脉平和，肝脉弦大，时一结，肺脉沉而大且有力，脾胃脉沉涩，两尺沉而无力。曰：此气郁证也。询之，果因怒而致。乃用香附、乌药、苏梗为君，抚芎、白芷为臣，当归、白术、神曲、甘草为佐使。服药后，顿觉神爽，诸证减半。举家欣跃。易曰：未也。明日子时分，指甲变桃红色，方可救。至期，甲色果红。又诊之，左三部如前，肺脉微起，脾胃虽沉缓而不涩，两尺照旧。谓其家曰：午时，血当大崩，毋得惊惶，以骇病者。至期，果下紫黑血块数枚，自此遂止。

或问曰：崩，血证也，人用血药不效，公用气药而止者，何也？易曰：崩虽在血，其源在气。气如橐籥，血如波澜，血随气行。欲治其血，先调其气。然有调气而血疾不愈者，有不调气而治血亦愈者，又何也？盖所因有不同耳。有因血而病气者，有因气而病血者，能以脉证辨之，而治法之先后定矣。如人禀来血虚者，血虚气必盛，为咳血、潮热、咽痛等证，此则以血为主，而用滋阴降火之剂。今此证，时值秋令，肺脉宜浮短而反沉大，失其令矣。有云：下手脉沉，便知是气。大者，火也，气有余即是火。沉而兼大，是气郁而不运也。况肝木至秋，脉当微弱，兹反弦大而结。肝脉结者，血积于内也。病因肝家怒火郁结，血不归经而妄行，非因气而病血者乎？故以治气为先也。曰：指甲已黑矣，君断子时变红；血已止矣，君断午时复来，何也？易曰：此正阴阳生长之妙也。盖血活则红，血凝则黑。爪甲黑者，血凝而不散也。今用药以行其气，至子时，一阳初动，气行则血活，故黑甲变而红矣；至午时，一阴复生，肝乃乙木，乙木生于午，肝气得令，其邪不能容，故积血于此时尽出，积出则气运血行，循环经络，而病已矣。

震按：此案议论通畅，大有发明。然开郁疏气之药，一服而瘀血行，新血止，必无其事。不过此病有此理，姑存其说，以示后人，使勿墨守见血治血一法。

孙东宿治潘敬斋媳，经水不调，医投安胎之剂，越七月，经水忽大行，内有血块筋膜如手大者一二桶，昏冒困惫，其脉右关洪滑，左寸洪数，两尺皆洪大，病交夜分，切牙乱语，手心热，口噤，时手足皆冷，心头胀闷不快，面色青。诸医皆谓难治。孙曰：无恐，此浊痰流滞血海，以误服安胎之剂，益加其滞；血去多，故神魂无依；痰迷心窍，故神昏语乱。其发于夜半者，乃痰热在心包络与胆经。故每至其时而发，为之调气开痰，安神养血，可生也。即以温胆汤，加石菖蒲、酒芩、天麻、枣仁、丹参与服，其夜子丑时，切牙乱语皆减半；次日仍与前药，每帖加竹茹五钱，临睡又与黑虎丹数粒，诸证悉去而愈。

震按：此证不用脱血益气之法，其察脉审证高矣。然此时着眼在昏冒胀闷等证，非血去多而犹不止也。温胆汤，竹茹用至五钱，终系暴病，病根在痰火，误服补涩药以致崩，非久崩不痊者比。若吾邑钱观察夫人，患崩证三年，名医毕集，靡药不尝，追后用归脾汤几数百帖，服参无算，旋愈旋发，卒致不起。纵遇孙公，亦复何法以治之？

施笠泽治祁君万之内，崩中。服地榆、续断等药，不效。施诊其脉沉而结，曰：蓄血证也，病得之天癸至而怒。祁曰：然。因怒经止，半月后即患崩证，迄今一月矣。乃用桃仁、大黄，行血破瘀。或谓：失血复下，不导其势耶？施曰：血随气滞，蓄积不散，壅塞隧道，溢而妄行。决壅去滞，则血自归经矣。不然，舍其本而治其末，何异下水塞流乎？服汤二剂，果下衃血，天癸旋至。

〔附〕高鼓峰治一产后恶露不尽，至六七日，鲜血奔注，发热口渴，胁痛狂叫，饮食不进。用养血及清肝行血药，无一效。高诊其脉，洪大而数。乃曰：此恶露未尽，留泊血海，凡新化之血，皆迷失故道。不去蓄利瘀，则以妄为常，曷以御之？用醋制大黄一两、生地一两、桃仁泥五钱、干漆三钱，浓煎饮之。或曰：产后大虚，药毋过峻否？高曰：去者自去，生者自生，何虚之有？服后，下黑血块数升，诸病如失；再用补中益气，调理而痊。

震按：此二案，若合符节，要皆实证也。实证易治，一攻即愈；虚证难医，屡补无功。经云：不能治其虚，何问其余？以见能治虚者，自无难题矣。夫治虚用补，通套之法也。审其脏腑、经络、奇经，虚在何处，有无寒、热、湿、风之兼挟，细细分别，尚或效，或不效。其效者，为能治；不效者，仍为不能治也。寒、热、湿、风，古人皆有成方。而“风”之一字，今多忽略。《内经》云“卒风暴至，则经水波涌而陇起”，原与“天暑地热，经水沸溢”对待为言，故古人治风入胞门，有一味防风丸、举卿古拜散等方。若肝风内动，则未之及、肝属风木，主藏血，因怒因郁，皆致斯病。须以逍遥散、虎潜丸、乌梅丸、补肝汤，斟酌加减。盖即肝风动血，又有挟寒、挟热、挟瘀之分，人参、熟地、阿胶、黄连、地榆、桂、附、桃仁、柏子仁、三七、郁金等，可凭脉证参入。总在临机权变，不得只以虚目之也。

带　下

吴茭山治一妇人，久患白带，瘦削无力，倦怠欲睡，腰酸腿痛，饮食无味，面黄，日晡烦热，小便淋沥。以归身、茯苓各一钱，炒芍药、地骨皮、白术、川芎、人参各八分，黄芩、鹿角胶各一钱，炙草、熟地、车前子各五分，枣二枚，水煎服，数服而愈。后治数妇，皆验。

程明佑治一妇，病带下不止，医投调经剂，血愈下；复投寒凉药，遂下泄，肌肉如削，不能言，四肢厥逆。程诊其脉细如丝，曰：阳气微而不能营阴，法当温补，阳生则阴长，而血不下漏。遂以人参二两、附子三片，浓煎，一服，手足微温；再服，思食；继服八珍，四十剂，愈。

立斋治一妇人，头晕吐痰，胸满气喘，得食稍缓，苦于白带，二十余年矣。诸药不应。薛曰：此气虚而有痰饮也。饮愈，带始愈。遂用六味地黄丸，不月而验。

震按：六味地黄岂能治饮？就此证，宜六君与肾气丸并用。即如首案，熟地仅用五分，次案附子仅用三片，俱不可解。

一妇人，吞酸胸满，食少便泄，月经不调，服清气化痰丸，两膝渐肿，寒热往来，带下黄白，面黄体倦。此脾胃虚，湿热下注。用补中益气，倍参、术，加茯苓、半夏、炮姜而愈。若因怒，发热少食，或两腿赤肿，或指缝常湿，用六君加柴胡、升麻，及补中益气。

孙东宿治吴太夫人，年六十余，久患白带，历治不效，变为白崩。诊得右寸滑，左寸短弱，两关濡，两尺皆软弱。孙曰：据脉，心肾俱不足，而中焦有湿。今白物下多，气血日败，法当燥脾，兼补心肾。乃制既济丹，用鹿角霜、当归、茯苓各二两，石菖蒲、远志各一两五钱，龙骨、白石脂各一两，益智仁五钱，山药糊丸，空心服，以补心肾；又制断下丸，用头二蚕砂（炒）三两，黄荆子（炒）二两，海螵蛸（磨去黑甲）、樗根白皮各一两，面糊丸，午后服，以燥中宫之湿，不终剂而愈。

震按：今之妇人，患带下者十居八九，而带下之虚证亦十居八九，虚证挟肝火，挟湿热者，又十居八九；若不虚，而只是肝火与湿热者，仅十之一二而已。故此门集案虽少，其治法大旨，已约略可见。

妊娠诸病

徐文伯从宋后废帝出乐游苑门，逢一妇人，有娠。帝以善诊，诊之曰：此腹有女也。问文伯，曰：腹有两子，一男一女，男左边青黑，形小于女。帝性急，便欲剖视。文伯恻然曰：若刀斧，恐其变异；请针之，立堕。便泻足太阴（隐白穴），补手阳明（合谷穴），胎便应针而落，两儿相续出，果如其言。魏曰：可见堕胎之证，以脾为主；则知安胎之法，亦以脾为主。

震按：徐公之术精矣，而奏对尤善。盖宋废帝荒淫无道，若以验胎，致杀孕妇；为谏，帝必不从；乃云“若用刀斧，恐其变异”，则帝方欲其说之不验而无所文饰也，斯听其用针矣。仁人之言，其利溥哉！

陈斗岩治叶南洲妻，经闭五月，下白或赤，午后发热，咳嗽呕吐。医以为痨瘵。陈视之曰：两尺脉皆实，此必有孕，外受风邪，搏激故耳。饮清和之剂而安。未半年，生一子。

薛立斋治妊娠三月，其经月来三五次，但不多，饮食、精神如故。此血盛有余，儿大能饮，自不来矣。果然。

震按：此二条，似孕似病，近亦最多，必须善诊，方能不惑。

一妊娠，每至五月，肢体倦怠，饮食无味，先两足肿，渐至遍身，后及头面。此是脾肺气虚，朝用补中益气，夕用六君子加苏梗而愈。

程文彬治孕妇七个月，胸膈饱闷，气喘，忽吐出一物，如小肠寸许。举家惊疑其胎烂。程至，诊得寸口脉洪滑，知其气盛血少，胎气凑上，中焦蓄有湿热，湿生痰，知所吐之物，乃痰结聚，病名子悬。以紫苏饮，加芩、连、贝母，十剂，获全。

震按：此二案，乃子肿、子悬治法之大略也。

孙东宿治一匠妇，怀妊五月，而患心痛。究其所由起，谓由失足坠楼也。始教饮韭菜汁一盏，痛止。其夫又从邻医取药煎服，服后心复痛，吐鲜血盈盆，胸间冲冲上抵，疼不可言。孙诊之，六脉洪大，汗出如雨，喘息不休。其妇楼居低小，令亟移居楼下，随与益元散五钱，用紫苏汤调服，即熟睡至晓，汗敛喘定，痛亦止；再与固胎饮，一帖全安。邻医私询曰：吐血，脉忌洪大，加以喘汗，危益甚矣。且妊妇禁汗，禁下，禁利小便。先生之药悉犯之，而反获效，何哉？孙曰：医贵审证。此妇之汗，以楼居低小，当酷暑而热逼故也。汗多血去，而胎失养，故忡忡上抵，喘息不续。移楼下以避暑气，益元散为解暑圣药，而紫苏又安胎下气之妙品，气下则血归原而病痊矣。此对证之药，法出王海藏《医垒元戎》四血饮是也。特诸君检阅不遍，即检阅亦不知为胎产之治。余不过融会前人之法，用而不谬耳。

震按：胎前而用滑石，汗多而用紫苏，所谓“有故无殒，亦无殒”也。乃引四血饮以证之，实系附会，因此方惟紫苏、丹参、蒲黄、滑石四味，遂可假托耳。

一妇妊，已七月，梦见亡故祖母挥拳打背一下，惊醒，即觉胎动不安，血已下，大小便皆急，腰与小腹胀疼者五日。此亦事之奇也。孙诊其脉，两寸俱短弱，此上焦元气太虚，当骤补之。人参、芪、术、阿胶各二钱，归、芎、条芩、杜仲各一钱，砂仁、香附各五分，苎根嫩皮三钱，葱白六钱，一剂而血止；两剂，诸证悉除；四剂后，减去苎根、葱白，调理旬日，足月而产一女。

东宿曰：张氏妇，年二十一，其夫延予诊，左寸、关短弱，尺滑；右寸亦滑，关濡弱，尺沉微。诊毕，问予曰：脉何如？予曰：心神、脾志皆大不足，肺经有痰。夫曰：不然，乃有身也。予曰：左寸短弱如此，安得有孕？夫曰：已七十日矣。予俯思久之，问曰：曾经孕育否？夫曰：已经二次，今乃三也。予问：二产皆足月否？男耶？女耶？夫曰：实不敢讳，始产近九个月，手足面目完全，而水火不分，裔肉一片，生下即死；次亦九个月，产下亦无啼声，看时口中无舌，亦旋死。二胎之异，不知何故？望先生细心察之。予方悟二胎之不完者，由心脾二经不足所致也，今左寸、右关之脉可见矣。乃为筹思一方，专以补心血为主，令其多服，以百帖为率。枣仁、远志、茯神各一钱，白术二钱，归、芎、枸杞各一钱五分，甘草五分，生地八分，艾絮二分，龙眼肉五枚，水煎服。足月而产一子。次年又有身，不以前事为意，至九个月产下，形体俱具，外有脂膜一片包其面，耳目口鼻皆见，但不能去此脂膜。因思上年之子，为药之力也。

震按：两寸短弱为上焦元气大虚，左寸短弱为无孕，皆阅历老到之言。又可见察脉者，必须逐部细诊。但此案既云心脾二经不足，何但补心而不补脾耶？

肿喘

喻嘉言治顾季掖室人，仲夏时，孕已五月，偶尔下血，医以人参、阿胶勉固其胎；又经一月，身肿气胀，血逆上奔，结聚于会厌胸膈间，食饮才入，触之痛楚，转下甚艰，稍急即连粒呕出，全如噎证。更医数手，咸以为胎气上逆，脾虚作肿，而成膈噎也，用人参之补、五味之收为治。延至白露节，计孕期已八月，而病势危极，呼吸将绝，始邀喻诊。其脉尺部微涩艰难，独肺部洪大无伦，其喘声如曳锯，其手臂青紫肿亮，如殴伤色。喻骇曰：似此凶证，何不相商？幸余尚有善药，可以通其下闭上壅。季掖必求病名。喻曰：上壅者，以肺脉之洪大，合于会厌之结塞，知其肺当生痈也；下闭者，以尺脉之微涩，合于肉色之青肿，知其胎已久坏也。善药者，泻白散加芩、桔之苦以开之，不用硝、黄等厉药也。服二大剂，腹即努痛，下白污如脓者数斗，裹朽胎而出，胸膈即开，连连进粥，但寒热、咳嗽未除；旬余，白污既尽，忽大肿大喘可畏，一以清肺为主，竟获全痊。

震按：此案从吕沧洲得来。沧洲治经历哈散侍人，病喘不得卧。众作肺受风邪治。吕诊气口独盛，厥阴弦动而疾，两尺俱短而离经。乃曰：此得之毒药动血，以致胎死不下，奔逆而上冲，非风寒作喘也。用催生汤，加芎、归，煮大剂服之，夜半果下一死胎，喘即止。哈散因告妾诚有孕，以室人见嫉，故药去之，众所不知也。

恶阻

丹溪治一妇，孕两月，呕吐头眩，医以参、术、川芎、陈皮、茯苓服之，愈重；脉弦，左为甚，而且弱。此恶阻病，必怒气所激。问之，果然。肝气既逆，又挟胎气，参、术之补，大非所宜。以茯苓汤，下抑青丸二十四粒，五服，稍安。脉略数，口干苦，食则口酸。意其膈间滞气未尽行，以川芎、陈皮、山栀、生姜、茯苓煎汤，下抑青丸十五粒而愈。但口酸易饥，此肝热未平，以热汤下抑青丸二十粒，至二十日而愈。后两手脉平和，而右甚弱，其胎必堕。此时肝气既平，可用参、术。遂以初方参、术等补之，预防堕胎以后之虚，服一月而胎自堕，却得平安矣。

震按：右脉弱而胎必堕，虽投参、术无功，此必丹溪试验数次，故确信不疑。

一妇，孕三月，吐痰水并饮食，每日寅卯作，作时觉小腹有气冲上，然后膈满而吐，面赤微躁，头眩，卧不能起，肢疼微渴。盖肝火挟冲脉之火冲上也。一日甚，二日轻，脉和，右手寸高，药不效者，将二月余。偶用沉香磨水，化抱龙丸，一服，膈宽，气不上冲；二三服，吐止，眩减，食进而安。

震按：抱龙丸乃香窜辛散之药，似非孕妇所宜，竟获大效者，此妇必多郁或多思，故气结而右寸脉高，诸香药能破郁开结，则效也。

汪石山治一妇，形质瘦小，面色近紫，产后年余，经水不通，首夏忽病呕吐，手指麻痹挛拳，不能伸展，声音哑小，哕不出声。医皆视为风病，危之。汪诊脉皆细微近滑，曰：此妊娠恶阻病也。众谓：经水不通，安有妊理？汪曰：天下之事，有常有变，此乃事之变也。脉虽细微，似近于滑，又尺脉不绝，乃妊娠也。遂以四君子加二陈治之，诸证俱减，尚畏粥汤，惟食干糕香燥之物，而有生意。

给事游让溪夫人，病新愈月余，经事不行，呕哕眩晕，饮食难进。医以为二阳之病发心脾，女子不月，法在不治。江篁南诊之，尺脉虽小，按之滑而不绝，此妊而恶阻，非凶候也。六君子加砂仁，数服而安，后产一女。

震按：前条系产后经犹未通，此条系病后月事不行，殊难指其为孕。汪公谓事之变，近来却常有之。尺按不绝，最宜留心。至如恶阻，乃常病，《千金》半夏茯苓汤最佳，二陈加生地、芎䓖、复花、桔梗、细辛、人参、生姜也；有寒者，《千金》茯苓丸可用，六君加枳实、桂心、干姜、葛根也；橘皮竹茹汤，治胃热；抑青丸，治肝火，法亦备矣。诸法不应，则停药，《金匮》所谓"加吐下者，则绝之"也，过八十日，自愈。

转胞

丹溪治一妇，年四旬，孕九月，转胞，小便闭，三日矣，脚肿，形瘁，左脉稍和而右涩。此必饱食气伤，胎系弱，不能自举而下堕，压膀胱偏在一边，气急为其所闭，所以水窍不能出也。当补血养气，血气一正，胎系自举。以参、术、归尾、芍药、带白陈皮、炙甘草、半夏、生姜，浓煎四帖，任其叫号；次早，以四帖渣作一服煎，顿饮，探吐之，小便大通，皆黑水；后遂就此方，加大腹皮、炒枳壳、青葱叶、砂仁，作二十帖与之，以防产前后之虚，果得平安，产后亦健。

一孕妇，七月，小便不通，百医不得利，转加急胀，脉细弱。乃气血虚，不能乘载其胎，故胎压膀胱下口，所以溺不能出。用补药升起，恐迟，反加急满。遂令稳婆以香油抹手，入产户，托起其胎，溺出如注，胀急顿解；却以参、芪、升麻，大剂服之。或少有急满，再托如前。江云：不如将孕妇眠于榻上，将榻倒竖起，胎自坠转，其溺溅出，胜于手托多矣。

震按：二案皆用补药，则可知利水破气药之谬。观前案任其叫号，四日方用探吐，后学宜借以壮胆，毋事纷更自误。

堕胎

丹溪治一妇，有胎至三个月左右即堕，其脉左大无力，重取则涩，乃血少也。以其妙年，只补中气，使血自荣。时正初夏，浓煎白术汤，调黄芩末一钱，服之至三四两，得保全而生。

一妇，年三十余，或经住，或成形未具，其胎必堕。察其性急多怒，色黑气实，此相火太盛，不能生气化胎，反食气伤精故也。因令住经第二月，用黄芩、白术、当归、甘草，服至三月尽，止药，后生一子。

震按：前案补气以生血，此案清热以养气，不过芩、术二味服又甚少，竟得保全，今恐不能也。然今有煎苎麻汤日服，间佐以二蚕绵灰，或南瓜蒂灰，或黄楝头，亦有验者。

一妇，经住三月后，尺脉或涩，或微弱，其妇却无病。知是子宫真气不全，故阳不施，阴不化，精血虽凝，终不成形，至产血块，或产血胞。惟脉洪盛者，胞不堕。

震按：尺脉或涩或微弱，与尺脉微滑，按之不绝者，其是胎、非胎，从此分别。必于指下辨得清，方于腹中决得定。下案神色甚困，难与之药，其尺脉必不滑，必按之无根也。后石山案，两尺浮弱，不任寻按，几与此案脉同，竟以大补得保其胎，此又事之变者矣。

一妇，腹渐大如怀子，至十月，求易产药。察其神色甚困，难与之药。不数日，生白虫半桶。盖由妇之元气太虚，精血虽凝，不能成胎，而为秽腐。蕴积之久，湿化为热，湿热生虫，理之所有。亦须周十月之气，发动而产，终非佳兆，其妇不及月死。湿热生虫，譬之沟渠，污浊积久不流，则诸虫生于其间矣。

石山治一妇，长瘦，色黄白，性躁急，年三十余，常患堕胎，已七八见矣。诊其脉皆柔软无力，两尺虽浮，而弱不任寻按。曰：此因堕胎太多，气血耗甚，胎无滋养，故频堕。譬之水涸而禾枯，土削而木倒也。况三月五月正属少阳火动之时，加以性躁而激发之，故堕多在三五七月也。宜用大补汤，去桂，加黄柏、黄芩，煎服；仍用研末，蜜丸，服之，庶可保生。服半年，胎固而生二子。

陈斗岩治一妇，有胎，四月堕下，逾旬，腹肿，发热，气喘，脉洪盛，面赤口臭，舌青黑。陈诊之曰：脉洪盛者，胎未堕也；面赤，心火盛而血干也；舌青口臭，肝既绝而胎死矣。内外皆曰：胎堕久矣。复诊，色脉如前。以蛇蜕煎汤，下平胃散加芒硝、归尾一倍服之，须臾腹鸣如雷，腰腹阵痛，复一死胎堕下，病亦愈。魏云：产后气喘脉洪，法在不治。此所以得生者，全在"逾旬"二字；若非胎未堕，决不能至逾旬。

陈仁甫治一妇，年近四十，禀气素弱，自去其胎，五日内渐渐腹胀如鼓，至心前，吐不能食。用补药，不效。诊六脉微弱，但只叫胀死，此乃损伤脾气而作胀。虽然，当急则治其标也，若泥用丹溪方法，恐缓不及事矣。用桃仁承气，加朴、实，倍硝、黄，煎服四分，吐去其一；至次日早，仍不通，事急，又服琥珀丸三钱；至申时，大通，胀减，但体倦，四肢无力，口不知味，发热；再用参、芪、归、芍、术、陈、楂，煎服，八剂而安。魏云：此用补不效，后案用破血益甚，宜参看。

薛立斋治一妊娠五月，服剪红丸而堕，腹中胀痛。服破血之剂，益甚；以手按之，益痛。薛曰：此峻药重伤，脾胃受患。用八珍，倍人参、黄芪、半夏、乳香、没药，二剂而痛止，数剂全愈。魏云：痛以手按之痛、不痛分虚实，立斋以按之痛甚，竟作大虚治，非明眼不能。

震按：此案是正法，上案是死证，急则治标，亦侥幸于万一。

一妇，素怯弱，四月生女，自乳患疥疮，年余不愈，遂至羸困；五月，勉强执姑丧礼旬月，每欲眩卧；一日感气，忽患心脾高肿作痛，手不可按，而呕吐不止，六脉微细之极。医以为脉虽虚，而病形则实，误认"诸痛不可补气"，乃用青皮、香附、吴茱萸等药而愈；继复患疟，且堕胎，又投理气行气之剂，病去；元气转脱，再投参、补剂，不应矣。六脉如丝欲绝。薛诊云：皆理气之剂损真之误也。连投参、芪、归、术、附子、姜、桂六剂，间用八味丸，五日，眠食渐甘，六脉全复。薛云：心脾疼痛时，即当服此等药，疟亦不作矣。

震按：先前之痛已医好，继后患疟、半产，亦云"病去"，乃追咎先前之不用温补，此岂人所能及？余因是言而追思生平所见心脾痛证，有屡治屡愈，屡愈屡发，数年之间，发渐频，以至危殆者，安知不犯薛公所责耶？然屡发者，脉必弦小而坚，或更带数，必非微细之极。若至如丝欲绝，亦谁不能温补哉？

江应宿治汪镐妻，三十五岁，厌产，服打胎药，下血如崩，旬余不止，或时鼻衄，诸药不效。江诊得六脉数而微弦，乃厥阳之火泛逆。投四物，换生地，加阿胶、炒黑山栀、薄黄，一剂而愈。江云：内热而虚，致堕者居多。盖孕至三五月上，属少阳相火，所以易堕。不然，何以黄芩、白术、阿胶等为安胎之圣药？

孙东宿曰：侄妇戴氏，孕已五月，忽血大下，午后发战，六脉俱数，左寸滑大，右关搏指，左关软弱。予以白芍二钱，生地、阿胶、人参、蒲黄各一钱，柴胡、香附、地榆、荆芥各七分，甘草五分，煎服。午后发寒热，每夜凡三次，头痛恶心，腹中块硬，所下血块甚多，心下怯力，此虚无疑也。以补中益气，加阿胶、炮姜、白芍、乌梅。下午，右眼白珠发一白泡，光肿下垂，而面亦肿，此虚火游行无制之证。其夜大发寒热，指爪皆黑，唇白，汗大出，腹中作痛，牵引两乳皆痛。仍以补中益气，加阿胶、白芍、桂枝、五味、麦冬，服后热退，汗止渴除，神气少定，乃有生意。次日，咳嗽而胎堕，即以独参汤继服；其夜肠鸣，泻二次，以参、术各三钱，炙草一钱五分，炮姜一钱，桂心、茯苓各五分，陈皮七分，莲子、大枣煎服；后因咳嗽，以四君加炮姜、五味、紫菀，调理而愈。

震按：胎甫堕而即进独参汤，一见泻即用参、术至三钱，盖缘未堕之前已是虚证，虽新堕之后，何妨骤补？若庸流，必主停参，且与消瘀矣。

张路玉治一妇，怀孕六月，因丧子，悲哭，动胎。医用芩、术安胎药，二服，不应；改用枳壳、香附、紫苏、砂仁理气，一服，胎遂上逼心下，胀闷喘急，口鼻出血。第三日薄暮诊之，其脉急疾如狂风骤雨，十余至则不至，顷之复至如前。因谕之曰：此孕本非好胎，安之无益，不若去之，以存母命。因思此胎必感震气所结，震属木，惟金可制。令以铁斧，烈火烧红，醋淬，乘热调芒硝末一两灌之，夜半，果下异胎，下后，脉息微和，神思恍惚，所去恶露甚多；又与安神调血之剂，数服而安。

许裕卿治邵涵贞内子，孕十七月不产。不敢执意凭脉，问诸情况，果孕，非病。但云孕五月以后不动，心窃讶之。为主丹参一味，令日服七钱，两旬余，胎下，已死而枯。其胎之死，料在五月不动时，经十三月在腹，不腐而枯。如果实在树，败则必腐，然亦有不腐者，则枯胎之理可推也。

张石顽曰：余昔治马云生妇，孕十三月不产，脉来微结。为处十全大补汤，服至二十余剂，而下枯胎色白。所治虽异，而胎枯则一也。

震按：异胎如夜叉胎，及蝌蚪、蜥蜴之类，古书多有。若枯胎，则向来未说。果瘪在树，其喻极是。曾阅《后汉书》载：窦武之母产武，并产一蛇，送之林中；后母死，蛇亦来至柩前，盘绕俯仰，涕血皆流。因想未产时，其胎之异若何，恐非望闻问切所能知也。又《医林史传》载：潘治二妇，一孕二岁，一孕十四月。诊之曰：非孕也，疾也。作剂饮之，孕二岁者下肉块百余，孕十四月者下大蛇，二妇俱得活。此可谓善诊者矣。

难 产

庞安常治一妇，将产，七日而子不下，百治不效。庞视之，令其家人以汤温其腰腹，自为上下拊摩，忽得觉肠胃微痛，呻吟间生一男子。其家惊喜，而莫知所以。庞曰：儿已出胞，而一手误执母肠，不能复脱，故非符药所能为。吾隔腹扪儿手所在，针其虎口，痛即缩手，所以遽生，无他术也。取儿视之，右手虎口针痕存焉。

一妇，累日产不下，服催生药，不效。庞曰：此必坐草太早，心下怀惧，气结而不行，非不顺也。《素问》云：恐则气下。盖恐则精神怯，怯则上焦闭，闭则气逆，逆则下焦胀，气乃不行矣。以紫苏饮，一服，便产。如妇人六七月，子悬者，用此亦往往有效。

震按：苏文忠公有与庞公尺牍，讲杨子云《太元经》“罔真蒙酋冥”之义，而云：安常博极群书，善穷物理，常为仆思之。其推重如此。观此二案，益信名不虚传。

丹溪曰：世之难产者，往往见于郁闷安逸之人，富贵奉养之家；若贫贱辛苦者，无有也。方书只有瘦胎饮一论，而其方为湖阳公主作也，实非极至之言，何者？见用此方，其难自若。予族妹，苦于难产，后遇孕则触而去之，予甚悯焉。视其形肥，而勤于女工，构思旬日，悟曰：此正与湖阳公主相反。彼奉养之人，其气必实，耗其气，使和平，故易产；今形肥知其气虚，久坐知其不运，而其气愈弱，且久坐则胞胎亦随母气不运，当补其母之气，则儿健而易产。令其有孕至五六个月，以紫苏饮，加补气药，与十数帖，因得男而甚快。后遂以此方，随人之形色性禀，参以时令加减，与之，无不应者。因名其方曰：大达生散。

震按：读古人书，而能反其道，以合乎理，固非高明之士不能。盖自

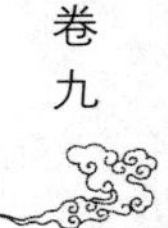

达生散出，而后世之孕育者，母子安全无算，丹溪之造福宏矣。

石山治一妇，常患横生、逆产，七八胎矣，子皆不育。汪诊脉皆细濡颇弦，曰：此气血两虚兼热也。或曰：气血有余，方成妊娠；气血既亏，安能胎耶？汪曰：观其形长瘦而脉细濡，属于气血两虚；色青脉弦，属于肝火时炽；而两尺浮滑，似血虚为轻，而气虚为重也。宜以补阴丸，除陈皮，倍加香附、参、芪，蜜丸，服之，常令接续，逾年，临产果顺，而育一子。

震按：保胎易产之道，此为正理。盖母虚则无力，儿在腹中，不能运转其身，以致横生、倒产。若临月多服人参，母气既旺，其产自顺，乃屡试屡验者。

陈良甫治一妇，有孕七个月，远归，忽然胎上冲心而痛，坐卧不安。两医治之，不效，遂言胎已死矣。已用蓖麻子，研烂，加麝香调，贴脐中，以下之，甚危急。陈诊视两尺脉绝，他脉平和。陈问医作何证治之，答曰：死胎也。陈曰：何以知之？曰：两尺脉沉绝。陈曰：误矣，此子悬也。若是胎死，却有辨处：面赤舌青，子死母活；面青舌赤，母死子活；唇口俱青，母子俱死。今面不赤，舌不青，其子未死，是胎上迫心，宜紫苏饮治之。至十帖，而胎乃近下矣。

震按：两尺脉绝，易认作子死腹中，若非陈氏辨法，宁不误杀两命？

滑伯仁治一妇人，产难，七日而不乳，且食甚少。伯仁视之，乃以凉粥一盂，擂碎枫叶煎汤调，啖之，旋乳。或诘其理，滑曰：此妇食甚少，未有无谷气而能生者。夫枫叶先生先落，后生后落，故以作汤饮也。

吴茭山治一妇，产难，三日不下，服破血行经之药，俱罔效。吴制一方，以车前为君，冬葵子为臣，白芷、枳壳为佐使，已服，午产。众医异之，吴曰：本草谓催生以此为君，《毛诗》采芣苢以防难产。魏云：车前以鲜者为妙。

刘复真遇府判女，产不利，已死。刘以红花浓煎，扶女于凳上，以绵帛蘸汤遏之，连以浇帛上，以器盛水，又暖又淋，久而苏醒，遂生男子。盖遇严冬，血冷凝滞不行，温则产，见亦神矣。

一医，宿客店，值店妇数日不产，下体已冷。无药，甚窘。以椒、橙叶、茱萸等煎汤，可下手，则和脐腹、人门处皆淋洗之，气温血行，遂产。

震按：催生之方甚多，或效，或不效，总无定局，要在用得恰好。如此数则，聊示机栝。若能学后案孙公之思路，方是巨灵神开山手也。

一妇人，分娩最易，至四十妊娠，下血甚多，产门不开。与加味芎归汤一剂，又用无忧散斤许，一剂，煎熟，时时饮之，以助其血而产。

孙东宿曰：侄元素内人，季夏，难产。叩其状，曰：产已及户，不能下，用力则胸膈间有物上冲，痛不可忍。予思少顷，曰：此必双胎，胞已分，而一上一下也。及户者在下欲产，在上者以用力而上冲，惟上冲胸膈，故痛也，势亦险矣。奈产科诸书俱未论及何法以处，因详思其治法，必安上而下始用力产也。即取益元散一两，以紫苏汤送下。取紫苏安胎下气，滑石滑以利窍，亦催生之良品也。饮药入腹，而胸膈痛止，不逾时，产二女，母亦无恙。

胎肖胎忌

矾昌高八舍家，轩墀间畜龟，数年，生育至百余。其家产子四五人，皆龟胸伛偻，盖孕妇感其气所致。

至正末，越有夫妇二人，于大善寺金刚神侧，缚苇而居。其妇产一子，首两肉角，鼻孔昂缩，类所谓夜叉形。盖产妇依止土偶，便禀得此形。古人胎教，不可不谨。

胞衣不下

立斋曰：家人妇，胎衣不落，腹胸胀痛，手不敢近。此瘀血为患，用热酒下失笑散一剂，恶露、胎衣并下。

一产妇，胎衣不出，腹中胀痛，手按之，痛稍缓。此是气虚而不能送出，用无忧散而下。

震按：胞衣不下，因败血入胞者居多。立斋又有一案，用黑豆二合，炒透，铁秤锤一个，烧红，同以酒淬之，将酒化下益母丹二丸，胞衣从血而出。又方，芒硝三钱，童便冲服，立下。或以牛膝二两、芒硝三钱，

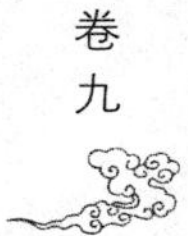

煎，冲童便，饮。及阅《慎斋全书》载：一妇，胞衣不下，用人参汤，送下砂仁末钱许，一日二三次，三四日胞衣烂出，其妇无恙。奇矣，然不知脉证之何如也。继之者，有黎姓一案，亦录于下，以助参酌。

一妇，半产，胎衣不下，连服行血催衣之药四剂，点血不行，胸痛瞀乱。黎西野视之曰：此脾失职也。先与黄芪一两、当归一两，下咽而瞀乱顿减；随用大剂参、芪、术、归、芍、苓、甘草等药，一服而恶露渐至。众皆惊曰：恶露不下，胞衣不下，女科书中并无参芪之方，君独以补奏功，其义何居？黎曰：君等忧血其不下，吾正忧血下不止，故相反耳。盖此病本气血大亏而致半产，脾失统血之职，水湮土崩，冲决将至，故生瞀乱。不为之修筑，而反加穿凿，是虚虚也，乌乎可？曰：今从子法，遂得免乎？曰：不能也。穿凿过当，所决之水，已离故道，狂澜壅积，势无所归，故必崩。急服吾药，第可固其堤岸，使不致荡没耳。至第三日，诊尺内动甚，曰：今夜子以前必崩矣。用补中益气汤，加参、芪各二两，嘱以血至即服。至黄昏，果发，如其言，得无恙。次用调补脾肾之药而愈。

震按：恶露不下，用参、附、术、归等药而下者，生平经手颇多，然必脉象细软，口不燥渴，内不烦热，用之方效。此案不载脉象，只云“脾失其职”，亦属糊涂。但半产者多系体虚而胎堕，且连服行血催衣之药四剂，宁不反其道以治之耶？

血　晕

奉化陆严治新昌徐氏妇，病产后暴死，但胸膈微热。陆诊之曰：此血闷也。用红花数十斤，以大锅煮之，候汤沸，以木桶盛汤，将病者寝其上，熏之，汤气微，复进之，有顷，妇人指动，半日遂醒。此法与许允宗治王太后之意同。

立斋治一妇，产后，小腹作痛，忽牙关紧急。灌以失笑散，良久而苏；又用四物，加炮姜、白术、陈皮而愈。

震按：血晕皆因恶血冲心，当于《纲目》中选取验过之方。如上二条，乃正治法。而丹溪治一妇，面白形长，心郁，半夜生产，清晨晕厥。急灸气海十五壮而苏，后以参、术等药，服两月而安。此阳虚也，乃变法也。

一产妇，因产饮酒，恶露甚多，患血晕，口出酒气。此血得酒热而妄行，虚而作晕也。以佛手散，加干葛二钱，一剂而痊。立斋云：产后饮酒，能致晕；产室人众，喧嚷气热，亦能致晕。

腹痛

立斋治一产妇，腹痛发热，气口脉大。薛以为饮食停滞。不信，乃破血补虚，反发热头痛，呕吐涎沫；又用降火化痰理气，四肢逆冷，泄泻下坠。始悔，问曰：何也？薛曰：此脾胃虚之变证也，法当温补。遂用六君子，加炮姜二钱，肉桂、木香各一钱，四剂，诸证悉退；再用补中益气之剂，元气遂复。

震按：气口脉大，故认停食；后以误药而变四肢逆冷，泄泻下坠，诚变为虚寒证矣。但不知脉象若何。若脉亦变为细软，则温补得效；设脉仍大，则非所宜；或大而软，犹可用温补，以望其敛小；倘脉大且数，按之有力，其死可必，温补无益也。

一妇，产后，腹痛后重，下痢无度，形体倦怠，饮食不甘，怀抱久郁，患茧唇，寐而盗汗如雨，竟夜不敢寐，神思消烁。薛曰：气血虚而有热。用当归六黄汤，内黄芩、连、柏炒黑，一剂，汗顿止；再剂，全止；乃用归脾汤、八珍散兼服，元气渐复而愈。

震按：此证不难于用归脾、八珍，而难于用当归六黄。恨不载脉，然留此案，以见古人有是病即用是药，勿拘定产后必当大补也。但苦寒之药，中病即止耳。

一产妇，小腹作痛，有块，脉芤而涩，以四物，加延胡、红花、桃仁、牛膝、木香，治之而愈。

一产妇，小腹痛甚，牙关紧急。此瘀血内停，灌以失笑散，下血而苏；又用四物，加炮姜、白术、陈皮而愈。

震按：此二案，乃恶露作痛之正法也。

一产妇，小腹作痛，服行气破血之药，不效，其脉洪数。此瘀血内溃为脓也。以瓜子仁汤，二剂，痛止；更以太乙膏，下脓而愈。产后多有此

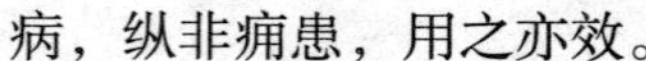

病，纵非痈患，用之亦效。

一产妇，小腹疼痛，小便不利。用薏苡仁汤，二剂，痛止；更以四物加桃仁、红花，下瘀血而愈。大抵此证皆因荣卫不调，或瘀血停滞所致。若脉洪数，已有脓；脉但数，微有脓；脉迟紧，乃瘀血，下之即愈。若腹胀大，转侧作水声，或脓从脐出，或从大便出，宜用蜡矾丸、太乙膏及托里药。

一妇人，寒月中，产后腹大痛，觉有块，百方不治。一人教以羊肉四两、熟地黄二两、生姜一两，水煎服之，二三次愈。

震按：澹漪子曰，觉有块，想是寒气乘虚而聚，非真实证也。不然，何以羊肉、熟地能愈哉？此说可谓善于读书。至其所引《衍义》云：一妇人，产当寒月，寒气入产门，脐下胀痛，手不得犯。此寒疝也。医欲治之以抵当汤，谓其有瘀血耳。予教之曰：非其治也。可服仲景羊肉汤，少减，作二服，愈。方即原方多川芎，以酒、水同煎，或加葱、盐，较之用熟地者，略为辛温，然总治虚寒腹痛也。设于寒月血因寒凝，结瘀绞痛，又当用琥珀丸、香桂散，及姜、桂、吴茱、桃仁、蓬术、五灵脂等药。非仲景方均能见效也。且善悟者更当反是以观焉。寒之反为热，如《金匮》下瘀血汤、河间玉烛散等方，又一例也；畏其峻者，回生丹亦妙。叶案谓取乎醋煮大黄一味，药入病所，不碍无病之所。斯真妙解，想先生或从夺命丹用醋水同煎法悟入耶？

腰 痛

一产妇，腰痛，腹胀善噫，诸药皆呕。立斋以为脾虚血弱，用白术一味，炒黄，每剂一两，米泔煎，时饮匙许，四剂后渐安，百余剂而愈。

震按：腰痛而用白术，以所兼之证为腹胀善噫，诸药皆呕，则补肾不若补脾矣。时饮匙许，虑其呕耳。每剂一两，用至百剂，惟见得到，斯守得定。叶案每用米泔煎药，本于此。他如失血过多腰痛者，用归芪汤、十全大补汤；瘀血腰痛者，桃仁汤、五香连翘汤；风湿腰痛者，五积散、寄生防风汤。

头　痛

郭茂恂嫂金华君，产七日，不食，始言头痛，头痛已，又心痛作，既而目睛痛，如割如刺，更作更止，相去无瞬息间。每头痛甚，欲取大石压，良久渐定；心痛作，则以十指抓臂，血流满掌；痛定，目复痛，又以两手自剜取之。如是十日不已，众医无计。进黑龙丹半粒，疾少间；中夜再服，乃瞑目寝如平时，至清晨下一行，约三升许，如蝗虫子；三夜减半，已刻又行如前，则顿愈矣。武叔卿曰：此虫咬痛，不如用杀虫药，更神效。

震按：此证情形，定当作瘀血治。亦有因痰而痛者，不如是之剧。因虫，则自此案始。

中　风

立斋治一产后中风，口眼㖞斜，四肢逆冷，自汗泄泻，肠鸣腹痛。用六君子，加姜、附各五钱，不应；以参、附各一两，始应；良久不服，仍肠鸣腹痛，复灸关元穴百余壮，及服十全大补方效。

震按：此种治法，惟薛公能之。若今人用参、附至四五钱不应，惟束手待毙耳。但不载脉象若何，想诸虚寒证毕现，其脉之大小迟数不足计耶？

痉

《夷坚志》曰：杜壬治郝质子妇，产四日，瘈疭戴眼，弓背反张。壬以为痉病，与大豆紫汤、独活汤而愈。政和间，予妻房分娩，犹在蓐中，

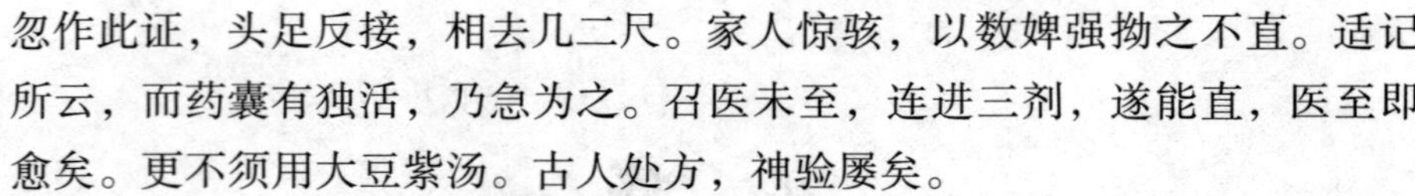

忽作此证，头足反接，相去几二尺。家人惊骇，以数婢强拗之不直。适记所云，而药囊有独活，乃急为之。召医未至，连进三剂，遂能直，医至即愈矣。更不须用大豆紫汤。古人处方，神验屡矣。

一产妇，牙关紧急，腰背反张，四肢抽搐，两目连札。立斋以为去血过多，元气亏损，阴火炽盛。用十全大补，加炮姜，一剂而苏，又数剂而安。魏云：立斋治瘈疭以大温补，前条治风，想瘈疭有微甚之不同耳。

震按：不必分微甚，但须审地方及时令。若薛案明云去血过多，必无用独活之理矣。

瘈搐

丹溪治一产妇，年三十余，正月间，新产十余日，左脚左手发搐，气喘不眠，面起黑色，口臭，脉浮弦而沉涩，右为甚。意其受湿，询之，产前三月，时常喜羹汤茶水。以黄芪、荆芥、木香、滑石、苍白术、槟榔、陈皮、川芎、甘草、芍药，四服；后加桃仁，又四服，而漉漉有声，大下水晶块，大小如鸡子黄与蝌蚪者数十枚而愈。乃去荆芥、槟榔、滑石，加当归、茯苓，调理其血，四十帖而安。

震按：左脚左手发搐，似肝经血燥生风；气喘不眠，面起黑色，口臭，似瘀血入肺死证；脉象浮弦易辨，沉涩难辨。身临其局，彷徨无措者多矣。非丹溪，岂能认为湿，而用此等药乎？若下条薛案，稍有墙壁可循耳。

一妇人，发瘈疭遗尿，自汗面赤，或时面青，饮食如故，肝脉弦紧。立斋曰：此肝经血燥，风热瘈疭也。肝主小便，肝色青，入心则赤。法当滋阴血，清肝火。遂用加味逍遥散，不数剂，诸证悉退。

孙东宿治潘大司马媳，年二十五，体素弱，语言端谨，因难产伤力，继以生女拂意，后又女死悲戚，即时晕厥，醒而神思眯昧，手足瘈疭，不可诊脉，目上视。细询之，自女落地，恶露绝无，有女医时与人参干嚼，及独参汤，并粥乱进。参与粥皆壅塞膈上不下，以故神昏瘈疭不已也。孙教以手于喉中探而吐之，喜其随手吐出痰饮粥药盈盆，瘈疭方定；乃与川芎、山楂、泽兰叶、陈皮、半夏、茯苓、香附进之，稍得睡。不虞女医又私与补药二帖，子丑时陡然狂乱，如降神之状，汉声官话，问答如流，其声壮厉，迥异平时。其家咸谓神附，祈祷百般。孙曰：此恶露不尽，乃蓄血如见鬼之证，非真有神佛相附也。以归尾四钱，川芎一钱五分，泽兰叶、益母草、滑石等，煎冲热童便，连饮二帖，狂乱少定而未除。意其胸中必有余痰作滞，前方中无佐使之品，故药力不行也。大加山楂为引，恶露稍行，神思即静，嗣后稍睡少时，手足微动，或自以手掌其面，或自以手捶其胸，昏乱不息，诊其脉近虚，早间面红而光，申酉时面色白。此血行火退，故脉虚而当补矣。与人参、川芎、泽兰叶各一钱，当归、山楂各二钱，茯苓、陈皮各八分，卷荷叶一片，煎冲琥珀末五分，服后，嗳气二声。孙喜曰：此清阳升而浊阴降矣。自兹安静，恶露行，大便通，而索粥饮矣。

震按：此案前半段治法不难，盖得其参粥杂进之病情，自有消瘀及消痰食之方药，但探吐法尤捷耳。蓄血如见鬼，知者亦多。难于后半段恶露稍行，神思即静，略睡片时，昏乱不息，仍是蓄血形状，乃于轻剂消瘀之中，复用人参，并不以前曾误用而畏蹈故辙，此为高手。其讲脉与面色，极是。但产后谵语昏狂，有纯因于痰者，又不可不知。

厥冷

易思兰治瑞州一妇，产后半月余，胃中有清水作逆而吐。以为胃寒，煎姜椒汤饮之，初觉相宜，至三五日，清水愈多，口气渐冷，四肢发逆，腹中冷气难堪，有时战栗；以四物汤加人参、炮姜，初服少安，久则不应。易诊之，六脉俱无，以三指按至尺后，脉来实数有力，左右皆同。发言壮厉，一气可说四五句，唇焦颊赤，大便五六日一次，小便赤少，此实热症也。询之，其俗产后食胡椒炒鸡为补，此妇日食三次，半月后遂得疾，蓄热明矣。其口冷、吐水、发厥者，热极似水耳；战栗者，热入血室，热盛生风也。用三黄汤，连投之，六脉俱现，清水渐减，姜椒汤不欲食矣。服四日，口中热气上升，口舌发黄小粟疮，大便八日不通。以四苓，合凉膈散，空心一服，至午不动；又以甘草煎汤，调元明粉五钱，热服一时许，腹中微鸣，吐出酸水一二碗，大便连去二次；仍以四苓散、三黄、山栀、枳壳调理，一月全愈。大凡诊脉，遇极大、极微者，最宜斟酌。如极大而无力，须防阳气浮散于外；如极微之脉，久久寻而得之于指，稍稍加力，按之至骨愈坚牢者，不可认作虚寒。今此证六部皆无脉，尺后则实数有力，所谓伏匿脉也。阳匿于下，亢之极矣。岂可泥于产后禁用寒凉者？

震按：易公之案甚多，此为第一，观其发明脉理，可谓仙传秘诀。

一妇人，产后，日食茶粥二十余碗，一月后，遍身有冰冷数块，若以指按冷处，即冷从指下上应至心。如是者二年，诸治不效。以八物汤，去地黄，加橘红，入姜汁、竹沥一酒盅，十服，乃温。

震按：此是痰饮流注肌肉，原非奇病，但按之而使不病者，冷应于心则奇矣。盖其人气血已虚，痰饮留伏之处，营卫所不到，此数块即系死肉。治病之药，全仗姜汁、竹沥各一杯；然非八物，何以助营卫之流行？去地黄，恶其滞；加橘红，取其通也。似宜再加南星、白芥子等药。

发热、谵语、昏瞀

滑伯仁治一产妇，恶露不行，脐腹痛，头疼身寒热。众皆以为感寒，温以姜、附，益大热，手足搐搦，谵语目窜，诊其脉弦而洪数，面赤目闭，语喃喃不可辨，舌黑如炱，燥无津润，胸腹按之不胜手。盖燥剂搏其血，内热而风生，血蓄而为痛也。曰：此产后热入血室，因而生风。即先为清热降火，治风凉血，两服，颇爽；继以琥珀、牛黄等，稍解人事；从以张从政三和散，行血破瘀，三四服，恶露大下如初，时产已十日矣，于是诸证悉平。

魏云：投姜、附后始搐搦，由燥剂搏血而风生。故此等案，宜细心熟玩。若是虚寒，手足岂不厥冷？况证有舌黑、腹不胜按，在三四日者耶？又况面赤、洪数之脉耶？

一妇，产后，时发昏瞀，身热汗多，眩晕口渴，或时头痛恶心。医用四物凉血之剂，病不减；复用小柴胡，病益甚。汪诊之，脉皆浮洪搏指。汪曰：产后而得是脉，又且汗多，而脉不为汗衰，法在不治；所幸者，气不喘，不作泄耳。其脉如是，恐为凉药所激也。用人参三钱，黄芪二钱，甘草、当归各七分，白术、麦冬各一钱，干姜、陈皮、黄芩各五分，煎服，五剂，脉敛，而病渐安。

震按：浮洪搏指之脉，产后所大忌，合以身热口渴，时发昏瞀，头痛恶心，几与伤寒证相似，用小柴胡汤未为大谬，以方中原有人参也。但汗多眩晕，柴胡不宜。汪公之论，明白切当。非大剂人参，岂能挽回？至云“其脉如是，恐为凉药所激”，后学安知有此道理？服五剂而脉敛，言更验矣。

王佥宪公宜人，产后因沐浴，发热呕恶，渴欲饮冷水瓜果，谵语若狂，饮食不进。体素丰厚，不受补，医用清凉，热增剧。石山诊之，六脉浮大洪数。曰：产后暴损气血，孤阳外浮，内真寒而外假热，宜大补气血。与八珍汤，加炮姜八分，热减大半。病人自知素不宜参、芪，不肯再服。过一日，复大热如火。复与前剂，潜加参、芪、炮姜，连进二三服，热退身凉而愈。

震按：病由沐浴而发热呕恶，渴欲饮冷，狂谵不食，人必以伤寒视之，及用清凉而热增剧，茫无把握矣。况脉洪数，用滋阴易，用参、姜难也。乃投八珍，热减大半；停参、芪一日，复大热如火，则病宜温补，不宜凉散，始得显然耳。

孙东宿治武进邑宰孙康宇媳，年十六，初产女艰苦，二日偶感风邪，继食面饼。时师不察，竟以参、术投之，即大热，谵语口渴，汗出如洗，气喘泄泻，泻皆黄水无粪，一日夜不计遍数，小水短少，饮食不进，证甚危恶。时当暑月，女科见热不除，用芩、连等药，证益甚；乃重用参、术、肉果、干姜等止泻，泻不减，热反剧，喘汗转加，谵语不辍。医悉辞去。孙往诊之，六脉乱而无绪，七八至，独右关坚硬。踌躇久之，因思暑月汗出乃常事，但风邪、面食、瘀血皆未消溶，补剂太骤。书云：蓄血如见鬼。治当消其瘀食，解其暑气，犹可图生，勿遽弃乜。乃用益元散六钱，解暑清热，为君。仲景云“渴而小便不利者，当先利其小便”，况水泻，犹当用之为君也。以楂肉三钱，为臣；红曲、泽兰叶各一钱五分，消瘀血，安魂，为佐；香附、橘红、半夏、茯苓以统理脾气，为使；京三棱五分，消前参、术，决其壅滞，为先锋。水煎，服后即稍睡。计两日，连进四剂，热减泻止，恶露略行，脉始有绪。前方去三棱、红曲，加扁豆，而热全退，便亦实；改用四君子汤，加益元散、青蒿、香附、扁豆、白芍，调理而平。

震按：前二案虚证似实，此案实证似虚，病之能惑人也如此。但用芩、连而证益甚，用参、术兼温药而更加剧，亦将束手无策。孙公之得间处，在右关独坚硬。信乎，善治病者，必善辨脉也。若粗工见其证极沉重，脉又七八至，乱而无绪，不遑细辨，此女何由得生？今从辨脉得病情，用药自游刃有余。而药之得力处，又在京三棱五分也。

别驾沈石山夫人，产三日，而腹不宽畅。一女科为下之，大泻五六次，遂发热恶心；又用温胆汤止吐，小柴胡退热，服四日，吐与热不止，粒米不进；又用八珍汤，加童便，服后昏愦，耳聋眼合，口渴肠鸣，眼胞及手足背皆虚浮。因逆孙诊，六脉皆数，时五月初二日也。东宿曰：脉书云：数脉所主，其邪为热，其正为虚。以十全大补汤，加炮姜进之，夜半稍清爽，进粥一盂，始开目言语；次日以多言语，复昏昧，又以参、术各三钱，炮姜、茯苓、陈皮各一钱，甘草五分，煎服，体微汗，遍身痱痤，热退而神爽；下午药不接，且动怒，昏昧复如前，六脉散乱无伦，状如解索，痱痤没而虚极矣。亟以参、术各五钱，炙草、炮姜、附子各一钱，连进二帖，是夜熟寝，唯呼吸之息尚促；初六日，脉又数，下午发热不退，环跳穴边发一毒如碗大，红肿微痛。前医者遂归咎姜、附，拟用寒凉解毒药。孙曰：此乃胃中虚火，游行无制，大虚之证，非毒也。《内经》云：壮者气行则愈，怯者著而成病。惟大补，庶可万全；用寒凉，速其死矣。乃煎附子理中汤进之，日夕两帖，参、术皆用七钱，服后，痱痤复出，毒散无踪，热亦退矣；再以参苓白术散，调理而全安。皆由产后误下，致变百出，可不畏哉？

震按：八珍与十全大补，相去不远，乃一则服之而加重，一则服之而遽轻，其义何居？盖得力在肉桂及加炮姜也。而敢于用姜、桂，由于数脉之义参得透耳。“其邪为热，其正为虚”二语，与景岳恰合，英雄所见略同也。今人一见数脉，只知为热，断不敢用姜、附、桂，夭枉者多矣。但温补既投，亦须数脉渐退。仲景云“数脉不时，则生恶疮”，故后有发毒之变。孙公能认定为虚，故终以大剂温补收功，较之胸无主见，随境游移者，自是仙凡迥别。

程石洲乃眷，因产难子死，忧闷，小腹有块作痛，下午发热，不思饮食。东宿诊之，脉右大于左者三倍，且数。与芎归汤，加山楂、泽兰、肉桂。次日下午，腰腹胀痛，诘之，晌午食圆眼一斤矣。从此小腹渐胀，大便三日未行，早晨鼻衄，夜间极热，口渴，脉大无绪，势甚危急。用芎、归、红花、桃仁、青皮、槟榔、莪术、山楂，水煎，调元明粉二钱，服后，下结粪二枚，安而就寝；醒后，进粥稍多，又复胀痛，腹大如斗，坚如石，气促不安，势危之至。乃与五灵脂、山楂各四钱，凌霄花二钱，赤芍一钱，服后，大便通，腹软气定，始可进粥，渐有生气；但脉仍鼓指，此腹中积滞尚多，不可不因其时而驱去也。用山楂、大黄各三钱，桃仁二钱，桂心、红花各五分，炙甘草七分，煎冲元明粉一钱五分，其夜下黑粪四次，热始退，上腹虽消，脐下仍大；仍以桃仁承气，加山楂、滑石、红花，煎饮之，五更大便行，脐腹胀又减；后与积块丸，调理全消。是役也，女科于初起发热腹痛之时，即以常套十全大补汤投之；讵如圆眼肉入腹，渐渐胀开，故腹亦因之大胀；且其味甘，尤能作滞；复加地黄、参、术，宁不塞其塞哉？由是而成大坚之证。《内经》谓“中满者，泻之于内”，良以此夫！彼亦泥乎丹溪“产后须大补气血”之误也。

震按：此案与前案截然不同，数脉、大脉均为产后所忌，而彼用温补，此用攻消，俱获全安，自非名手不能。观石山论浮洪搏指之脉曰“恐为凉药所激”，此则认为积滞尚多，可见临证者全在圆通活变，断无一定之法可守也。

马元仪治苏州藩司王管家之妻，产后一月，神气昏倦，胸满中痛，咳嗽喘促发热。服药，反渐加重，势将治木。马诊之，两手脉沉涩兼结。马曰：此证，胎前已有伏邪，产后气血既虚，邪益内结，法宜表里两和，使邪从外达，气从内泄，病自愈矣。用桂枝、柴胡、苏梗、枳壳、半曲、菔子、杏仁、广皮，透邪达滞之剂，服后，病势偏安，脉亦稍舒。前医尚以气血两虚，遽投参、地、归、芍，敛滞之品，遂致彻夜靡宁，如丧神守。不知邪结于中，反行补法，如欲盗之出，而反闭其门也。急改透邪散结法，用桂枝、炮姜、黄连、枳实、厚朴、广皮等，一剂而胸满中痛之证释；复用栝蒌实、柴胡、桂枝、半夏、枳实、杏仁、苏子、桔梗等，再剂而表热喘嗽之证平；但大便不行，此久病伤津液，肠胃失养之所致也，加生首乌一两，大便得解，余邪尽去；然正气大亏，继进滋补气血之剂而安。盖病有虚邪内结，而正气积亏者，当补正以托邪；而不知者，反治邪而伤正。有正气未伤，而邪势方张者，当去邪以安正；而不知者，反用补以滞邪。虚实莫辨，多致冤沉无诉，而尚不觉也，岂不谬哉？

震按：产后病因果系外邪者，定当祛邪，不可泥于丹溪之说。曾见胎前受暑湿致痢，痢未几而产，产后仍痢，腹痛胸满，后重口渴，脉数大者，竟用芩、连、槟、朴、滑石、木香，甚则加大黄，殊效。与此案治法，病异而理同也。

寒　热

吴茭山治一少妇，初产四日，食冷物，觉身分不快，呕逆，饮食少思，心腹满闷，时或腹胁刺痛，晨恶寒，晚潮热，夜则恍惚谵语，昼则抽搐，颇类风状，变异多端。诸医莫测，或作虚风，或云血凝实热，用甘温行血，以寒凉退热，如此半月，不效。吴至，见医满座，亦局蹐。诊其脉弦而紧，遂令按之，小腹急痛，知瘀血未尽也。思患者大势恶露已下，未必还有余血，偶因寒凉所伤，瘀血停滞下焦，日久客于经络，所以变生诸证。须得大调经散，倍入琥珀，化诸恶血成水，其患方愈。遂合前药服之，五日后，行恶水斗许，臭不可近，患人觉倦，病势渐减；然后以人参养荣汤，数十帖，月余如初。

一妇，产后恶露未尽，因起抹身，寒气客于经络，乍寒乍热，脉紧而弦。以葱白散，二帖而安。

立斋治一产妇，恶寒发热。欲以八珍，加炮姜治之。其家知医，以为风寒，用小柴胡汤。薛曰：寒热不时，乃气血虚。不信，仍服一剂，汗出不止，谵语不绝，烦热作渴，肢体抽搐。薛用十全大补，二剂，益甚，脉洪大，重按如无；仍以前汤，加附子数剂，稍缓，再服而安。

震按：前二案，以脉弦而紧，知为瘀血；此案以脉洪大，重按如无，知为气血两虚，是真临证指南也。但首案必须大调经散，次案必须葱白散，决非通套行血消瘀所能治；此案必须桂、附，亦非平补气血所能治。

惊

乐元忠妻，产后病惊，身飘飘如在浮云中，举目则旋转，持身不定，四肢酸软。皆以安神补虚治之，前证转甚。戴原礼独曰：左脉芤且涩，神色不变，是因惊致心胞络积血耳。乃下血如漆者一斗，遂愈。古人云“大实似羸”者，此也。

震按：此证，必共认为虚矣。苟不辨其左脉之芤涩，岂能测其心胞之积血耶？人只知惊是病，不知因惊而又致病，则治惊无益也。可举此案，以例其余。

潮热、吐衄血

汪石山治一妇，产后未经盈月，怒气，血流如水，三日方止；随又劳苦，四肢无力，睡而汗出，日晡潮热，口干，五心如炙。诸医皆用柴、芩、薄荷之类，其热愈炽。诊其脉弦大无力，此蓐劳也。以四物汤一两，入胡黄连、秦艽、青蒿各五分，数服，热退身凉；后以黄连八珍丸，一料而安。

震按：此用二连、艽、蒿，可见薛氏之八珍、十全，原非成例定局。

一妇，产后，血逆上行，鼻衄，口干心燥舌黑。盖因瘀血上升，遂用益母丸，童便化下数丸，后鼻衄渐止，下血渐通。

震按：女科诸书，咸以产后鼻衄为险证。此用益母丸，童便化下数丸，是仿倒经治法，亦有愈者。然未可奉为胜算也。

立斋治大尹俞君之内，产后，发热晡热，吐血便血，兼盗汗，小便频数，胸胁胀痛，肚腹痞闷。薛曰：此诸脏虚损也，治当固本为善。自恃知医，用降火之剂，更加泻痢肠鸣，呕吐不食，腹痛足冷。始信薛言，求诊。其脉，或浮洪，或沉细，或如无；其面，或青黄，或赤白，此虚寒假热之状。时值仲夏，当舍时从证。先用六君子汤，加炮姜、肉桂，数剂，胃气渐复，诸证渐退；更佐以十全大补汤，半载，全愈。

震按：此条脉法，可为大虚之据。

一产妇，咳嗽痰盛，面赤口干，内热晡热，撤作无时。此阴火上炎，当补脾肾。遂用补中益气汤、六味地黄丸而愈。

一产妇，泻痢年余，形体骨立，内热晡热，自汗盗汗，口舌糜烂，日吐痰三碗许，脉洪大重按全无。此命门火衰，脾土虚寒而假热。吐痰者，乃脾虚不能统摄归源也。用八味丸，补火以生土；用补中益气，兼补肺金而脾胃健。

震按：此二案，乃薛氏治法正宗，能熟志之，自不流入清解滋阴一路。

泄泻

汪石山治一妇，产后滑泄，勺水粒米弗容，即时泄下，如此半月余。众皆危之，或用五苓散、平胃散，病益甚。汪诊之，脉皆濡缓而弱。曰：此产中劳力，以伤其胃也。若用汤药，愈滋胃湿，非所宜也。令以参苓白术散，除砂仁，加陈皮、肉豆蔻，煎姜枣汤，调服，旬余而泻止。

〔附〕沈尧封治一妇，产时去血多，随寒战汗出，便泻不止。用大剂真武汤，以干姜易生姜，两剂，战定，而汗泻如故；又服两日，寒战复作；再用补中汤，无人参，加附子，两剂。病者云：我肚里大热，口渴喜饮，然汗出、下利、寒战仍不减。沈方凝神思虑，其母曰：彼大孔如洞，不能收闭，又无力吃参，谅无活理。沈用黄芪五钱（炙），北五味四钱（打碎），白芍、茯苓各二钱（各炒），归身、甘草各钱半（各炒），大枣三枚，一剂病减，四剂全愈。

金大文先生治一妇，产后三日发疹，细而成粒，不稀不密。用荆芥、蝉蜕、粘子等药一剂，头面俱透，越一日，渐有回意；忽大便溏泄数次，觉神气不宁，问其所苦，曰热曰渴，语言皆如抖出，脉来微细，数有七至，外露但欲寐少阴证据。金曰：此阳脱证也，属少阴。用生附子三钱（水洗，煤如炒米）、干姜（炒）八分、甘草（炒）一钱、白芍（炒）一钱半，水煎，冲人尿一调羹，猪胆汁四小茶匙。时已黄昏，无猪胆，以青鱼胆汁代之。服毕即睡，觉来热渴俱除；续用黄芪建中汤，加丹参、苏木，二剂而安。

震按：此二案，有大见识，大力量，故能起死回生，较之汪案，高逾十倍。但汪案勺水粒米弗容，即时泄下，亦诚危矣。然处方平淡，不过以散换汤之巧，亦即效者。盖脉濡缓而弱，与脉微细而数有七至者，其平险各别也。

浮　肿

丹溪治一妇，产后，四肢浮肿，寒热往来（盖因败血流入经络，渗入四肢），气喘咳嗽，胸膈不利，口吐酸水，两胁疼痛。遂用旋复花汤，微汗，渐解；频服小调经，用泽兰梗煎汤，调下，肿气渐消。

震按：此系败血流经之肿，乃产后浮肿之一端耳。其不因败血而肿者，又当另法以治。但产后浮肿，亦是险证，此二方未必能效。

气　喘

汪石山曰：余一日庄居，一乡人踵门哀恳，道其妻产后，数喘促不能卧，痰与血交涌而上，日夜两人扶坐，才侧身壅绝，乞救疗之。余以意度，新产后，血气脾胃，大虚顿损，故虚痰壅盛，而败血乘之。犀角、六君子，加失笑散，一服，痰血俱下，喘亦立止。次日来谢云：诸病皆去，止不能食耳。与参苓白术散，调理全愈。

震按：此证甚危，此方甚巧，若用六君，而不加犀角、失笑散，则不应；用犀角、失笑散，而不合六君，亦不应。但以意度之，不凭脉象，固由汪公熟能生巧。而其病机，在乎痰与血交涌而上。才侧身，便壅绝，显系败血随痰上升。然非血气脾胃之大虚，败血何由随痰上升耶？此方所以恰对也。闭门造车，出门合辙，先生之谓欤？

损破尿胞、脱下子宫

一产妇，因收生者不谨，损破尿胞，而致淋沥不禁。丹溪曰：肌肉破伤，在外者，尚可完补；胞虽在腹，恐亦可治。诊其脉虚甚，盖难产因气

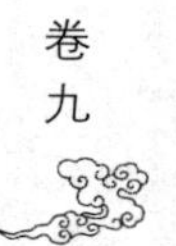

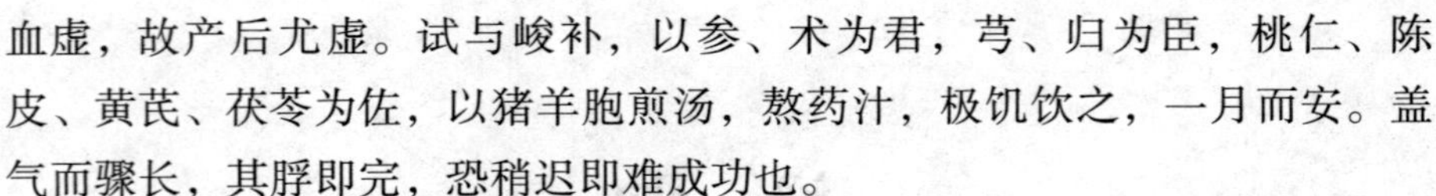

血虚，故产后尤虚。试与峻补，以参、术为君，芎、归为臣，桃仁、陈皮、黄芪、茯苓为佐，以猪羊胞煎汤，熬药汁，极饥饮之，一月而安。盖气而骤长，其脬即完，恐稍迟即难成功也。

一妇，产后，阴户下一物，如合钵状，有二歧，此子宫也。气血弱，故随子而下。用升麻、当归、黄芪大剂，服二次；仍用皮工之法，以五倍子作汤，洗濯，皺其皮，后觉一响而收入。但经宿著席，破落一片如掌大，心甚恐。朱曰：非肠胃比也，肌肉破，尚可复完。以四物，加人参，数十帖。三年后，复生一子。

震按："难产因气血虚，故产后尤虚"，此是至言，然以论损破尿胞，脱下子宫者，尤为确切不移。他证又当活看。

玉关不闭

立斋曰：一妇人，阴门不闭，肿痛，发热恶寒。用十全大补，加五味，四剂，肿消而敛。若初产肿胀，或痛而不闭者，当用加味逍遥散；若肿既消而不闭，当用补中益气汤。切忌寒凉之剂。

震按：玉关不闭，虚证无疑；而虚证之中，又有分别，立斋之加惠后学多矣。特是产科奇病甚多，奇方亦甚多，兹集不能全载。如遇怪异证候，当于叶杏林所述诸书检求之。

夫学医何难，不过多读书耳。《金史》载：张洁古学医，夜梦有人用大斧长凿，凿心开窍，纳书数卷于其中，自是洞彻其术。因思天使此人为良医，尚须纳之以书；我侪既不梦斧凿开窍，务必从目从口将书纳之于心，纳之诚多，宁让洁古独步耶？设遇奇病，自有奇方，可向腹笥检求矣。

至《类案》江公注云"须问临产难易，去血多少，以辨虚实"，及"血热戒投温燥"，俱系名言，又可为薛氏之功臣。

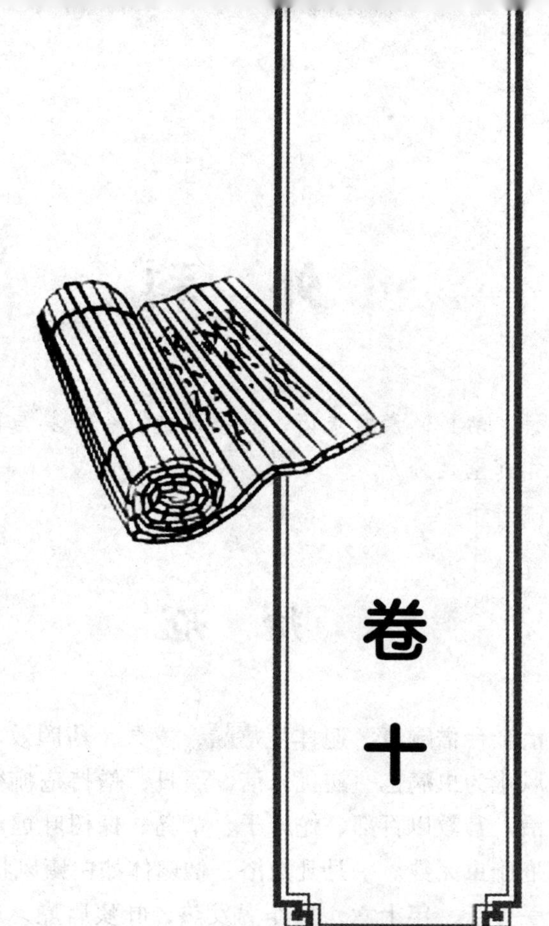

卷十

外　科

震于疡科、幼科，素所未谙，故不敢选。今择其与内科有关涉者，略采数条，以作邻壁之余光。

疥　疮

陈斗岩治金台僧嗣真，遍体生痞瘤，岁久，药罔效。陈曰：此太阴之经蕴风邪，风化为虫病也。初犹未信，翌日，僧持疮痂数片细看，有虫如虱，泣拜求治。乃教以百部、蛇床子、草乌、楝树叶煎汤一缸，令僧洗浴一二时，落疮痂虫无数。一月凡数浴，僧遍体如白癜风状而愈。

立斋治一男子，年十六，夏作渴发热，吐痰唇燥，遍身生疥，两腿尤多，色黯作痒，日晡愈炽，仲冬腿患疮，尺脉洪数。薛曰：疥，肾疳也；疮，骨疽也，皆肾经虚证。针之，脓出，其气氤氲。薛谓：火旺之际，必患瘵证。遂用六味地黄、十全大补，不二旬，诸证愈而瘵证具，仍用前药而愈。抵冬，娶妻；至春，诸证复作。父母忧之，令其外寝。幸年少谨疾，亦服地黄丸数斤，煎药三百余剂而愈。

痱　痤

孙东宿治查景川，遍身痱痤，红而焮痒。诸人以蒺藜、荆芥、升麻、葛根、元参、甘草、石斛、酒芩与之，不愈；又谓为风热，以元参、蝉蜕、羌、防、赤芍、甘草、生地、当归、升麻、连翘、苍耳子服之，饮食顿减，遍身发疮，痛痒不可言。孙诊之，两手脉俱缓弱。以六君子汤，去半夏，加扁豆、砂仁、苡仁、山药、藿香、黄芪，一服，而饮食进；四帖，而痛痒除；十帖，疮疥如脱。

瘤　赘

浮梁李生，得背痒疾，隐起如覆盆，无所痛苦，惟奇痒不可忍，饮食日减。无能识其为何病。秦德立见之曰：此虱瘤也，吾能治之。取药敷其上，又涂一绵带，绕其围，经夕，瘤破，出虱斗许，皆蠢蠕能行动，即日体轻；但一窍，如箸端，不合，时时虱涌出不胜计，竟死。唐小说载：贾魏公镇滑、台日，州民病此。魏公云：世间无药可疗，惟千年木梳烧灰，及黄龙浴水，乃能治耳。正与此同。

立斋治一男子，小腹患瘤，脓水淋漓。用补中益气，加麦冬、五味，以培脾土；六味地黄丸，以生肾水；更用芦荟丸，以清肝火而敛。

一妇，左项肿如鸡卵，不作痛，不变色，劳则发热，怒则寒热，经候不调，三年矣。薛用加味逍遥散、加味归脾汤间服，佐以海藻散坚丸，年许而消。

一男子，郁怒房劳，左胁肿赘如赤桃。服流气化痰之药，其大愈甚，虚证悉具。此肝肾过虚也。用前药及地黄丸而消。

儒者朱宏仁，年二十余，右手背近中指患疣五枚，中一大者如黄豆，余皆如聚黍，拔之如丝，长三四寸许。此血燥筋缩，用清肝益荣汤，五十余剂而愈。

一妇人，左手背并次指患瘤五六枚，如熟椹。薛曰：此因肝经血热也。果月经素不及期。当生血凉血为主。不信，乃用艾灸，手胀发热，手指皆挛，两腋项兼胸乳间皆患疣，经行无期。薛用加味逍遥散，加黄连，十余剂，各患渐愈；乃去黄连，百余剂，经行如期；再用地黄丸，三料而全消。

一儒生，左腿近环跳患瘤，状如大桃，按之濡软，恪服除湿流气化痰之剂，恶寒发热，食少体倦，形气俱虚，脉洪大而虚。气瘤也，肺主之。盖胆属木，肺属金，此发于胆经部分，乃肺金侮肝木，元气亏损，而其脓已内溃矣。遂用十全大补汤，数剂，出清白稀脓甚多，顿加寒热，烦渴头痛，殊类伤寒。薛谓：此因脓泄而血气益虚耳。仍用前汤，其势益甚，脉洪数大，按之如无；乃加附子一钱，其势愈甚，而脉复如前。此虚甚而药未能及也。更加附子二钱，三剂，诸证顿退；乃朝用补中益气汤，夕用十全大补汤，各三十余剂，出腐骨五块，疮口将完。后因不慎起居，患处复溃，诸证更发，咽间如焚，口舌无皮。用十全大补，加附子一钱，服之，诸证悉愈。二日不服，内病悉至，患处复溃。二年后又患，服前药，不应。诊其尺脉，微细如丝。此属命门火衰。用八味丸为主，佐以十全大补汤，稍愈。又二年，仍患虚寒之证而殁。

瘰疬

立斋治容台张美之，善怒，患瘰疬。时孟春，或以为肝经有余之证，用克伐之剂，不愈。薛以为肝血不足，用六味地黄、补中益气，以滋化源，至季冬而愈。此证果属肝火风热，亦因肝血不足。若主伐肝，则脾土先伤，木反克土。此证或延于胁腋，或患于胸乳，皆肝、胆、三焦之经也，亦当以前法治之。

一儒者，缺盆间结一核。薛谓此肝火，血燥筋挛，法当滋肾水，生肝血。彼反服行气化痰，外敷南星、商陆之类，渐如覆碗。仍用前药以滋化源，间与芦荟丸以清肝火，年余，元气复而肿消。

一男子，颈间结核大溃，年余，不愈。又一男子，鬓间一核，初如豆粒，二年，渐大如桃。又一妇人，左眉及发际结核，年余矣。皆与清肝火，养肝血，益元气，而并愈。此证亦有大如升斗者，治以前药，无不取效。

一妇人，项结核，寒热头痛，胁乳胀痛，内热口苦，小便频数。证属肝火血虚，用四物，加柴胡、山栀、胆草而愈；又用加味逍遥散而安。

一妇，瘰疬后，遍身作痒，脉大，按之虚。以十全大补，加香附，治之而愈。大凡溃后，午前痒作气虚，午后痒作血虚；若作风证治之，必死。

江应宿治休宁吴氏子，年十七，患瘰疬，三年矣。疡医用烂药、刀砭破取，疮口甫平即复肿，累累如贯珠，遍体疮疥，两胁肿核如桃。江诊之，微弦而数，即语之曰：肝肾虚热，则生疬矣。当从本，治内消。以柴胡、当归、连翘、黄芩、黄连、牛蒡、三棱、桔梗、花粉、红花，十余剂；再与黄连、海藻、昆布、干葛、石膏、山栀、龙胆、连翘、花粉，为丸，以清其上；更令空心服六味地黄丸，以滋化源，未尽一料，疬消疮愈，不复作矣。

杨乘六治下昂俞文遇，患瘰疬，左右大小十余枚，坚硬如石，颈项肿大，不能转侧，兼吐血咳嗽，梦遗泄精等证。服药半年，皆滋阴泻火，固精伐肝之剂，遂致痰咳不绝，梦泄不止，竟成弱证。邀杨视之，见其性情慷慨，有豪爽气，且操心精细，多思虑，刚果躁直，知其致病之原，由于肝胆用事，恼怒居多，以致肝胆先病，而延及心脾者也。其痰咳不绝者，肝气虚逆，痰随气上也；梦泄不止者，肝经气血亏损，疏泄失职也；瘰疬肿大，坚硬不能消散者，肝经气血虚滞，郁结不舒也。诊其脉，弦劲中兼见躁动，而左手关、尺独紧细如刀，口舌青色，嫩而胖且滑。乃以养营汤，倍肉桂主之，服至月余，内外各证俱有痊意；遂以前方作丸，佐归脾、养心两方，随证消息，守服三月，诸证悉除，而左右瘰疬俱消。

霉疮

李行甫，患霉疮，误用水银、番硗等药搓五心，三日间，舌烂齿脱喉溃，秽气满室，吐出腐肉如猪肝色，汤水不入，腹胀，二便不通。医皆谢去，独用治喉药吹喉，痰壅愈甚，痛难忍，几死。仲淳按其腹不痛，虽胀满未坚，犹未及心，知水银毒入腹未深，法宜以铅收之。急用黑铅斤余，分作百余块，加大剂甘桔汤料，金银花、粉草各用四五两，水二三十碗，锅内煎浓，先取三四碗入汤注中，徐灌之，任其自流，逾时舌渐转动，口亦漱净，即令恣饮数盏；另取渣再煎，连前浓汁，频濯手足，次日，二便去黑水无算，始安；方用吹口药及败毒托里药，数剂而愈。

下疳疮

薛立斋治庶吉士刘华甫，茎中作痛，或出白津，或小便秘涩。先用小柴胡，加山栀、泽泻、黄连、木通、胆草、茯苓二剂，以清肝火，导湿热，诸证渐愈；因劳倦，忽寒热，用补中益气汤，治之而安；又用六味丸，以生肝血，滋肾水，诸证全愈。

一儒者，茎中作痒，发热倦怠，外皮浮肿，二年矣。此肝肾阴虚，用八珍，加柴胡、山栀，及六味丸而愈。有兼阴毛间生虫作痒，以桃仁研烂，涂之。

肺　痈

石山治一妇，年近三十，形色瘦白，素时或咳嗽一二声，月水或前或后，夏月取凉，遂咳甚，不能伏枕者月余，嗽痰中或带血，或兼脓，嗽急则吐食。医用芩、连、二陈，不效；复用参、芪等补药，病重。汪视左脉浮滑，右脉稍弱而滑。幼伤手腕，掌不能伸，右脉似难凭矣。乃以左脉验之，恐妊兼肺痈也。遂以清肺泄肺之剂进之，三服而能着枕，痰不吐，脓不咯，惟时或恶阻。汪曰：此妊之常病也。教用苡仁、白术、茯苓、麦冬、黄芩、阿胶煎服，病减，月余，复为诊脉，皆稍缓而浮。曰：热已减矣。但吐红太多，未免伤胃，教用四君子，加陈皮、黄芩、枳壳煎服，调理。妊至六月，食鸡，病作，却鸡而愈；至九月，病又复作，声哑，令服童便，获安。汪曰：产后病除，乃是佳兆；病若复作，非吾所知。月足而产，脾胃病作，加泄，竟不救。

一儒者，素善饮，咳痰项强，皮肤不泽。此肺痈也。盖肺系于项，故项不能转侧；肺气虚弱，故皮肤不泽。先用桔梗汤以治肺，后用八珍补肺汤，以补脾土，生肺金而痊。

一男子，面赤吐脓，发热作渴，烦躁引饮，脉洪数而无伦次。此肾火伤肝，先用加减八味丸，加麦冬大剂一钟，热渴顿止，久睡觉而神爽，索食；再剂，诸证又减六七；仍用前药，更以人参五钱、麦冬二钱五分、五味二钱，水煎代茶，日饮一剂，月余而安。此证，面赤者当补脾肾，面白者当补脾肺，故用此药。

江应宿治贡士汪宾篁，患滞下赤白，月余。江诊视，投药数剂而愈，六脉洪数不减。即告之曰：公年高，足三阴虚损，不能相生，当滋化源，否则恐生他病。与六味地黄丸，加生脉散。因循半月，未及修制，遂觉右乳旁牵痛，面赤，吐痰腥臭，脉洪大浮数，按之无力。江曰：脉数不时见，此肺痈也。次日，吐脓血甚多。投以桔梗汤，加羚羊角，未应；再与升麻汤，十余剂；更以前丸，滋其化源而愈。

王宇泰治一妇，感冒风寒，或用发表之剂，反咳嗽喘急，饮食少思，胸膈不利，大便不通，右寸关脉浮数。欲用通利之剂。王曰：此因脾土亏损，不能生肺金，若更利之，复耗津液，必患肺痈矣。不信，仍利之，虚证悉至，果吐脓。乃朝用益气汤，夕用桔梗汤，各数帖；又朝用益气汤，夕用十全大补汤，各五十帖，全愈。

一妇，咳嗽吐痰，胸膈作痛，右寸关浮滑，项下牵强。此脾胃积热成痰，非痈患也。以二陈汤，加山栀、白术、桔梗，治之而愈。

胃痈

薛立斋治一膏粱之人，寒热作渴，不时咳吐，口内血腥，又五日，吐脓血，皮毛错纵。用射干汤，四剂，脓血已止；但气壅痰多，以甘桔汤而愈。其方乃射干、栀仁、升麻、白术、赤苓、赤芍，水煎，加地黄汁、白蜜和服。

一男子，用射干汤之类，乍愈，但气喘体倦，发热作渴，小便频数。用补中益气，加山药、山茱、麦冬、五味；时仲夏，更以生脉散代茶饮而愈。

江应宿治上舍汪中宇，患喉肿，不进饮食，腹中不饥，但日饮清茶数盏。江视之，诊得气口紧数，此胃痈也，脓已成，宜引下行。投以凉膈散，稍稍利一二度，次早吐脓血；再服射干汤一剂，即知饥索食，六剂

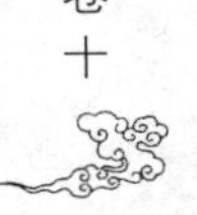

全愈。

石顽治谈仲安，体肥善饮，初夏患壮热呕逆，胸膈左畔隐痛，手不可拊，便溺涩数，舌上苔滑，食后痛呕稠痰，渐见血水，脉来涩涩不调。与凉膈散，加石斛、连翘，下稠腻颇多。先是，疡医作肺痈治，不效。张曰：肺痈必咳嗽，吐腥秽痰；此但呕不嗽，洵为胃病无疑。下后四五日，复呕如前，再以小剂调之，三下而势甫平；后以保元、苓、橘，平调二十日而痊。先时有李姓者，患此，专以清热豁痰解毒为务，直至膈畔溃腐，脓水淋漓，缠绵匝月而毙。良因见机不早，直至败坏，悔无及矣。

肠痈

丹溪治一女子，腹痛，百方不治，脉滑数，时作热，腹微急。曰：痛病，脉当沉细；今滑数，此肠痈也。以云母膏一两，丸梧子大，以牛皮胶溶入酒中，并水下之，饷时服尽，下脓血一盆而愈。

一妇，以毒药去胎后，当脐右结块，块痛甚则寒热，块与脐高一寸，痛不可按，脉洪数。谓曰：此瘀血流溢于肠外肓膜之间，聚结为痈也。遂用补气血、行结滞、排脓之剂，三日，决一锋针，脓血大出，内如粪状者臭甚。病妇恐，因谓：气血生肌，则内外之窍自合。不旬日而愈。

虞恒德治一人，得潮热，微似疟状，小腹右边有一块，大如鸡卵，作痛，右脚不能伸缩。一医作奔豚气治，十余日，不验。虞诊其脉，左寸芤而带涩，右寸芤而洪实，两尺两关俱洪数。曰：此大小肠之间欲作痈耳，幸脓未成，犹可治。与五香连翘汤加减与之，间以蜈蚣炙黄，酒调服之，三日愈。

儒医李生治一富家妇，有疾，诊之曰：肠胃间有所苦耶？妇曰：肠中痛不可忍，而大便从小便出，医皆谓“古无此证，不可治”。李曰：试为筹之，若服我之药，三日当瘳。下小丸子数十粒，煎黄芪汤下之，下脓血数升而愈。其家喜，问治法。李曰：始切脉时，觉芤脉见于肠部，《脉诀》云“寸芤积血在胸中，关内逢芤肠里痛”，此痈在内，所以致然。所服者，乃云母膏为丸耳。切脉至此，可以言医矣。

立斋治一男子，里急后重，下脓胀痛，用排脓散、蜡矾丸而愈；后因劳，寒热体倦，用补中益气而安。

一妇人，小腹胀痛，小便如淋。此毒结于内，先以神效栝蒌散，二剂，少愈；更以薏苡仁汤而安。

一妇人，小腹胀痛而有块，脉芤而涩。此瘀血为患，以四物，加元胡索、红花、桃仁、牛膝、木香，二剂，血下而愈。

一妇人，小腹胀痛，大便秘涩，转侧有水声，脉洪数。以梅仁汤一剂，下瘀血，诸证悉退；再以薏苡仁汤而愈。

一妇人，脓成胀痛，小便不利，脉洪数。服太乙膏三钱，下脓甚多，胀痛顿止；以栝蒌散、蜡矾丸及托里而安。

一妇人，产后恶露不尽，小腹作痛。服瓜子仁汤，下瘀血而瘥。凡瘀血停滞，宜急治之；缓则腐化为脓，最为难治；若流注关节，则为败证。

江汝洁治一男子，病小肠痈，初起左小腹近胁下一块如掌大甚疼。江以蜂蜜调大黄末，敷于痛处；再以生姜一大块，切片，置于大黄之上，以火熨之，四五度，逾半月，而块自消。

一人胁破，肠出，臭秽。急以香油抹肠，送入，即不出；又以人参、枸杞子煎汤，淋之，皮自合；吃猪肾粥，十日愈。

江应宿治汪上舍之内，当脐结痛，发热恶寒，脉洪数。此肠痈也。投以仙方活命饮、五香连翘汤、栝蒌散，俱不应；过七日，小便间有脓血，乃制云母膏为丸，十数服而愈。可见药之对病，其验如此。

震按：云母膏，其药三十九味，清油浸七日，文火熬膏，收贮，将水银弹上。用时，先刮去水银，或服或贴，其功甚大。但熬一料，必用人参五钱，今亦难办也。其方即于《疡科准绳》可查。

腹痛

吕沧洲治一小儿，十二岁，患内痈，腹胀脐凸而颇锐。医欲刺脐出脓，其母不许，请吕视之。见一僧，拥炉炽炭，燃铜箸一枚烈火中，瞪目视翁曰：此儿病痈发小肠，苟舍刺脐，无他法。吕谕之曰：脐，神阙也，针刺所当禁。矧痈舍于内，惟当以汤丸攻之。苟如而言，必杀是子矣。僧怒趋而出。吕投透脓散一匙，明日，脓自气合溃；继以十奇汤，下万应膏丸而瘥。

立斋治给事钱南郭，腹内患痈。已成而不见，欲用托里之药发之。彼用行气破血，以图内消。形体甚倦，饮食益少，患处顿陷，色黯坚硬，按之不痛。仍用大补之剂，色赤肿起，脓熟，针之；再用托里，肿溃，渐愈而消。

一男子，腹内作痛，腹外微肿。或欲药汗之。薛曰：肉色如故，脉数无力，此元气虚损，毒不能外发。遂与参、芪、归、术之类数剂，渐发于外；又数剂，脓成，而欲针之。彼惑于人言，用大黄、白芷、穿山甲之类，引脓从便出，以致水泻不止，患处平陷，自汗盗汗，热渴不食。仍用前剂，加半夏、陈皮、姜、桂，四剂，形气渐复；又数剂，针去其脓；仍用补剂，幸幼未婚，故得痊也。

鸿胪苏龙溪，小腹内肿胀作痛，大小便秘结，作渴欲饮冷，脉洪数而实。用黄连解毒散，二剂，热痛顿止，二便调和，用活命饮而愈。

大司马李梧山，腹痛而势已成。用活命饮一剂，痛即退；用托里消毒散，肿顿起，此脓将成；用托里散，补其元气，自溃而愈。

锦衣掌堂刘廷器，仲夏，腹患痈，溃而脓水清稀，发热作渴，腹胀作呕，饮食不入。诸医以为热毒内攻，皆用芩、连、大黄之剂，病加剧。邀薛诊，投以参、芪、姜、附等药，一剂，呕止，食进而安；再用托里补剂，而疮愈。

进士边云庄，腹痛恶寒。作湿痰、食积治之，益甚，脉浮数。薛曰：浮数之脉，更恶寒，疽疮之证也。彼不信。旬余，复请视之，左尺洪数，知内有脓矣。仍不信。至小腹肿胀，连及两臀，始悟。薛曰：脓溃臀矣，气血俱虚，何以收敛？服活命饮一钟，臀溃一孔，出脓斗许，气息奄奄，势成可畏；用大补药一剂，神思方醒。每去后，粪从疮出，且出血甚多，痛不可忍，欲求死而不得，小腹间若觉有物上拄，即发痉，牙关紧，不省人事，发热烦躁，此时脉洪大，举按皆实，苏而诊之，脉仍洪大，按之如无。此气血虚极，以十全大补汤，用参至四斤余，加附子二枚，而痉止，共用此方五十余剂，而疮敛。

乳疡

一妇，形脉稍实，性躁，难于后姑，乳生隐核。以本草单味青皮汤，间以加减四物汤，加行经络之剂，治两月而安。

一后生作劳，风寒夜热，左乳痛，有核如掌，脉细涩而数。此阴滞于阳也。询之，已得酒。遂以栝蒌子、石膏、干葛、台芎、白芷、蜂房、生姜同研，入酒服之，四帖而安。

薛立斋治一儒者，两乳患肿，服连翘饮，加坚硬，食少内热，胸胁作痛，日晡头疼，小便赤涩。此足三阴虚而兼郁怒，前药复损脾肺。先用六君，加芎、归、柴、栀，四十余剂，元气复而自溃，乃作痛恶寒；此气血虚也，用十全大补、六味地黄而愈。

封君袁阳泾，左乳内结一核，月余，赤肿。此足三阴虚兼怒气所致。用八味加柴、栀、丹皮，四剂，赤肿渐退，内核渐消；又用清肝解郁汤而愈。时当仲秋，两目连札，肝脉微弦，此肝经火盛而风动也。更加龙胆草五分，并六味地黄丸而愈。若用清热败毒，化痰行气，鲜不误者。

一儒者，两胁作胀，两乳作痛，服流气饮、栝蒌散；半载后，左胁下结一块如核，肉色不变，劳则寒热。此郁结气伤而为患，虚而未能溃也。八物加柴胡、远志、贝母、桔梗，月余，色赤作痛，脓将成矣；又服月余，针之，出脓碗许，顿然作呕，此胃气虚而有痰也；令时啖生姜，服六君子汤，呕止，加肉桂而疮愈。彼后出宰，每伤劳怒，胸乳仍痛，并发寒热，服补中益气，加炒山栀，愈。

一妇人，内热胁胀，两乳不时作痛，口内不时辛辣，若卧而起急，则脐下牵痛。此带脉为患。用小柴胡汤，加青皮、黄连、山栀，二剂而愈。

一妇人，久郁，右乳内肿硬。用八珍汤，加远志、贝母、柴胡、青皮；及隔蒜灸，兼服神效栝蒌散，两月余而消。

一妇人，禀实性躁，怀抱久郁，左乳内结一核，按之微痛。以连翘饮子，二十余剂，少退；更以八珍，加青皮、香附、桔梗、贝母，二十余剂而消。

一妇人，发热作渴，至夜尤甚，两乳忽肿，肝脉洪数。乃热入血室

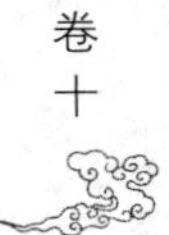

也。用加味小柴胡汤，热止，肿消。

一妇人，因怒，左乳作痛，发热。表散太过，肿热益甚。用益气养荣汤，数剂，热止，脓成。不从用针，肿胀热渴。针脓大泄，仍以前汤，月余始愈。此证若脓未成未破，有薄皮剥起者，用代针之剂，其脓自出；不若及时用针，不致大溃；若脓血未尽，辄用生肌，反助其邪，慎之。

一妇人，脓清肿硬，面黄食少，内热晡热，自汗盗汗，月经不行。此肝脾气血俱虚。用十全大补，加远志、贝母，及补中益气，各三十余剂；外用葱熨患处，诸证寻愈。

一妇人，脓成胀痛。欲针之，不从；数日，始针，出败脓三四碗许，虚证蜂起，几至危殆。用大补，两月余而安。若元气虚弱，不作脓者，用益气养荣汤补之，脓成，即针；若肿痛寒热，怠惰食少，或至夜热甚，用补中益气，兼逍遥散，补之为善。

一产妇，因乳少，服药通之，致乳房肿胀，发热作渴。以玉露散，补之而愈。夫乳汁乃气血所化，在上为乳，在下为经。若冲任之脉盛，脾胃之气壮，则乳汁多而脓；衰则淡而少，所乳之子亦弱而多病；又有屡产无乳，或大便涩滞，乃亡津液也，当滋化源。

一妇人，右乳内结三核，年余，不消，朝寒暮热，饮食不甘。此乳岩，用益气养荣汤，百余剂；更以木香饼熨之，年余而消。

一妇人，年二十有五，素虚弱，多郁怒；时疫后，脾胃愈虚，饮食愈减；又值气忿，右乳胁下红肿，应内作痛；用炒麦麸熨之，肿虽少散，内痛益甚，转侧，胸中如物悬坠；遂与加减四物汤，内肿如鹅卵，外大如盘，胸胁背心相应而痛，夜热势甚。时治者皆以攻毒为言。薛云：此病后脾弱，而复怒伤肝，治法惟主于健脾气，平肝火，则肿自消，而病自愈矣。方以八物，加陈皮、黄芪、柴胡、山栀、白芷，服八剂，病减六七；去白芷，加青皮、木香、桔梗，又六剂，而全愈。若用攻毒之剂，病胡能瘳？

〔附〕一妇，产后，忽两乳细小，下垂过小腹，痛甚。名乳悬。用芎、归各一斤，内用八两，水煎；余用烧烟，熏口鼻，二料，乃效。

幼科

胎毒

东垣云：李和叔中年得一子，至一岁，身生红丝瘤，不救。后四子，至三岁，皆病瘤而死。问何缘至此，翌日思之，谓曰：汝乃肾中伏火，精中多有红丝，以气相传，故生子有此疾，俗名胎瘤是也。汝试观之。果如其言。遂以滋肾丸数服，以泻肾中火邪，补真阴不足；忌酒肉辛热之物。其妻以六味地黄丸，养其阴血；受胎五月之后，以黄芩、白术作散服。后生子，前证不作。

一子年十六，生七个月，得淋病，五七日必一作，其发则大痛，水道方行，下如漆和粟者一盏方定。脉之，轻则涩，重则弦；视其形瘦而长，青而苍。意其父必服固下部药，遗热在胎，留于子之命门而然。遂以紫雪，和黄柏末，丸梧子大，晒极干，汤下百丸；半日，又下二百丸，食压之；又半日，痛大作，连腰腹水道，乃行下漆和粟者碗许，痛减十之八；后与陈皮一两，桔梗、木通各五钱，又下合许而安。父得燥热，尚能病子，况母得之者乎？

胎晕

江篁南治一儿，产数日，常昏晕，一日五六见。医作惊风治，不效。江以大补气血之剂，浓煎汤，喂之，并饮乳母，多服，渐减而愈。

热证

立斋治李阁老子，潮热，饮食如故，自申酉时甚，至子丑时方止，遍身似疥，大便秘结，小便赤涩，热渴饮冷。薛以为脾胃实热，传于肺与大肠。先用清凉饮，四剂，结热始退；又用四物、柴胡、黄连，数剂，其疮渐愈。彼欲速效，另用槐角丸之类，诸证益甚。仍以前药，更加桃仁、赤芍，至百剂而愈。

江篁南治一儿，生方两月，时值酷暑，又久雨，湿令流行，遍身大热。然初生小儿，肠胃脆窄，药难区处。乃取干壁土，舂碎，撒地上，上以芭蕉叶铺之，将儿卧叶上，又以芭蕉叶覆之，更少加干壁土于上，睡少时，其热如失。

汗

海藏治一子，自婴至童，盗汗，凡七年矣。诸治不效。与凉膈散、三黄丸，三日，病已。盖肾为五液，化为五湿，相火迫肾，肾水上行，乘心之虚，而入手少阴，心火炎上而入肺，欺其不胜己也，皮毛以是而开，腠理元府不闭，而为汗出也。出于睡中者，为盗汗，以其觉则无之，故经云“寝汗憎风”是也。先以凉膈，泄胸中相火，相火退；次以三黄丸，泻心火，以助阴，则肾水还本脏，元府闭，汗为之止矣。

喘

景岳曰：予仲儿，生未两周，初秋，感寒发热，脉微紧。素知其脏气属阴，不敢清解，以芎、苏、羌、芷、细辛、生姜之属，冀散其寒。一剂下咽，不惟热不退，而反大泻作，连泻二日，又加气喘。斯时也，将谓其寒气盛耶？何以用温药而反泻？将谓其火刑金耶？岂以清泻连日，而尚堪寒凉？将谓其表邪之未除耶？则何以不利于疏散？束手无策。且见其表里俱剧，大喘垂危，又岂浅易之剂所能挽回？沉思良久，渐有所得。乃用人参二钱、生姜五片，煎汤，以茶匙挑与二三匙，即怀之而旋走室中，徐察其呼吸之进退，喘虽未减，亦不见增；又与三四匙，少顷则觉其鼻息似乎少舒；遂与半小钟，更觉有应；自午及酉，完此一剂。适一医至，曰：误矣，大喘如此，岂可用参？速以抱龙丸解之。余不听，复煎人参二钱五分，自酉至子，尽其剂，剂完而气息遂平，大睡，泻亦止，而热亦退矣。所以知其然者，观其因泻反喘，岂非中虚？设有实邪，自当喘随泻减，是可辨也。向使误听彼医，易以清利，中气一脱，即当置之死地，必仍咎余之误用参也。孰是孰非，何从辨哉？

吐泻

立斋治一小儿，每饮食失节，或外惊所忤，即吐泻发搐，服镇惊化痰等药而愈；后发搐益甚，饮食不进，虽参、术之剂，到口即呕。乃用白术，和土，炒黄，以米泔煎数沸，不时灌半匙，仍呕；次日灌之，微呕；渐加至二三匙，递加至半杯，不呕，乃浓煎服而愈。

景岳治其季子，甫半岁，受寒，吐泻大作。用温胃和脾之药，不效；用理中汤，三日后加人参三钱，及姜、桂、吴茱萸、肉果，亦不效；至四五日，则随乳随吐，吐其半而泻其半，腹中毫无所留。乃用人参六钱，制附子、姜、桂等各一二钱，下咽即吐，一滴不存；而所下之乳，则白洁无气，仍犹乳也。斯证形气之危，万无生理矣。因思寒气犯胃，而吐泻不止，若舍参、姜、桂、附之属，尚何术焉？再四思之，谓胃虚已极，而药之气味略有不投，必拒而不纳。矧附子味咸，亦能致呕，惟得甘辣可口之药，庶乎胃气可安，尚有生意。乃用胡椒三钱，捣碎，加煨姜一两，水煎；又令煎人参二两，以参汤之十，入椒姜汤之一，茶匙挑与，竟咽而不吐，徐徐服之，乳、药皆安矣。四鼓服起，至次日未时服完，忽然躁扰呻吟，烦剧之甚。家人疑热药太过，烧断肚肠，相与抱泣。景岳云：若药果有难堪，何自四鼓至午前皆相安，而此时遽变若此？其必数日不食，胃气新复，而仓廪空虚，饥甚则然也。取粥以示之，则张皇欲得。因与食之，竟至半碗，而寂然安卧矣。次日，复加制附，始泻止，全愈。此因饥发躁，设用清凉一解，则全功尽弃。而初时用参数钱，毫无所效，倘不知药未及病，改用苦寒，亦必即死。旁观者，仍归罪于用参也。

嗜卧

吕沧洲治一幼女，病嗜卧，颊赤而身不热。诸医皆以为慢惊风，屡进攻风之剂，兼旬不愈。吕切其脉，右关独滑而数，他部大小等而和。因告之曰：女无病，关滑为宿食，意乳母致之。乳母必嗜酒，酒后辄乳，故令女醉，非风也。及诘其内子，内子曰：乳母近掌酒库钥，窃饮必尽意。使人视之，卧内有数空罂，乃拘其钥，饮以枳椇子、葛花，日二三服，而起如常。

惊搐

李寺丞子，三岁，病搐，自卯至巳，数医，不效。钱乙视之，搐，目右视，大叫哭。李曰：何搐右？钱曰：逆也。李曰：谓何？曰：男为阳，本发左；女为阴，本发右。故男目左视，发搐时无声，右视有声；女发搐时，右视无声，左视有声。所以然者，左肝右肺，肺金肝木。男目右视，肺胜肝也，金来刑木，二脏相战，故有声也。法当泻其强，补其弱。心实者亦当泻之，肺虚不可泻。肺虚之候，闷乱哽气，长出气。此病男反女，故男治易于女也。假令女发搐，目左视，肺之胜肝者，病在秋，即肺兼旺位，肝不为任，故叫哭。当大泻其肺，然后治心，续肝。所以俱言目反右视者，乃肝主目也。凡搐者，风热相搏于内，风属肝，故引见之于目也。钱用泻肝汤泻之，二日不闷乱，当知肺病退；后用地黄丸补肾，三服后，用泻青丸、凉惊丸各二服。凡用泻心肝药，五日方愈，不妄治也。又言

"肺虚不可泻"者何？曰：设令男目左视，木反克金，肝旺胜肺，宜但泻肝；若更病在春夏，金气极虚，则当补肺，不可泻也。

院使钱公瑛，宣德间，治宁阳侯孙，始生九月，患惊悸啼哭而汗，百方莫救。瑛最后视疾，乃命坐儿于地，使掬水为戏，惊啼顿止。人问之，曰：时当季春，儿丰衣重帷，不离怀抱，其热郁在内，安能发泄？使之近水则火邪杀，得土气则藏气平，疾愈矣。奚用药为？

石山治一女，六岁，病左手不能举动，三年矣。后复病痫，初用人参、半夏，或效，或否。汪诊左脉浮洪，右脉颇和，曰：痰热也。令以帛勒肚，取茶子（去壳）三钱，碎，以滚汤一碗，滤取汁，隔宿勿食，早晨温服，吐痰三碗许，手能举动，痫亦不作。

方荫山治朱氏子，八九岁，寄食外家，以肉汁拌饭啖之，口含饭，未下咽，因疾走颠蹶，遂口噤，手足搐动。医治不效，延七日，甚至令人口含开关等药，合其口喷人，仅能开牙关，而四肢搐动、发热、昏沉、不语如故，脉洪滑。方至，以石膏、青黛、甘草、陈皮、南星、天麻、薄荷、猪苓、泽泻、白术、茯苓、兜铃、元参、黄芩，加姜一片服，是夜熟寐不动，唯起溺一度，热退，身凉，脉静，再进一服而愈。

潜村治仙潭孙自范甥，慢脾证，痰涎涌盛，咳嗽身热，四肢抽搐，自汗，嗜卧露睛，撮空手振。屡进补脾兼消痰逐风药，不应。以方就商于杨。杨曰：此证，风自内出，本无可逐；痰因虚动，亦不必消；只补脾土，诸证自退。但据所示兼证，则其面必晄白，眼必散大，舌必胖滑，色必嫩白，颈必软，而头必垂矣。曰：诚然。然救虚而不应，究何故耶？杨曰：诸证皆属寒，而诸方止救虚者也。使天柱未倒，固能取效，尚须除去逐风消痰之品；今颈软头垂，则天柱已倒，而虚上加寒，确有显据，非炮姜、肉桂，何以追已去之阳，而苏垂绝之气哉？乃写参附养营汤，嘱之曰：如阻以"稚幼无阳，无补阳之法"，则百不救一矣。服三剂，竟全愈；次用五味异功散，加煨姜、白芍，调理而健。

痫

立斋治一小儿，患痫，吐痰困倦，半晌而苏。诸药不效，年至十三而

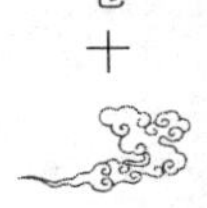

频发。用肥厚紫河车，生，研烂，入人参、当归末，捣丸，每服二钱，日进三五服，乳送下，一月，渐愈；又佐以八珍汤，全愈。

又一儿，七岁，发惊痫。令其恣饮人乳，后发渐疏而轻；至十四岁，复发，用乳不效，亦用河车丸，数具而愈；常用加减八味丸而安。后至二十三岁，复发，而手足厥冷，仍用前法，佐以八味丸、十全大补汤而痊。

又治数小儿，皆以补中益气、六君子、六味、八味等，汤丸相间用之，皆得全愈。

瘈 疭

钱乙治皇子，病瘈疭。国医莫能疗。闻乙有异能，召之。进黄土汤而愈。神宗问：此何以能愈此疾？对曰：以土胜水，木得其平，则风自止。帝悦，擢太医丞。

江应宿治一富家儿，病手足瘈疭，延至二十余日，转笃。江后至，曰：此气虚也，当大补之。以参、术、归、芪、茯、芍、黄连、半夏、甘草，佐以肉桂，助参、芪之功，补脾泻肝，一饮遂觉少定，数服而愈。所以知儿病者，左脉滑大，右脉沉弱，似有似无，右手主于气，故曰气分大虚。经所谓“土极似木，亢则害，承乃制”，脾虚，为肝所侮，而风生焉。证似乎风，治风，无风可治；治惊，无惊可疗；治痰，无痰可行。主治之法，所谓气行而痰自消，血荣而风自灭矣。见肝之病，知肝当传脾，故先实其脾土，治其未病。否则，成慢脾风，而危殆矣。

黄 疸

罗谦甫云：一儿，季夏，身体蒸热，胸膈烦满，皮肤如溃橘之黄，眼中白睛亦黄，筋骨痿弱，不能行立。此由季夏之热，加以湿令，而蒸热薄于经络，入于骨髓，使脏气不平，故脾逆乘心，湿热相合，而成此疾也。盖心火实，则身体蒸热，胸膈烦满；脾湿胜，则皮肤如溃橘之黄；有余之

气，必乘己所胜而侮不胜，是肾肝受邪，而筋骨痿弱不能行。《内经》云“脾热色黄，而肉蠕动”，又言“湿热成痿”，岂不信哉？所谓子能令母实，则泻其子也。盖脾土退其本位，肾水得复，心火自平矣。又，经曰“治痿独取阳明”，正谓此也。乃以加减泻黄散主之。方以黄连、茵陈各五分，黄柏、黄芩各四分，茯苓、栀子各三分，泽泻二分，作一服煎，热服，食前，一服，减半；待五日，再服而愈。《内经》曰：土位之主，其泻以苦。又云：脾恶湿，急食苦以燥之。故用黄连、茵陈之苦寒，除湿热，为君；肾欲坚，急食苦以坚之，故以黄柏之苦辛寒，强筋骨，为臣；湿热成烦，以苦泻之，故以黄芩、栀子之苦寒，止烦除满，为佐；湿淫于内，以淡泄之，故以茯苓、泽泻之甘淡，利小便，导湿热，为使也。魏云：阳明为胃土，而方中独泻脾土，故曰“土位之主，其泻以苦”，所以清燥汤治痿，用黄连、黄柏，良有以也。治痿独取阳明，不得专主人参、黄芪。

癖积

刘仲安治一儿，病癖积，左胁下硬如覆手，肚大青筋，发热肌瘦，自汗咳嗽，日晡尤甚，牙疳，口臭恶，宣露出血，四肢困倦，饮食减少，病甚危笃。先与沉香海金砂丸，一服，下秽物两三行；次日，合溻气丸服之；十日，复与沉香海金砂丸利之，又令服溻气丸。如此互换，服至月余，其癖减半，百日良愈。

明宗室富顺王一孙，嗜灯花，但闻其气，即哭索不已。时珍诊之，曰：此癖也。以杀虫治癖之药，丸服，一料而愈。

震按：沉香海金砂丸，乃牵牛头末一两，海金砂一钱，沉香、轻粉各一钱，独囊蒜研泥，丸之。木香溻气丸，乃陈皮（去白）、萝卜子（炒）各五钱，草豆蔻、胡椒、木香、青皮各三钱，蝎尾（去毒）二钱五分，水泛丸。所服丸数，皆三十丸，多至四五十丸。出《东垣十书》。

疳积

陈孝廉自述云：其子痘疹后，患疳积病，骨瘦如柴，大便不固。偶得市人传一方，用山楂一两、白酒曲一两，取多年瓦夜壶人中白最多者，将二物装内，炭火煅，存性，研为细末，每服六分，滚水送下，药未完而病愈。

黄上舍瑶台乃郎，患疳，肚大如箕，足细如管，眼生翳膜遮睛，几不可为。在苏州，得异人传授一方，取鸡蛋七枚，轻去壳，勿损衣膜；以胡黄连一两、川黄连一两，童便浸（春秋五日，夏三日，冬七日，浸透），煮熟，令儿服之，遂愈。后以治数儿，无不立效。

江应宿见丁氏儿医，治疳积，腹大脚小，翳膜遮睛者。用大虾蟆十数个，打死，置小口缸内；取粪蛆，不拘多少，粪清浸养，盛夏三日，春末、秋后四五日，以食尽虾蟆为度。为粗麻布袋一方，扎住缸口，倒置活水中，令吐出污秽净；再取新瓦，烧红，置蛆于上，烙干。令病儿食之，每服一二钱，后服参苓白术散而愈。若儿稍大见疑，用炒熟大麦面和少虫，作饼或丸，看儿大小、壮弱，无不验者。

曲背

一女，六岁，才发寒热一日，即腰脊中命门穴间骨节肿一块，如大馒头状，高三四寸。自此不能平身而立，绝不能下地走动，已半年。人皆谓龟背痼疾，莫能治。即以幼科治龟背古方，亦不效。孙东宿曰：此非龟背。盖龟背在上，今在下部，必初年乳母放在地上坐早之过。彼时筋骨未坚，坐久而背曲，因受风邪，不觉其渐入骨节间而生痰涎，致令骨节胀满而大。不急治之，必成痼疾。今起未久，可用万灵黑虎比天膏贴之；外以晚蚕沙，醋炒，绢包，于膏上热熨之，一夜熨一次；再以威灵仙为君，五加皮、乌药、红花、防风、独活，水煎服，一月，而消其半，骨节柔软，

不复肿硬，下地行走如初矣。人皆以为神奇。后三个月，蓦不能行。问之，足膝酸软，载身不起，故不能行。予知其病去，而下元虚也。用杜仲、晚蚕沙、五加皮、苡仁、当归、牛膝、独活、苍耳子、人参、仙茅，水煎，服二十剂，行动如故。

异证

一儿，初如鱼泡，又如水晶，碎则流水。用密陀僧，罗极细，糁之。

一小儿，七岁，闻雷则昏倒，不知人事。以人参、当归、麦冬，少入五味，熬膏，尽一斤，后闻雷自若。

建炎戊申，镇江府民家，儿生四岁，暴得腹胀疾。经四月，脐裂，有儿从裂中生，眉目口鼻，人也，但头以下，手足不分，莫辨男女，又出白汁斗余。三日，二子俱死。

有舟人，生子，身全无皮。人莫能晓。适吴门葛可久过，众告之。令就岸畔作一坎，置儿其中，以细土隔衾覆之，戒勿动，久而启衾视之，已生皮矣。盖其母怀妊舟中，久不登岸，失受土气故也。周恭曰：有怀胎即楼居不落地者，生子皆赤肉无皮，亦用此法。按危氏《得效方》，宜用白旱米粉，干扑，候生皮，方止。

庞　跋

医案之辑，繁矣。所盛行者，惟江氏之《名医类案》、魏氏之《续名医类案》。魏氏书较江氏备，而精确则不及。《钦定四库全书提要》谓其网罗繁富，细大不捐，惜不免芜杂。桐乡陆定圃先生，沿江、魏二氏之例，复辑有《再续名医类案》一书，余得其稿本，尚未梓行。所梓者，仅《冷庐医话》五卷而已。

乾隆间，嘉善俞惺斋先生撰《古今医案按》十卷，抉择极慎，无一怪诞语，尤为医学正宗。第江、魏仅采集类案，编辑成书，而先生则于所采之成案，复加按断以发明之。其自序云“自甲午冬为捉笔之始，至戊戌春月乃得蒇事”，阅五载而成书，亦见先生之苦心矣。辨其异同，别其真伪，使后之人由之而更知之，不亦江氏之功臣，魏氏之畏友乎？

版初毁于火，兵燹后，吴江李氏复刊行之。乙未冬，版转归于余，存之架头，已历年所，深恐梨枣之漫漶，亟付刷印，以广其传。距先生成书之秋，正阅两周甲子，讵偶然也哉？

时光绪二十四年，太岁在著雍阉茂冬月，乌程庞元澂跋